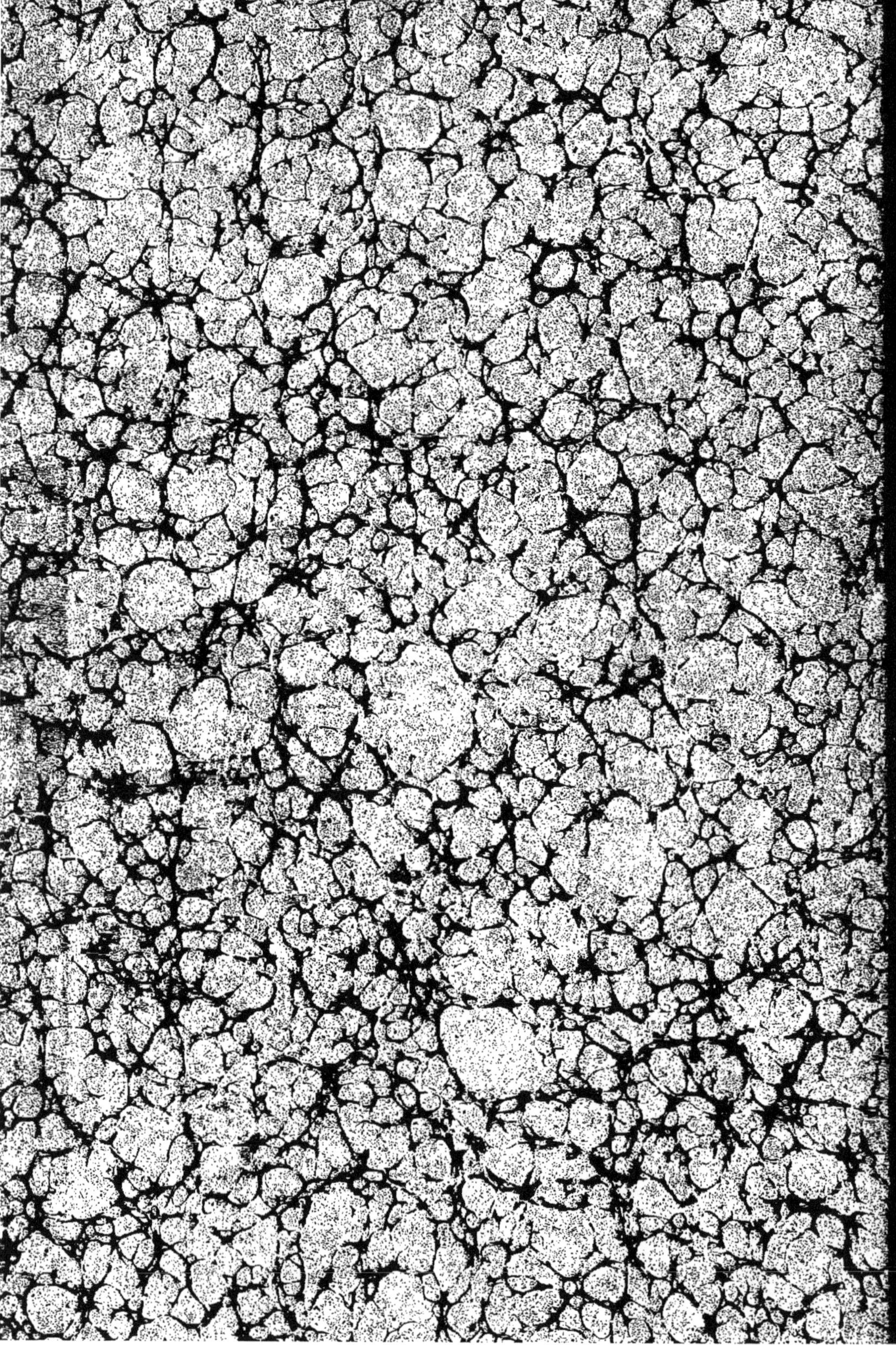

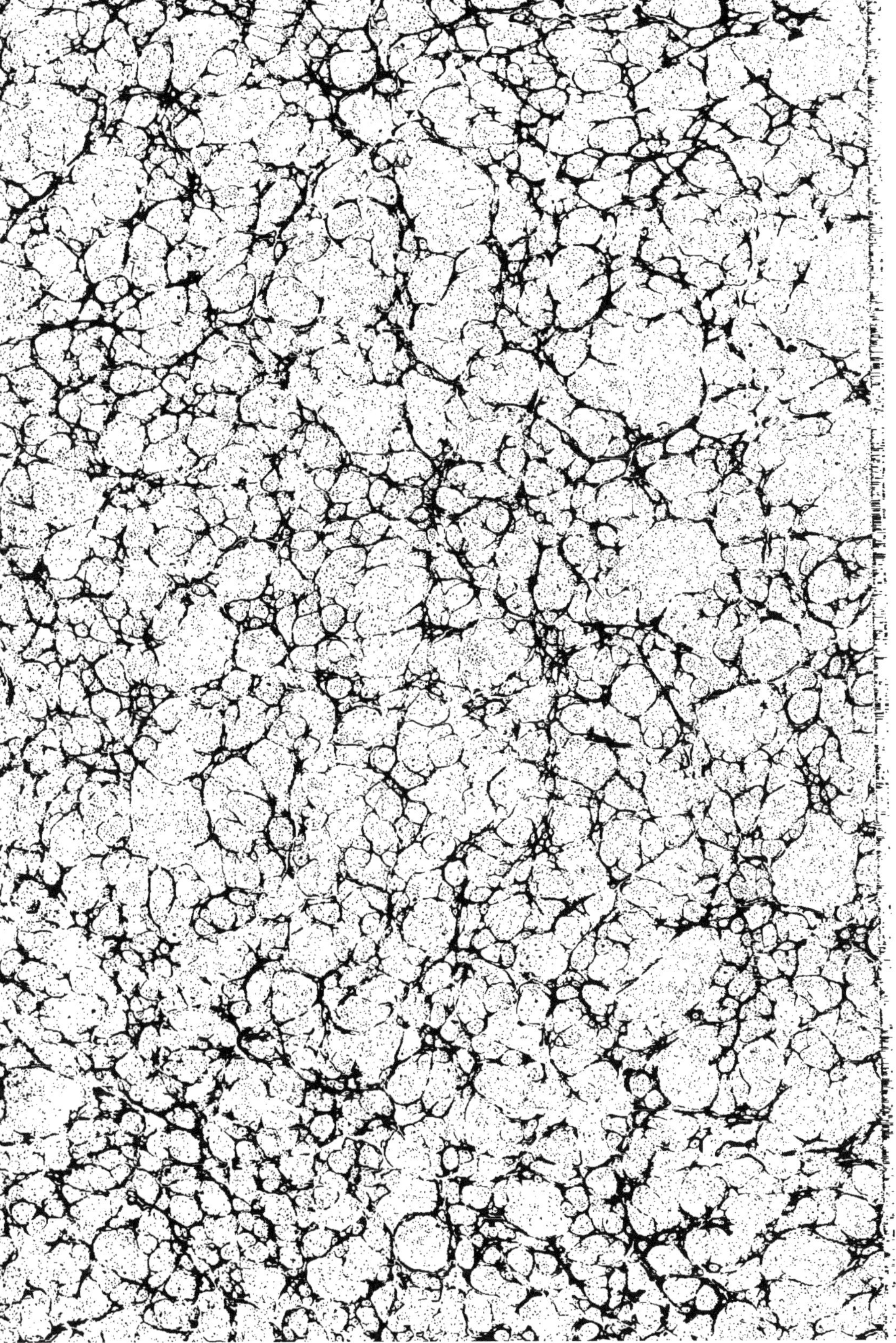

LEÇONS

SUR

LA PHYSIOLOGIE

ET

L'ANATOMIE COMPARÉE

DE L'HOMME ET DES ANIMAUX

PARIS. — IMPRIMERIE DE E. MARTINET, RUE MIGNON, 2.

LEÇONS

SUR

LA PHYSIOLOGIE

ET

L'ANATOMIE COMPARÉE

DE L'HOMME ET DES ANIMAUX

FAITES A LA FACULTÉ DES SCIENCES DE PARIS

PAR

H. MILNE EDWARDS

C[m].L.H.; C[m].R.; C.O.M.P.; C.L.N.; C.E.P.; C.C.

Doyen de la Faculté des sciences de Paris, Professeur au Muséum d'Histoire naturelle;

Membre de l'Institut (Académie des sciences);
des Sociétés royales de Londres et d'Édimbourg; des Académies de Stockholm,
de Saint-Pétersbourg, de Berlin, de Königsberg, de Copenhague, d'Amsterdam, de Bruxelles,
de Vienne, de Hongrie, de Bavière, de Turin, de Bologne et de Naples; des Curieux de la nature
de l'Allemagne; de la Société Hollandaise des sciences; de l'Académie Américaine;

De la Société des Naturalistes de Moscou;
des Sociétés des sciences d'Upsal, de Gœttingue, Munich, Götenbourg,
Liége, Somerset, Montréal, l'île Maurice; des Sociétés Linnéenne et Zoologique de Londres
des Académies des sciences naturelles de Philadelphie et de San-Francisco;
du Lycéum de New-York;
des Sociétés Entomologiques de France et de Londres; des Sociétés Anthropologique
de Londres et Ethnologiques d'Angleterre et d'Amérique;
de l'Institut historique du Brésil;

De l'Académie de Médecine de Paris;
des Sociétés médicales d'Édimbourg, de Suède et de Bruges; de la Société des Pharmaciens
de l'Allemagne septentrionale;

Des Sociétés d'Agriculture de France, de New-York, d'Albany, etc.

TOME ONZIÈME

Locomotion — Système nerveux

PARIS

G. MASSON, ÉDITEUR

LIBRAIRE DE L'ACADÉMIE DE MÉDECINE DE PARIS

PLACE DE L'ÉCOLE-DE-MÉDECINE

M DCCC LXXIV

LEÇONS

SUR

LA PHYSIOLOGIE

ET

L'ANATOMIE COMPARÉE

DE L'HOMME ET DES ANIMAUX

QUATRE-VINGT-QUINZIÈME LEÇON

Effets mécaniques de la contraction des muscles sur les parties adjacentes de l'organisme. — Rôle du levier. — Station. — Conditions d'équilibre.

§ 1. — Nous avons vu dans la dernière Leçon, que le muscle, en se contractant, diminue de longueur, et il est facile de comprendre que ce raccourcissement ne peut s'effectuer qu'à la condition d'un déplacement correspondant de l'une des parties auxquelles cet organe est fixé par ses deux extrémités. Lorsque les fibres contractiles tapissent la surface interne de la peau, ou qu'elles constituent un anneau autour de la cavité du tube digestif ou d'un conduit irrigatoire, l'aire circonscrite de la sorte se rétrécit par l'action de ces fibres, et, quand le muscle s'étend en ligne droite d'un point résistant à un autre point dont le déplacement est plus facile, disposition qui est presque toujours réalisée dans les organes de la locomotion, c'est ce dernier point qui est mis en mouvement et se rapproche de l'autre. On voit donc que les effets mé-

Effets produits par la contraction musculaire.

caniques de la contraction d'un muscle doivent dépendre beaucoup du degré relatif de mobilité des points auxquels il adhère, de ses relations avec ces points, de la direction suivant laquelle leur déplacement est le plus facile, et des conséquences que ce déplacement exerce sur la position des parties adjacentes. Le degré de perfection atteint par l'organisme considéré comme machine locomotrice ne dépend pas tant de la grandeur de la force déployée par les muscles que du mode d'emploi de cette force motrice : les effets produits par une force constante peuvent varier en puissance, en rapidité, en précision, suivant la conformation des parties que celle-ci met en mouvement. Et pour bien apprécier l'importance des diverses particularités anatomiques dont nous aurons à tenir compte en étudiant les organes de la locomotion, il est nécessaire de prendre en considération quelques principes élémentaires de mécanique que je rappellerai brièvement (1).

Conditions de perfectionnement.

§ 2. — La première condition à remplir pour l'utilisation complète de la force développée par le muscle est l'application de la totalité de cette force à la production du déplacement à

(1) Les premiers travaux importants sur la mécanique animale sont dus à Borelli et datent du XVIIe siècle (*a*). Ceux de Perrault, de Winslow et de Barthez méritent aussi d'être cités (*b*), et de nos jours les physiologistes s'en sont beaucoup occupés (*c*). Enfin, la méthode expérimentale, employée dernièrement par M. Marey, a permis d'introduire dans les recherches de ce genre une grande précision (*d*).

(*a*) Borelli, *De motu Animalium*, 1679 (édit. de 1743).

(*b*) Perrault, *Mécanique des Animaux* (*Œuvres diverses*, t. II, p. 359 et suiv., 1721).
— Winslow, *Exposition anatomique du corps humain*, 1732.
— Barthez, *Nouvelle mécanique des mouvements de l'Homme et des Animaux*, 1778.

(*c*) Chabrier, *Essai sur le vol des Insectes, et observ. sur quelques parties de la mécanique des mouvements progressifs de l'Homme et des Animaux vertébrés*, 1822.
— Roulin, *Rech. théoriques et expérimentales sur le mécanisme des mouvements* (*Journal de phys.* de Magendie, 1821, t. I et t. II).
— Strauss-Durckheim, *Considér. générales sur l'anat. comp. des Animaux articulés : De la locomotion*, p. 178 et suiv.
— Gerdy, *Physiol. méd.*, t. I, 2e partie, p. 402 et suiv., et *Journ.* de Magendie, 1829, t. IX.
— Bishop, art. MOTION (*Todd's Cyclopædia of Anat. and Physiol.*, t. III, p. 407).
— Weber, *Traité de la mécanique de la locomotion* (*Encyclop. anatom.*, t. II).
— Giraud-Teulon, *Traité de mécanique animale*, et art. LOCOMOTION dans le *Dictionnaire des sciences méd.*).
— Pettigrew, *La locomotion chez les Animaux*, 1874.

(*d*) Marey, *Du mouvement dans les fonctions de la vie*, 1868. — *La Machine animale*, 1873.

effectuer; tout raccourcissement du muscle qui n'aurait pas pour effet le déplacement de l'extrémité de cet organe en connexion avec la partie que celui-ci doit mettre en mouvement, serait une dépense inutile, et la fixité de l'extrémité opposée du muscle est par conséquent nécessaire au bon emploi de la puissance de ce moteur. Il en résulte que cette condition ne saurait être remplie chez des Animaux dont le corps tout entier est formé de parties molles, car la force mise en jeu se partage : une portion seulement de cette force agit sur la partie qui doit être déplacée et l'autre portion déplace autre chose. Ici, comme partout, la division du travail physiologique est nécessaire au perfectionnement de ce travail : il faut que les deux extrémités d'un même muscle aient des rôles différents; que l'une de ces extrémités soit le plus immobile possible, et que la totalité du raccourcissement déterminé par la contraction soit appliquée au déplacement de l'extrémité opposée de ce moteur. Cette disposition ne peut être réalisée que par l'introduction de parties dures dans la constitution de la machine vivante; par conséquent, l'existence d'une charpente solide, d'un squelette, soit externe, soit interne, est un premier pas vers le perfectionnement de l'économie animale, considérée comme appareil mécanique.

Ce n'est pas seulement sous ce rapport que l'emploi de parties rigides dans la constitution de l'appareil de la locomotion est d'une grande utilité. Chacun sait combien le rôle des leviers est considérable dans les travaux manuels les plus simples, aussi bien que dans le jeu des machines les plus délicates, les plus complexes et les plus puissantes. Il en est de même dans l'économie animale, et les pièces mobiles de la charpente solide du corps auxquelles l'extrémité mobile du muscle s'attache, constituent des organes mécaniques de ce genre.

Chez les Animaux dont le corps est mou, chaque muscle agit directement sur la partie qui doit se déplacer pour l'obtention du résultat voulu, et par conséquent celle-ci ne peut se déplacer que d'une quantité égale au raccourcissement de son muscle moteur et avec une vitesse égale à celle du mouvement effectué par ce dernier organe; la coordination des mouvements partiels déterminés de la sorte ne peut être que très-imparfaite, et le résultat obtenu ne saurait avoir une grande précision. Avec l'intervention des leviers, au contraire, la vitesse peut être augmentée aux dépens de la puissance, ou la puissance s'accroître aux dépens de la vitesse, et la direction du déplacement peut se préciser. Les Animaux qui sont pourvus de leviers sont par conséquent mieux organisés pour la locomotion que les Animaux à corps mou, et la variété dans la disposition de ces organes est une condition de supériorité.

Ainsi le disque charnu à l'aide duquel le Colimaçon rampe sur le sol, tout en étant pourvu d'une multitude presque innombrable de muscles, n'est-il qu'un organe de progression très-imparfait; car ces fibres contractiles, tout en trouvant quelques points d'appui sur la face interne de la coquille, ne transmettent pas leurs mouvements à des leviers et ne peuvent que contracter en différents sens la peau molle sur laquelle ils tirent (1). Les bras circumbuccaux des Mollusques céphalopodes, dont nous avons déjà vu le mode d'action dans la préhension des aliments, sont aussi des instruments de locomotion; mais, tout en étant perfectionnés comme organes adhésifs, ces appendices

(1) Le pied des Mollusques gastéropodes est constitué par une portion élargie et épaissie de la paroi inférieure du corps, où les muscles sous-cutanés prennent un très-grand développement. Chez le Colimaçon et les autres Gastéropodes à grande coquille, le pied est pourvu de deux sortes de muscles. Les uns, *intrinsèques*, sont logés en entier dans cet organe, et suivant qu'ils sont disposés longitudinalement ou transversalement, ils le raccourcissent ou l'allongent en le rétrécissant. Les autres sont extrinsèques, et se portent obliquement de la partie inférieure à la région dorsale, où ils se fixent à la columelle de la coquille. On les désigne sous le nom de *muscles rétracteurs*, et effectivement c'est par leur action que l'Animal rentre dans sa coquille (*a*).

(*a*) Swammerdam, *Biblia Naturæ*, t. II, pl. 6, fig. 2.
— Cuvier, *Mém. sur la Limace et le Colimaçon*, pl. 2, fig. 2 (*Ann. du Muséum*, t. VII).

charnus présentent, sous le rapport de la force musculaire, le même genre d'imperfection que le pied des Gastéropodes (1). Les muscles de l'Insecte, au contraire, malgré leur brièveté et leur peu de volume, déterminent dans l'appareil de la locomotion des mouvements d'une étendue très-grande, d'une rapidité extrême et d'une précision admirable; mais aussi sont-ils en connexion avec un système de leviers des plus parfaits.

Rôle des leviers.

Pour bien comprendre le rôle des leviers dans la mécanique animale, il est nécessaire de se rappeler que l'intensité d'une force motrice est exprimée par la quantité de mouvement que cette force peut produire; et si celle-ci était appliquée à une seule particule de matière, la mesure de cette quantité serait exprimée par l'espace qu'elle ferait parcourir à la molécule en un temps donné. Mais, en réalité, les forces sont toujours appliquées à des corps, c'est-à-dire à des réunions de particules matérielles qui sont mises en mouvement en même temps et se déplacent avec la même vitesse; ces particules doivent donc se partager l'effet de la force développée, et pour une quantité donnée de mouvement, le déplacement en un temps donné sera en raison inverse du nombre de ces molécules, ou, en d'autres termes, de la *masse* du corps, masse qui est exprimée par le poids de ce corps. La grandeur de la quantité de mouvement produit par une force sera donc égale à la vitesse multipliée par la masse du corps déplacé, et par conséquent aussi, toutes choses étant égales d'ailleurs, une quantité donnée de mouvement imprimera au mobile d'autant plus de vitesse que le poids de celui-ci sera plus faible, ou une vitesse d'autant moindre que sa masse sera plus grande. Le phénomène se manifeste comme si la quantité de mouvement, restant la même, se répartissait entre deux résistances à vaincre, résistances qui seraient représentées l'une par la masse ou poids, l'autre par la vitesse, et que par conséquent toute augmentation de vitesse ne

(1) Voyez tome V, page 403.

pourrait s'obtenir qu'aux dépens de la puissance, c'est-à-dire de la grandeur du poids dont le déplacement est opéré. C'est ce que les mécaniciens expriment en disant que tout ce qui se gagne en vitesse se perd en puissance, et que toute augmentation de la vitesse a pour conséquence une diminution de puissance.

La théorie du levier repose sur ce principe.

§ 3. — Un levier est une barre solide, mobile sur un point d'appui, et à laquelle sont appliquées deux forces contraires : l'une appelée *résistance*, et représentée par le poids qu'il s'agit de déplacer ou de soulever; l'autre appelée *puissance*, et tendant à neutraliser en totalité ou en partie les effets de la première. Il est aussi à noter qu'on appelle *bras de levier de la puissance* la longueur comprise entre le point fixe ou point d'appui et le point d'application de la puissance; de même qu'on appelle *bras de levier de la résistance* la longueur comprise entre le point d'appui et le point d'application de la résistance. Or la longueur relative de ces bras de levier influe sur les effets produits par les forces contraires qui sont en action, et, quelles que soient les différences qui existent entre les grandeurs de ces forces, l'équilibre s'établit toujours lorsqu'il y a égalité dans les sommes résultant de la multiplication de chacune d'elles par la longueur de leurs bras de levier respectifs, et que par conséquent les forces seront en raison inverse des bras de levier aux extrémités desquels elles sont appliquées (1). La mécanique nous apprend aussi que les longueurs relatives des deux bras du levier influent également sur la vitesse des mouvements produits. Cette vitesse croît avec la longueur du bras de levier de la résistance; mais ce qui se gagne ainsi se perd en force, et *vice versâ*.

En mécanique, on distingue trois sortes de leviers : les leviers du premier genre, dans lesquels le point d'appui est situé entre

(1) Cette loi est appelée le *principe d'Archimède*, parce qu'on en doit la découverte à ce grand géomètre.

les deux puissances contraires, comme dans la balance; les leviers du second genre, où le point d'appui étant à l'une des extrémités et la puissance à l'autre extrémité, la résistance est appliquée à un point intermédiaire; les leviers du troisième genre, où c'est au contraire la puissance qui est au milieu, cas dans lequel le bras de levier de la résistance est nécessairement plus long que le bras de levier de la puissance.

Mais en mécanique animale cette classification des leviers n'est pas d'un emploi fréquent, et il est surtout utile de les distinguer entre eux d'après la position de ce qu'on pourrait appeler leur *point articulaire*, lequel est tantôt le point d'appui, d'autres fois le point d'application de la résistance, et je désignerai sous le nom de *point articulaire* le point de jonction du levier avec le support organique qui fournit directement ou indirectement au muscle moteur sa base d'action. Lorsque ce point articulaire est médian, le levier est du premier genre; mais lorsqu'il est terminal et que la puissance est intermédiaire, le même levier peut changer de classe, suivant le degré de mobilité relative de ses deux extrémités, et fonctionner alternativement comme levier de deuxième genre, ou bien de troisième genre, suivant que le déplacement de son extrémité extérieure ou terminale est plus facile ou moins facile à opérer que le déplacement de son extrémité articulaire, et que celle-ci, considérée au point de vue de la théorie du levier, joue le rôle de la résistance ou du point d'appui (1).

§ 4. — Toute baguette ou tige rigide qui dans l'organisme est susceptible d'être mise en mouvement par un muscle et qui trouve un point d'appui, peut jouer le rôle de levier : les poils

(1) Chabrier a fait remarquer avec raison que les muscles d'un membre à l'appui ont leur point fixe en bas et leur extrémité mobile en haut, tandis que le contraire a lieu quand le membre est au soutien, c'est-à-dire ne pose pas sur le sol (*a*).

(*a*) Chabrier, *Sur le vol des Insectes*, etc.

roides et courts qui hérissent la peau dans diverses parties du corps chez certains Annélides, et qui s'inclinent ou se redressent sous l'action des fibres charnues circonvoisines, peuvent par conséquent servir comme autant de leviers dans le mécanisme de la locomotion de ces Animaux. Mais pour qu'un levier physiologique fonctionne bien, il faut qu'il s'appuie directement ou indirectement sur le support de son muscle moteur, et que son point articulaire soit maintenu ainsi à une distance invariable de l'extrémité fixe de ce dernier organe. Effectivement, à défaut d'un intermédiaire faisant office d'arc-boutant, la contraction musculaire pourrait déterminer le déplacement de l'extrémité basilaire du muscle au lieu d'agir sur l'extrémité en connexion avec le levier, et laisser celui-ci dans un état d'immobilité. L'articulation du levier sur le support des muscles moteurs est donc une des premières conditions de perfectionnement pour ces parties de la machine animée, quel que soit du reste le système d'organe auquel cet instrument est emprunté. Nous voyons donc que dans l'économie animale les leviers ne peuvent bien fonctionner que s'ils sont articulés avec d'autres pièces solides auxquelles sont fixés directement ou indirectement leurs muscles moteurs. Chez les Animaux invertébrés, ces barres sont constituées par les sclérites ou pièces solides du système tégumentaire; chez les Vertébrés, elles sont fournies par des os ou par des cartilages qui entrent dans la composition du squelette intérieur, et dans l'un et l'autre cas elles sont peu utiles si elles flottent pour ainsi dire au milieu des parties molles. Mais cela est très-rare, et presque toujours elles s'articulent solidement aux parties adjacentes de la charpente solide du corps, et le levier s'y articule par son extrémité basilaire (1), ou par un point latéral qui en est peu éloigné.

(1) J'appelle *extrémité basilaire* d'un appendice, d'un os ou de tout autre levier, l'extrémité qui est dirigée vers le centre de l'organisme.

§ 5. — Chez les Animaux articulés, ces leviers, soit qu'ils appartiennent aux membres, soit qu'ils fassent partie de l'armure tégumentaire du tronc, sont presque toujours des pièces tubulaires ou au moins annulaires, qui logent les parties molles dans leur intérieur et qui s'articulent sur la pièce adjacente par deux points opposés de leur bord basilaire. Il en résulte que la jointure ainsi constituée est toujours un ginglyme angulaire, et que le levier reste invariablement dans un même plan pendant que son extrémité mobile s'abaisse ou s'élève.

Position relative du moteur et du levier.

Il s'ensuit aussi que chaque levier ou article du squelette tégumentaire n'a besoin que de deux muscles antagonistes : un muscle fléchisseur ou abaisseur, et un muscle extenseur ou élévateur, et que la variété dans la direction des mouvements exécutés par un membre ne peut résulter que de l'action combinée d'une série de leviers articulés bout à bout et susceptibles de se mouvoir dans des plans différents (1).

Animaux articulés.

Chez les Animaux à squelette intérieur, où les muscles et les autres parties molles entourent les leviers constitués par les parties mobiles de cette charpente, il n'en est pas de même. Souvent l'articulation est conformée de façon à ne permettre que des mouvements de flexion ou d'extension : alors la jonction est encore un ginglyme angulaire ; mais ailleurs le levier peut jouer dans deux plans qui se coupent normalement, et par la combinaison de ces directions différentes il peut exécuter des mouvements orbiculaires. Dans ce cas, les muscles se diversifient d'une manière correspondante.

Animaux vertébrés.

§ 6. — On peut établir en règle générale que les muscles moteurs d'un levier ne sont pas situés dans ou autour de ce levier de façon à être nécessairement déplacés par l'effet de leur propre mouvement, et à dépenser ainsi une portion plus

(1) Ce mode d'organisation explique l'utilité des jointures multiples que nous avons vues exister dans les pattes des Crustacés et des autres Animaux articulés.

ou moins considérable de leur force sans profit pour le travail à effectuer, mais que ces organes se trouvent en totalité ou en majeure partie dans la région qui précède et qui porte le levier en question. Ainsi, comme chacun le sait, les muscles moteurs de l'humérus chez l'Homme occupent l'épaule ; les muscles fléchisseurs ou extérieurs de l'avant-bras sont logés dans le bras; les muscles moteurs du poignet se trouvent dans l'avant-bras, et les muscles des doigts sont distribués en partie dans la région moyenne de la main, en partie dans l'avant-bras.

En général aussi, la direction du mouvement imprimé au levier est déterminée par la position de son muscle moteur, qui, en se contractant, tire à lui le point par lequel il est fixé à cette barre rigide. Mais il n'en est pas toujours ainsi, car les tendons qui transmettent le mouvement des muscles au levier peuvent passer dans des poulies de renvoi ou être déviés de la ligne droite de quelque autre manière, et il en résulte que la direction suivant laquelle s'exerce la force du muscle sur son tendon n'est pas la même que celle suivant laquelle cette force agit sur l'os, et c'est cette dernière direction qui influe sur le sens du mouvement effectué par celui-ci.

Il est aussi à noter que l'effet utile produit par la force développée dans le muscle varie beaucoup suivant son mode d'application au levier qu'elle est destinée à mettre en mouvement, et la connaissance des conditions favorables ou défavorables à son emploi nous permet de comprendre l'utilité de plusieurs dispositions anatomiques dont j'ai déjà eu l'occasion de signaler l'existence. Le maximum d'effet utile produit par une force agissant sur un levier dont l'extrémité articulaire est mobile sur un point d'appui immobile est nul quand la direction de cette force est parallèle à la ligne représentant ce levier, et arrive à son maximum quand la direction est normale à cette même ligne; par conséquent, toutes choses égales d'ailleurs, son effet utile sera d'autant moindre que sa direction formera avec le levier auquel elle est appliquée un angle plus aigu. Il y a donc avantage, au point de vue de l'économie de la force, à ce que le muscle moteur ou son tendon s'insère sur le levier en formant avec lui un angle très-ouvert, se rapprochant le plus possible de 90 degrés. Et ce résultat peut être obtenu de différentes manières : par une position du muscle telle que la direction de ses fibres soit normale à la direction du levier ; par l'existence d'une partie saillante qui elle-même naîtrait du levier et fournirait au muscle un point d'attache en formant avec lui un angle de 90 degrés ; ou même par l'existence d'un renflement de la portion basilaire du levier, qui dévierait de sa direction primitive le tendon d'un muscle arrivant parallèlement à ce levier, et, en le courbant, rendrait sa portion terminale normale à la direction de ce dernier organe. Le renflement des extrémités articulaires de beaucoup d'os longs remplit cette dernière condition, et les apophyses d'insertion ont souvent le même genre d'utilité. Partout où les organes du mouvement arrivent à un haut degré de perfection, on y remarque quelques dispositions de ce genre, et à ce sujet je rappellerai ce que j'ai déjà dit en parlant de la conformation des Vertébrés (1).

Conditions d'équilibre.

§ 7. — Les conditions d'équilibre dont je viens de parler ne sont pas les seules dont il faille tenir compte dans l'étude de la mécanique animale, et il me paraît également nécessaire d'appeler ici l'attention sur quelques autres points.

Lorsque le corps de l'Animal est dépourvu d'une charpente solide et n'est composé que de parties très-molles et très-flexibles, il ne peut conserver la forme qui lui est propre que s'il se trouve dans l'eau, où les pressions sont égales dans tous les sens et où la différence de densité entre ses tissus et le milieu ambiant étant très-faible, les effets de la pesanteur sur

(1) Voyez tome X, pages 288, 346, etc.

son organisme sont peu marqués. Quand un Animal constitué de la sorte se trouve dans l'air et qu'il repose sur un plan résistant, le sol par exemple, il s'affaisse sur lui-même, et il s'étale de façon que le poids de chacune de ses parties soit transmis le plus directement possible à sa base de sustentation. Mais lorsque ses différentes parties sont soutenues et reliées entre elles par une charpente rigide, il suffit, pour qu'il ne tombe pas, qu'un seul point, appelé *centre de gravité*, soit soutenu, pour que le corps tout entier reste en équilibre. En effet, dans un solide, toutes les molécules, placées à côté les unes des autres dans des positions invariables, tendent à tomber vers la terre, et les forces parallèles qui les sollicitent à descendre peuvent être représentées par une force unique qui en serait la résultante : or, toute force est annulée dans ses effets par une autre force d'égale puissance, agissant en sens contraire et appliquée au même point ; par conséquent il suffira de contrebalancer l'influence de la résultante susmentionnée, pour maintenir en équilibre tout le système, et le point en question est celui que l'on nomme *centre de gravité* (1).

(1) Ainsi, pour trouver le centre de gravité du corps humain, il suffit de coucher celui-ci, comme l'a fait Borelli, sur une planche, en étendant les bras le long du corps, et de placer cette planche sur le tranchant d'une lame disposée transversalement, comme le couteau d'une balance, dont la planche en question représenterait le fléau ; puis de faire varier la position de ce support jusqu'à ce que l'équilibre s'établisse entre les deux extrémités de l'appareil fort simple ainsi constitué. La verticale passant par la ligne médiane du corps et rencontrant le tranchant du support indiquera la situation du centre de gravité. Il se trouve dans l'abdomen, entre le pubis et l'ombilic (*a*), à une hauteur variable suivant les individus. En effet, il sera placé plus haut chez les personnes dont la tête est grosse et les jambes courtes et grêles, que chez ceux dont la tête est petite et les membres inférieurs très-développés. Weber a déterminé la situation de ce point avec plus de précision que ne l'avait fait Borelli, et il a trouvé que chez un homme dont la taille était de 1^m,669, le centre de gravité était placé à 0^m,7215 du sinciput et à 0^m,9477 du talon (*b*).

(*a*) Borelli, *De motu Animalium*, p. 143, pl. 10, fig. 12.
(*b*) Weber, *Op. cit.*, p. 309.

Il me paraît également nécessaire de rappeler ici qu'un corps placé sur une surface résistante ne tombe pas lorsque la verticale passant par son centre de gravité rencontre cette surface à l'intérieur du périmètre circonscrit par les points d'appui ; mais que la chute a lieu dès que cette verticale dépasse les limites de cet espace appelé *base de sustentation*, et que cette dernière condition se trouve réalisée d'autant plus facilement que le centre de gravité est placé plus haut.

§ 8. — La machine animée se compose, comme je l'ai déjà dit, d'une multitude de parties mobiles les unes sur les autres, et suivant la position relative qu'elles prennent, de même que suivant les rapports qu'elles ont avec la base de sustentation sur laquelle l'Animal s'appuie, le corps peut affecter des *attitudes* différentes. Quelques Animaux inférieurs ne peuvent exécuter que des mouvements partiels de ce genre : étendre certaines parties de leur corps, en raccourcir d'autres, tout en restant stationnaires sur leur base de sustentation, à laquelle ils adhèrent en général par la portion inférieure de leur tronc. Beaucoup de Zoophytes, certains Crustacés, quelques Mollusques, vivent de la sorte, à la même place, sinon pendant toute la durée de leur existence, au moins pendant la plus grande partie de leur vie (1); mais dans l'immense majorité des cas il en est autrement, et à l'aide de divers mouvements partiels combinés entre eux, presque tous les Animaux peuvent exécuter des mouvements généraux et se déplacer avec plus ou moins de rapidité. Attitudes.

Je ne pourrais, sans entrer dans des détails incompatibles

(1) Tous les Animaux, quand ils ne naissent pas par bourgeonnement, jouissent de facultés locomotrices dans le jeune âge ; mais quelques-uns de ces êtres se fixent bientôt à un corps étranger et y restent stationnaires pendant tout le reste de la vie. Les Spongiaires et les Coralliaires, parmi les Zoophytes ; les Bryozoaires, parmi les Molluscoïdes ; quelques Mollusques acéphales, tels que les Huîtres et les Tarets ; les Crustacés de l'ordre des Cirripèdes, et divers parasites, vivent ainsi sans changer de place pendant la presque totalité de leur existence.

avec le plan de ces Leçons, traiter de toutes les attitudes et de tous les mouvements partiels, et je me bornerai à l'examen de quelques-uns des points de la mécanique animale les plus importants à connaître pour l'intelligence du mécanisme de la station et de la locomotion considérées d'une manière générale.

Décubitus. § 9. — Il résulte des faits dont je viens de parler que la position de l'Animal au repos sera d'autant plus stable, que son corps touchera le sol par une portion plus considérable de sa surface, et que son centre de gravité sera plus rapproché de cette base de sustentation; mais qu'il pourra également rester en équilibre si son corps est porté sur des colonnes de soutènement circonscrivant l'espace où tombe la verticale abaissée de son centre de gravité. La première de ces conditions se trouve remplie constamment chez les Animaux terrestres apodes, ou dont les membres sont trop courts pour élever le tronc au-dessus de la surface du sol : chez les Vers et les Serpents, par exemple. Elle est réalisée aussi d'une manière temporaire chez les autres Animaux terrestres lorsqu'ils sont couchés, et malgré la mobilité des diverses parties de l'organisme les unes sur les autres, le maintien de l'équilibre dans cette position ne nécessite le déplacement d'aucune force musculaire, parce que le poids de chacune de ces parties est transmis directement à la base de sustentation ou est soutenu par des intermédiaires rigides (1). Mais cette position si favorable à la stabilité dans l'état de repos est défavorable à la locomotion, et comme la locomotion est à son tour une des conditions du perfectionnement de la vie animale, le *décubitus* permanent est incompatible

(1) La position des corps dans le *décubitus* varie un peu suivant les Animaux. Elle peut être latérale, dorsale ou sternale : la première est la plus commune chez le Mammifère au repos; la seconde ne se voit guère que chez l'Homme, et la troisième n'existe que chez un petit nombre de Mammifères, tels que les Félins, et chez quelques Oiseaux, tels que le Casoar (*a*).

(*a*) Voyez Colin, *Physiol. comp.*, 1871, t. I, p. 379.

avec tout développement considérable des fonctions de relation. Aussi chez les Animaux terrestres les mieux doués, que ceux-ci soient des Vertébrés ou des Invertébrés, le corps est-il toujours élevé sur des colonnes de soutenement, et ces organes sont aussi les instruments à l'aide desquels la locomotion de ces êtres s'opère, c'est-à-dire les pattes. Mais ces membres, ainsi que nous l'avons déjà vu, sont des leviers articulés ; ils sont susceptibles de se ployer, et pour remplir leurs fonctions comme supports du reste de l'organisme, ils doivent demeurer rigides.

Station.

§ 10. — La *station* nécessite donc l'intervention d'une certaine force apte à empêcher les membres de ployer sous le poids du corps, et cette force est développée par les muscles, qui sont disposés de façon à les maintenir dans l'état d'extension. Dans quelques cas très-rares, certaines articulations sont conformées de façon à conserver cette position sans l'aide d'aucune action musculaire : les jambes de divers Oiseaux échassiers nous en offrent des exemples (1) ; mais toujours une partie de ces jointures, et en général toutes n'opposent aucune résistance à la flexion, et l'Animal ne peut rester debout sur ses pattes qu'en exerçant sans relâche un effort considérable. Les muscles dont la

(1). Plusieurs Oiseaux dorment debout sur une patte, et le membre sur lequel ils posent reste en état d'extension sans l'intervention d'aucune traction musculaire, par suite du mode d'articulation du tibia sur l'os tarso-métatarsien. En général, ce résultat est obtenu par la forme de la poulie articulaire du tibia dont la courbe est excentrique, et par l'élasticité des ligaments latéraux de la jointure. Effectivement, le rayon vertical de la courbe est plus court que le rayon antéro-postérieur, et par conséquent la flexion entraîne un certain allongement de ces ligaments (*a*). Quelquefois aussi l'extension du membre est consolidée par l'existence d'une petite éminence osseuse qui surmonte le milieu de la surface articulaire du canon ou tarso-métatarsien, et s'engage dans une cavité correspondante de l'extrémité inférieure du tibia quand l'axe des deux os représente une ligne droite, mais s'en échappe lors de la flexion, mouvement qui nécessite un effort musculaire (*b*).

(*a*) La forme de cette poulie articulaire a été étudiée avec beaucoup de soin par M. Langer (*Ueber das Fussgelenke der Vogel*, in *Denkschr. der Wien. Akad.*, 1859, t. XVI).

(*b*) Exemple : l'os métatarsien du Bec-ouvert ; voyez Alphonse Milne Edwards, *Oiseaux fossiles*, pl. 66, fig. 1.

contraction empêche la flexion des membres sont aussi ceux qui dépensent le plus de force dans la locomotion, et à raison de ces deux circonstances, ils sont toujours plus développés, plus puissants que les muscles fléchisseurs correspondants.

La somme de travail musculaire nécessaire pour empêcher les membres de ployer sous le poids du corps augmente avec le nombre des articulations comprises entre l'extrémité supérieure de ces colonnes de soutenement et le point par lequel celles-ci reposent sur le sol. Ainsi l'Homme, comme chacun le sait, ne peut rester debout sur la pointe des pieds qu'en faisant un effort violent, tandis qu'il n'a besoin de déployer que peu de force pour conserver la même position quand ses talons touchent à terre et que le poids du corps transmis à l'astragale et au calcanéum par le tibia arrive directement au sol, au lieu de passer par la série des jointures comprises entre les os du tarse et les phalanges unguéales. La direction relative des diverses pièces constitutives de ces leviers articulés influe également sur la grandeur de la force nécessaire pour maintenir les membres dans l'état d'extension exigée à l'accomplissement de leurs fonctions dans la station. La disposition la plus favorable sous ce rapport consisterait dans la superposition de tous les tronçons de la colonne de soutenement suivant une ligne droite dirigée verticalement; mais ce mode de conformation serait très-défavorable au jeu des membres comme organe de locomotion, et n'est jamais réalisé d'une manière complète : dans l'état de repos, certains os réunis bout à bout forment entre eux un angle plus ou moins aigu, et l'effort musculaire nécessaire pour le maintien dans cette position, en empêchant une flexion plus grande, est d'autant plus considérable que l'angle ainsi formé est moins ouvert. Cela nous permet de comprendre l'utilité de certaines particularités anatomiques qui nous sont offertes par divers Animaux de grande taille, dont le corps est d'un poids énorme et dont les mouvements sont en général lents : les Éléphants par exemple.

Chez les Quadrupèdes ordinaires, où les conditions de solidité sont plus faciles à obtenir et où l'agilité des mouvements est nécessaire, les leviers constitués par la réunion des os de la patte sont coudés ; le fémur et l'humérus sont placés obliquement par rapport aux os de la jambe et de l'avant-bras, et l'axe de ceux-ci forme également un angle avec l'axe des os du pied et de la main. Chez l'Élépnant, au contraire, la direction de toutes ces pièces est à peu près la même, et elles forment par leur juxtaposition une colonne presque droite.

§ 11. — Nous avons vu, en étudiant la charpente solide du corps, que le nombre des pattes varie beaucoup chez les divers Animaux ; que ces organes sont toujours par paires, mais que quelquefois il n'en existe que deux, tandis que d'autres fois on en compte quatre, six, huit ou même plus de cent. Au premier abord, on pourrait croire que la multiplicité de ces organes serait une circonstance favorable à l'accomplissement des fonctions de la locomotion, ou tout au moins à l'action de ces colonnes de soutenement dans la station ; mais les règles que j'ai établies au commencement de ce cours touchant l'influence de la division du travail physiologique sur le perfectionnement de l'économie animale, nous permettent de prévoir qu'il doit en être autrement. En effet, chez les Animaux à pattes très-nombreuses, les Myriapodes par exemple, chaque paire de membres répète ce que fait la paire voisine ; elle ne travaille guère que pour le compte de l'anneau dont elle dépend, et la plus grande partie du poids de l'organisme est constituée par de l'appareil locomoteur. Chez les Quadrupèdes, au contraire, deux paires de membres suffisent pour effectuer le déplacement de tout le corps, parce que les parties intermédiaires du tronc sont disposées de façon à transmettre à ces quatre colonnes de soutenement la totalité du poids du corps ; il y a donc sous ce rapport grande économie de matière vivante, ainsi qu'allégement de la machine motrice, ce qui entraîne une économie de la force dépensée, et pour que les conditions de stabilité soient également bien remplies. il suffit que l'aire comprise entre les points d'appui de ces quatre membres sur le sol soit aussi grande que le périmètre de la base de sustentation délimité par les six pattes de l'Insecte ou les cent pieds de certains Myriapodes. Mais la réduction dans le nombre de ces organes ne pourrait être portée plus loin sans préjudice pour la stabilité du corps, car dans la station bipédale le diamètre longitudinal de la base de sustentation est alors nécessairement limité par la longueur de la plante des pieds, et dans ce cas il suffit d'un très-petit déplacement du centre de gravité pour que la verticale abaissée de ce point ne tombe plus en dedans des limites de cette base et pour que la chute ait lieu.

Ces considérations théoriques nous conduisent donc à reconnaître que, toutes choses égales d'ailleurs, la machine vivante la mieux organisée pour la station et pour la marche est le Quadrupède, et nous avons vu précédemment qu'en effet chez tous les Animaux supérieurs, qui sous ce rapport sont les mieux doués, le corps s'appuie sur le sol par l'intermédiaire de deux paires de membres. Chez ceux où les membres thoraciques sont employés à d'autres usages et deviennent des organes de préhension ou des ailes, et où par conséquent les membres abdominaux sont les seuls soutiens du tronc (à moins que la queue ne leur vienne en aide), la station manque de stabilité et ne saurait être maintenue pendant longtemps, à cause de la fatigue qu'entraînent les efforts musculaires nécessaires pour la conservation de l'équilibre.

Du reste, la station ne nécessite pas l'intervention de deux ou de plusieurs étais; le corps de l'Animal peut être en équilibre sur un seul membre, pourvu que la verticale passant par son centre de gravité tombe dans l'aire occupée par la base de ce support. Pour l'Homme, par exemple, la pose sur un seul membre est non-seulement possible, elle doit être considérée comme l'attitude naturelle de station (1), et dans la marche elle est réalisée par l'un et l'autre membre alternativement, mais pendant peu de temps. Pour que l'équilibre soit obtenu dans cette position, il suffit en effet que le membre servant de soutien soit maintenu dans l'extension et incliné légèrement en dehors par son extrémité supérieure de façon à reporter le bassin un peu de ce côté et à ramener le centre de gravité du corps directement au-dessus de l'espace occupé sur la surface du sol par la plante du pied. Pour beaucoup d'Oiseaux, la pose sur une seule patte est même l'attitude ordinaire du repos.

Il est également à noter que la station sur un étai simple ou multiple ne suppose pas nécessairement un état d'équilibre stable; elle est compatible avec des oscillations plus ou moins étendues, pourvu que chaque mouvement, qui aurait pour conséquence la chute du corps s'il n'était contre-balancé aussitôt par un déplacement en sens contraire, provoque un mouvement de ce genre. Il s'établit ainsi un état d'équilibre mobile dont les effets dans la station, ainsi que dans la locomotion, sont en général suffisants pour empêcher la chute du corps.

§ 12. — Lorsqu'on veut se rendre bien compte du mécanisme de la station, il ne suffit pas de prendre en considération l'ensemble de l'organisme comme si celui-ci consistait en un système de pièces rigides reliées invariablement entre elles; il faut examiner aussi comment l'équilibre se maintient entre ces différentes parties qui sont mobiles les unes sur les autres, comment l'action musculaire intervient pour l'établir, et quelles sont les dispositions anatomiques qui y influent. Mais cette étude ne peut être faite d'une manière générale; il faudrait discuter

(1) M. Messiat a très-bien discuté ce point de mécanique animale, qui avait été traité précédemment par Léonard de Vinci, et il en a fait des applications intéressantes à l'art du statuaire (*a*).

(*a*) Messiat, *Études de phys. animale*, 1843.

chaque cas particulier, et ce qui serait démontré pour tel ou tel Animal ne serait pas applicable à des espèces plus ou moins voisines. Pour l'accomplir, il faudrait entrer dans une multitude de détails dont l'intérêt serait souvent minime, et les limites de ce cours ne me permettent pas de l'entreprendre. Je me bornerai donc à citer quelques exemples propres à donner une idée exacte du genre de considérations dont il faut tenir compte dans cette partie de la mécanique des Animaux.

Nous avons vu précédemment que chez l'Homme la colonne vertébrale est presque verticale, et que la tête pose sur l'extrémité supérieure de cette tige osseuse de façon à représenter un levier du premier genre dont le bras de la résistance, situé en avant, l'emporte en poids et en longueur sur le bras de la puissance, constitué par la région postérieure du crâne ; la tête pencherait donc en avant et s'inclinerait sur la poitrine, si des muscles fixés à l'occiput et allant prendre leurs points d'attache fixe sur les vertèbres cervicales, ne se contractaient pour la maintenir en équilibre. Chez le Gorille, où la tête s'articule avec la colonne vertébrale à peu près de la même façon, le bras de levier de la résistance est plus allongé, par suite du grand développement qu'acquiert le museau ; pour maintenir le front élevé, il faut donc chez cet Animal des muscles cervicaux postérieurs plus puissants que chez l'Homme, et pour que ces muscles trouvent des points d'insertion avantageux à leur action, il faut que la crête occipitale et les apophyses épineuses des vertèbres du cou acquièrent des dimensions beaucoup plus considérables, disposition qui en effet se trouve réalisée. Enfin, chez les Quadrupèdes, où la tête s'allonge davantage et prend son point d'appui sur la colonne vertébrale par son extrémité postérieure, comme cela se voit chez le Cheval, le Chameau, etc., les conditions d'équilibre sont encore plus difficiles à réaliser, et pour y satisfaire, il faut l'intervention du puissant ligament cervical dont j'ai déjà parlé, et l'allongement remarquable des apophyses épineuses du garrot, dont j'ai signalé l'existence dans une précédente Leçon (1).

La queue remplit souvent un rôle important pour le maintien de l'équilibre ; suivant que cet appendice s'allonge en arrière, qu'il se place contre le flanc, ou qu'il se redresse sur le dos, il fait varier la position du centre de gravité, et peut ainsi établir des compensations propres à contre-balancer l'effet déterminé par le déplacement d'autres parties du corps.

J'ajouterai que la distribution symétrique des diverses parties de l'organisme contribue de la manière la plus directe à l'établissement de l'équilibre, et je citerai à ce sujet des remarques très-judicieuses dues à M. Messiat (2).

On comprend donc que l'attitude habituelle d'un Animal, tant dans la station que pendant la progression, doive dépendre de la réalisation des conditions les plus favorables au maintien de l'équilibre dans la position verticale, dans la position horizontale ou dans la position oblique. Or ces conditions sont très-variées, et elles nécessitent une certaine harmonie entre toutes les parties de l'économie animale. Ainsi dans le corps humain on remarque une multitude de particularités qui semblent avoir été calculées en vue de faciliter la première de ces attitudes et qui deviendraient des causes de gêne ou de fatigue pour l'organisme en activité, si ce corps était placé horizontalement comme celui d'un Quadrupède. La structure de quelques Mammifères est telle, que la position verticale peut être conservée pendant quelque temps à l'aide d'un certain effort musculaire; mais chez la plupart de ces Animaux elle est incompatible avec la stabilité. Si j'avais à m'occuper de l'Homme, du Cheval, de l'Oiseau ou de

(1) Voyez tome X, page 345.

(2) Cet auteur a fait une étude particulière du mode de répartition des divers centres de gravité partiels des différentes régions du corps de l'Homme et de la manière dont leurs oscillations peuvent contribuer à l'équilibre du système (*a*).

(*a*) Messiat, *Études de phys. animale*, p. 35 et suiv.

toute autre espèce zoologique en particulier, je ne manquerais pas d'appeler l'attention sur une multitude de dispositions structurales qui, chez chaque être, sont en rapport avec sa pose habituelle; mais, pour le faire, il serait nécessaire d'entrer dans des détails incompatibles avec le plan de ce cours, et, par conséquent, je ne m'arrêterai pas davantage sur ce sujet. J'ajouterai cependant que Cuvier, en parlant du mode d'organisation du corps humain, a tracé de main de maître une esquisse de ce genre (1).

§ 13. — Le mode d'action des membres dans la locomotion des Animaux terrestres est facile à caractériser, pourvu qu'on analyse le phénomène et qu'on prenne d'abord en considération un des cas les plus simples.

Pour que la locomotion s'effectue, il faut que l'Animal trouve autour de lui des points d'appui, et que, par suite des changements dans la longueur ou la direction des parties en contact avec ces points, son centre de gravité soit déplacé. Or ces points

(1) Voici en quels termes s'exprime Cuvier à ce sujet :

« Le pied de l'Homme est très-différent de celui des Singes : il est large; la jambe porte verticalement sur lui; le talon est renflé en dessous; ses doigts sont courts et ne peuvent presque se ployer; le pouce, plus long, plus gros que les autres, est placé sur la même ligne, et ne leur est point opposable. Ce pied est donc propre à supporter le corps, mais il ne peut servir ni à saisir, ni à grimper, et comme, de leur côté, les mains ne servent point à la marche, l'Homme est le seul animal vraiment *bimane* et *bipède*.

» Le corps entier de l'Homme est disposé pour la station verticale. Ses pieds, comme nous venons de le voir, lui fournissent une base plus large que ceux d'aucun Mammifère; les muscles qui retiennent le pied et la cuisse dans l'état d'extension sont plus vigoureux, d'où résulte la saillie du mollet et de la fesse; les fléchisseurs de la jambe s'attachent plus haut, ce qui permet au genou une extension complète, et laisse mieux paraître le mollet; le bassin est plus large, ce qui écarte les cuisses et les pieds, et donne au tronc une forme pyramidale favorable à l'équilibre; les cols des os des cuisses forment, avec le corps de l'os, un angle qui augmente encore l'écartement des pieds et élargit la base du corps. Enfin la tête, dans cette situation verticale, est en équilibre sur le tronc, parce que son articulation est alors sous le milieu de sa masse.

d'appui peuvent lui être fournis, soit par le sol sur lequel il pose, soit par quelque autre corps solide remplissant le même rôle dans le mécanisme des mouvements, soit par le fluide ambiant, et ce fluide peut être l'eau ou l'air. De là trois modes principaux de locomotion : d'une part le mouvement ambulatoire, savoir, la marche, le saut ou quelque autre genre de progression analogue; d'autre part la nage ou le vol. Dans tous les cas, les autres conditions étant égales, le travail utile accompli par des forces de même grandeur sera d'autant plus considérable que le point d'appui sera plus fixe; car toute force qui aurait pour effet de déplacer ce point serait perdu epour le résultat à obtenir, et par conséquent, sous ce rapport, la progression est plus facile dans la marche que dans la natation, et dans la natation que dans le vol, car le sol est plus résistant que l'eau, et l'eau est plus résistante que l'air.

Progression.

Ces différences dans le degré de résistance des points d'appui fournis à l'Animal par les corps circonvoisins nous permettent

» Quand l'Homme le voudrait, il ne pourrait marcher commodément à quatre pattes : son pied de derrière court et presque inflexible et sa cuisse trop longue ramèneraient son genou contre terre; ses épaules écartées, et ses bras jetés trop loin de la ligne moyenne, soutiendraient mal le devant de son corps. Le muscle grand dentelé, qui, dans les Quadrupèdes, suspend le tronc entre les omoplates comme une sangle, est plus petit dans l'Homme que dans aucun d'entre eux. La tête est plus pesante à cause de la grandeur du cerveau et de la petitesse des sinus ou cavités des os, et cependant les moyens de la soutenir sont plus faibles, car l'Homme n'a ni ligament cervical, ni disposition des vertèbres propre à les empêcher de se fléchir en avant; il pourrait donc tout au plus maintenir sa tête dans la ligne de l'épine, et alors ses yeux et sa bouche seraient dirigés contre terre; il ne verrait pas devant lui. La position de ces organes est au contraire parfaite en supposant qu'il marche debout.

» Les artères qui vont à son cerveau ne se subdivisant point, comme dans beaucoup de Quadrupèdes, et le sang nécessaire pour un organe si volumineux s'y portant avec trop d'affluence, de fréquentes apoplexies seraient la suite de la position horizontale.

» L'Homme doit donc se soutenir sur ses pieds seulement. Il conserve la liberté entière de ses mains pour les arts, et ses organes des sens sont situés le plus favorablement pour l'observation.» (Cuv., *Règne anim.*, 1829, t. I, p. 70).

de comprendre comment les leviers propulseurs doivent être constitués pour bien remplir leur rôle dans la locomotion, soit sur un sol mouvant, soit dans l'eau ou dans l'air.

Effectivement, si les molécules du corps sur lequel le levier propulseur trouve son point de résistance sont liées invariablement aux molécules circonvoisines, et si le poids du corps solide ainsi constitué est infiniment supérieur à celui de l'Animal, il suffira que le levier s'applique normalement à la surface d'un très-petit nombre de ces molécules pour que la totalité de la force développée soit employée à déplacer cet Animal ; la surface par laquelle le levier agit sur le plan de résistance pourra donc sans inconvénient être réduite autant que cela sera compatible avec la solidité de l'instrument. Mais lorsque ce même plan sera mobile, il faudra que le levier agisse à la fois sur un nombre suffisant de ces molécules pour que la somme des résistances fournies par elles soit supérienre à la résistance offerte par le corps de l'Animal que le levier est destiné à déplacer, et par conséquent, toutes choses égales d'ailleurs, la surface d'application de cet organe moteur devra être d'autant plus étendue que la stabilité des molécules en question sera moindre. Ainsi, à poids égaux, l'Animal qui est destiné à marcher sur un sol compacte et dur pourra avoir des pieds moins larges que l'Animal conformé pour courir sur des sables mouvants ; celui qui doit être apte à nager dans l'eau sera pourvu de membres élargis en forme de rames ; et celui qui devra voler, c'est-à-dire s'avancer en s'appuyant sur l'air, fluide dont les molécules sont d'une mobilité extrême, aura des ailes, sorte de rames encore plus grandes que ne le sont les nageoires.

Lorsqu'on étudie l'influence du milieu ambiant sur la locomotion des Animaux, il est également nécessaire de tenir compte d'une autre circonstance. Si le corps qui se meut était placé dans le vide, l'impulsion que lui communique l'action de son appareil locomoteur serait employée en entier à vaincre la résistance due au poids de son corps : mais dans l'air ou dans l'eau il ne peut se mouvoir qu'en déplaçant un volume correspondant du fluide ambiant ; une partie de la force motrice mise en jeu devra donc être employée à opérer ce déplacement, et la part de travail attribuable à cette action accessoire sera d'autant plus grande que les particules du fluide circonvoisin seront moins mobiles. La résistance opposée par le milieu ambiant sera donc plus considérable au sein des eaux que dans l'atmosphère, et par conséquent, toutes choses étant égales d'ailleurs, les conditions les plus favorables à la locomotion se trouvent réunies chez les Animaux qui, prenant leur point d'appui sur la terre, se meuvent dans l'air, ainsi que cela a lieu pendant la marche. Les Animaux terrestres sont donc, de tous les êtres animés, ceux qui peuvent le mieux utiliser pour la locomotion la force développée par la contraction de leurs muscles.

Pour aller plus avant dans l'étude des mouvements, j'examinerai successivement les principaux modes de locomotion, et je m'occuperai d'abord des Animaux terrestres, parce que c'est chez eux que le mécanisme de la progression est le plus facile à observer et à analyser. En premier lieu, je traiterai donc des mouvements ambulatoires, puis je parlerai de la natation et du vol.

QUATRE-VINGT-SEIZIÈME LEÇON.

LOCOMOTION. — Reptation. — Marche bipédale ; marche quadrupédale. — Course ; galop. — Saut. — Grimpement.

Divers genres de locomotion.

§ 1. — La locomotion s'effectue toujours à l'aide des agents moteurs et des organes de transmission du mouvement que nous venons de passer en revue ; mais la manière dont elle s'accomplit varie beaucoup suivant le mode d'organisation des Animaux et suivant les circonstances dans lesquelles ceux-ci se trouvent.

Les principaux modes de progression sont au nombre de cinq. En effet, les Animaux changent de place tantôt en *rampant* sur le sol ou sur quelque corps solide qui leur constitue une base de sustentation ; tantôt en *marchant*, en *courant* ou en *sautant*, mouvements dans lesquels le corps prend encore ses points d'appui sur une base solide, mais n'y repose que par l'intermédiaire d'étais. D'autres fois il *nage* ou il *vole*, et dans ces deux cas il se déplace en pressant sur les particules mobiles du fluide ambiant, qui est l'eau quand il nage, et l'air quand il vole. Enfin, d'autres fois encore, au lieu de se soutenir en pressant sur les objets plus ou moins résistants qui sont placés au-dessous de lui, il se tient suspendu à son support, et *grimpe* au moyen d'organes préhenseurs ou adhésifs. Le mécanisme de la locomotion est en partie le même dans ces divers genres de mouvements, mais dans chacun d'eux il présente des particularités importantes à connaître.

Reptation.

§ 2. — La *reptation* est de tous les modes de locomotion le plus lent et le plus imparfait ; elle peut avoir lieu au fond des eaux non moins facilement qu'à l'air, et elle ne nécessite l'intervention d'aucun appareil mécanique spécial : aussi l'observe-t-on chez les Animaux les plus inférieurs et peut-elle s'effectuer au moyen des mouvements de la substance sarcodique ainsi qu'à l'aide des contractions musculaires.

Mouvements sarcodiques.

Comme premier exemple d'Animaux rampants d'une extrême simplicité organique, je citerai les Amibes (1), dont le corps, sans forme arrêtée, est susceptible de s'étendre et de se contracter dans tous les sens. Pour changer de place, ces petits êtres de consistance gélatineuse s'étalent sur la surface de l'objet qui leur sert de support, puis s'en détachent partiellement et se contractent de façon à ramener, vers la portion de leur corps restée adhérente, celle qui est devenue libre et qui, s'appliquant de nouveau au sol, fournit ensuite un point d'appui pour la propulsion de la partie dont elle vient de se rapprocher. Ces changements de forme s'opèrent très-lentement et souvent même d'une manière presque insensible (2); parfois ils peuvent se manifester dans toutes les parties du corps de l'Animalcule, dont le bord semble

(1) Vers la fin du siècle dernier, O. F. Müller donna le nom de *Proteus* à certains Animalcules infusoires dont les formes varient sans cesse (*a*), et M. Bory de Saint-Vincent établit pour l'un de ces petits êtres (le *P. diffluens*), le genre *Amiba* (*b*), division dont le nom a été ensuite changé en celui d'*Amœba* par Ehrenberg, afin de le mettre mieux en rapport avec son étymologie (*c*).

(2) Pour donner une idée précise de la vitesse du mouvement dans les Amibes, dit Dujardin, il suffit de dire que la forme a quelquefois entièrement changé en deux ou quatre minutes, et qu'un espace d'un millimètre ne peut être parcouru en moins de trente à quarante minutes par un Animalcule large de $0^{mm},07$. Tantôt la masse entière paraît s'étendre et couler à plusieurs reprises dans une certaine direction, avec un contour arrondi en avant et déchiré en arrière; tantôt des prolongements obtus ou effilés s'avancent dans un sens plus ou moins variable et adhèrent pour quelque temps au verre qui sert de support, afin d'attirer à eux la masse d'où ils sont sortis (*d*).

Je rappellerai ici que les globules blancs du sang nous ont offert déjà des phénomènes qui paraissent dépendre de mouvements amœboïdes (*e*), et j'ajouterai que des phénomènes du même ordre ont été signalés dans des produits pathologiques (*f*).

(*a*) O. F. Müller, *Anim. Infusoria*, p. 9.
(*b*) Bory de Saint-Vincent, *Encycl. méthodique et hist. des Zoophytes*, 1824, p. 45.
(*c*) Ehrenberg, *Die Infusionsthierchen*, 1838, p. 125.
(*d*) Dujardin, *Rech. sur les organismes inférieurs* (*Ann. des sciences nat.*, 2e série, 1835, t. IV, p. 359, pl. 10, fig. D, E, et pl. XI, fig. G, H).
(*e*) Voyez tome I, p. 102.
(*f*) Frey, *Histologie*, p. 87.

grandir dans un sens pendant qu'il se resserre ailleurs. Leur direction n'a rien de constant et change souvent; mais lorsqu'ils se succèdent pendant quelque temps dans un même sens, ils déterminent un déplacement total qui est facile à constater quand on observe au microscope un de ces petits Zoophytes protéiques.

Ainsi que je l'ai déjà dit, on a donné le nom de *pseudopodes* à ces expansions sarcodiques à l'aide desquelles l'Animalcule va prendre au loin un point d'attache sur lequel il se hale en contractant, soit la portion basilaire du prolongement, soit le reste de son corps. Chez les *Amœba* et les autres Animalcules du même groupe zoologique, ces prolongements, minces et diaphanes, sont en général larges, courts, lobiformes et peu nombreux (1); chez les *Actinophrys*, les Gromies, les Foraminifères et la plupart des autres Rhizopodes, au contraire ils sont filiformes, d'une ténuité extrême et d'une longueur démesurée. Chez beaucoup d'espèces ils restent simples (2), mais chez d'autres ils deviennent rameux en s'avançant, et souvent leurs branches se confondent entre elles à leurs points de rencontre, de façon à constituer une sorte de réseau irrégulier et mobile dont la conformation varie à chaque instant (3).

(1) C'est en partie à raison des différences de forme des pseudopodes que quelques auteurs divisent les Rhizopodes en trois ordres, sous les noms de *Lobosa*, *Radiolaria* et *Reticulosa* (*a*); mais il y a des formes intermédiaires qui rendent parfois ces distinctions arbitraires.

(2) Par exemple, chez les *Actinophrys*, où les pseudopodes filiformes naissent de tous les points de la surface du corps (*b*).

(3) Les Gromies, très-bien étudiées par Dujardin, émettent par une des régions de leur coque une multitude de ces expansions adventives à l'aide desquelles elles adhèrent aux corps étrangers et y rampent avec une grande lenteur. Dujardin estime que dans les circonstances les plus favorables elles ne progressent que d'un millimètre en trente-trois minutes (*c*). Les pseudopodes rameux sont aussi très-remarquables chez les Gromiens sans coque

(*a*) Carpenter, *Introd. to the study of the Foraminifera*, p. 17 (*Ray. Soc.*, 1862).

(*b*) *Poisson extraordinaire*, Joblat, t. II, p. 64, pl. 7, fig. 15. — *Trichoda sol* (O. F. Müller, *Infus.*, pl. 23, fig. 13); — *Actinophrys* (Ehrenberg, *Op. cit.*, pl. 31, fig. 8). — Stein, *Die Infusionsthierchen*, p. 148. — Claparède et Lachmann, *Études sur les Infusoires*, p. 447).

(*c*) Dujardin, *Op. cit.* (*Ann. des sc. nat.*, 2e série, 1835, t. IV, p. 345, pl. 9, fig. 1-4.

Reptation déterminée par des contractions musculaires.

Chez quelques Animalcules la reptation s'effectue au moyen de mouvements analogues sans qu'il y ait production d'expansions sarcodiques, et seulement par l'effet de l'élongation et du raccourcissement alternatifs de la totalité ou d'une portion du corps. C'est de la sorte que beaucoup de Vers se déplacent, et que quelques-uns de ces petits êtres qui vivent en parasites sur d'autres Animaux s'insinuent dans les interstices que les parties constitutives des tissus organiques laissent entre elles. Mais en général la reptation résulte de l'action d'une multitude de fibres musculaires sous-cutanées. Chez les Némertes, par exemple, ces fibres, quoique peu distinctes entre elles, sont très-développées et donnent à toutes les parties du corps une contractilité remarquable (1).

Organes de reptation chez les Mollusques.

§ 3. — Chez la plupart des Mollusqnes, le système musculaire sous-cutané acquiert à la partie inférieure de l'abdomen un développement encore plus considérable, et y constitue chez les Gastéropodes, ainsi que chez beaucoup d'Acéphales, un organe spécial de locomotion appelé *pied*. En général, quel-

dont Claparède et Lachmann ont formé le genre *Lieberkuhnia* (a).

(1) Le tissu musculaire sous-cutané constitue chez les Némertes deux couches, dont l'une se compose de fibres longitudinales et l'autre de fibres transversales (b); mais les mouvements résultant de l'action de chaque élément contractile sont tellement rapides et se succèdent si rapidement, que notre œil ne les distingue pas entre eux, et que l'Animal semble glisser comme un liquide visqueux qui coulerait sur un plan solide (c). Chez les Planaires, la reptation présente à peu près les mêmes caractères, mais le tissu musculaire sous-cutanné ne présente pas l'apparence fibrillaire. Il est aussi à noter que ces Animaux peuvent ramper sur le dos aussi bien que sur la surface ventrale de leur corps (d).

(a) Claparède et Lachmann, *Op. cit.*, 2ᵉ partie, p. 464, pl. 24.

(b) Delle Chiaje, *Descrizione e notomia degli Animali sine vertebra*, t. III, p. 128.
— Carmichael M'Intosh, *On the Structure of British Nemertians* (*Trans. of the Roy. Soc. of Edinburgh*, 1869, t. XXV, p. 310).

(c) Quatrefages, *Sur les Némertiens* (*Ann. des sciences nat.*, 3ᵉ série, 1846, t. VI, p. 237).

(d) Dugès, *Rech. sur l'organisation et les mœurs des Planaires* (*Ann. des sciences nat.*, 1ʳᵉ série, 1828, t. XV, p. 149).
— Quatrefages, *Sur les Planaires* (*Ann. des sciences nat.*, 3ᵉ série, 1845, t. IV, p. 145 et suivantes).

ques-uns de ces faisceaux charnus s'insèrent à la coquille par leur extrémité supérieure, et, en se contractant, déterminent le raccourcissement du pied, qui de la sorte peut souvent rentrer complétement dans l'intérieur de cet organe protecteur; mais la plupart de ces muscles ne se fixent qu'à la face interne du derme, où ils s'entrecroisent dans divers sens et ils y impriment des mouvements très-variés.

Chez les Acéphales, le pied, formé de la sorte, n'est qu'un organe propulseur des plus imparfaits. Tantôt il est plus ou moins cylindrique et proboscidiforme, ainsi que cela se voit chez les *Solen* (1); d'autres fois il est comprimé, pointu et un peu linguiforme : par exemple chez les Mactres, les Anodontes, etc. (2). Il est dirigé en avant et il est susceptible de s'allonger considérablement (3). Aussi, en prenant son point d'appui sur le sol en contact avec son extrémité libre, peut-il imprimer à tout le corps un mouvement de recul, et c'est de la sorte que ces Mollusques parviennent souvent à se déplacer, soit dans l'intérieur des trous où ils établissent leur demeure, soit sur le sable du rivage; mais leur faculté de locomotion est toujours très-faible, et en général ils restent complétement sta-

(1) Le pied des *Solen* constitue un long cylindre charnu qui naît immédiatement derrière la bouche et se dirige directement en avant entre les deux lobes du manteau (*a*).

(2) Chez les *Venus* et les Bucardes, le pied est remarquablement grand (*b*). Chez la Pinne marine, il est au contraire fort réduit (*c*), et chez les Huîtres il manque complétement (*d*).

(3) Les muscles du pied occupent les côtés de l'abdomen, aussi bien que l'intérieur du repli cutané qui y fait suite inférieurement. Les muscles rétracteurs sont ordinairement au nombre de deux paires et vont se fixer aux valves près des muscles adducteurs de ces organes. L'une de ces paires se dirige par conséquent en haut et en avant, l'autre en haut et en arrière. Poli a donné des figures du système musculaire du pied chez plusieurs Acéphales (*e*).

(*a*) Voyez l'*Atlas du Règne animal* de Cuvier, MOLLUSQUES, pl. 111 *bis*, fig. 1 *b*.
(*b*) Poli, *Testacea utriusque Siciliæ*, t. II, pl. 36, fig. 1.
(*c*) Poli, *Op. cit.*, t. II, pl. 36, fig. 1.
(*d*) Voyez l'*Atlas du Règne animal*, MOLL., pl. 70.
(*e*) Poli, *Op. cit.*, t. I, pl. 11 et suiv.

tionnaires pendant la plus grande partie de leur existence. Quelquefois même, après avoir été nageurs pendant la première période de la vie, ils se fixent à des corps étrangers et y adhèrent d'une manière permanente, ainsi que cela s'observe chez l'Huître (1).

Chez les Gastéropodes essentiellement pélagiques, tels que les Carinaires et les Firoles, le pied forme vers le milieu de la face inférieure du corps une nageoire discoïde verticale (2); mais chez les Animaux de cette classe qui sont organisés pour ramper, et l'immense majorité est dans ce cas, le pied s'étale et se prolonge horizontalement en arrière, de façon à présenter en dessous une surface très-large (3). Chez les Gastéropodes terrestres, son glissement et son adhérence aux surfaces sur lesquelles il est appliqué sont favorisés par le mucus gluant dont la peau est enduite (4).

Chez les Céphalopodes, le système musculaire se développe principalement à la partie antérieure de la tête, et y constitue, dans des prolongements de la peau, les appendices tentaculiformes dont la bouche est entourée et dont j'ai déjà eu l'occasion de parler sous le nom de bras (5). Ces organes servent à la locomotion aussi bien qu'à la préhension, et je rappellerai ici

(1) Tantôt cette adhérence résulte de la soudure d'une des valves de la coquille à la surface du corps sous-jacent (chez l'Huître, par exemple); tantôt de la fixation des filaments du *byssus*, dont j'ai parlé dans une précédente Leçon. Je rappellerai aussi qu'à l'aide de ces filaments agglutineux, les Moules parviennent quelquefois à se déplacer un peu; mais ce genre de locomotion est des plus obscurs (*a*).

(2) Chez ces Mollusques, qui constituent l'ordre des *Hétéropodes*, la partie postérieure du corps se développe aussi de façon à constituer une nageoire caudale. La nageoire ventrale porte souvent à son bord inférieur une petite papille cupuliforme : par exemple chez les Firoles (*b*) et les Carinaires (*c*).

(3) Voyez tome X, page 519.

(4) Voyez tome X, page 138 et suiv.

(5) Voyez tome V, page 404.

(*a*) Voyez tome X, p. 140.
(*b*) Voyez l'*Atlas du Règne animal* de Cuvier, MOLLUSQUES, pl. 39, fig. 1.
(*c*) Voyez le même *Atlas*, pl. 38, fig. 1.

que chez les Céphalopodes dibranchiaux, ils sont garnis de ventouses dont la structure est très-compliquée, et que parfois on y remarque aussi des crochets cornés qui sont des dépendances du système épidermique (1). C'est en étendant au loin ces appendices charnus, et en les fixant par le bout à des points d'appui, puis en les raccourcissant, que ces Animaux se traînent sur la surface des rochers et des autres corps sous-marins; mais leur progression est lente, bien que la force musculaire déployée soit très-considérable.

Reptation chez les Vers.

§ 4. — La reptation par traction a également lieu chez quelques Annélides tubicoles dont les tentacules céphaliques sont très-extensibles, et, en s'appliquant sur les corps étrangers, permettent à ces Animaux de se porter en avant (2); mais en général la locomotion des Vers s'effectue au moyen de contractions péristaltiques qui sont accompagnées d'un allongement dans les parties adjacentes et se succèdent d'une extrémité du corps à l'autre. D'ordinaire ces mouvements sont perfectionnés par l'action de soies rigides qui tantôt s'accrochent aux objets circonvoisins, et permettent ainsi à l'Annélide de mieux prendre ses points d'appui, d'autres fois remplissent le rôle de petits leviers qui, en jouant sur leur base, fonctionnent à la façon d'autant de béquilles. Enfin, chez la plupart des Annélides, ces acicules, au lieu d'être simplement implantées dans les téguments communs, sont placées, comme nous l'avons déjà vu, au sommet d'éminences charnues disposées en série linéaire de chaque côté du corps (3), et les pieds constitués de la sorte permettent à l'Animal de se déplacer avec plus de force et de rapidité, bien que ce soit toujours en se traînant sur le sol qu'il progresse.

(1) J'ai constaté ce mode de reptation chez les Térébelles (*a*).

(2) Voyez tome V, page 406, note.

(3) Voyez tome X, page 176.

(*a*) Milne Edwards, *Développement des Annélides* (*Ann. des sciences nat.*, 3e série, 1845, t. III, p. 157, pl. 8, fig. 27).

Reptation chez les Échinodermes.

Les Échinodermes se déplacent aussi en se traînant sur le sol, et les épines ou baguettes calcaires dont leur test est en général garni (1) remplissent, dans ce genre de reptation, un rôle analogue à celui des soies rigides des Annélides. Mais ces Animaux radiaires sont pourvus d'organes de traction particuliers qui interviennent d'une manière plus active dans le mécanisme de la locomotion : ce sont les tentacules protractiles, dont nous avons étudié le mode de conformation dans une Leçon précédente (2). Ces organes filiformes, terminés par une sorte de ventouse, sont susceptibles de s'allonger beaucoup et d'adhérer solidement aux corps étrangers par leur extrémité cupuliforme, puis de se raccourcir avec force, et, de la sorte, ils font avancer le corps de l'Échinoderme dans la direction voulue, soit qu'ils agissent seuls, soit que leur action se combine avec celle des épines adjacentes (3).

(1) Voyez tome X, page 127.

(2) Voyez tome X, page, 121.

(3) Le mode d'action de ces tentacules, signalé depuis longtemps par Gandolph et examiné plus récemment par plusieurs naturalistes du siècle actuel, est très-remarquable (*a*). Ainsi que nous l'avons vu précédemment, ces appendices sont des tubes contractiles terminés en disque par leur extrémité libre, et en communication par leur base avec une ampoule située à la face interne du test et dépendante de l'appareil irrigateur (*b*). Ce réservoir est contractile, et lorsqu'il se resserre, le liquide contenu dans son intérieur est poussé dans le tentacule et en détermine l'allongement; puis, lorsque le tentacule se contracte, le liquide reflue dans la vésicule basilaire. Les mouvements de ces appendices ont par conséquent beaucoup d'analogie avec ceux des tentacules frontaux des Colimaçons (*c*). Chez les Holothuries, les Astéries et les Oursins proprement dits, ces tentacules tubulaires sont les

(*a*) Gandolph, *Hist. de l'Acad. des sciences*, 1709, p. 33.

— Baster, *Opuscula subsceciva*, p. 114, pl. 11, fig. 1.

— Spallanzani, *Lettre sur diverses productions marines* (*Journ. de Rozier*, 1786, t. XXVIII, p. 242).

— Tiedemann, *Anat. der Röhren-Holothurie*, p. 70.

— Delle Chiaje, *Memorie sulla storia e notomia degli Animali senza vertebre del regno di Napoli*, t. II, p. 239, pl. 25, fig. 14, etc.

— Valentin, *Anat. du genre* Echinus (Agassiz, *Échinides*, p. 44).

(*b*) Voyez tome III, p. 293 et suiv.

(*c*) Aristote, *Hist. des Animaux* (trad. de Camus, t. I, p. 203).

— Réaumur, *Observ. sur le mouvement progressif de quelques coquillages* (*Acad. des sciences*, 1712, p. 136).

— Monro, *Structure and Physiol. of Fisches*, p. 66.

Reptation chez les Vertébrés.

La reptation est aussi le mode ordinaire de locomotion pour les Vertébrés terrestres apodes, et les Reptiles doivent leur nom à ce qu'en général ils rampent plutôt qu'ils ne marchent, lors même qu'ils sont pourvus de pattes; mais chez ces Animaux les mouvements acquièrent plus de précision, de rapidité et de vigueur par le jeu des pièces solides dont leur squelette intérieur est composé. Ainsi les Serpents, tout en étant dépourvus de pattes et ne pouvant en général se déplacer qu'en frottant à terre dans presque toute la longueur de leur corps, sont très-agiles et déploient dans leurs mouvements une force considérable. Leur colonne vertébrale est très-flexible, et les nombreuses côtes qui s'y insèrent sont libres à leur extrémité inférieure (1); enfin les écailles qui garnissent la face ventrale du corps et qui sont en connexion avec ces derniers os, se recouvrent par leur bord postérieur de façon à n'opposer aucun obstacle au glissement d'arrière en avant, mais à s'accrocher aux aspérités du sol quand elles sont poussées par derrière ou qu'elles se redressent légèrement sous l'action des côtes correspondantes. Il en résulte que lorsque l'Animal, après avoir recourbé une portion de son corps, la redresse, il peut trouver facilement un point d'appui à la partie postérieure de l'arc qui se détend, et pousser par conséquent l'extrémité antérieure de celui-ci en avant. En général, la reptation des Serpents s'effectue de la sorte, au moyen d'une série d'ondulations latérales en sens contraires, qui s'établissent sur divers points de la longueur du

principaux organes locomoteurs, et les épines n'ont qu'un rôle secondaire. Ces petits leviers, mis en mouvement par le manchon contractile dont leur base est garnie, peuvent cependant effectuer des déplacements, et chez les Spatangues, où les tentacules sont groupés autour du pôle supérieur du corps, ils agissent presque seuls lorsque ces Animaux veulent s'enfoncer dans le sable où ils se blottissent.

(1) Le jeu des côtes dans la reptation chez les Serpents a été observé par Home, à qui l'on doit aussi une étude des muscles moteurs de ces leviers (*a*).

(*a*) E. Home, *On the Progressive Motion of Animals* (*Lectures of Comp. Anat.*, t. I, p. 116, pl. 8 à 10).

corps et s'effacent aussitôt après, pendant que des courbures analogues apparaissent sur d'autres points; chaque courbure, en se redressant, détermine un allongement partiel qui profite à la progression des parties situées au devant de celle où le changement s'opère, et toute nouvelle courbure ramène en avant non-seulement le bout postérieur de l'arc en mouvement, mais aussi les parties en connexion avec lui. Chaque tranche de l'Animal est donc alternativement remorquée par les tranches qui la précèdent et remorqueur des tranches suivantes, et ces mouvements particuliers, quoique très-petits, produisent, en s'additionnant, un résultat considérable.

Dans la reptation par ondulations horizontales, l'Animal, en progressant, reste couché et frotte à terre complétement ou presque complétement dans toute la longueur de son corps; mais d'autres fois les courbures de la colonne vertébrale, au lieu d'être latérales, s'établissent dans le plan vertical, et la portion moyenne de chaque anse qui en résulte se détache du sol et s'élève plus ou moins; le frottement est alors moindre, et lorsque les mouvements d'arpentage produits de la sorte sont très-étendus, la progression, au lieu d'être lente comme d'ordinaire, peut devenir très-rapide, ainsi que nous le verrons bientôt; il peut même en résulter des bonds d'une grande puissance.

Marche.

§ 5. — Dans la *marche*, de même que dans la reptation, l'Animal ne cesse jamais de poser directement sur le sol; mais dans la reptation, le tronc frotte à terre sur une partie considérable de sa surface ventrale, tandis que dans la marche il ne pose pas directement sur sa base de soutenement et se trouve soutenu par des étais mobiles. La perte de force résultant du frottement est par conséquent beaucoup moindre.

Il y a entre ces deux modes de progression des allures intermédiaires ou mixtes dont il est facile de se rendre compte quand on connaît le mécanisme de la marche aussi bien que celui de la reptation; par conséquent je ne m'y arrêterai pas et je passerai tout de suite à l'étude du premier de ces genres de mouvement.

Dans la reptation, c'est le tronc lui-même qui est l'instrument moteur ; dans la marche, il est mis en mouvement par des instruments spéciaux, et ces instruments sont constitués par les appendices désignés communément sous les noms de *membres* ou de *pattes*.

La marche peut être bipédale, quadrupédale ou multipédale, et afin de simplifier autant que possible l'étude de cette fonction, je me bornerai pour le moment à l'examen du jeu d'une seule paire de membres.

La marche est bipédale chez les Oiseaux aussi bien que chez l'Homme ; mais c'est chez ce dernier que le mécanisme de ce phénomène a été le mieux étudié, et par conséquent c'est principalement l'Homme que je prendrai comme exemple.

Marche chez l'Homme.

§ 6. — Dans la marche, de même que dans la course, tout membre locomoteur exécute successivement deux mouvements opposés que l'on peut appeler la *foulée* et la *lancée* (1). Ce sont deux oscillations inverses dont l'axe est alternativement à l'extrémité supérieure et à l'extrémité inférieure du levier. Pendant la *foulée*, la patte fait fonction d'étai ; son extrémité inférieure reste appliquée à terre et elle transmet au sol le poids du corps ; mais son extrémité supérieure sur laquelle repose le tronc se porte en avant. Pendant la *lancée*, au contraire, le membre, au lieu de soutenir est soutenu, il reste suspendu au tronc par le bout supérieur, tandis que le bout opposé,

(1) Dans l'analyse des phénomènes de locomotion, il est quelquefois plus commode de diviser les mouvements de la jambe en mouvement de *pose* ou d'*appui*, et mouvement de *lever* ou de *soutien*, puis de distinguer dans chacune de ces périodes trois temps : le commencement, le milieu et la fin. Ce sont les divisions adoptées dans un travail expérimental de M. Carlet, que j'aurai souvent à citer ici (*a*).

(*a*) Carlet, *Essai expérimental sur la locomotion de l'Homme* (*Ann. des sciences nat.*, 5e série, 1872, t. XVI, art. n° 6).

détaché du sol, est projeté en avant et va chercher à une certaine distance de l'endroit qu'il vient de quitter un nouveau point d'appui. Le *pas* est alors achevé, et l'extrémité inférieure du membre qui vient de se déplacer ainsi redevient stationnaire pendant que son extrémité opposée, c'est-à-dire son bout postérieur, oscille de nouveau.

Dans la marche, la lancée ne commence par l'un des membres que lorsque la foulée de l'autre membre s'est effectuée, de façon que le corps ne cesse jamais d'être soutenu par l'un ou l'autre de ses étais, et que ceux-ci se relayent mutuellement.

Le membre, en oscillant de la sorte, ne se meut pas tout d'une pièce; il se raccourcit et s'allonge alternativement par la flexion ou l'extension de certaines de ses parties constitutives les unes par rapport aux autres, et sa direction relativement à l'axe du tronc change aussi bien que sa direction relativement au plan de sustentation. Ce sont ces modifications qui, associées aux effets de la pesanteur, déterminent la progression, et c'est aussi à leur aide que la force motrice développée par les muscles de l'appareil locomoteur peut être dépensée économiquement. Leur étude mérite donc une attention sérieuse.

Chez l'Homme, que je prends pour premier exemple dans l'étude de la marche, les mouvements partiels qui ont pour effet les déplacements successifs du pied et de la hanche de chacun des côtés du corps sont très-complexes, et, pour avoir une idée nette du mécanisme de ce genre de progression, il est nécessaire de les analyser (1). Lorsque la marche s'effectue

(1) Pour mettre bien en évidence les positions successives des diverses parties de chaque membre, soit pendant la marche, soit pendant la course, G. et E. Weber ont eu recours à une série de figures partiellement superposées et représentant le squelette dans ces différentes positions (a). Ces figures, dont l'idée première me paraît appartenir à deux vétérinaires de l'école

(a) G. et E. Weber, *Traité de la mécanique de la locomotion*, pl. 13 et suiv.

sur un plan horizontal, la foulée se divise en deux temps : la *pose* et la *poussée*. La pose commence quand le talon touche à terre, et s'achève presque aussitôt après par l'application du pied sur le sol dans toute sa longueur. A ce moment, la jambe est un peu inclinée en avant et la cuisse est fléchie sur la jambe (1) ; mais pendant que la pose s'achève, le bassin est poussé en avant par l'action de l'autre membre, et la cuisse, tirée en arrière par les muscles de la région fessière, se dresse sur la jambe en même temps que, par la contraction des muscles du mollet agissant sur le talon, celle-ci s'élève, et la *poussée* commence. Effectivement, par l'action de ces muscles extenseurs, l'angle formé par le talon et l'axe de la jambe diminue. Or, ce changement entraîne une augmentation correspondante dans l'ouverture de l'angle opposé formé en avant de la jambe par la rencontre de celle-ci avec le pied. Le pied s'étend donc et le membre s'allonge ; mais puisque la pointe du pied s'appuie sur le sol, l'extension ne saurait déterminer l'abaissement de cette partie et doit avoir pour effet l'élévation du bout inférieur de la jambe, qui est articulée avec le tarse. La jambe se trouve ainsi poussée en haut et en avant ; elle pousse dans la même direction la cuisse, et celle-ci déplace de la même façon la hanche

d'Alfort (*a*), ont été reproduites en partie dans beaucoup d'ouvrages plus récents. M. Carlet, guidé dans ce travail par M. Marey, a suivi une autre méthode : à l'aide d'un appareil enregistreur et de tracés graphiques, il a constaté la hauteur relative de certains points du membre en action à chaque moment de la marche (*b*).

(1) Il en résulte que pendant la marche, le tronc prend, par rapport au sol, une situation un peu moins élevée que pendant la station, et l'on voit par les expériences des frères Weber, que cet abaissement est d'autant plus grand que la marche est plus rapide. Ils évaluent à environ 56 millimètres le raccourcissement des membres au moment de la pose parfaite, lorsque le pied s'applique au sol dans toute sa longueur, et à 60 millimètres quand on marche sur la pointe des pieds (*c*).

(*a*) Goiffon et Vincent, *Mémoire artificielle des principes relatifs à la fidèle représentation des Animaux tant en peinture qu'en sculpture*, 1779, pl. 16 à 19.

(*b*) Carlet, *Essai expérimental sur la locomotion de l'Homme* (*Ann. des sciences nat.*, 1872, 5e série, t. XVI, art. n° 6).

(*c*) G. et E. Weber, *Op. cit.*, p. 389.

correspondante. Puis les orteils, sollicités de la même manière que le reste de la pointe du pied par leurs muscles fléchisseurs, soulèvent le métatarse, et le pied, qui s'était courbé au début de la poussée, redevient droit, mais en conservant son état d'extension sur la jambe. Il en résulte une nouvelle élévation du talon ; mais ce mouvement ne se propage pas jusqu'au tronc, car pendant que le pied achève de se dérouler de la sorte, la jambe s'infléchit, le genou s'avance et la cuisse devient oblique. Par l'effet de la poussée, le centre de gravité s'avance et dépasse la verticale qui passe par le point d'appui du membre sur le sol (1) ; dans ce moment, le corps tend par conséquent à tomber en avant, et la chute aurait lieu si en même temps l'autre membre ne s'était posé à terre et ne fournissait au tronc une nouvelle colonne de soutenement. Le membre qui vient d'achever ainsi sa foulée et qui est plus ou moins incliné sur l'horizon suivant la longueur du pas, est alors soulevé par la contraction des muscles fléchisseurs de la cuisse ; le pied quitte le sol et la *lancée* commence. Ce dernier mouvement a beaucoup d'analogie avec l'oscillation d'un pendule. En effet, par suite du déplacement du tronc dont je viens d'expliquer le mode de production, le membre, au moment de quitter le sol, forme avec la verticale passant par son point de suspension à la hanche un angle plus ou moins grand ; à raison de son poids, le pied retombe donc vers cette verticale, et, à raison de la vitesse acquise pendant la descente, dépasse la position de repos pour exécuter au delà une excursion correspondante. Des expériences

(1) M. Carlet a étudié avec beaucoup de soin les variations de pression exercée sur le sol par le pied pendant la marche ; il a constaté qu'elle est plus forte pendant la progression que pendant la station, et qu'elle augmente avec la grandeur du pas. La foulée du talon augmente rapidement et atteint son maximum peu après son poser ; celle de la pointe du pied s'effectue plus lentement et atteint son maximum peu avant le lever (*a*).

(*a*) Carlet, *Op. cit.*, p. 25.

faites sur le cadavre par G. et E. Weber prouvent que dans certaines circonstances le phénomène pourrait s'accomplir de la sorte et que cette oscillation passive intervient d'une manière importante dans le mécanisme de la locomotion ; mais pour que le membre achève la lancée sans heurter le sol en route, il faut qu'il reste raccourci jusqu'au moment de la pose suivante, et ce raccourcissement s'obtient par l'action des muscles fléchisseurs de la cuisse qui, en se contractant, placent le fémur dans une position oblique. Or ces muscles élévateurs de la cuisse tendent aussi à activer la projection du pied en avant et à accélérer la lancée (1).

Les deux membres alternent dans leurs actions. La pose de

(1) Les frères Weber ont fait à ce sujet diverses expériences d'abord sur le cadavre, puis sur l'Homme vivant, et ils ont vu que dans l'un et l'autre cas, le membre dévié de la verticale, et abandonné ensuite à lui-même, oscille à peu près comme le ferait un pendule de même longueur. Ils ont constaté aussi l'existence d'une relation très-remarquable entre la durée de ces oscillations, dues uniquement à l'action de la pesanteur, et la durée d'un pas dans la marche la plus rapide (*a*) ; mais ils ont évidemment exagéré le rôle de ce phénomène dans le mécanisme du mouvement désigné ci-dessus sous le nom de *lancée*, car ils pensent que l'action musculaire est étrangère à la projection du pied en avant dans le pas ordinaire. Or les observations de M. Duchenne sur les effets de la paralysie des muscles élévateurs de la cuisse (*b*) et les expériences précises de M. Carlet prouvent qu'il en est autrement.

Ce dernier physiologiste tire de ses observations les résultats suivants :

1° La durée de l'appui d'une jambe est égale au temps de l'oscillation de l'autre, plus deux fois le temps du contact simultané des deux pieds avec le sol.

2° La durée du double appui est égale à la demi-différence entre la durée de l'appui unilatéral et celle de l'oscillation de la jambe.

3° La durée d'un pas égale la somme des durées de l'oscillation et du double appui.

4° La durée d'un pas est égale à la demi-somme des durées de l'appui et de l'oscillation des jambes qui l'effectuent.

5° Plus la marche est rapide, plus la durée du pas se rapproche de la durée de la demi-oscillation de la jambe ; mais ces quantités ne deviennent jamais égales.

6° En général, la durée des pas diminue à mesure que leur longueur augmente.

(*a*) G. et E. Weber, *Op. cit.*, p. 395.

(*b*) Duchenne, *Rech. électro-physiol. et pathol. sur les muscles qui meuvent le pied* (extrait des *Archives générales de médecine*, 1856).

l'un correspond à la fin de la poussée, et la lancée au commencement de la pose suivante de l'autre. Par conséquent, le temps pendant lequel le corps reste en équilibre sur un seul pied est fort court ; mais pour que la verticale passant par le centre de gravité tombe alternativement sur la base de sustentation de l'étai en fonction (c'est-à-dire de la jambe au soutien), il faut que chaque lancée soit accompagnée d'un petit déplacement en dehors de la hanche correspondante (1).

(1) On doit à M. Carlet une analyse très-exacte des mouvements des différentes parties du corps de l'Homme pendant la marche (*a*). Voici les principales conclusions qu'il tire de ses expériences à ce sujet :

1° Le grand trochanter, qui représente le sommet du membre inférieur, ne se meut pas en ligne droite ; il décrit une courbe gauche.

2° La série des phases par lesquelles il passe pour arriver à une position semblable à celle que l'on considère, s'accomplit dans l'intervalle d'un double pas.

3° La distance des deux extrémités de la trajectoire qu'il décrit ainsi est égale à la longueur de ce double pas.

4° Pendant la durée d'un pas, le trochanter de la jambe au soutien parcourt un plus grand espace que celui à l'appui.

5° Les deux trochanters sont chacun à leur maximum d'écart à gauche, quand le pied gauche est au milieu de sa période d'appui, et à leur minimum d'écart à droite, quand ce même pied est au milieu de sa période de soutien.

6° Les deux trochanters sont chacun au milieu de leur période d'oscillation bilatérale quand les deux pieds sont en contact sur le sol.

7° Les deux trochanters se trouvent au milieu de la période d'appui unilatéral, dans un même plan vertical perpendiculaire au chemin. A tout autre instant de la marche cette condition cesse d'être réalisée, et le trochanter de la jambe qui se trouve en arrière est situé derrière celui de la jambe qui est en avant.

8° Le trochanter passe par deux maxima d'élévation situés à des niveaux différents ; le plus élevé correspond au milieu de la période de soutien, et le moins élevé au milieu de la période d'appui de la jambe correspondante. Il passe aussi par deux maxima d'élévation, qui ont lieu au moment du double appui.

9° Il y a un moment où les deux trochanters sont situés à la même hauteur ; savoir, très-peu après le lever du pied postérieur.

10° Les deux trochanters sont soumis à un double mouvement de bascule par lequel l'un s'élève ou s'abaisse par rapport à l'autre.

11° Chaque trochanter atteint des limites extrêmes d'oscillation horizontale au moment même où arrivent les maxima d'élévation.

12° Chaque trochanter arrive au milieu de la période d'oscillation ho-

(*a*) Carlet, *Op. cit.*, p. 38 et suiv.

Le bassin, en s'avançant, exécute donc un mouvement de va-et-vient latéral, comparable au mouvement de lacet des wagons sur le chemin de fer, et à chaque poussée il est en même temps soulevé par l'allongement de la colonne de soutenement (1).

Il importe également de noter que pendant la marche, le tronc s'incline toujours en avant, et que cette inclinaison est d'autant plus grande que le mouvement de progression est plus rapide. Le centre de gravité se trouve ainsi porté en avant de la verticale passant par la base de sustentation, et il en résulte que la tendance à la chute du corps en avant augmente proportionnellement à cette inclinaison (2). Lorsque la progression a pour résultat non-seulement le déplacement de l'organisme

rizontale en même temps qu'il se trouve au minimum d'élévation.

13° Dans la trajectoire du grand trochanter, les maxima les plus élevés correspondent au minima d'écart, et les maxima les moins élevés aux maxima d'écart, par rapport au chemin parcouru.

14° Les maxima de la trajectoire décrite par le sommet du membre inférieur sont situés à la même hauteur.

15° Le niveau du minima de cette trajectoire s'abaisse à mesure que la grandeur des pas augmente.

16° L'amplitude des oscillations horizontales de cette trajectoire est constante si l'écart des pieds, compté perpendiculairement à la direction du chemin, est lui-même constant. Elle augmente ou diminue avec cet écart.

17° L'amplitude des oscillations verticales du grand trochanter est en moyenne de 70 millimètres, et celle des oscillations horizontales d'environ 75 millimètres.

(1) Ces mouvements secondaires ne sont pas les seuls qui se manifestent dans le tronc pendant la marche ; on y observe aussi des mouvements de rotation, de torsion, etc. Enfin, les bras et la tête peuvent changer aussi de posture d'une manière correspondante.

Les mouvements de rotation des épaules et le balancement des bras, qui alternent avec les oscillations des membres du même côté, sont souvent très-marqués, et sont comparables aux mouvements du train de devant chez un Animal quadrupédal. Pour plus de détails au sujet de ces mouvements, je renverrai aux écrits de Gerdy (*a*) et de M. Carlet.

(2) On doit aux frères Weber des observations très-précises sur le degré d'inclinaison du tronc de l'Homme pendant la marche et la course (*b*).

(*a*) Gerdy, *Physiol. méd.*, t. II, p. 583.

(*b*) G. et E. Weber, *Traité de la mécanique de la locomotion* (*Encycl. anat.*, t. II, p. 384).

en avant, mais aussi une traction exercée dans le même sens sur un corps étranger, l'obliquité que je viens de signaler augmente (1).

La grandeur de l'angle formé par le membre dans les deux positions d'extension extrême en arrière et en avant (ou, ce qui revient au même, de l'angle formé par les deux membres portés le plus loin possible, l'un en avant, l'autre en arrière) est réglée par le mode d'articulation coxo-fémorale et par le mode d'insertion des muscles extenseurs et fléchisseurs de la cuisse; mais, dans la marche, cette limite ne peut être atteinte parce que la jambe restée en arrière, pour être apte à pousser le corps en avant, doit agir comme un ressort qui se détend, et, par conséquent, être en état de flexion. L'observation nous apprend que la longueur de l'*enjambée*, c'est-à-dire de l'espace franchi par le pied entre la levée et la pose, ne dépasse que de peu la moitié de la longueur comprise entre ces organes dans les

Ils ont trouvé que cette inclinaison était toujours appropriée à la vitesse de translation, et dans une série d'expériences ils l'ont évaluée de la manière suivante :

Dans la marche :

Vitesse.	Inclinaison.
0,95	5°,7
1,11	6°,9
1,28	8°,1
2,08	10°,0

Dans la course :

Vitesse.	Inclinaison.
2,08	7°,2
2,43	8°,3
2,53	9°,5
3,21	12°,1
3,92	13°,8
5,08	20°,2
6,34	22°,5

M. Carlet a constaté aussi que le tronc s'incline ou s'abaisse lorsque le pas s'allonge, mais que la hauteur d'élévation du tronc reste constante; du reste, il combat les vues des frères Weber au sujet de l'influence de l'inclinaison du corps en avant sur la vitesse de la marche (*a*).

(1) Il résulte de cette obliquité :

1° Que le poids du corps contribue davantage à la réalisation du déplacement voulu.

2° Que la direction de la puissance motrice forme un angle moins ouvert avec la direction de la force opposée, représentée par la résistance à vaincre, et agit, par conséquent, dans des conditions plus favorables pour le travail à accomplir. Ce déplacement du centre de gravité est aussi très-manifeste chaque fois qu'un Cheval attelé à un chariot lourdement chargé fait effort pour avancer.

(*a*) Carlet, *Op. cit.*, p. 89.

deux positions extrêmes dont je viens de parler (1). Mais pour une même ouverture angulaire, la base du triangle isocèle que les deux jambes ainsi écartées forment avec le sol croît avec la longueur de ces organes, et par conséquent, toutes choses égales d'ailleurs, la longueur du pas est proportionnée à la longueur des membres.

En résumé, nous voyons donc que lors de la poussée, le membre propulseur ressemble à un arc élastique qui, préalablement courbé et s'appuyant sur le sol par son bout inférieur, viendrait à se détendre brusquement et soulèverait ainsi la charge portée par son extrémité supérieure. Dans la machine vivante, l'élasticité de ce ressort est représentée par la contraction des muscles extenseurs ; et de même que dans l'arc dont je viens de parler, l'effet produit est d'autant plus grand, que la différence de longueur entre l'organe à l'état de tension et à l'état de repos ou d'extension est plus considérable (2). Par conséquent, dans les mêmes conditions, l'effet

(1) Cela résulte des recherches faites par les frères Weber. Ainsi, dans leurs expériences, la plus grande amplitude d'extension (non compris la longueur du pied) étant de 1180 millimètres, la plus grande longueur du pas (calculée de la même manière) était de 630 millimètres, et, par conséquent, ne dépassait que d'un vingtième la moitié de la première grandeur (a).

(2) Dans la marche ordinaire, mais rapide, les frères Weber ont vu que l'augmentation de longueur du membre depuis la pose jusqu'à l'achèvement de la poussée pouvait atteindre le septième de sa longueur totale.

M. Carlet, qui a fait, à l'aide de machines très-ingénieuses, une étude expérimentale fort approfondie de la marche de l'Homme, résume de la manière suivante les résultats de ses recherches :

« Au début du *double appui* (c'est-à-dire quand le pied antérieur ne touche le sol que par le talon), la jambe postérieure est étendue. Elle n'appuie que sur l'extrémité des métatarsiens et des phalanges. La jambe antérieure est étendue ou légèrement fléchie dans l'articulation du genou. L'axe bicotyloïdien est oblique d'avant en arrière et de haut en bas. Le tronc descend en même temps que son inclinaison en avant et de côté diminue. Le pubis est situé en dehors de l'axe du chemin, du côté de la jambe postérieure.

» Au milieu du double appui (c'est-à-

(a) G. et E. Weber, *Mécanique de la locomotion*, p. 387 (*Encycl. anat.*, t. II).

produit par l'extension du membre est d'autant plus grand que sa flexion a été plus prononcée, c'est-à-dire que les angles formés par la rencontre de ses différents tronçons rigides ou *rayons*, pour me servir du terme employé en hippiatrique, sont plus aigus (1).

dire quand le pied antérieur commence à toucher le sol par toute l'étendue de la plante), la jambe postérieure ne touche que sur les phalanges. La jambe antérieure est fléchie plus qu'au début dans l'articulation du genou. L'axe bicotyloïdien est toujours oblique d'avant en arrière et de haut en bas. Le tronc a fini de descendre et est parvenu à la situation la plus basse. Son inclinaison en avant et de côté est également arrivée à son minimum. Le pied est situé au-dessus de l'axe du chemin.

» A la fin du double appui (c'est-à-dire quand la jambe postérieure ne touche plus le sol que par l'extrémité des phalanges), la jambe antérieure a commencé à ouvrir son articulation du genou. La ligne bicotyloïdienne est oblique comme précédemment. Le tronc commence à s'élever en même temps qu'il s'incline en avant et de côté. Le pubis est situé en dehors du chemin, du côté de la jambe antérieure.

» Au début de l'*appui unilatéral* (c'est-à-dire quand le pied postérieur vient de quitter le sol et que l'antérieur repose par toute sa plante), la jambe à l'appui continue à ouvrir son articulation du genou pendant que celle au soutien commence à la fermer. L'axe bicotyloïdien est toujours oblique, mais d'avant en arrière seulement, et il est horizontal. Le tronc continue à s'élever en même temps qu'il s'incline en avant et de côté. Le pubis s'écarte de l'axe du chemin, du côté de la jambe antérieure.

» Au milieu de l'appui unilatéral, c'est-à-dire quand le talon de la jambe à l'appui quitte le sol, elle a ouvert au maximum son articulation du genou. La jambe au soutien a au contraire fermé la sienne au maximum. L'axe bicotyloïdien est toujours oblique, mais de haut en bas seulement; il est situé dans le plan vertical, et son extrémité inférieure répond au membre à l'appui. Le tronc a fini de s'élever et est parvenu à sa situation la plus haute. En même temps son inclinaison en avant et de côté est maxima. Le pubis est à son maximum d'écart de l'axe du chemin, du côté de la jambe à l'appui.

» A la fin de l'appui unilatéral (c'est-à-dire quand le pied à l'appui ne touche le sol que par sa partie métatarso-phalangienne, et que la jambe au soutien a dépassé le milieu de sa période d'oscillation), l'articulation du cou-de-pied de la jambe à l'appui s'ouvre pendant que celle du genou continue à être au maximum d'extension. L'axe bicotyloïdien redevient oblique d'avant en arrière et de haut en bas. Le tronc s'abaisse, en même temps que son inclinaison en avant et de côté diminue. Le pubis se rapproche de l'axe du chemin. » (*Op. cit.*, p. 90 et suiv.)

(1) Les Weber ont trouvé que dans

On comprend donc facilement que la vitesse imprimée au centre de gravité par la poussée du membre puisse varier beaucoup suivant la grandeur de l'effort musculaire déployé et suivant le degré de flexion préalable de cet organe moteur. Tant que cette vitesse n'est pas supérieure à celle avec laquelle le corps tomberait s'il était privé d'étais, celui-ci ne quitte pas le sol, et il s'avance en suivant une ligne à peu près horizontale, comme s'il était poussé par la résultante des deux forces qui le sollicitent obliquement l'une en avant et en bas, vers la terre, l'autre en avant et en haut, dans la prolongation de la trajectoire suivie par l'extrémité supérieure du membre.

Saut, course, etc.

§ 7. — Mais lorsque la vitesse avec laquelle le centre de gravité est poussé dans cette dernière direction par la détente de ce ressort devient plus grande, il arrive un moment où elle n'est plus contre-balancée par la pesanteur, et que le corps, poussé plus ou moins obliquement en avant et en haut, quitte momentanément la terre pour ne s'y appuyer de nouveau que lorsque l'impulsion donnée de la sorte se sera pour ainsi dire usée, et que l'influence de la pesanteur sera redevenue prédominante. Alors l'allure change, et il y a *course* ou *saut*. Dans l'un et l'autre de ces genres de progression, les membres fléchissent beaucoup pendant la pose, et s'étendent brusquement pendant la poussée; le centre de gravité s'abaisse donc considérablement pendant le premier de ces deux temps, et s'élève rapidement pendant le second ainsi que pendant une partie de la lancée qui y succède. Le corps se trouve ainsi projeté obliquement en avant et en haut; il aban-

la marche ordinaire sur un plan horizontal, le tronc est transporté presque en ligne droite, mais s'élève et s'abaisse successivement un peu de façon à décrire une série d'ondulations faibles. Le maximum des différences de hauteur au-dessus du sol observé par ces physiologistes n'a été que d'environ 32 millimètres, ou, en d'autres termes, des écarts alternatifs d'environ 16 millimètres au-dessus et au-dessous de la hauteur moyenne (*a*).

(*a*) G. et E. Weber, *Op. cit.*, p. 385.

donne complétement le sol et décrit dans l'air une trajectoire plus ou moins longue; mais dans la course il ne s'élève que peu, et sa suspension en l'air tient plutôt à ce que les jambes se sont retirées du sol par l'effet de leur flexion au moment où le corps est à son maximum d'élévation (1).

Dans le saut à pieds joints l'Homme s'élance ainsi par l'extension brusque des deux jambes préalablement ployées, et va retomber sur ses pieds à une distance plus ou moins considérable du point de départ. Dans la course, les deux membres agissent alternativement tant comme appuis que comme propulseurs, et la progression s'accomplit au moyen d'une série de sauts peu élevés et peu étendus (2).

Le *trot* est une sorte de course mitigée dans laquelle les organes propulseurs ne se développent qu'incomplétement et le corps reste surbaissé. Le mécanisme à l'aide duquel ces mouvements de progression s'accomplissent, tout en ayant beaucoup d'analogie avec celui de la marche, présente quelques particularités importantes à noter. Du reste la structure de l'Homme est peu favorable à ces allures, et pour en étudier les caractères je préfère choisir mes exemples parmi les Animaux essentiellement sauteurs ou parmi ceux qui sont les mieux organisés pour la course. Mais avant d'aborder ce sujet, il me faudra ajouter quelques mots relativement à la manière dont la marche s'effectue chez les Oiseaux et chez les Quadrupèdes.

Oiseaux coureurs.

Les Oiseaux, comme chacun le sait, ressemblent beaucoup à l'Homme par la manière dont ils marchent et courent (3). Ils

(1) M. Marey vient de publier à ce sujet des recherches expérimentales fort intéressantes. Il a mis bien en évidence le rôle de la rétraction des jambes (*a*).

(2) Pour plus de détails relatifs au mouvement du saut chez l'Homme, je renverrai à l'ouvrage de M. Marey, intitulé : *la Machine animale* (p. 134).

(3) Le mécanisme de la station chez les Oiseaux a été examiné par Borelli

(*a*) Marey, *la Machine animale*, p. 134.

sont comme lui des *bipèdes*, et, lorsqu'ils ne sont pas organisés pour le vol, leur corps est souvent posé presque verticalement sur leurs membres pelviens, ainsi que cela se voit chez les Manchots et les Pingouins; ou bien, le corps étant oblique, sa portion postcotyloïdienne acquiert un grand développement et les fémurs restent inclinés en avant, de façon que le centre de gravité se trouve placé près du bord antérieur de la région pelvienne, au-dessus de la base de soutenement occupée par les pieds, dispositions qui sont réalisées chez les Autruches et les Casoars. On remarque aussi que les Oiseaux conformés de la sorte se redressent et se rengorgent en marchant, chaque fois que la patte restée en arrière quitte le sol pour se lancer en avant, circonstance qui contribue également au maintien de l'équilibre (1).

Les conditions de structure qui règlent les allures de ces Animaux sont d'ailleurs faciles à constater et à expliquer. Ainsi les Oiseaux dont les pattes sont courtes ne marchent que lentement, et ceux dont la course est rapide ont les pattes longues, le pied léger et les muscles moteurs de ces membres très-développés. Ces conditions sont réalisées au plus haut degré chez l'Autruche, où les doigts sont réduits au nombre de deux; l'os canon et le tibia sont extrêmement longs, et les muscles du membre postérieur tout entier sont énormes. L'Autruche peut donc faire avec rapidité de très-grandes enjambées, et en faire beaucoup

et par plusieurs autres auteurs (*a*). Pour l'anatomie de la patte, je renverrai à diverses publications spéciales (*b*).

(1) Ces ondulations du tronc et de la tête sont particulièrement fortes chez le Casoar de la Nouvelle-Hollande, dont la queue est moins apte à remplir le rôle de balancier que ne l'est celle de l'Autruche.

(*a*) Voyez Giraud-Teulon, *Principes de mécanique animale*, p. 56 et suiv.

— Colin, *Physiol. comparée*, t. II, p. 376.

— Pettigrew, *La locomotion chez les Animaux*, 1874, p. 65 et suiv.

(*b*) Owen, *On the Anatomy of the Apteryx* (*Trans. Zool. Soc.*, t. V, p. 277, pl. 31 à 35).

— Haughton, *On the Muscular Mecanism of the leg of the Ostrich* (*Ann. of Nat. Hist.*, 3e série 1865, t. XV, p. 262, pl. 6 et 7).

— Alix, *Sur le membre abdominal des Oiseaux* (*L'Institut*, 1864).

— Alph. Milne Edwards, *Oiseaux fossiles*, t. I, p. 19 et suiv., pl. 7, 8 et 9.

dans un espace de temps déterminé. Elle peut courir aussi vite qu'un Cheval au galop; et lorsqu'elle est lancée à fond de train, son corps s'incline en avant pour favoriser le jeu des ressorts propulseurs représentés par ses pattes, mais en même temps son cou se raccourcit, sa tête s'abaisse sur son dos, et sa queue se relève afin de l'empêcher de tomber en avant (1).

Marche, etc. chez les Quadrupèdes.

§ 8. — Chez la plupart des Animaux, le corps est placé à peu près horizontalement sur les quatre pattes ; mais ces organes ne fonctionnent pas tous de la même manière : une certaine division du travail s'introduit dans l'appareil locomoteur ainsi constitué, et les membres thoraciques servent principalement comme supports pour soutenir le poids du corps, tandis que les membres abdominaux agissent surtout comme instruments de propulsion. Du reste, les mouvements qu'ils ont à exécuter pour déterminer la progression de l'Animal sont à peu près les mêmes que ceux des membres inférieurs de l'Homme ; ils doivent osciller d'avant en arrière et d'arrière en avant dans des plans verticaux parallèles à l'axe du corps et à la direction générale du mouvement de progression.

Ces particularités fonctionnelles nous permettent de comprendre la raison d'être de certaines différences de structure qui se font remarquer entre les membres antérieurs et les membres postérieurs de tous les Quadrupèdes les mieux organisés pour la marche. Ainsi les pattes postérieures, étant plus spécialement chargées de pousser le corps en avant, ont besoin d'organes moteurs plus puissants, et en effet leurs muscles extenseurs, occupant la région fessière et la partie postérieure

(1) Ce n'est pas seulement à raison de son poids que la queue contribue alors à maintenir le corps de l'Autruche en équilibre ; la colonne d'air refoulée en avant par le mouvement de progression de l'Oiseau presse sur l'espèce de voile oblique constitué par sa queue, et tend par conséquent à le renverser en arrière, tandis que le poids du corps tend à le faire tomber en avant. Les ailes à moitié étendues servent aussi comme balanciers pendant la course, et contribuent à soutenir le poids du corps.

des cuisses, acquièrent un volume très-considérable, tandis que les muscles de l'épaule sont peu développés comparativement. De même que chez les Bipèdes, il faut aussi que l'impulsion donnée au tronc par l'intermédiaire de la tête des fémurs soit transmise sans perte à l'ensemble de la charpente osseuse du corps, condition qui se trouve réalisée par l'articulation immobile des os iliaques avec la portion pelvienne de la colonne vertébrale ; tandis que la partie scapulaire des membres antérieurs est simplement appliquée contre les parois du thorax et réunie à elles par des muscles dont deux forment en dessous une sorte de sangle élastique qui sert à soutenir cette portion du tronc et amortit les secousses au moment de la foulée (1).

Pendant la lancée, les pattes du Quadrupède, de même que les membres inférieurs de l'Homme, représentent des leviers du deuxième genre, leur point d'appui étant à leur extrémité supérieure, la puissance étant appliquée à peu de distance de ce point, là où s'insèrent les muscles élévateurs de la cuisse, et la résistance étant à leur extrémité inférieure. Il est donc évident que le déploiement de cette extrémité sera d'autant plus difficile que le poids du pied sera plus considérable, et que cette difficulté augmentera également avec la longueur du bras de

(1) C'est à raison de cette différence dans le mode d'articulation du train de devant et du train postérieur, que les allures d'un Cheval paraissent beaucoup plus dures à une personne qui monte en croupe qu'à celle qui est assise près du garrot.

L'appareil de suspension élastique qui relie le thorax aux membres antérieurs est constitué principalement par les *muscles grands dentelés*, dont l'extrémité supérieure est fixée le long du bord basilaire de l'omoplate, et l'extrémité inférieure, divisée en plusieurs faisceaux, s'insère à la face externe des côtes. Chez l'Homme, où le grand dentelé n'agit d'ordinaire que comme moteur de l'épaule, ce muscle n'est que peu développé (*a*). Mais chez le Cheval et les autres Quadrupèdes, bien organisés pour la course, il est au contraire fort puissant (*b*), et cette différence est facile à expliquer, car alors il devient l'élévateur et le principal moteur du thorax. Les muscles pectoraux agissent d'une façon analogue.

(*a*) Voyez Sappey, *Op. cit.*, t. II, p. 298, fig. 270.
(*b*) Voyez Chauveau, *Anat. comp. des Animaux domestiques*, fig. 68.

levier de la résistance. On conçoit donc l'utilité de l'allégement de cette portion terminale de la patte chez le Quadrupède, où la largeur du pied n'est pas une condition importante de stabilité dans la station; et effectivement, chez les Animaux à quatre pattes ou ayant des pattes encore plus nombreuses, ainsi que cela se voit chez beaucoup d'Entomozoaires, le pied se rétrécit d'autant plus que l'appareil locomoteur est mieux organisé pour la marche rapide ou la course. Nous avons déjà vu que chez les Mammifères coureurs le nombre des doigts diminue de plus en plus; que parfois il n'en existe qu'un seul, comme cela se voit chez le Cheval, et qu'en général, lorsqu'il y en a plus de deux, ceux qui dépassent ce nombre sont plus ou moins rudimentaires: chez les Cerfs et les Antilopes par exemple (1).

Amble.

La marche quadrupédale peut s'exécuter de deux manières : l'allure la plus ordinaire s'appelle le *pas*, l'autre se nomme l'*amble* (2). Dans ce dernier mode de progression, le corps est porté alternativement par les deux pattes du même côté, qui restent appuyées sur le sol pendant que celles du côté opposé sont levées. Dans l'amble régulier, qui s'effectue souvent chez le Cheval, les oscillations des deux membres qui fonctionnent à la fois sont parfaitement isochrones; la levée et la pose de la patte antérieure ayant lieu en même temps que la levée et la pose de

(1) Voyez tome X, page 366.

(2) C'est principalement chez le Cheval que ces différentes allures ont été étudiées avec soin (*a*), et dernièrement M. Marey a publié sur ce sujet un travail très-intéressant. A l'aide d'un appareil enregistreur analogue à celui employé sous sa direction par M. Carlet pour l'analyse des mouvements dans la marche bipédale, il a déterminé avec plus de précision que n'avaient pu le faire ses prédécesseurs le mode de succession des phénomènes mécaniques dans le pas, l'amble, le trot ordinaire, le trot allongé, et les différentes variétés du galop. Il me serait difficile de rendre compte de ses observations sans le secours de figures, et par conséquent je renverrai à son ouvrage pour plus de détails sur ce sujet (*b*).

(*a*) Voyez à ce sujet :
— Vincent et Goiffon, *Principes relatifs à la fidèle représentation des Animaux tant en peinture qu'en sculpture*, 1779.
— Colin, *Traité de physiologie comparée*, 1871, t. I, p. 392 et suiv.

(*b*) Marey, *la Machine animale*, 1873.

la patte postérieure. Mais chez quelques Quadrupèdes, la Girafe par exemple, l'amble est irrégulier : la patte postérieure commence à se lever avant la patte antérieure, et l'intervalle entre les deux lancées qui se succèdent du même côté est d'autant plus grand que l'amble est plus lent (1).

Pas. Dans la marche quadrupédale ordinaire, qui est connue plus spécialement sous le nom de *pas*, les mouvements sont croisés, le membre antérieur d'un côté et le membre postérieur du côté opposé fonctionnant simultanément, soit à l'appui, soit à la levée ; mais les deux pattes qui fonctionnent d'une manière similaire ne s'élèvent pas en même temps, et il y a quatre levées et autant de poses distinctes, ainsi que cela est facile à voir chez le Cheval qui marche lentement. Si c'est le pied antérieur du côté droit qui se lève le premier, il accomplira la moitié de son oscillation avant que le pied postérieur du côté opposé quitte le sol, et, avant que celui-ci retombe à terre, le pied antérieur du côté droit se lèvera et sera suivi par le pied postérieur du côté gauche, lorsqu'il aura accompli la moitié de son oscillation en avant (2).

Trot. Dans la course soit au trot, soit au galop, le corps de l'Animal

(1) Lorsque l'amble de la Girafe est très-lent, les mouvements de progression se décomposent en quatre temps bien distincts, qui se succèdent en n'anticipant que fort peu les uns sur les autres. Ainsi, quand la patte postérieure gauche se lève la première, elle achève presque sa lancée avant que la patte antérieure du même côté quitte le sol et semble le chasser devant elle ; puis, lorsque la patte antérieure gauche arrive à l'appui, la patte postérieure du côté droit se lève et la levée de la patte antérieure du même côté n'a lieu que très-peu de temps avant la pose de ce dernier membre. Mais lorsque l'amble s'accélère, les levées et les poses des deux membres du même côté se rapprochent de plus en plus, et peuvent même devenir isochrones comme chez le Cheval.

(2) Il résulte de cette succession de mouvements que l'Animal pose sur le sol alternativement par les deux membres du même côté, ou par le membre antérieur d'un côté et le membre postérieur du côté opposé. C'est ce que les vétérinaires expriment en disant que dans l'allure du pas, le corps du Cheval est soutenu alternativement par un bipède latéral et par un bipède diagonal.

cesse périodiquement de s'appuyer sur le sol, et dans l'intervalle des foulées se trouve projeté librement en avant. Le trot s'effectue en trois temps distincts : pendant le premier temps, le corps est supporté par les deux membres de l'une des diagonales ; pendant le second temps, il est en l'air, aucun des pieds ne touchant à terre ; et pendant le troisième temps il est soutenu par les deux membres de l'autre diagonale. Les poses sont isochrones pour les deux membres d'une même diagonale et ne produisent qu'un seul coup ou *battue*, et se succèdent uniformément entre les deux diagonales, en sorte que le système de l'allure est marqué par deux battues équivalentes.

Dans le galop, les quatre foulées se succèdent très-rapidement entre elles et concourent à projeter le corps de l'Animal en l'air, de façon que la durée de la suspension est souvent beaucoup plus grande que la durée de la foulée collective. Mais lorsqu'on veut attentivement analyser ce genre de progression, il ne suffit pas de tenir compte de ces circonstances ; il faut aussi noter le mode de succession des foulées réunies ainsi en groupes, et cela conduit à distinguer le *galop à trois temps* et le *galop à quatre temps*. Dans la première de ces allures, l'un des pieds postérieurs bat le sol, puis l'autre pied postérieur et le pied antérieur du côté opposé frappent la terre simultanément, et en troisième lieu l'autre pied, c'est-à-dire le pied en diagonale avec celui qui a battu le premier, descend à son tour. Dans le galop à quatre temps, toutes les foulées sont successives et ont lieu dans l'ordre suivant : 1° l'un des pieds postérieurs (celui du côté droit, par exemple) ; 2° l'autre pied postérieur ; 3° le pied antérieur droit ; 4° le pied antérieur gauche. Galop.

§ 9. — Chez les Animaux hexapodes ou polypodes, la course n'est qu'une marche accélérée, et ce mode de progression s'effectue en général avec moins de régularité que chez les Quadrupèdes. Ainsi, chez les Insectes parfaits, les allures sont le plus ordinairement mal caractérisées, et il est seulement à noter que ni les deux pattes d'une même paire ni toutes les pattes d'un même côté ne fonctionnent simultanément de la même manière; il n'y a donc aucun mouvement ambulatoire qui puisse être comparé, soit à l'amble, soit au galop à deux temps (1). Parfois la marche de ces Animaux ressemble assez à celle d'un Quadrupède, mais avec cette différence que les pattes de la première et de la troisième paire fonctionnent simultanément de la même manière, et alternent, pour le lever ainsi que pour l'appui, avec la seconde patte du côté opposé; de sorte que le corps est toujours porté sur trois pieds. Mais d'autres fois les pattes antérieures et postérieures ne se lèvent pas en même temps.

Pour tous ces Animaux, la direction normale du mouvement ambulatoire est d'arrière en avant; mais chez les Crabes elle est latérale lorsque la progression devient rapide, parce qu'en raison du mode d'articulation des diverses pièces dont les pattes ambulatoires se composent, les grandes enjambées ne peuvent se faire que transversalement (2). Du reste, c'est là

(1) Chez les Insectes à l'état de larve, où les pattes membraneuses (*a*), aussi bien que les pattes articulées, jouent un rôle important dans la locomotion, le mode de progression est souvent très-différent. Ainsi chez les Chenilles géomètres ou arpenteuses, les membres de la région thoracique et ceux de la portion postérieure de l'abdomen sont alternativement à l'appui, et le lancer est déterminé par le déploiement brusque du corps de l'Animal, qui, en se courbant pendant qu'il pose sur ses pattes thoraciques, en rapproche l'extrémité postérieure de son corps, et qui, se fixant ensuite par cette extrémité, soulève le reste de son corps, et s'étend pour aller chercher en avant un nouveau point d'appui. Son allure est donc comparable à la marche bipédale, mais avec cette différence que le centre de gravité, au lieu d'être soutenu alternativement par les membres des deux côtés opposés, l'est par ceux des deux extrémités du tronc.

(2) Toutes ces articulations, à l'exception d'une seule située dans la région coxale, sont des ginglymes angulaires dont l'axe de rotation est dirigé d'avant en arrière, et par conséquent les mouvements de flexion et d'extension se font transversalement. L'extrémité

(*a*) Voyez tome X, page 241.
— Comparetti, *Dinamica animale degli Insetti*, 1800, t. II, p. 531 et suiv..
— Kirby et Spence, *Introduction to Entomology*, t. II, p. 270 et suiv.

un fait de détail sur lequel je ne crois pas devoir insister (1).

Saut.

§ 10. — L'allure des Animaux sauteurs ressemble beaucoup au galop ; elle en est pour ainsi dire l'exagération, mais le temps de pose entre chaque bond est plus marqué, la flexion préparatoire des membres propulseurs est plus grande, et la trajectoire décrite est plus longue. En général, ce genre de locomotion est réalisé par la détente brusque et répétée d'un ressort puissant situé à l'arrière du corps et susceptible de se raccourcir excessivement ou de s'allonger beaucoup alternativement.

Souvent la colonne vertébrale concourt avec les membres postérieurs à former ce ressort propulseur (2), et quelquefois même les mouvements de cette tige articulée sont à la fois assez étendus et assez énergiques pour lancer le corps en l'air à une distance considérable. C'est de la sorte que divers Poissons bondissent sur le sol et franchissent des obstacles qui sembleraient devoir les arrêter (3) ; mais c'est surtout chez certains

libre du membre ne peut se déplacer d'avant en arrière que par le jeu de l'articulation oblique située entre la cuisse et le trochanter, qui permet de petits mouvements de rotation ; et lorsque la patte est à moitié fléchie, cette rotation a pour effet de porter en avant ou en arrière la moitié terminale du levier. Mais la longueur du pas réalisé de la sorte est beaucoup moins considérable que celle de l'enjambée produite par une flexion complète suivie d'une extension.

(1) Pour plus de détails à ce sujet, voyez les ouvrages cités ci-dessous (*a*).

(2) Les Chats, et beaucoup d'autres Quadrupèdes carnassiers dont la colonne vertébrale est longue et très-flexible, sautent ainsi en redressant brusquement le tronc et les membres. A cet effet, ils courbent fortement le dos en même temps qu'ils fléchissent leurs pattes, et impriment ensuite à toutes ces parties un mouvement d'extension qui en détermine l'allongement brusque.

(3) Les Saumons sont remarquables sous ce rapport. La portion caudale de leur corps est susceptible de se courber avec violence à droite et à gauche, comme cela se voit dans les mouvements ordinaires de la natation, et en frappant ainsi le sol, ces Poissons bondissent souvent hors de l'eau à une

(*a*) Straus-Durckheim, *Considérations générales sur l'anatomie comparée des Animaux articulés*, p. 180 et suiv.
— Lacordaire, *Introduction à l'Entomologie*, t. II, p. 290 et suiv.
— Burmeister, *Handbuch der Entomologie*, t. I, p. 263 et suiv.

Animaux articulés que ce mode de projection dû aux mouvements du tronc est remarquable, et en général c'est la portion abdominale de leur corps qui, se recourbant en bas et en avant, puis s'appuyant sur le sol par son extrémité et s'étendant tout à coup, fait fonction de baliste. Quelquefois même elle présente des particularités de structure en rapport avec ce mode d'action : par exemple, chez les Talitres, qui abondent sur les plages sablonneuses de la Manche et qui sont connus des pêcheurs sous le nom de *Puces de mer*. Chez ces petits Crustacés sauteurs, les trois derniers anneaux de l'abdomen constituent une sorte d'arc-boutant très-mobile dont la disposition est parfaitement appropriée à ce genre de mouvements (1), et ainsi que j'ai déjà eu l'occasion de le montrer, les Podures sont encore mieux organisés sous ce rapport (2). Mais chez quelques Insectes le tronc tout entier entre en jeu pour déterminer le saut, et, chose singulière, ne peut réaliser ce mouvement que lorsque l'Animal se trouve couché sur le dos. C'est du reste le moyen qu'il emploie pour se remettre sur ses pattes, et l'on remarque dans le mode d'articulation de son mésothorax avec le prothorax

hauteur considérable. Lorsqu'ils cherchent à remonter les rivières pour frayer et qu'ils rencontrent des obstacles, on les voit faire avec persévérance des efforts incroyables pour les franchir, et l'on assure que souvent ils font ainsi des sauts de plus de 4 mètres de hauteur (a).

Quelques larves d'Insectes sautent aussi en se courbant en arc, puis en se redressant subitement de façon à frapper le sol par les deux extrémités de leur corps : par exemple les chenilles appelées *Géomètres* (b).

(1) Chez les Talitres (c), ainsi que chez les autres Amphipodes sauteurs, les pattes postérieures sont très-longues et jouent aussi un rôle important dans le saut ; mais chez ces Animaux les fausses pattes abdominales des trois dernières paires et le segment terminal du corps sont disposés de façon à constituer un levier caudal très-propre à s'appuyer sur le sol et à s'y arc-bouter, quand l'Animal, après avoir courbé son abdomen sous le thorax, se redresse brusquement, genre de mouvement qui s'exécute avec beaucoup de force.

(2) Voyez tome X, page 244.

(a) Cuvier et Valenciennes, *Hist. des Poissons*, t. XXI, p. 194.

(b) Boisduval, *Species des Lépidoptères*, t. I, p. 36.

(c) Voyez l'*Atlas du Règne animal* de Cuvier, CRUSTACÉS, pl. 59, fig. 2 *a*.

des particularités qui sont très-favorables à la rapidité de la détente du ressort constitué par ces parties. Ainsi chez les Taupins (ou *Elater*), l'arceau dorsal du mésothorax présente sur son bord antérieur un petit prolongement en forme de crochet qui s'appuie sur la partie correspondante du prothorax, mais s'échappe sous l'influence de la traction exercée par les muscles du tronc, et il en résulte que lorsque l'Animal, étant couché sur le dos, s'est fortement cambré, puis se redresse tout à coup, il frappe le sol avec assez de force pour bondir en l'air (1).

En général, les organes du saut sont constitués par les pattes postérieures, qui, à cet effet, acquièrent une grande longueur, sont susceptibles de se plier de façon à ramener leur extrémité fort près de leur articulation basilaire, et sont pourvues de muscles extenseurs très-vigoureux (2). Les membres antérieurs n'interviennent que peu ou point dans ce genre de mouvement, et leur poids est un obstacle à la projection du corps par la détente du ressort constitué par les pattes postérieures; aussi, chez tous les Animaux les mieux organisés pour le saut, remarque-t-on une très-grande inégalité entre ces appendices

(1) Ce mouvement de ressort est régularisé par une disposition particulière de la région sternale du thorax, dont le premier segment est armé d'un gros prolongement spiniforme qui s'engage dans une échancrure correspondante du mésosternum et qui empêche toute déviation latérale (*a*).

(2) Lorsque l'allongement des pattes n'est pas accompagné d'un développement correspondant de leurs muscles extenseurs, ce mode de conformation, au lieu d'être favorable à la rapidité des mouvements, est une cause de faiblesse. Ainsi, chez quelques Crustacés, tels que les Sténorhynques (*b*), et davantage encore chez les Leptopodes (*c*) et les Égéries (*d*), les pattes ambulatoires, filiformes et d'une longueur extrême, ne se meuvent pas avec assez de force pour faire progresser l'Animal rapidement; tandis que les Ocypodes (*e*), dont les pattes, sans être aussi longues, sont robustes et mises en jeu par de gros muscles, courent avec une agilité extrême.

(*a*) Voyez l'*Atlas du Règne animal* de Cuvier, INSECTES, pl. 30, fig. 11 *g*.
(*b*) *Op. cit.*, CRUSTACÉS, pl. 35, fig. 3.
(*c*) *Op. cit.*, CRUSTACÉS, pl. 36.
(*d*) *Op. cit.*, CRUSTACÉS, pl. 34, fig. 1.
(*e*) *Op. cit.*, CRUSTACÉS, pl. 17.

locomoteurs : les pattes de devant sont courtes et faibles ; les pattes postérieures sont très-longues, très-flexibles, grosses à leur base, où se trouvent leurs principaux muscles extenseurs, et grêles vers le bout.

Comme exemples d'Animaux essentiellement sauteurs, je citerai les Kanguroos et les Gerboises parmi les Mammifères (1), la Grenouille parmi les Batraciens (2), la Sauterelle et la Puce parmi les Insectes. Chez tous ces Animaux, les pattes antérieures sont courtes ou de longueur médiocre, tandis que les membres postérieurs acquièrent un degré de développement des plus remarquables, et sont parfaitement bien disposés pour agir à la façon de ressorts et pour lancer le centre de gravité obliquement en haut et en avant.

(1) Les Mammifères sauteurs appartiennent pour la plupart à l'ordre des Marsupiaux ou à l'ordre des Rongeurs Les Kanguroos font partie du premier de ces groupes zoologiques, et chez les grandes espèces la distance franchie à chaque bond est souvent de plus de 5 mètres (*a*). La petitesse des membres thoraciques, en allégeant la partie antérieure du corps et en reportant en arrière le centre de gravité, est très-favorable au saut, et les énormes ressorts constitués par les membres abdominaux sont mis en action par des muscles dont le volume est proportionné à la grandeur de la puissance qu'ils doivent déployer (*b*). Le mécanisme du saut chez les Quadrupèdes est facile à étudier chez le Lièvre (*c*) ; mais les Gerboises (*d*) sont mieux organisées pour ce genre de progression.

(2) Chez la Grenouille, la différence entre le point d'appui des membres postérieurs et leur articulation pelvienne est presque nulle pendant la flexion de ces ressorts, tandis qu'au moment de l'extension, elle dépasse une fois et demie la longueur du corps de l'Animal. Il est aussi à noter que le rapprochement extrême des deux articulations coxo-fémorales est une condition favorable à l'utilisation de la force déployée, et que les muscles du train postérieur sont remarquablement gros (*e*).

Les entomologistes évaluent à plus de 200 fois la longueur de son corps la hauteur à laquelle une Puce peut sauter (*f*). Dans des expériences faites par M. Plateau sur des Criquets, la longueur moyenne du saut a été d'environ $0^{m},67$, et la hauteur de $0^{m},32$ (*g*).

(*a*) Gould, *A Monograph of the Macropodidæ or Family of Kanguroos.*
(*b*) Cuvier et Laurillard, *Planches de myologie* (Kanguroo géant), pl. 85 et suiv.
(*c*) Colin, *Physiologie comparée des Animaux*, t. II, p. 446.
(*d*) Voyez l'*Atlas du Règne animal*, MAMMIFÈRES, pl. 60, fig. 1.
(*e*) Rœsel, *Hist. nat. Ranarum.*
— Dugès, *Ostéologie et myologie des Batraciens*, 1834, pl. 6 et 7.
(*f*) Kirby et Spence, *Introduction to Entomology*, t. II, p. 314.
(*g*) F. Plateau, *Sur la force musculaire des Insectes* (*Bull. de l'Acad. de Belgique*, 1866, t. XXII).

Quelques Arachnides sautent aussi avec beaucoup d'agilité ; mais, au lieu de bondir en avant, ils s'élancent de côté en étendant leurs pattes latéralement, comme le font les Crabes pour courir (1).

§ 11. — Les muscles qui déterminent dans les membres ou dans le tronc les divers mouvements dont dépendent les différents modes de locomotion que nous venons de passer en revue, et qui harmonisent en même temps les attitudes, sont très-nombreux, et sans le secours de figures il serait peu utile d'en faire ici la description. Je me bornerai donc à donner, au sujet de leurs fonctions, quelques indications très-sommaires (2). Muscles.

Dans la marche, dans la course et dans le saut, les muscles moteurs sont les mêmes, et ce sont alternativement les fléchisseurs et les extenseurs des membres qui se contractent pour produire les mouvements principaux; mais beaucoup d'autres entrent également en jeu pour donner aux diverses parties du corps les positions variées qu'elles doivent avoir pour faciliter l'action de ces organes et maintenir l'équilibre (3). Mais, que la

(1) Notamment les Saltiques ou Attes (*a*).

(2) Pendant longtemps les anatomistes ont pensé, avec Bichat, qu'il suffisait de l'inspection d'un muscle sur le cadavre pour juger de ses usages. Cela est vrai dans un grand nombre de cas ; mais à raison de l'imperfection de nos connaissances sur l'influence que la forme des surfaces articulaires et beaucoup d'autres circonstances peuvent exercer sur les résultats mécaniques de la contraction de ces organes moteurs, il est souvent nécessaire de constater expérimentalement, ou par l'observation directe, leur mode d'action. M. Duchenne, de Boulogne, qui s'est adonné spécialement à l'étude des applications de l'électricité à la médecine, a fait beaucoup de recherches intéressantes sur le jeu des muscles du corps humain (*b*); et plus récemment M. Carlet, au moyen d'autres méthodes d'investigation, a déterminé avec soin les fonctions des principaux muscles de l'appareil locomoteur chez l'Homme (*c*).

(3) Je renverrai aux traités sur l'anatomie descriptive du corps humain pour tous les détails relatifs à la posi-

(*a*) Kirby et Spence, *Introd. to Entomology*, t. II, p. 316.
(*b*) Duchenne, *Traité d'électrisation localisée*, 1855.
(*c*) Carlet, *Op. cit.* (*Ann. des sciences nat.*, 5e série, 1872, t. XVI).

marche soit bipédale ou quadrupédale, la part la plus considérable du travail est toujours exécutée par les extenseurs des membres abdominaux ; aussi sont-ils plus volumineux que les muscles correspondants des membres thoraciques.

Les principaux muscles extenseurs de la cuisse sont les fessiers, qui se fixent supérieurement à la face externe et postérieure du bassin et descendent plus ou moins bas sur le fémur,

tion, la forme et les attaches des muscles locomoteurs chez l'Homme (*a*), et aux ouvrages sur l'anatomie du Cheval pour les principaux renseignements relatifs au système musculaire de ce Quadrupède (*b*). Mais, lorsqu'on veut faire une étude approfondie de cette partie de la machine animale dans la classe des Mammifères, il est nécessaire d'avoir recours, d'une part, aux traités d'anatomie comparée, tels que ceux de Cuvier, de Meckel et de M. Owen; d'autre part, à des publications spéciales, parmi lesquelles je citerai en première ligne l'atlas myologique de Cuvier et Laurillard (*c*), ainsi que l'ouvrage de Straus sur l'anatomie du Chat (*d*). Récemment plusieurs auteurs se sont occupés de la myologie des Singes (*e*) et de quelques autres Mammifères (*f*).

(*a*) Par exemple le bel ouvrage iconographique de Bourgery et Jacob (tome II), et l'excellent traité de M. Sappey.

(*b*) Voyez Chauveau, *Traité d'anatomie comparée des Animaux domestiques.*

— Gurlt, *Die Anatomie des Pferdes*, mit 70 lithogr. Tafeln, 1832.

— Leisering, *Atlas der Anat. des Pferdes*, 1861.

(*c*) Cuvier et Laurillard, *anat. comp.* Planches de myologie.

(*d*) Straus-Durckheim, *Anatomie descriptive et comparée du Chat*, t. II, 1845.

— Carus, *Tabulæ Anatomiam comparativam illustrantes*, pars I, 1828.

Voyez aussi :

— Humphrey, *On the Disposition of Muscles in Vertebrate Animals (Journ. of Anat. and Physiol.*, 1872, t. VI, p. 273).

(*e*) Vrolik, *Recherches d'anat. comp. sur le Chimpanzé*, 1841.

— Humphrey, *Anat. of the Chimpanzee (Journ. of Anat. and Physiol.*, 1867, t. I, p. 264).

— Champneys, *On the Muscles and Nerves of a Chimpanzee* (*Journ. of Anat.*, 1871, t. VI, p. 176).

— Duvernoy, *Deuxième mémoire sur l'anatomie des grands Singes pseudo-anthropomorphes* (*Arch. du Muséum*, 1855, t. VIII).

— Gratiolet, *Rech. sur l'anatomie du* Troglodytes Aubryi (*Nouv. Arch. du Muséum*, t. II).

(*f*) Mivart, *On the Anatomy of the Lemuroides* (*Trans. Zool. Soc.*, t. VII).

— Alix, *Nouv. Observations sur la myologie du Tarsier* (*l'Institut*, 1865).

— Owen, *On the Aye-Aye* (*Trans. Zool. Soc.*, 1866, t V, p. 57).

— Devis, *The Myology of* Viverra Civetta (*Journ. of Anat. and Physiol.*, 1868, t. II, p. 207).

— Vrolik, *Ontleedkundige Naspringen on trent* Dendrolagus inustus (*Acad. néerlandaise*, t. V, 1857).

— Joly et Lavocat, *Rech. sur la Girafe*, 1845 (*Mém. de la Soc. d'histoire naturelle de Strasbourg*, t. III).

— Gratiolet et Alix, *Rech. sur l'anat. de l'Hippopotame*, 1867, p. 235 et suiv., pl. 6-11.

— Alix, *Sur l'appareil locomoteur de l'Ornithorhynque et de l'Échidné* (*l'Institut*, 1867).

— Galton, *The Muscles of the fore and hind Limbs in* Dasypus sexcinctus (*Trans. Linn. Soc.*, 1869, vol. XXVI, p. 507). — *The Myology of the upper and lower Extremities of* Orycteropus capensis (*Trans. Linn. Soc.*, 1869, t. XXVI, p. 567).

— Rolleston, *On the Homologies of certain Muscles connected with the Shoulder-joint* (*Trans. Linn. Soc.*, 1869, t. XXVI, p. 609).

qu'ils tirent en arrière. Chez l'Homme, c'est le grand fessier, ou fessier superficiel, qui contribue le plus au redressement de la cuisse sur le bassin; tandis que chez le Cheval c'est le moyen fessier qui joue le rôle le plus considérable. Les extenseurs de la jambe sur le fémur, occupant la face antérieure de la cuisse, agissent sur le tibia par l'intermédiaire de la rotule. Enfin les muscles extenseurs du pied se portent du bas de la cuisse ou de la partie supérieure de la jambe au talon, et l'allongement du calcanéum est par conséquent favorable à leur action. Chez les Animaux digitigrades, les muscles fléchisseurs des doigts agissent aussi d'une manière importante dans la poussée. Les muscles fléchisseurs qui déterminent la levée du pied, et qui concourent avec l'extenseur de la jambe pour produire la projection du membre en avant, sont le psoas et l'iliaque, le biceps crural, le demi-membraneux, le demi-tendineux, les muscles péroniers, etc.

Des muscles analogues aux précédents mettent en mouvement les membres thoraciques, et fonctionnent de la même façon dans la progression bipédale; mais l'omoplate n'étant pas immobile comme l'os iliaque, l'action des divers muscles qui s'étendent de l'épaule au thorax est nécessaire pour utiliser les mouvements de la jambe dans le mécanisme de la locomotion (1).

Grimpage.

§ 12. — Dans les divers modes de locomotion dont l'étude vient de nous occuper, le poids de l'Animal est soutenu par un plan résistant, horizontal, ou faiblement incliné, qui est situé au-dessous de lui et vers lequel il est attiré en vertu des lois de la gravitation. Mais, chez beaucoup d'espèces, la pro-

(1) Le jeu de ces muscles est beaucoup plus complexe qu'on ne le supposerait au premier abord, car il dépend non-seulement de leurs points d'attache et de leur direction, mais aussi de la manière dont leur action se combine avec celle des muscles adjacents. On ne peut donc en traiter utilement qu'à la condition de tenir compte de toutes ces circonstances et d'entrer dans une multitude de détails qui seraient déplacés dans ces Leçons.

gression peut se faire d'une manière différente : certains Animaux peuvent monter le long d'une surface verticale, ou se tenir suspendus à un corps situé au-dessus d'eux et dont ils s'éloigneraient s'ils obéissaient aux effets de la pesanteur : ils peuvent *grimper*, et cela suppose nécessairement chez eux la faculté d'adhérer ou de s'accrocher temporairement aux corps qui leur servent de soutien.

Ce résultat peut être obtenu de deux manières : par préhension ou par succion. Dans le premier cas, à l'aide d'instruments faisant fonctions de pinces ou de crochets, l'Animal saisit l'objet qui doit lui servir de soutien ou s'appuie sur les aspérités de la surface de ce corps. Dans le second cas, il applique sur ce corps une partie qui s'y moule pour ainsi dire, puis devient concave, de façon à faire le vide entre les deux surfaces en contact et à remplir le rôle d'une ventouse.

Organes adhésifs.

Les instruments de fixation de ce dernier genre existent chez beaucoup de Vers, où ils sont portés sur des points de la surface inférieure du corps qui sont susceptibles de se rapprocher entre eux, ou de s'écarter l'un de l'autre alternativement, soit par l'effet de la contraction ou de l'élongation de la portion intermédiaire du corps, soit par suite de la courbure et du redressement de cette même partie.

Ainsi, chez la Sangsue et les autres Hirudinées, où il existe une ventouse cupuliforme à chaque extrémité du corps, l'Animal fait adhérer alternativement l'un ou l'autre de ces organes sur la surface qui lui sert de soutien, et progresse en avant ou en arrière à volonté. Dans le premier cas, après avoir fixé sa ventouse orale, il se contracte de façon à en rapprocher sa ventouse anale ; puis il fixe celle-ci, détache la première, et, prenant son point d'appui sur la ventouse postérieure, s'élève de façon à porter en avant son extrémité céphalique, qu'il fixe de nouveau, et ainsi de suite. Pour marcher en arrière, il exécute les mêmes mouvements, mais en se halant sur sa ventouse postérieure et en se servant de la ventouse orale comme point d'appui au moment de son extension.

Quelques Animaux qui sont pourvus de membres ambulatoires, et qui marchent de la manière ordinaire quand ils reposent sur un plan résistant, ont aussi le pouvoir de progresser d'une façon analogue en se tenant suspendus contre un plan vertical parfaitement lisse ou à la surface inférieure d'un corps solide quelconque, et ils doivent cette facilité à l'existence de ventouses ou d'autres organes adhésifs analogues à la face plantaire de leurs pieds. Les Geckos parmi les Reptiles, et les Mouches parmi les Insectes, nous offrent des exemples de cette manière de grimper par adhésion.

Chez les Geckos et les autres Sauriens de la même famille, les doigts sont élargis en forme de disque vers le bout, et sont garnis en dessous d'une sorte de pelote striée transversalement ; ces stries, qui se recouvrent en partie, sont constituées par des replis de la peau, et les sillons qui les séparent entre elles sont susceptibles de s'agrandir par suite de la contraction des fibres musculaires sous-cutanées dont ils sont pourvus ; ils fonctionnent donc à la façon d'autant de petites ventouses et rendent les pieds adhésifs (1). Chez les Mouches, on voit à la face inférieure des tarses des disques membraneux dont la conformation varie suivant les espèces, et dont les usages paraissent être analogues à ceux des replis cutanés dont je viens de

(1) Les Geckos, dont une espèce habite le midi de la France et y est connue sous le nom de *Tarente*, ont tous les doigts élargis en dessous et garnis de lamelles cutanées transversales, dont la disposition est très-régulière. Ces Reptiles courent sous les plafonds aussi bien que sur les murs les plus lisses. E. Home, qui a fait l'anatomie de ces organes (*a*), les compare avec raison au disque céphalique du *Remora* (*b*) dont il a déjà été question (*c*). Les Anolis présentent un mode d'organisation analogue.

(*a*) E. Home, *Lectures on compar. Anat.*, t. III, p. 193, pl. 78, 69 et 79).
(*b*) E. Home, *Op. cit.*, pl. 80, fig. 3.
— Baudelot, *Sur le disque céphalique du* Remora (*Comptes rendus de l'Acad. des sciences* 1867, t. LXIV, p. 625).
(*c*) Voyez tome X, page 425.

parler (1). Je rappellerai aussi que chez les Dytiques mâles nous avons déjà vu à la face inférieure des tarses des ventouses servant d'instruments de fixation (2).

Des organes suspenseurs dont le mode d'action est analogue à celui des pattes adhésives des Reptiles interviennent d'une manière indirecte dans le mécanisme de la translation de quelques Animaux, en permettant à ces êtres de se fixer sur les corps étrangers qui changent de place. Le plus remarquable des instruments à l'aide desquels s'opère cette sorte de locomotion passive est le disque céphalique des *Remora*, Poissons dont le dessus de la tête est garni d'un appareil adhésif fort complexe, creusé d'une série de sillons transversaux et fonctionnant à la façon d'une ventouse (3).

Organes préhenseurs.

Chez la plupart des Animaux grimpeurs, les effets de la pesanteur ne sont pas contre-balancés par l'adhésion des organes moteurs au corps suspenseur, mais par le jeu de crochets, de pinces ou d'appendices volubiles qui permettent à ces êtres de saisir fortement les parties saillantes de l'objet auquel ils se suspendent, ou même de l'embrasser complétement; et les organes de préhension employés à ces usages sont d'ordinaire les membres et quelquefois aussi la queue.

La pince locomotrice de quelques Grimpeurs est constituée par les deux membres d'une même paire, qui sont disposés de façon à pouvoir se rapprocher par leur extrémité, ou s'écarter l'un de l'autre. C'est par ce moyen que l'Homme, l'Ours et quelques autres Mammifères peuvent monter aux arbres, de

(1) Home a donné de très-belles figures de ces appendices membraneux (a); néanmoins le mécanisme de la progression adhésive des Insectes (b) n'a pas été suffisamment étudié.

(2) Voyez tome IX, page 172.

(3) Voyez tome X, page 425.

(a) Home, *Op. cit.*, pl. 80, 81 et 82.

(b) Inman, *On the power by which Insects are enabled to adhere to smooth perpendicular Surfaces* (*British Associat.*, 1854, *Transact.*, p. 109).

même que c'est en rapprochant l'une de l'autre ses deux pattes de devant que l'Écureuil saisit ses aliments pour les porter à sa bouche. Mais pour que ces mouvements d'adduction et d'abduction produisent une pression considérable, il faut que les muscles qui les déterminent aient des points d'attache solidement fixés à une certaine distance du point d'appui sur lequel se meut le levier représenté par le membre en action ; aussi toutes les fois que les membres thoraciques sont adaptés à ce genre de locomotion, l'écartement des épaules est-il maintenu par des arcs-boutants solides s'étendant du sternum à l'omoplate, près de l'articulation scapulo-humérale. Il en résulte que les Mammifères dépourvus de clavicules ne sont jamais des Animaux grimpeurs.

En général, l'adaptation de l'appareil locomoteur à la préhension s'effectue d'une manière plus complète, et les membres sont organisés de façon que chacun d'eux puisse, en agissant seul, saisir le corps auquel l'Animal doit s'accrocher. Ce résultat peut être obtenu de deux manières : par l'allongement des doigts et la flexion permanente ou temporaire de ces appendices contre la paume de la main ou par leur opposition réciproque.

L'Aï et l'Unau, Mammifères qui ont reçu le nom de *Paresseux* à raison de la lenteur de leurs mouvements quand ils sont à terre, mais qui vivent sur les arbres, où ils restent suspendus aux branches, et qui s'y meuvent avec facilité, présentent un exemple remarquable du premier de ces modes d'organisation. Leurs doigts, terminés par d'énormes griffes et incapables de se mouvoir séparément, restent fortement repliés dans l'état de repos, et à l'aide des grappins ainsi constitués, l'Animal peut demeurer constamment accroché aux branches des arbres sans éprouver aucune fatigue ; il dort même dans cette position singulière (1).

(1) La conformation de ces Animaux est très-défavorable à la marche. A raison de la longueur excessive de leurs membres antérieurs comparés

Chez quelques autres Mammifères, les membres antérieurs deviennent préhensiles par suite d'un considérable allongement et d'une flexibilité très-grande des doigts, qui, en se courbant contre la paume de la main, peuvent embrasser les branches auxquelles ces Animaux s'accrochent (1). Mais en général l'adaptation de l'appareil locomoteur à ce genre de progression résulte de la faculté que possède le pouce de se renverser en dessous, et, en s'opposant ainsi aux autres doigts, de constituer une pince à deux branches appelée main. Chez les Singes et les Lémuriens, qu'on réunit généralement à tort sous le nom com-

aux membres postérieurs (*a*), ils ne peuvent que se traîner sur les coudes quand ils sont à terre, et par suite de la flexion forcée de leurs doigts, ils ne peuvent s'appuyer sur le sol que par le bord externe de leurs pieds. Les naturalistes avaient d'abord considéré toutes ces particularités de structure comme des indices d'une grande dégradation organique (*b*). Mais, ainsi que Buckland l'a fait remarquer, elles sont au contraire parfaitement en harmonie avec le mode d'existence de ces Animaux grimpeurs qui se nourrissent de feuilles, et ne peuvent échapper à leurs ennemis qu'en restant cachés dans le haut des arbres (*c*).

Chez l'Aï, ou *Bradypus tridactylus*, les trois doigts sont réunis jusqu'aux ongles sous une enveloppe cutanée commune; les os du métacarpe et les premières phalanges se soudent entre eux ; et aux pieds de devant il en est de même pour plusieurs os du carpe. Les ongles, crochus et aussi longs que le reste de la main, sont repliés contre le poignet, et à raison de la forme excentrique de la poulie articulaire des phalanges unguéales, ils restent dans cette position, à moins d'être redressés par une contraction violente de leurs muscles extenseurs. Les clavicules sont soudées aux omoplates ; et il y a aussi, dans le mode d'articulation des membres postérieurs, des particularités favorables à l'action de ces organes comme instruments suspenseurs.

Chez l'Unau, ou Paresseux didactyle, ces caractères ostéologiques sont moins prononcés.

(1) Le pouce est rudimentaire, et par conséquent non opposable aux membres antérieurs, chez les Colobes et chez les Singes américains du genre Atèle (*d*); mais chez tous les Quadrumanes les membres postérieurs sont terminés par des mains bien conformées, c'est-à-dire ayant le pouce assez long et assez mobile pour être opposable aux autres doigts.

(*a*) Chez l'Aï, le bras et l'avant-bras pris ensemble sont presque deux fois aussi longs que la cuisse et la jambe ; chez l'Unau, ce rapport est comme 6 est à 5 (Cuvier, *Ossements fossiles*, t. V, p. 73, planche 4).

(*b*) Buffon, *Hist. nat.*, édit. de Verdière, MAMMIF., t. VIII, p. 286.

(*c*) Buckland, *On the adaptation of the structure of the Sloths to their peculiar Mode of life* (*Trans. of the Linnæan Society*, 1837, t. XVII, p. 17).

(*d*) Le pouce et le doigt externe ne sont représentés que par des rudiments.

mun de Quadrumanes, les deux paires de membres sont conformées pour servir à la locomotion préhensile aussi bien qu'à la marche, et presque toujours le pouce est parfaitement opposable; aux pattes postérieures ce caractère ne manque jamais, et souvent la longueur des membres devient très-grande, de façon que ces animaux grimpent aux arbres et sautent de branche en branche avec une agilité extrême. Quelquefois même ils sont pourvus d'un instrument préhensile accessoire qui leur est non moins utile que leurs bras pour se suspendre et se balancer. En effet, chez beaucoup de Singes d'Amérique, la queue a la faculté de s'enrouler autour des objets que l'Animal veut saisir, et de les embrasser avec assez de force pour soutenir pendant longtemps tout le poids du corps (1).

Pour le moment je n'examinerai pas la dépense de la force musculaire qui est nécessaire à l'accomplissement des divers mouvements dont nous venons d'étudier le mécanisme, car les questions de cet ordre doivent être traitées d'une manière comparative. Il y a par conséquent avantage à ne pas les aborder isolément, nous avons encore à nous occuper du mécanisme de la locomotion dans l'eau et dans l'air. Dans la prochaine Leçon je passerai en revue ces deux modes de progression, et je renverrai pour une Leçon suivante tout ce qui est relatif au travail effectué dans la marche ou dans d'autres actions d'un genre analogue.

(1) Chez les Singes à queue préhensile les mieux organisés sous ce rapport, notamment les Atèles, les Hurleurs et les *Lagothrix*, la portion postérieure de cet appendice est nue en dessous et peut s'enrouler très-étroitement autour des branches des arbres sur lesquels ces Animaux ont coutume de grimper. Chez les Sajous, la queue, tout en étant prenante, est velue en dessous comme sur le reste de son étendue.

Aucun Singe de l'ancien monde n'a une queue prenante ; mais cete particularité se retrouve chez plusieurs Marsupiaux, tels que les Sarigues (*a*) et les Phalangers, chez le Coendou parmi les Rongeurs, chez le Kinkajou parmi les Carnassiers, et chez les Caméléons parmi les Reptiles.

(*a*) Ex.: la Marmose; voyez l'*Atlas du Règne animal* de Cuvier, MAMMIF., pl. 48, fig. 3.

QUATRE-VINGT-DIX-SEPTIÈME LEÇON.

Locomotion dans les milieux fluides. — Natation. — Vol.

Considérations générales.

§ 1. — Nous avons vu dans une Leçon précédente que les différences essentielles entre les principaux modes de locomotion des Animaux dépendent du degré de mobilité des appuis sur lesquels agissent les instruments destinés à les mouvoir. En effet, ces instruments, mis en jeu par la contraction des muscles, sont toujours des leviers dont l'une des extrémités est en connexion avec le corps qu'ils doivent faire progresser, et dont l'extrémité opposée est libre, mais est rendue plus ou moins immobile par la résistance du corps étranger sur lequel elle prend son point d'appui. Toute force motrice employée pour déplacer cette base d'action sera perdue pour le travail utile ; la progression sera déterminée par l'excédant de la force motrice développée, et la part attribuable à l'un ou à l'autre de ces deux effets sera proportionnelle au degré relatif de la résistance opposée au déplacement des deux extrémités du levier, ou, en d'autres termes, de la mobilité du corps de l'Animal dans le milieu ambiant et de la mobilité du point d'appui sur lequel l'organe locomoteur presse. Or, dans la locomotion terrestre, cette base d'action constituée par le sol est immobile ou très-peu mobile; la totalité ou la presque totalité de la force motrice mise en jeu est donc utilisée pour le déplacement de l'Animal ; tandis que dans la nage et le vol, le point d'appui étant fourni par l'eau ou par l'air, c'est-à-dire par un fluide dont les molécules jouissent d'une grande mobilité, cette base d'action doit céder sous la pression exercée sur elle, et plus elle se déplacera en un temps donné, moins la force déployée pourra avoir pour effet la progression de l'Animal en sens contraire. Mais cette mobilité dans les molécules du fluide ambiant n'est pas la même, que ce milieu soit constitué par un liquide ou par des gaz; elle est beaucoup plus grande pour les fluides aériformes que pour les liquides, et c'est par conséquent dans l'atmosphère que la locomotion nécessite le plus de force motrice.

Quoi qu'il en soit de cette différence dans la somme de travail à effectuer, le mécanisme de la locomotion est au fond à peu près le même dans l'eau et dans l'air; la natation et le vol sont des phénomènes de même ordre. Le levier propulseur doit être une rame susceptible d'offrir une large surface pendant le temps de la foulée, et de se replier ou de présenter sa tranche au moment de la lancée; seulement son action doit être plus puissante quand il fonctionne dans l'air que lorsqu'il s'appuie sur l'eau.

L'analogie qui existe entre la nage et le vol est mise bien en évidence par certains Oiseaux qui emploient tour à tour les mêmes organes pour progresser dans l'air et dans l'eau, les Guillemots par exemple; ou bien encore par les Animaux de la même classe chez lesquels les ailes, devenues inaptes à servir au vol, fonctionnent à la manière de nageoires, ainsi que cela se voit chez les Manchots. On connaît aussi des Insectes qui se servent de leurs ailes pour nager (1).

Dans l'un et l'autre de ces modes de locomotion, la résistance du milieu ambiant servant de point d'appui aux rames motrices croît rapidement avec la vitesse du mouvement qui tend à déplacer le fluide constitutif de ce milieu. La vitesse de la foulée est donc une condition indispensable à l'obtention du résultat voulu, et nous savons que les leviers du troisième genre sont les plus favorables à la production de la vitesse: aussi les nageoires, de même que les ailes, sont-elles toujours des leviers

(1) Ce mode de natation a été constaté récemment chez un Insecte de l'ordre des Hyménoptères, qui a reçu le nom de *Polynema natans* (a).

(a) J. Lubbock, *On two new aquatic Hymenoptera* (*Trans. Linn. Soc.*, 1863, t. XXIV, pl. 35).

de cet ordre ; et comme leur efficacité est en rapport avec la longueur de la portion du levier située au delà du point d'application de la force motrice qui les met en jeu, point qui correspond à l'insertion des muscles pectoraux sur l'humérus, l'allongement de cette portion extrême est d'autant plus utile que le fluide ambiant est plus mobile. Par conséquent aussi la longueur de ces organes a plus d'importance lorsqu'ils constituent des ailes que lorsqu'ils constituent des nageoires.

Pour que ces rames puissent fonctionner utilement, il ne suffit pas qu'elles exécutent alternativement des mouvements de foulée et de lancée, ainsi que le font les membres dans la marche ou la course ; il faut qu'elles se disposent de façon à rencontrer dans le fluide ambiant moins de résistance pendant le premier de ces mouvements qu'elles n'en éprouvent pendant le second, sans quoi l'effet du premier pourrait être annulé par les effets du second, et le résultat utile devenir nul. Pour cela, il faut que la surface qui presse sur l'air ou sur l'eau soit moins étendue au moment de la lancée (ou de la remonte de la rame) qu'au moment de la foulée, et ce résultat peut être obtenu de deux façons : par une extension et un plissement alternatifs de l'organe qui en fait varier la longueur, ou par un changement de position tel que tantôt il agisse par son plat et tantôt par son tranchant. D'autres changements de forme ou de position peuvent aussi contribuer à faciliter le jeu de ces moteurs, et c'est surtout là où les difficultés à vaincre sont le plus grandes que le perfectionnement des instruments est le plus nécessaire. Nous pouvons donc prévoir que l'appareil du vol sera plus complexe que ne le seront les organes de natation et sera pourvu d'agents moteurs plus puissants.

Influence de la densité relative du mobile et du milieu ambiant.

§ 2. — Avant d'aborder l'étude des organes à l'aide desquels s'effectue la locomotion dans l'air ou dans l'eau, je dois rappeler aussi que dans ces milieux les conditions d'équilibre ne sont pas les mêmes que pour l'Animal terrestre. Pour celui-ci qui trouve au-dessous de lui une base de sustentation résistante, la station ne nécessite aucun effort musculaire, si ce n'est pour empêcher la flexion des supports placés entre le centre de gravité et le sol; mais pour les Animaux qui se trouvent suspendus dans l'air ou dans l'eau, l'action de la pesanteur est importante à considérer. Pour ces êtres, la chute vers la terre est une conséquence nécessaire de leur densité comparée à celle du milieu adjacent, à moins que des actions mécaniques n'entrent en jeu pour les maintenir en équilibre. Pour la plupart d'entre eux, la situation stationnaire n'est pas un état de repos, et le travail nécessaire pour les maintenir en place est analogue à celui qui les fait avancer. Il est d'autant plus grand que le poids spécifique de l'Animal est plus considérable comparativement au poids spécifique du fluide ambiant, et par conséquent les efforts musculaires qu'il nécessite sont moindres pour les Animaux aquatiques que pour les Animaux voiliers.

Cette inégalité ne résulte pas seulement de la différence qui existe entre la densité de l'eau et la densité de l'air ; elle dépend aussi de ce que chez beaucoup d'Animaux vivant dans l'eau ou sur l'eau il y a une quantité plus ou moins grande d'air emprisonnée dans l'intérieur du corps(1). Les Physalies et d'autres Acalèphes hydrostatiques (2) nous en offrent des exemples dans l'em-

(1) C'est pour cette raison que certains Insectes dont le corps, contenant beaucoup d'air, est spécifiquement moins lourd que l'eau, peuvent marcher sur la surface de ce liquide comme sur un plan résistant, ou plutôt y glisser avec une grande agilité. Tels sont les Gyrins (*a*) et les Hydromètres (*b*). Le mouvement qu'ils exécutent est analogue à celui d'un bateau très-léger et à fond plat qui flotterait à la surface de l'eau sans s'y enfoncer notablement, et qui marcherait à la rame.

(2) Les Physalies (*c*) sont des Acalèphes pélagiens de la division des Siphonophores, dont la portion supérieure du corps constitue une énorme vessie remplie d'air. M. de Quatrefages

(*a*) Voyez l'*Atlas du Règne animal* de Cuvier, INSECTES, pl. 92, fig. 5.
(*b*) *Op. cit.*, pl. 92, fig. 6.
(*c*) Voyez l'*Atlas du Règne animal*, ZOOPHYTES, pl. 58, fig. 4.

branchement des Zoophytes. La vessie natatoire des Poissons (1) contribue aussi à faire flotter ces Animaux (2), et chez les Vertébrés à respiration aérienne les poumons jouent un rôle ana-

a étudié en détail la structure de cet organe (*a*).

Chez les Stéphanomies, l'appareil hydrostatique consiste en une sorte de petite cloche terminale située au sommet du groupe des organes natateurs (*b*).

(1) Voyez tome II, p. 371 et suiv.

(2) Borelli, Perrault, et plusieurs auteurs moins connus, ont considéré la vessie natatoire des Poissons (*c*) comme étant un appareil hydrostatique d'une grande importance pour ces Animaux, et servant principalement à les aider à monter ou à descendre dans l'eau, suivant que l'air contenu dans ce réservoir était plus ou moins fortement comprimé (*d*); mais les expériences directes prouvent que son rôle est tout à fait secondaire dans le mécanisme de la natation. En effet, Humboldt et Provençal ont constaté que des Tanches sur lesquelles l'extirpation de la vessie natatoire avait été pratiquée continuaient à monter et à descendre dans l'eau de la manière ordinaire (*e*). Gerdy fit une observation analogue sur la Carpe. Enfin, M. Gouriet a varié davantage des expériences du même genre, et il a toujours vu les Poissons se mouvoir dans tous les sens et avec la plus grande facilité sans le secours de la vessie natatoire, qui avait été préalablement vidée (*f*).

Afin de pouvoir étudier avec précision les changements de volume du corps de l'Animal par suite de la dilatation ou de la compression de la vessie natatoire, M. Harting a inventé un appareil appelé *physomètre*, qui consiste en un vase de verre destiné à contenir le Poisson, rempli d'eau et fermé en dessus par un couvercle que traverse un tube étroit ouvert aux deux bouts et placé verticalement. On dispose les choses de façon que l'eau s'élève à une certaine hauteur dans ce tube, et tout changement de volume subi par l'Animal se traduit nécessairement par une élévation ou par un abaissement correspondant de la colonne liquide en communication avec l'intérieur du vase (*g*). M. Moreau a perfectionné cet instrument (*h*), et s'en est servi pour étudier le rôle de la vessie aérifère dans la natation; il tire de ses expériences des conclusions ana-

(*a*) Quatrefages, *Mém. sur l'organisation des Physalies* (*Ann. des scienc. nat.*, 4e série, 1854, t. II, p. 107).

(*b*) Milne Edwards, *Observ. sur quelques Zoophytes, etc.* (*Ann. des sc. nat.*, 2e série, 1841, t. XVI, p. 218, pl. 8, fig. 1 et 2).

(*c*) Voyez tome II, page 363.

(*d*) Borelli, *De motu Animalium*, cap. XXIII, *De natatu* (1676).

— Perrault, *Mécanique des Animaux*, 2e partie, chap. II.

(*e*) Humboldt et Provençal, *Rech. sur la respiration des Poissons* (*Mém. de la Soc. d'Arcueil*, t. II, 1809).

(*f*) Gouriet, *Du rôle de la vessie natatoire* (*Ann. des sciences nat.*, 1866, 5e série, t. VI, p. 369).

(*g*) Harting, *Le physomètre, nouvel instrument pour la détermination de volumes variables d'air ou d'autres corps, surtout de la vessie natatoire des Poissons* (*Arch. néerland.*, 1872, t. VII, p. 279, pl. 8).

(*h*) Moreau, *Mém. sur la vessie natatoire au point de vue de la station et de la locomotion du Poisson* (*Comptes rendus de l'Acad. des sciences*, 1874, t. LXXVIII, p. 541).

logue. Les Oiseaux sont particulièrement bien organisés sous ce rapport, et chez plusieurs d'entre eux la quantité d'air em-

logues à celles qui ont été présentées par M. Gouriet. En effet, il croit pouvoir affirmer que la Perche n'agit pas sur sa vessie natatoire, soit en s'élevant, soit en s'abaissant. Il constate ensuite que dans les circonstances ordinaires le volume de cette vessie est toujours en rapport avec la pression exercée sur le corps de l'Animal par le liquide ambiant, et il en conclut que l'hypothèse de Borelli relative aux usages de cet organe dans la locomotion des Poissons est inadmissible (*i*). Je vois cependant par les expériences de M. Moreau : 1° Que les contractions musculaires provoquées par l'électricité peuvent faire varier le volume de la vessie aérienne, et par conséquent augmenter ou diminuer la densité de l'Animal. 2° Que des changements du même ordre peuvent être produits par les efforts volontaires de l'Animal, lorsque celui-ci est retenu captif à une profondeur invariable. 3° Que les changements de volume qui accompagnent les mouvements d'ascension ou de descente dans le physomètre sont très-faibles, et ne correspondent qu'à quelques millimètres cubes. Donc il ne me paraît pas démontré que l'Animal ne profite pas de la faculté qu'il possède de faire varier le volume de sa vessie aérienne lorsqu'il veut changer de niveau.

Quoiqu'il en soit, le principal rôle de ce réservoir aérien dans le mécanisme de la locomotion paraît être de rendre la densité de l'Animal à peu près égale à celle du liquide ambiant, et de diminuer par conséquent les efforts nécessaires pour empêcher celui-ci de rester au fond de l'eau, appuyé sur le sol. En général, le poids spécifique du corps est tellement diminué par la présence de l'air dans la vessie natatoire, que l'Animal flotte à la surface de l'eau dès qu'il cesse d'en contrebalancer les effets par le jeu de ses nageoires ou par d'autres actions musculaires. Ainsi une Tanche dont toutes les nageoires ont été coupées est incapable de descendre dans l'eau ; mais lorsque après cette mutilation la vessie natatoire a été vidée d'air, elle tombe au fond et ne peut plus monter (*j*). Il est aussi à noter que cet organe ne facilite pas la conservation de la position normale du Poisson ; au contraire, il tend à le faire tourner le dos en bas et le ventre en dessus, et pour contrebalancer son influence, l'Animal a besoin de faire agir ses nageoires. Lorsqu'il est mort, lorsque ses muscles ont été paralysés ou lorsque ses nageoires ont été coupées, il perd la faculté de se maintenir dans sa position ordinaire et se renverse. J'ajouterai que diverses expériences faites par M. Monoyer tendent à prouver que la vessie pneumatique est susceptible de changer de forme, et, en déplaçant ainsi le centre de gravité, de rendre le mouvement progressif ascendant ou descendant (*k*).

(*i*) Moreau, *Op. cit.*, p. 738 et suiv.

(*j*) Bert, *Notes diverses sur la locomotion*, p. 30 (*Notes d'anat. et de physiol. comparées*, extrait des *Mém. de la Soc. des sciences phys. et naturelles de Bordeaux*. 1866).

(*k*) Monoyer, *Recherches expérimentales sur l'éliquibre et la locomotion chez les Poissons* (*Ann. des sc. nat.*, 5e série, 1866, t. VI, p. 5).

magasiné dans leur appareil respiratoire est si considérable, que le poids spécifique de leur corps est rendu beaucoup moindre que celui de l'eau ; ils flottent donc à la surface de ce liquide à raison de leur faible densité, et pour y rester en place ils n'ont aucun effort à faire (1).

La graisse dont le corps de beaucoup d'Animaux aquatiques est si abondamment chargé exerce une influence analogue sur le poids spécifique de ces êtres et les aide à flotter. Enfin il est aussi à remarquer que la plupart des Animaux les plus inférieurs qui ne vivent pas sédentaires au fond des eaux et qui nagent facilement, ne contiennent, proportionnellement à leur volume, que très-peu de matières solides, en sorte que leur densité ne diffère guère de celle du liquide dans lequel ils sont plongés. On peut donc prévoir que chez eux les organes de locomotion pourront être faibles sans que l'agilité des mouvements en souffre, comme cela aurait lieu chez les Animaux d'une organisation plus élevée, où les parties dures sont en proportion plus considérable.

(1) Les poches pneumatiques des Oiseaux (*a*) ne communiquent pas seulement avec les cavités creusées dans les os ; chez plusieurs Animaux de cette classe, l'air passe des poumons et des réservoirs qui font suite à ces organes jusque dans les interstices du tissu connectif sous-cutané, et la quantité de gaz accumulé dans l'intérieur de l'organisme devient énorme (*b*). Ainsi M. Alph. Milne Edwards a constaté que chez le Pélican il peut y avoir plus de 10 litres d'air emmagasinés de la sorte dans l'intérieur du corps, et que le cadavre d'un de ces Animaux, dont le corps ne pesait qu'environ 4 kilogrammes dans l'air, pouvait flotter sur l'eau, tout en étant chargé d'un poids de plus de 10 kilogrammes. Dans ces expériences, le corps d'un Canard milouin du poids de 340 grammes a pu porter un poids additionnel de 500 grammes sans être submergé.

La grande quantité d'air contenue dans l'appareil trachéen des Insectes rend aussi le corps de ces Animaux plus léger que l'eau ; la plupart des espèces aquatiques ne peuvent plonger qu'en faisant de grands efforts, et en général celles qui restent longtemps y marchent plutôt qu'elles ne nagent et se tiennent accrochées à des corps étrangers.

(*a*) Voyez tome II, page 350.

(*b*) Alph. Milne Edwards, *Observ. sur l'appareil respiratoire de quelques Oiseaux* (*Ann. des sc. nat.*, 5e série, 1865, t. III, p. 137).

Pour les Animaux qui nagent ou qui volent il y a donc deux résultats à obtenir : le soutenement du corps et sa progression. Mais ces deux effets sont produits de la même manière, et lorsque le corps reste en place au lieu de descendre, le travail mécanique effectué est égal à celui qui, dans un fluide de densité égale à la sienne, serait nécessaire pour le faire monter avec une vitesse égale à celle de sa chute, s'il restait inerte. Nous pouvons donc négliger ces différences et ne prendre en considération que la progression.

Je ne m'étendrai pas davantage sur ces considérations générales, et passant tout de suite à l'examen de la manière dont ces genres de locomotion s'accomplissent, je m'occuperai d'abord de la *nage* ; j'étudierai ensuite le *vol*.

§ 3. — Chez quelques Animaux inférieurs la natation s'effectue par l'action d'une cavité contractile qui, après s'être remplie d'eau, expulse brusquement ce liquide, et subit, par suite de cette éjection, un mouvement de recul comparable à celui qu'éprouve au moment de sa décharge un canon monté sur roues. C'est de la sorte que nagent les Méduses, les Béroés et les Acalèphes hydrostatiques(1). Chez les premières, l'organe faisant fonction de pompe foulante est la cavité en forme de cloche ou d'ombrelle constituée par la surface inférieure du corps de ces Zoophytes (2). Chez les Biphores ou *Salpa*, c'est la grande cavité respiratoire qui joue le rôle de pompe foulante (3). Mais chez les Acalèphes hydrostatiques, ces agents propulseurs sont constitués par des organes spéciaux qui sont

Natation par éjection.

(1) Quelques auteurs désignent sous le nom de *Syringogrades* les Animaux qui nagent de la sorte.

(2) Des fibres contractiles disposées parallèlement au bord de l'ombrelle garnissent la face inférieure (ou interne) de cette cloche de façon à y constituer une bordure annulaire qui, en se resserrant, produit une sorte de systole, et expulse en partie l'eau qui y est contenue ; puis l'élasticité du disque vient à son tour déterminer le mouvement de diastole, à raison duquel cette sorte de pompe fouante se charge de nouveau.

(3) Voyez tome II, page 21.

réunis en grand nombre à l'extrémité antérieure de l'espèce de tige à laquelle sont fixées les parties suivantes, dont les unes sont des organes digestifs et d'autres des appareils reproducteurs (1). Enfin les larves de Libellules se déplacent à l'aide d'un mécanisme analogue, en expulsant par l'anus l'eau qui a été introduite dans leur rectum pour le service de la respiration (2).

Natation à l'aide de rames.

§ 4. — Dans l'immense majorité des cas les organes de natation sont des rames, mais ces instruments peuvent être constitués de trois manières : tantôt ce sont des cils vibratiles disséminés sur la totalité ou sur une grande partie de la surface du corps (3) ; d'autres fois c'est le tronc ou la queue de l'Animal qui frappe l'eau et donne l'impulsion ; enfin d'autres fois encore ce sont les membres qui, seuls ou venant en aide aux ondulations exécutées par le corps, déterminent la progression.

Cils vibratiles

Le mouvement ciliaire, dont j'ai déjà eu l'occasion de parler plus d'une fois comme étant le moyen à l'aide duquel beaucoup d'Animaux font glisser sur la surface de divers organes les liquides en contact avec eux, résulte de l'action d'une multitude innombrable de petits prolongements filiformes qui s'inflé-

(1) Les Acalèphes hydrostatiques peuvent être considérés comme des groupes d'Animaux agrégés naissant sur une base proligère commune en forme de ruban ou de vessie, et modifiée de façon à constituer, les uns des individus nourrisseurs de la colonie, d'autres des individus reproducteurs, et d'autres enfin des individus locomoteurs (*a*).

(2) Voyez tome II, page 189.

(3) La découverte de ces organes locomoteurs appartient à Leuwenhoeck (*b*). Les cils vibratiles ont été aperçus aussi par la plupart des successeurs de cet habile observateur (*c*), et M. Sharpey a publié sur leur histoire un travail très-intéressant (*d*). Les recherches de Purkinje et Valentin sur le mouvement vibratoire portent principalement sur les cils dont les membranes muqueuses sont garnies (*e*), et par conséquent nous n'avons pas à nous en occuper ici.

(*a*) Par exemple chez les Stéphanomies ; voyez Milne Edwards, *Observ. sur quelques Zooph., etc.*, *Ann. des sciences nat.*, 1841, 2e série, t. XVI, p. 220, pl. 7 et 8, fig. 1 et 4).

(*b*) Leuwenhoeck, *Continuatio arcanorum Naturæ*, 1722, p. 386 (epist. 144, etc.).

(*c*) Baker, *Microscopes*, 1785.

— O. F. Müller, *Vermium seu animalium Infusoriorum historia*, p. 17.

(*d*) Sharpey, art. CILIA (Todd's *Cyclop. of Anat. and Physiol.*, t. I, p. 607).

(*e*) Purkinje et Valentin, *De phænomeno motus vibratorii*, 1835.

chissent et s'étendent alternativement à la façon d'autant de fouets microscopiques. Nous ne savons presque rien au sujet du mécanisme de ces vibrations (1).

La rotation de la sphère vitelline dans l'intérieur de l'œuf est probablement due à l'action de ces cils (2). La plupart des Infusoires dits polygastriques n'ont pas d'autres organes de progression (3), et c'est également à l'aide de ces rames microscopiques qu'un grand nombre de Zoophytes et de Mollusques (4) nagent avec agilité dans le très-jeune âge, bien

(1) M. Ehrenberg a supposé que les cils vibratiles étaient terminés inférieurement par un bulbe arrondi et mis en mouvement par deux muscles (*a*) ; mais cette opinion n'est pas admissible (*b*), et quels que soient les agents qui déterminent le phénomène, leurs propriétés paraissent être essentiellement différentes de la contractilité musculaire. Ainsi on a souvent constaté que l'électricité n'exerce aucune influence appréciable sur les vibrations ciliaires et qu'elles sont indépendantes de l'action nerveuse ; l'opium, le curare, la strychnine, etc., ne les affectent pas (*c*), cependant les anesthésiques les arrêtent. M. Hæckel considère le mouvement ciliaire comme étant une modification du mouvement amœboïde ou sarcodique du protoplasma (*d*).

(2) Voyez tome IX, page 453.

(3) On sait par les observations de Cavolini, de Grant et de beaucoup d'autres naturalistes, que le Corail, les Gorgones et les autres Coralliaires sortent de l'œuf sous la forme d'Animalcules ovoïdes, et jouissent pendant quelque temps de facultés locomotrices très-remarquables (*e*). Ces larves sont fort contractiles ; mais leurs mouvements natatoires paraissent être dus essentiellement à l'action de cils vibratiles.

(4) Chez la plupart des Mollusques gastéropodes à l'état de larve (*f*), les cils locomoteurs sont disposés le long du bord de deux lobes minces et arrondis qui sont situés sur les côtés de l'extrémité céphalique du corps, et sont susceptibles de se contracter ou de se déployer au dehors à volonté.

(*a*) Ehrenberg, *Rech. sur les Infusoires* (*Ann. des sciences nat.*, 2e série, 1834, t. 1, p. 222).
(*b*) Dujardin, *Hist. nat. des Infusoires*, 1841, p. 46.
(*c*) Claude Bernard, *Leçons sur les propriétés des tissus vivants*, p. 136.
(*d*) Hæckel, *Biologische Studien*.
(*e*) Cavolini, *Memorie per servire alla storia dei Polipi marini*, 1785.
— Grant, *On the Generation of the Lobularia* (*Edinburgh Journ. of Science*, 1828, t. VIII, p. 104). — *On Virgularia* (*Op. cit.*, 1829, t. X, p. 350).
— Dalyell, *Rare and remarkable Animals of Scotland*, 1848, t. II, p. 209.
— Haime, *Mém. sur le Cérianthe* (*Ann. des sciences nat.*, 4e série, 1854, t. 1).
(*f*) Ex. : l'Aplysie ; voyez Van Beneden, *Sur le développement des Aplysies* (*Ann. des sciences nat.*, 2e série, 1841, t. XV, p. 127, pl. 1, fig. 12).
— L'Actéon ; voyez Vogt, *Rech. sur l'embryologie des Mollusques gastéropodes* (*Ann. des scienc. nat.*, 3e série, 1846, t. VI, p. 37, pl. 2, fig. 18 et suiv.).
— Les *Doris* ; voyez Alder and Hancock, *British Nudibranchiate Mollusca*, pl. 3, fig. 11-5, etc.

qu'à une période plus avancée de leur existence, ils soient sédentaires et souvent même vivent fixés sur des corps étrangers. Les Vers de la classe des Turbellariés (1), les Annélides à l'état de larve (2), nagent souvent de la même façon. Enfin on peut comparer à l'action des cils vibratiles les mouvements exécutés par les petites lanières locomotrices des Acalèphes auxquels on a donné le nom de *Ciliogrades :* des Béroés, par exemple (3).

Natation effectuée par les mouvements généraux.

La natation effectuée par les mouvements généraux du corps peut être de deux sortes : tantôt elle consiste en bonds irréguliers, tantôt en une suite d'ondulations coordonnées et se succédant généralement à des intervalles très-courts, de façon que leurs effets se combinent.

Comme exemple de la natation par bonds, je citerai la manière dont nagent parfois les Ecrevisses, les Homards, les Salicoques et les autres Crustacés du groupe des Macroures (4). La portion post-thoracique de leur corps, désignée sous le nom d'*abdomen*,

(1) Voyez tome X, page 165.

(2) Les Térebelles, par exemple, sont presque entièrement couvertes de grands cils vibratiles quand elles sortent de l'œuf, et ces appendices tégumentaires leur servent pour nager. Par les progrès du développement, des anneaux à téguments lisses se forment entre le segment postcéphalique et le segment anal du corps, de sorte que les parties occupées par les cils vibratiles se trouvent bientôt séparées entre elles de façon à constituer une ceinture cervicale et une bande anale. La première de ces deux zones vibrantes est la plus importante et persiste le plus longtemps (*a*).

(3) Voyez tome X, page 160.

(4) La nageoire caudale des Crustacés macroures est un éventail à cinq feuilles, dont la médiane est constituée par le dernier anneau abdominal aplati en manière de lame, et dont les latérales sont formées par les deux branches terminales de chacun des membres ou fausses pattes appartenant au pénultième (ou 6e) anneau de l'abdomen (*b*). Les muscles fléchisseurs de l'abdomen qui abaissent cette nageoire, et la portent en avant en courbant en dessous la région abdominale, sont fort gros et offrent dans leur disposition une complication très-grande (*c*).

(*a*) Milne Edwards, *Observations sur le développement des Annélides* (*Ann. des sciences nat.*, 3e série, 1845, t. III, pl. 5, fig. 4-13).

(*b*) Ex. : l'Écrevisse ; voyez l'*Atlas du Règne animal*, CRUSTACÉS, pl. 49, fig. 2.

(*c*) Milne Edwards, *Histoire nat. des Crustacés*, t. I, pl. 15, fig. 2 *d*.

est très-développée et pourvue de muscles fléchisseurs d'une grande puissance; les anneaux dont elle se compose, articulés entre eux de chaque côté, ne sont aptes à se mouvoir que verticalement, et ne peuvent se renverser en dessus, mais sont susceptibles de se reployer en dessous de façon à ramener contre le thorax l'extrémité postérieure du corps, qui, à l'état de repos, est étendue horizontalement en arrière; enfin, cette extrémité est garnie d'une large nageoire horizontale en éventail, qui peut se reployer sous la pièce médiane constituée par le dernier anneau abdominal ou s'étaler latéralement. Il en résulte que chaque fois que l'abdomen s'abaisse brusquement, cet éventail frappe l'eau avec une grande force, et détermine chez l'Animal un mouvement de recul qui le lance en arrière.

Dans ce genre de natation par recul, la direction de la progression est déterminée par la position du corps au moment de l'impulsion; elle demeure à peu près rectiligne, à moins d'être modifiée par des résistances inégales à droite ou à gauche dépendantes de la position des appendices, et les foulées successives agissent dans le même sens. Mais, chez la plupart des Animaux qui nagent à l'aide des mouvements du corps, les foulées agissent alternativement dans deux directions différentes qui forment entre elles un angle plus ou moins ouvert, et la ligne de progression est déterminée par la résultante des forces développées de la sorte. En général, les mouvements de flexion alternatifs se produisent latéralement, et ont lieu simultanément sur deux ou plusieurs points de la longueur du corps, de façon que l'Animal se courbe en S ou décrit une ligne onduleuse, et chacun des arcs formés de la sorte, après s'être redressé, se reproduit en sens opposé; par conséquent, chaque concavité et chaque convexité se renversent alternativement. Or, pour fonctionner dans des conditions favorables, un appareil locomoteur ainsi constitué doit être très-allongé, fort flexible, pourvu de muscles puissants, et élargi normalement à la direction des foulées, de façon à presser sur le fluide ambiant par une surface très-étendue.

Les Annélides nagent progressivement de la sorte en exécutant des mouvements serpentiformes dont la résultante détermine la direction suivant laquelle leur déplacement s'effectue. Et en général ils réunissent deux des trois conditions de perfectionnement dont je viens de faire mention, car ce sont presque tous des Animaux très-grêles, très-allongés et très-flexibles dans toute leur étendue; mais les ondulations de leur corps ne sont déterminées que par des muscles de très-faible puissance, et la forme arrondie de leur corps n'est pas favorable à l'action de celui-ci comme rame ou instrument foulant quelconque : aussi ne sont-ils que de médiocres nageurs.

Natation au moyen de rames.

§ 5. — Chez les Animaux vertébrés essentiellement nageurs, les Poissons par exemple, il y a presque toujours une certaine division du travail physiologique entre la portion antérieure du corps, qui est spécialement employée à la constitution de la tête et au logement des viscères, et la portion postérieure, qui est uniquement affectée à la locomotion et qui constitue la région caudale. Mais, d'ordinaire, cette dernière ne diffère de la région postcéphalique ou abdominale du tronc que par une plus grande flexibilité et une forme graduellement atténuée d'avant en arrière (1); sa charpente osseuse, constituée

(1) Ainsi que j'ai eu l'occasion de le répéter précédemment, quelques Mollusques essentiellement nageurs présentent aussi dans leur forme générale une disposition analogue : ce sont les Hétéropodes. Presque toute la portion du corps qui correspond à celle dont est composé le pied charnu des Gastéropodes ordinaires est très-comprimée latéralement et fort prolongée en arrière, de façon à former une grande rame caudale. Il y a aussi à la face ventrale de cet organe une sorte de rame accessoire verticale et très-riche en fibres charnues.

Chez d'autres Mollusques, l'appareil locomoteur est constitué uniquement par une paire de palettes situées sur les côtés du cou et très-contractiles. Ce mode d'organisation est propre à l'ordre des Ptéropodes.

par le système rachidien et les annexes de celui-ci, ne permet de flexion que latéralement, et ses muscles moteurs, situés de chaque côté de l'espèce de cloison verticale formée par cette partie du squelette, ne diffèrent pas de ceux qui garnissent les côtés du tronc (1). La queue constitue donc une rame médiane dont les oscillations sont transversales, et l'étendue de sa surface foulante est augmentée, d'une part par les nageoires médianes dont le dos ainsi que le dessous du corps sont garnis, d'autre part par la nageoire caudale, qui est disposée aussi verticalement, et qui est constituée, comme ces dernières, par un repli de la peau soutenu de distance en distance par des baguettes solides ou rayons susceptibles de se rabattre l'un sur l'autre ou de s'écarter en tendant les palmures cutanées intermédiaires.

Poissons

Les nageoires latérales des Poissons, c'est-à-dire les nageoires pectorales et les nageoires ventrales, ne jouent qu'un rôle très-secondaire dans la natation; elles servent au maintien de l'équilibre et à déterminer la direction de la ligne de progression bien plus qu'elles ne contribuent à pousser l'Animal en avant; l'impulsion qui le met en mouvement est due essen-

(1) Cuvier désigne sous le nom de *grands muscles latéraux* le système de faisceaux charnus qui de chaque côté du corps s'étend de la tête à la base de la nageoire caudale, et détermine par sa contraction la courbure latérale de la colonne vertébrale et de ses annexes (*a*). Chacun de ces systèmes est divisé transversalement en une série de tranches par des expansions aponévrotiques obliques correspondant aux divisions vertébrales de la tige rachidienne; chacun d'eux se divise aussi longitudinalement en trois portions ou bandes, dont la supérieure est comparable au muscle épineux chez les Vertébrés supérieurs, dont la moyenne représente le long dorsal et ses annexes, et dont l'inférieure rappelle le muscle lombo-sous-caudien des Mammifères. Ces deux muscles latéraux sont les principaux agents moteurs de la rame natatoire; mais leur action se combine avec celle de beaucoup d'autres petits muscles élévateurs ou abaisseurs des rayons des nageoires impaires.

(*a*) Cuvier et Valenciennes, *Histoire nat. des Poissons*, t. I, p. 380 et suiv., pl. 4.

tiellement aux mouvements latéraux de la queue, qui, frappant obliquement l'eau alternativement à droite et à gauche, fonctionne à la façon de l'aviron unique placé à l'arrière d'un bateau dont le conducteur rame en godillant (1).

La forme du corps a beaucoup d'influence sur les effets produits par les organes d'impulsion dans la natation. L'Animal, pour avancer, doit non-seulement se déplacer, mais déplacer aussi l'eau qui se trouve au-devant de lui, et laisser à son arrière un vide qui est aussitôt comblé par l'arrivée d'une quantité correspondante du liquide circonvoisin. Or, toutes choses égales d'ailleurs, la résistance opposée par le liquide refoulé croîtra avec la grandeur de la section transversale de la colonne de fluide poussée en avant ; et, par conséquent, un Animal à volume constant progressera avec d'autant moins de difficulté qu'il sera moins large et plus allongé. Si la surface par laquelle il pousse l'eau en s'avançant est normale à la direction du mouvement progressif, le liquide refoulé s'accumulera au devant de cette surface, et y produira une vague ou barre qui augmentera encore la résistance, et ne contribuera que très-indirectement à alimenter le courant qui est déterminé à l'arrière par suite de l'espèce d'aspiration due au mouvement de

(1) Le mouvement en avant est déterminé principalement par les mouvements de la queue, et surtout de sa nageoire terminale; mais le mouvement de recul est dû principalement au jeu des nageoires pectorales. Ces organes contribuent aussi au maintien de l'équilibre dans la position normale (c'est-à-dire avec le dos en dessus et le plan médian vertical) ; mais la nageoire dorsale a non moins d'importance et peut suffire avec le concours de la nageoire caudale (a).

Pour plus de détails sur les grands mouvements du corps et de la queue dans la natation, je renverrai à l'ouvrage que M. Pettigrew vient de publier sur la locomotion en général. Cet auteur explique très-bien le jeu de la double courbure que la plupart des Poissons impriment à leur corps lorsqu'ils nagent avec vitesse (b).

(a) Monoyer, *Op. cit.* (*Ann. des sciences nat.*, 5e série, 1866, t. VI, p. 14).
— Bert, *Op. cit.* (*Notes d'anat. et de physiol. comparées*, p. 311).
(b) Pettigrew, *De la locomotion*, p. 94.

l'Animal; mais si cette surface est disposée en manière de coin, l'eau glissera de chaque côté avec d'autant plus de facilité que les deux plans inclinés réunis en avant formeront un angle moins ouvert, et contribuera à pousser vers l'arrière le liquide, qui, obéissant à l'appel déterminé dans ce point par la progression du corps en mouvement, tend à s'y précipiter. Là encore la forme de l'Animal influera sur les effets de ces courants se portant des deux côtés vers la ligne médiane du sillage. Si le corps flottant se termine par une surface plane à angles droits avec les flancs, ces courants ne contribueront pas à la progression de l'Animal; mais si l'arrière de celui-ci est effilé, et que, par conséquent, ces courants agissent sur des plans inclinés, la force développée ainsi sera décomposée, et une partie en sera employée à pousser l'Animal en avant, de la même façon qu'une partie de la force déployée par le vent qui frappe obliquement la surface d'un cerf-volant, au lieu de repousser seulement cet engin, le fait monter. L'Animal qu nage est sous ce rapport comparable à un bateau poussé en avant par l'hélice d'un moteur à vapeur, et les constructeurs de navires savent que, pour obtenir de la vitesse, il est nécessaire de donner à l'arrière du bâtiment, aussi bien qu'à l'avant, un certain degré d'obliquité. En général, la forme des Poissons est, à cet égard, parfaitement en accord avec le principe de la mécanique, et l'espèce de remous produit de chaque côté de leur queue par les courants que leur progression détermine, contribue à accélérer ce mouvement.

La forme du corps de l'Animal nageur influe non moins sur l'emploi utile de sa force motrice pour monter ou descendre, aussi bien que pour s'avancer horizontalement. Lorsque le résultat le plus important à obtenir est la vitesse et la variété des mouvements de gyration, comme cela a lieu chez la plupart des Poissons, il y a avantage à ce que la face ventrale et la face dorsale, soient amincies graduellement, comme la quille d'un navire. Mais lorsque l'Animal a besoin de s'élever fréquemment et vite à la surface de l'eau pour aller respirer à l'air, circonstance qui se produit chez les Vertébrés aquatiques à respiration pulmonaire, ce résultat s'obtient plus facilement lorsque la face ventrale est large et plate ; car, alors, si le corps est placé obliquement, la tête plus haute que la queue, une partie de la résistance opposée par le liquide ambiant au mouvement de progression, agissant sur un plan incliné, tend à le faire monter à mesure qu'il s'avance. Cela se voit très-bien dans le mode de natation des Tortues marines.

Ainsi que je l'ai déjà dit, chez la plupart des Poissons, le principal moteur est la queue, ou plutôt la portion postabdominale du corps ; mais, chez quelques-uns de ces Animaux, tels que les Raies et les Torpilles, les nageoires pectorales (1), énormément développées, constituent des propulseurs puissants.

Crustacés et Insectes.

§ 6. — C'est aussi par un élargissement de la partie terminale des pattes (et plus particulièrement des pattes postérieures) que les organes ambulatoires de divers Animaux articulés sont adaptés à la natation. Chez les Crabes de la famille des Portuniens, par exemple, les pattes postérieures, ou même celles des quatre dernières paires, constituent de la sorte des rames plus ou moins puissantes (2). Il est également à noter que presque toujours le corps de ces Animaux nageurs est remarquablement mince, de façon à pouvoir fendre facilement le liquide dans lequel il est plongé.

Chez quelques Insectes, tels que les Dytiques, les Hydro-

(1) Voyez tome X, page 437.

(2) Chez les Lupées, toutes les pattes ambulatoires sont aplaties et élargies de la sorte, mais ce sont toujours celles de la dernière paire qui sont les plus dilatées ; leur tarse (ou article terminal) affecte la forme d'une palette (a).

(a) Voyez l'*Atlas du Règne animal* de Cuvier, CRUSTACÉS, pl. 10, fig. 1.

philes, etc., les pattes, conformées d'une manière analogue, servent aux mêmes usages (1); mais peu d'Animaux de cette classe sont nageurs, et d'ordinaire la quantité d'air emprisonné dans leur intérieur les empêche de plonger, à moins de se tenir accrochés à des corps étrangers.

§ 7. — Pour les Animaux vertébrés à respiration aérienne la locomotion aquatique est beaucoup plus difficile que pour les Poissons, parce qu'ils ne peuvent rester longtemps sans communication avec l'atmosphère, et qu'afin d'établir cette communication, ils sont obligés d'élever au-dessus de la surface du liquide une portion plus ou moins considérable de leur tête. Or les parties émergées pèsent beaucoup plus que les parties qui baignent dans l'eau, et qui perdent par conséquent un poids égal à celui du volume d'eau qu'ils déplacent. Il en résulte que la position des narines aussi bien que le mode de conformation des membres influent beaucoup sur l'aptitude des Vertébrés pulmonés pour la natation, et nous avons vu précédemment que, chez les espèces les mieux conformées pour ce genre de respiration, ces orifices sont reportés sur la partie la plus élevée de la face dorsale de la tête (2). Chez l'Homme, la position des narines est l'inverse, et, à moins de nager sur le dos, ce qui est très-défavorable à l'action des membres, il ne peut maintenir ces orifices respiratoires en relation avec l'air qu'en renversant fortement la tête en arrière et en la maintenant en grande partie hors de l'eau. On comprend donc que pour lui

(1) Chez ces Coléoptères nageurs, les pattes postérieures, plus longues que les autres et situées plus en arrière que d'ordinaire, sont aplaties et garnies d'une bordure de poils roides qui en augmente beaucoup la largeur sans ajouter notablement à leur poids (*a*). Ces particularités de structure sont encore plus marquées chez les pattes rameuses de quelques Hyménoptères, tels que les Notonectes, qui nagent sur le dos (*b*).

(2) Voyez tome X, page 332.

(*a*) Ex. : le Dytique ; voyez Lyonet, *Recherches sur les métamorphoses des divers Insectes*, pl. 11, fig. 7.
— L'Hydrophile ; voyez Lyonet, *Op. cit.*, pl. 13, fig. 22.

(*b*) Voyez l'*Atlas du Règne animal* de Cuvier, INSECTES, pl. 94, fig. 5.

la nage soit plus difficile que pour un Quadrupède dont la tête se prolonge en ligne droite avec la colonne vertébrale et porte les narines à son extrémité antérieure.

Mammifères, etc.

§ 8. — Chez les Mammifères pisciformes, c'est-à-dire chez les Cétacés et les Siréniens, qui sont, de même que les Poissons, des Animaux nageurs par excellence, le principal organe moteur est aussi une grande rame rachidienne ; mais ses mouvements de va-et-vient, au lieu d'être dirigés transversalement, ont lieu verticalement, et la nageoire caudale qui garnit son extrémité libre s'étale aussi horizontalement (1), disposition qui est très-favorable pour l'ascension vers la surface de l'eau ou pour plonger, et qui est en rapport avec les besoins da la respiration de ces Vertébrés pulmonés.

La queue intervient aussi d'une manière fort utile dans le travail de la natation chez quelques Mammifères quadrupèdes, et chez certains Reptiles, ainsi que chez les Batraciens urodèles, et lorsqu'elle est appropriée à cette fonction, elle est à la fois longue et très-comprimée latéralement ou élargie en forme de palette horizontale. Ce dernier mode de conformation nous est offert par les Castors, et, comme exemples de Quadrupèdes à queue comprimée latéralement en forme de rame verticale, je citerai les Tritons, les Crocodiles, les Desmans, les Nectogales

(1) La nageoire caudale des Dauphins, des Baleines et des autres Mammifères pisciformes n'est pas constituée comme celle des Poissons ; elle n'est soutenue intérieurement ni par des rayons, ni par aucune charpente solide analogue, et ne consiste qu'en un lobe cutané renforcé par du tissu élastique.

La nageoire dorsale qui surmonte le corps de divers Cétacés est également dépourvue de rayons, et ne consiste qu'en un repli de la peau.

Il est aussi à noter que les muscles moteurs de la queue sont énormes (*a*).

(*a*) Ex. : la Baleine à ventre plissé ; voyez Carte and Macalister, *On the Anatomy of the* Balænoptera rostrata (*Philos. Trans.*, 1868, p. 218, pl. 4).

— Le Globicéphale ; voyez Murie, *On the Organisation of the Caving Whale* (*Trans. Zool. Soc.*, 1873, t. VIII, p. 270, pl. 36).

— Le Marsouin ; voyez Stannius, *Beschreibung der Muskeln des Tümmlers* (Müller's *Archiv*, 1849, p. 17).

— Le Lamentin ; voyez Murie, *On the Form and Structure of the Manatc* (*Trans. Zool. Soc.*, t. VIII, p. 143, pl. 21).

et les Potamogales. Mais, en général, chez les Mammifères, comme chez les autres Animaux qui sont organisés pour la marche, et qui sont doués de la faculté de nager, ce sont les pattes qui sont les principaux ou même les seuls instruments employés à cet usage, et leur structure est alors modifiée de façon à les transformer en rames plus ou moins puissantes. Cette adaptation s'effectue d'abord par le développement de palmures entre les doigts, c'est-à-dire de replis de la peau qui unissent entre eux ces appendices sans les empêcher de s'écarter les uns des autres, et constituent avec eux une sorte d'éventail extensible. Lorsqu'elle devient plus complète, le pied s'élargit en forme de palette, et la portion du membre comprise entre celui-ci et la base de l'appareil (c'est-à-dire l'épaule ou le bassin) se raccourcit de façon à augmenter la force du levier destiné à presser contre l'eau. Enfin, quand la patte cesse d'être employée pour la marche et devient uniquement une nageoire, la partie correspondante au pied ou à la main s'élargit davantage encore, et les doigts, dont le nombre de phalanges augmente parfois, sont complétement cachés sous une peau commune (1). Ce mode de conformation existait chez les Reptiles nageurs de l'époque jurassique, auxquels les paléontologistes ont donné le nom d'*Ichthyosaures* et de *Plésiosaures;* il est non moins bien caractérisé chez les Cétacés, et semble être l'exagération de la disposition à l'aide de laquelle les pattes des Phoques et des Otaries constituent des rames natatoires (2).

(1) La forme extérieure des nageoires du singulier Poisson de l'Australie désigné sous le nom de *Ceratodus*, est à peu près la même que celle des rames natatoires dont je viens de parler ; mais, ainsi que je l'ai indiqué dans une précédente Leçon (*a*), la structure de la charpente intérieure de ces organes diffère beaucoup de tout ce que je viens de décrire.

(2) Chez tous ces Quadrupèdes aquatiques, les mouvements ondulatoires du

(*a*) Voyez tome X, page 437.

Du reste, beaucoup d'Animaux marcheurs peuvent nager sans qu'il y ait dans leur mode d'organisation de disposition mécanique qui soit particulièrement favorable à ce genre de locomotion. Pour les uns, les mouvements ambulatoires ordinaires suffisent pour effectuer la progression dans l'eau, et pour maintenir pendant longtemps l'entrée des voies respiratoires au-dessus de la surface du liquide; chez d'autres, il faut une certaine combinaison de mouvements spéciaux pour l'exécution desquels une éducation plus ou moins longue de l'appareil locomoteur est nécessaire, et la faculté de nager est alors une faculté acquise. Comme exemple de natation au moyen des mouvements ambulatoires ordinaires des Quadrupèdes marcheurs, je citerai la manière dont nage le Chien (1). L'Homme, ainsi que chacun le sait, nage d'une autre façon; les mouvements qu'il

tronc contribuent plus que tous autres à la natation; mais la queue est fort réduite, et la rame postérieure qui en tient lieu est constituée par les pattes postérieures qui, très-élargies et fortement palmées, non-seulement frappent l'eau à la façon de palettes, mais s'appliquent l'une contre l'autre à l'arrière du corps et y simulent la queue verticale d'un Poisson.

Chez les Phoques, les membres thoraciques n'interviennent guère dans le mécanisme de la nage qu'à la façon d'organes directeurs; mais chez les Otaries, où ils sont beaucoup plus grands, ils agissent aussi comme propulseurs (*a*). Le système musculaire de ces Animaux présente plusieurs particularités notables (*b*).

(1) Beaucoup d'autres Mammifères nagent de la même manière. La forme de leur thorax, l'ampleur de leurs poumons et la petitesse de leur tête rendent pour eux la flottaison facile, et c'est en ramant sous eux par des mouvements de pattes analogues à ceux employés dans la course, qu'ils se soutiennent et qu'ils progressent. Même la plupart des Quadrupèdes coureurs peuvent nager ainsi pendant un assez long espace de temps. Ainsi non-seulement le Chien peut passer les rivières, mais quelques Félins traversent des bras de mer : le Tigre, par exemple, va souvent du continent de la Chine à l'île d'Amoy (*c*).

M. Grandidier a constaté des exemples de voyages analogues, mais beaucoup plus longs, effectués par les Hippopotames entre la côte d'Afrique et l'île de Zanzibar, située à environ 40 kilomètres en mer.

(*a*) Pettigrew, *On the mechanical Appliances* (*Trans. Zool. Soc.*, t. XXVI, p. 208, pl. 12, fig. 4 et 6).

(*b*) Idem, *Op. cit.* (*Linn. Trans.*, t. XXVI, p. 213).

— Murie, *On the Anatomy of the Sea-Lion* (*Trans. Zool. Soc.*, t. VII, p. 539, pl. 70-73).

(*c*) Swinhoe, *On Chinese Mammals* (*Proceed. of the Zool. Soc.*, 1870, p. 626).

exécute ressemblent beaucoup à ceux de la Grenouille (1), mais ils ne lui sont pas naturels, et par conséquent je ne m'appliquerai pas à les décrire (2).

§ 9. — Chez les Oiseaux nageurs, les pieds sont palmés d'une manière analogue à ce que nous avons vu chez divers Mammifères aquatiques (3), et, ainsi que je l'ai déjà dit, les membres thoraciques, au lieu de constituer des ailes propres au vol, peuvent être transformés en palettes qui rappellent les pattes natatoires des Phoques (4).

Poissons volants.

§ 10. — L'analogie qui existe entre la natation et le vol est rendue plus manifeste par le mode de locomotion de certains Poissons qui, tout en étant organisés essentiellement pour la nage, sont doués de la faculté de voler. En effet, chez quelques Animaux de cette classe, les nageoires pectorales, agrandies par l'allongement excessif de leurs rayons et de leur

(1) Chez la Grenouille, ce sont principalement les pattes postérieures qui agissent dans la natation, et leurs mouvements ressemblent beaucoup à ceux qu'elles exécutent dans le saut.

(2) M. Pettigrew a décrit avec beaucoup de détails les mouvements que l'Homme fait pour nager et en a expliqué le mécanisme (*a*).

(3) Chez quelques Oiseaux nageurs, les doigts, au lieu d'être complétement réunis par des palmures, restent libres, mais sont garnis latéralement d'une large bordure (*b*). Chez d'autres au contraire, le pouce, aussi bien que les trois doigts antérieurs, se trouve compris dans la palmure, disposition qui a valu à ces espèces le nom commun de *Totipalmes* (*c*).

(4) Les Guillemots, qui plongent et nagent sous l'eau avec une grande agilité, ne se servent pas de leurs pattes pour cet usage, mais rament avec leurs ailes seulement, et semblent voler au sein du milieu liquide comme dans l'atmosphère.

Chez les Grèbes, les ailes et les pattes agissent simultanément dans la natation, quand l'Oiseau est immergé. Il en est de même chez les Pingouins, où les ailes ne sont plus des organes de vol. Chez ces Palmipèdes, les pattes frappent l'eau alternativement.

On trouve dans le dernier ouvrage de M. Pettigrew beaucoup d'observations sur le mode de natation de ces Palmipèdes et des Oiseaux aquatiques en général (*d*).

(*a*) Pettigrew, *La locomotion*, p. 112 et suiv.
(*b*) Ex. : le Grèbe ; voyez l'*Atlas du Règne animal* de Cuvier, OISEAUX, pl. 88, fig. 1.
(*c*) Ex. : le Pélican (*Op. cit.*, pl. 94, fig. 1).
(*d*) Pettigrew, *La locomotion chez les Animaux*, 1874, p. 125 et suiv.

palmure membraneuse, deviennent aptes à fonctionner à la manière d'ailes, et permettent au Poisson de se soutenir pendant quelque temps dans l'air, lorsque, en fuyant devant ses ennemis, il s'élance hors de l'eau; mais le vol effectué de la sorte est toujours faible et de courte durée. Les Poissons les mieux organisés pour ce genre de locomotion aérienne sont les Exocets et les Dactyloptères, que les voyageurs confondent sous les noms d'*Hirondelles de mer* et de *Poissons volants* (1); mais quelques espèces de Scorpènes sont également aptes à voler à de courtes distances (2).

(1) Les Exocets sont des Malacotérygiens abdominaux de la famille des Brochets, ayant les nageoires pectorales extrêmement grandes. Tous ne sont pas également bien organisés pour le vol. Parmi les espèces les plus remarquables je citerai l'*Exocetus volitans*, Lin., de la Méditerranée, ou Hirondelle de mer (*a*), et l'*Exocetus volans*, qui parcourt en bandes nombreuses les mers tropicales.

Les Dactyloptères sont des Acanthoptérygiens de la famille des Trigles ou Joues cuirassées. Un de ces Poissons volants, appelé *Trigla volitans* par Linné (*b*), est assez commun dans la Méditerranée et dans l'océan Atlantique, jusque sur les côtes de l'Amérique. Une autre espèce du même genre, le *Dactylopterus orientalis*, Cuv. (*c*), habite l'océan Indien, et son vol, quoique de courte durée, ressemble à celui de l'Hirondelle (*d*).

M. Harting a fait voir que la superficie des nageoires pectorales, comparée au poids du corps, n'est guère inférieure à ce qui existe chez divers Oiseaux aptes à voler passablement bien, mais que leur longueur relative est beaucoup plus petite.

Quant au mécanisme du vol chez ces Animaux, il reste quelque incertitude; on pense généralement que les Poissons volants ne font pas de mouvements analogues aux battements des ailes de l'Oiseau qui rame dans l'atmosphère, et dans cette hypothèse M. Pettigrew explique leur progression par les effets combinés: 1° de l'impulsion initiale imprimée à leur corps au moment où ils s'élancent hors de l'eau; 2° de leur poids; 3° de la résistance de l'air contre le plan incliné constitué par la surface inférieure de leurs nageoires (*e*). Mais je dois faire remarquer que les battements et les mouvements vibratoires des nageoires faisant fonctions d'ailes ont été constatés plus d'une fois par M. de Tessan, qui est un très-bon observateur (*f*).

(2) Ce fait a été constaté par M. Ehrenberg chez l'*Apistus Israelitorum*

(*a*) Cuvier et Valenciennes, *Poissons*, t. XIX, p. 83, pl. 559.
(*b*) Cuvier et Valenciennes, *Op. cit.*, t. IV, p. 134, pl. 76.
(*c*) Harting, *Obs. sur l'étendue relative des ailes, etc.* (*Archives néerlandaises*, 1869, t. IV)
(*d*) Wallace, *The Malay Archipelago*, p. 413.
(*e*) Pettigrew, *La locomotion chez les Animaux*, p. 135 et suiv.
(*f*) U. de Tessan, *Voyage autour du monde sur la frégate* la Vénus: *Physique*, t. V, p. 149 et 276.

Locomotion aérienne au moyen de parachutes.

§ 11. — Quelques Animaux, sans être organisés pour le vol, sont pourvus de voiles à l'aide desquelles ils peuvent ralentir leur chute et descendre obliquement à terre lorsqu'ils s'élancent d'un point élevé. Ces parachutes sont constitués par des replis de la peau des flancs susceptibles d'être tendus horizontalement par le jeu de diverses pièces osseuses, mais ne jouissant pas de la faculté de battre l'air à la façon des ailes. On les rencontre chez plusieurs Mammifères, où ils s'étendent des membres antérieurs aux membres postérieurs, ou se prolongent même au delà, depuis les côtés du cou jusqu'à l'extrémité de la queue. Le premier de ces modes de conformation est propre aux Phalangers volants, aux Polatouches, aux *Pteromys*; le second existe chez les Galéopithèques. Il y a aussi des parachutes chez quelques Sauriens; mais là ces prolongements cutanés, au lieu de s'insérer aux pattes, sont soutenus de chaque côté du corps par une série de baguettes osseuses constituées par les côtes. Ce singulier mode d'organisation nous est offert par les Dragons et les Sitanes.

Enfin, sous le rapport des fonctions mécaniques, on peut comparer à ces parachutes les énormes touffes de plumes longues et légères qui, à l'époque des amours, garnissent les côtés du corps de quelques Oiseaux de paradis (1). J'ajouterai que parfois certains Animaux, sans offrir dans leur mode d'organisation aucune particularité favorable à la locomotion aérienne,

de la mer Rouge (*a*). Des habitudes analogues ont été attribuées au *Pterois volitans* de Cuvier, ou *Scorpæna volitans* de Gmelin; mais l'exactitude de cette assertion est très-douteuse (*b*).

(1) Ces belles plumes qui semblent constituer la queue du *Paradisea minor*, lorsque celui-ci est en repos, sont implantées au-dessus des ailes, et s'étalent latéralement en gerbe lorsque l'Oiseau les redresse. Elles ne sont bien représentées dans cette position que dans un petit nombre d'ouvrages récents (*c*).

(*a*) Cuvier et Valenciennes, *Op. cit.*, t. IV, p. 397.
(*b*) Cuvier et Valenciennes, *Op. cit.*, t. IV, p. 361.
(*c*) Wallace, *The Malay Archipelago*, p. 551.
— Elliot, *Monograph of the Paradisea*, 1872.

peuvent se trouver entraînés à des hauteurs considérables dans l'atmosphère par l'action des courants : les jeunes Lycoses de nos jardins, par exemple (1).

Vol. § 12. — Les ailes des Animaux voiliers ressemblent beaucoup aux parachutes dont je viens de parler, mais avec cette différence qu'au lieu d'être seulement des instruments passifs, ce sont des organes moteurs actifs, qui battent l'air comme la nageoire bat l'eau, et impriment ainsi au corps auquel ils sont attachés une série d'impulsions.

Ailes des Mammifères, etc. Chez les Chauves-Souris, cette ressemblance est des plus frappantes. En effet, les ailes de ces Mammifères, de même que les parachutes des Galéopithèques, sont constituées par un grand repli de la peau des côtés du corps, qui est tendu entre les membres antérieurs et postérieurs ; mais ce repli, au lieu de s'arrêter au poignet, embrasse aussi les doigts des pattes thoraciques (le pouce excepté), et ces doigts, excessivement allongés, remplissent les fonctions de roidisseurs pour la palmure qui les réunit, et qui offre des dimensions très-considérables (2). L'espèce de voile formée de la sorte s'étend souvent en arrière, entre les pattes postérieures, jusqu'à l'extrémité de la queue, et le

(1) Cette ascension est déterminée par l'émission d'un fil très-long qui, emporté par les courants ascendants de l'air chaud, entraîne à son tour ces petites Araignées, dont le corps est très-léger (*a*).

(2) Cette palmure n'est pas soutenue seulement par les roidisseurs constitués par les doigts et les autres parties de la charpente osseuse incluses dans son intérieur ; elle est pourvue aussi d'un réseau de fibres élastiques très-complexes et d'un grand nombre de fibres musculaires sous-cutanées (*b*).

(*a*) Murray, *On the Power possessed by the Spider of propelling its threads, and on the Ascent of that Insect into the Atmosphere* (*Mem. Wernerian Soc.*, 1826, t. V, p. 384). — *On the aerial Spider* (*London's Magaz. of Nat. Hist.*, 1829, t. I, p. 320).

— Virey, *Sur l'ascension de petites Araignées dans l'air* (*Bull. des sciences nat. de Férussac*, 1829, t. XIX, p. 130).

— Walckenaer, *Sur le voyage aérien des Araignées* (*Institut*, 1834, p. 200).

— Audouin, *Voyages aériens des Araignées* (*Bull. Soc. entomol.*, 1834, t. III, p. 22).

— Huber, *Lettre sur les Araignées aéronautes du genre Lycose* (*Mém. de la Soc. de phys. et d'hist. nat. de Genève*, 1843, t. X).

(*b*) Pettigrew, *On the mechanical Appliances by which flight is attained in the Animal Kingdom* (*Trans. of the Linn. Soc.*, 1800, t. XXVI, p. 238).

bord de cette membrane interfémorale est souvent soutenu par une sorte d'éperon cartilagineux naissant du tarse. Enfin, ces grandes voiles mises en mouvement par les muscles abaisseurs des membres thoraciques (1) battent l'air avec force, et impriment ainsi au corps de l'Animal une impulsion en sens inverse de la direction du courant qu'elles déterminent dans le fluide ambiant. Il est aussi à noter que ces ailes sont concaves en dessous, et que le bras est susceptible d'exécuter des mouvements de torsion à l'aide desquels le plan général de la rame change au moment où celle-ci se relève, de façon à diminuer l'étendue de sa surface de résistance (2), circonstance sur l'utilité de laquelle je reviendrai en traitant du mécanisme du vol.

Des ailes conformées de la même manière existaient chez les Sauriens fossiles de la période secondaire, désignés sous le nom de *Ptérodactyles*.

Ailes des Insectes.

§ 13. — Les ailes des Insectes, tout en ayant pour charpente un assemblage de pièces solides qui n'ont aucun représentant dans le squelette des Vertébrés, ressemblent beaucoup aux ailes des Chauves-Souris par leur mode de constitution. Ce sont de grands replis du système tégumentaire formant des expansions latérales soutenues par des baguettes rigides appelées

(1) Les principaux muscles abaisseurs de l'aile sont les pectoraux, dont le volume est proportionné à leur puissance; aussi le sternum, pour y fournir des points d'insertion suffisamment étendus, présente chez les Chéiroptères une carène médiane saillante comparable au brechet des Oiseaux (*a*).

(2) Ces mouvements et les dispositions anatomiques qui les déterminent ont été étudiés avec détail par M. Pettigrew, mais sont trop complexes pour que je puisse les décrire ici (*b*).

(*a*) Schöbel, *Die Flughaut der Fledermäuse* (*Archiv für mikroskopische Anatomie*, 1871, t. VII, p. 6, pl. 1 et 2).

(*b*) Cuvier, *Tab. Anat. comp. illustr.*, pars. I, pl. 5, fig. 3.
— Siebold et Stannius, *Manuel d'anat. comp.*, t. II, p. 416.
— Blanchard, *l'Organisation du Règne animal*, MAMMIF.
— Alix, *Sur l'appareil locomoteur de la Roussette* (*l'Institut*, 1867).
— Schöbel, *Op. cit.*
— Jobert, *Études sur les organes du toucher*, etc. (*Ann. des sciences nat.*, 5e série, 1871, t. XVI, art. no 5, p. 121).

nervures (1), qui sont mobiles sur une jointure basilaire, et mises en mouvement par des muscles puissants, de façon à s'élever et à s'abaisser obliquement. Ainsi que nous l'avons vu dans une précédente Leçon (2), ces grandes rames sont ordinairement au nombre de deux paires, jamais davantage, et elles naissent de l'arceau dorsal des deux derniers anneaux thoraciques (3).

(1) Chez tous les Insectes dont les ailes sont bien constituées, les nervures sont de deux sortes : les unes sont disposées longitudinalement (c'est-à-dire de la base ou région scapulaire de l'organe vers son bord externe), les autres sont transversales. Les premières sont les plus robustes et sont reliées entre elles par les secondes, (que l'on distingue parfois sous le nom de *nervules*) de façon à circonscrire avec celles-ci des espaces ou aréoles appelées cellules (*a*). Enfin, d'autres pièces de même nature, mais de formes très-variées et généralement très-courtes, occupent la base de l'aire et servent d'intermédiaires entre les nervures longitudinales dont je viens de parler et la charpente solide du thorax (*b*). Quelques entomologistes les appellent les *osselets* de l'aile ; d'autres les désignent sous le nom d'*apodèmes articulaires*.

Le mode de conformation de la charpente ainsi constituée varie suivant les grandes divisions naturelles de la classe des Insectes, et fournit d'excellents caractères pour la distinction des familles et des genres ; aussi les entomologistes en ont-ils fait une étude très-attentive (*c*), et, afin d'en faciliter la description, ils ont donné à chacune des pièces principales un nom spécial. Ainsi on appelle communément *nervure costale* ou *nervure radiale*, la baguette qui longe le bord antérieur de l'aile ; *nervure sous-costale* ou *nervure cubitale*, une seconde baguette qui est très-rapprochée de la précédente ; *nervure médiane*, *nervure sous-médiane* et *nervure anale*, les trois suivantes, en comptant toujours d'avant en arrière. Souvent il convient aussi de distinguer, des nervures principales, d'autres nervures longitudinales dites *secondaires*, naissant vers le milieu de l'aile, et s'étendant de là vers le bord externe de l'organe.

Pour plus de détails sur la conformation et la structure des nervures, je renverrai aux publications spéciales (*d*).

(2) Voyez tome X, page 245.

(3) C'est-à-dire du mésothorax et du métathorax.

Les ailes postérieures glissent sous le bord postérieur des ailes antérieures, et souvent elles y sont rattachées soit par une série de crochets, ainsi que cela se voit chez divers Hy-

(*a*) Voyez l'*Atlas du Règne animal* de Cuvier, INSECTES, pl. 8, fig. 1-6.
(*b*) Voyez Chabrier, *Op. cit.*, pl. 1, fig. 3.
(*c*) Jurine, *Nouvelle méthode de classer les Hyménoptères*, 1807.
(*d*) Voyez Lacordaire, *Introd. à l'Entomologie*, t. I, p. 359 et suiv.
— Newport, art. INSECTA (Todd's *Cyclopædia*, t. II, p. 924).
— Newman, *On the Wing-grays of Insects* (*Trans. Entomol. Soc.*, 1855, new series, t. III, p. 225).
— Westwood, *Notes on the Wing-veins of Insects* (*Trans. Entom. Soc.*, 1857, t. IV, p. 60).

Quelquefois les appendices qui les constituent sont en partie détournés de leurs usages normaux et modifiés de façon à constituer des élytres (1) ou des balanciers (2); mais, d'ordinaire, tous ces appendices ne servent qu'au vol, et, dans ce cas, ils sont toujours foliacés, extrêmement minces, rigides vers leur base et le long de leur bord antérieur, mais plus ou moins flexibles vers les bords externe et postérieur ; de façon que tout en constituant des lames à peu près planes lorsqu'ils sont étendus, et que les pressions agissant sur leurs deux faces sont égales entre elles, ils s'infléchissent un peu et présentent des surfaces gauches lorsque ces pressions cessent de s'équilibrer. Il est aussi à noter que les ailes des Insectes peuvent affecter deux formes principales : les unes sont des palettes à dimensions invariables (3); les autres sont susceptibles de s'éta-

ménoptères (*a*), soit par un poil roide passant dans une gouttière, comme chez la plupart des Lépidoptères nocturnes (*b*), ou par quelque autre mécanisme analogue, tel que des replis marginaux s'accrochant réciproquement (*c*).

Il est aussi à noter que chez quelques Lépidoptères, les ailes, au lieu d'offrir une surface continue, sont découpées en lanières (*d*).

(1) Les élytres ne fonctionnent que peu ou point comme propulseurs, mais ils peuvent intervenir d'une manière secondaire dans le mécanisme du vol, à raison des plans inclinés qu'ils peuvent opposer à l'air en mouvement. Quelquefois même ils battent l'air comme les ailes, notamment chez les Téléphores (*e*).

(2) Les balanciers des Insectes diptères (*f*) paraissent servir à maintenir l'équilibre du corps pendant le vol; l'ablation de ces appendices filiformes n'empêche pas complétement ce genre de locomotion, mais le rend très-difficile (*g*). M. Bert a constaté qu'il suffit d'enlever une portion de leur renflement terminal pour déterminer ce trouble dans les mouvements (*h*).

(3) Chez les Lépidoptères, la plupart des Hyménoptères, les Névroptères et

(*a*) Par exemple chez l'Abeille ; voyez Newport, art. INSECTA (Todd's *Cyclop. of Anat. and Physiol.*, t. II, p. 930).

(*b*) Par exemple chez la Pyrale ; voyez Audouin, *Hist. des Insectes nuisibles à la Vigne*, pl. 3, fig. 2 à 6.

(*c*) Par exemple chez la Cigale ; voyez Chabrier, *Op. cit.*, pl. 13, fig. 8.

(*d*) Par exemple chez les Ptérophores ; voyez l'*Atlas du Règne animal*, INSECTES, pl. 158.

(*e*) Pettigrew, *Op. cit.*, p. 222.

(*f*) Voyez tome X, page 246.

(*g*) Gouriau, *Mém. sur les balanciers des Diptères* (*Ann. de la Soc. entomologique*, 2e série, 1843, t. I, p. 299).

(*h*) Bert, *Notes d'anat. et de physiol. comparées*, p. 32.

ler ou de se replier sur elles-mêmes, de façon à changer beaucoup la grandeur de leur surface : mais ces changements ne jouent aucun rôle dans le mécanisme du vol, et ne servent qu'à faciliter le logement de ces organes sur le dos de l'Animal, lorsqu'ils sont à l'état de repos (1). Je ne m'y arrêterai donc pas, et je me bornerai à ajouter que le plissement des ailes, soit en travers, comme cela a lieu chez les Coléoptères (2), soit longitudinalement et en éventail, ainsi que cela se voit chez les Orthoptères (3), ne résulte pas de l'action de muscles agissant

les Diptères, les ailes ne se plissent pas, et leurs nervures principales sont maintenues à distance par les nervules transversales rigides.

Chez les Névroptères, toutes ces nervures sont très-nombreuses et ne diffèrent que peu entre elles, de façon que par leur union elles constituent une sorte de réseau à petites mailles qui ressemble à de la dentelle. Chez les Hyménoptères, les Diptères et les Lépidoptères, les nervures longitudinales sont beaucoup plus fortes que les nervules dans toute la portion interne de l'aile, mais elles deviennent peu distinctes des nervules dans la région externe, et il est aussi à noter que les aréoles ou cellules dont elles forment avec celles-ci le cadre, sont grandes et de formes très-variées.

(1) Les ailes des Insectes à l'état de repos peuvent affecter deux positions principales: tantôt elles se relèvent verticalement et s'appliquent les unes contre les autres dans le plan médian du corps, de façon à constituer temporairement une sorte de crête dorsale, ainsi que cela se voit chez les Lépidoptères diurnes ; d'autres fois elles se replient horizontalement en arrière, chevauchent les unes sur les autres, et se couchent ainsi à plat ou obliquement sur la face supérieure de l'abdomen. Cette dernière position est la plus ordinaire ; on l'observe chez les Lépidoptères nocturnes, les Hyménoptères, les Diptères, les Orthoptères, les Coléoptères, les Hémiptères, etc.

(2) C'est la portion externe de l'aile qui se replie ainsi obliquement en arrière, sous la portion moyenne de l'organe, et il y a entre ces deux parties une articulation dans la charpente constituée par les nervures principales et les nervures secondaires (*a*).

(3) Chez ces Insectes, les nervures longitudinales des ailes de la seconde paire s'étendent depuis la base de l'aile jusqu'à son bord externe, en s'écartant de plus en plus les unes des autres ; mais les nervules transversales qui les réunissent entre elles sont interrompues, ou du moins très-affaiblies vers le milieu, de façon à pouvoir se plier très-facilement dans ce point, et il en résulte que l'aile est susceptible de se plisser longitudinalement à la façon d'un éventail lorsque, par le jeu des pièces scapulaires (ou apodèmes arti-

(*a*) Voyez l'*Atlas du Règne animal*, INSECTES, pl. 8, fig. 1.

directement sur les parties qui se déplacent de la sorte, mais est une conséquence des mouvements imprimés à certaines pièces basilaires de la charpente solide de ces rames par la contraction des muscles thoraciques (1).

Ailes des Oiseaux.

§ 14. — L'aile de l'Oiseau a pour charpente fondamentale les os du membre antérieur modifiés de la manière indiquée dans une Leçon précédente(2), mais elle est constituée en majeure partie par les plumes qui sont insérées sur ces pièces solides. Les plus importants parmi ces appendices tégumentaires sont les *pennes* ou *rémiges* (3), qu'on divise en primaires, secondaires et scapulaires, suivant qu'elles s'insèrent sur la main, sur l'avant-bras ou sur l'humérus. Elles sont très-solidement fixées par leur base ou extrémité antérieure, et se dirigent en dehors ou en arrière suivant leur position, en ne divergeant que peu et en se recouvrant mutuellement par leur bord externe. A leur base, elles sont recouvertes tant en dessous qu'en dessus par plusieurs rangées de plumes de plus en plus courtes, appelées *tectrices* ou *couvertures* des ailes, qui, placées

culaires), les nervures longitudinales sont poussées les unes contre les autres. Les ailes de la 1re paire constituent des élytres et ne se plissent pas (a).

Chez les Forficules, ce mode de plissement en éventail s'effectue dans toute la portion moyenne et externe de l'aile, mais ne s'étend pas à la portion basilaire de l'organe, et à l'état de repos la portion en éventail se replie transversalement sur celle-ci.

Chez quelques Hyménoptères, tels que les Guêpes, les ailes se plient longitudinalement en deux.

(1) Chabrier, Straus-Durckheim, et quelques autres auteurs, ont donné des descriptions anatomiques très-détaillées de ces muscles (b).

La disposition des pièces scapulaires qui servent d'intermédiaire entre ces muscles et la portion élargie de l'aile est très-complexe et varie suivant les espèces; elle a été étudiée chez le Bourdon par Chabrier, et chez le Hanneton par Straus (c).

(2) Voyez tome X, page 387.

(3) Voyez le tome X, page 54, note 2.

(a) Ex. : les Criquets, etc.; *Op. cit.*, pl. 83 et suiv.

(b) Chabrier, *Op. cit.*

— Straus, *Anat. comp. des Animaux articulés*, p. 165, pl. 3 et 4.

— Aubert, *Ueber die eigenthümliche Structur der Thoraxmuskeln der Insecten* (*Zeitschr für wissensch. Zool.*, 1853, t. IV, p. 388).

(c) Chabrier, *Op. cit.*, p. 155 et suiv., pl. 11, fig. 9-12.

— Straus, *Op. cit.*, pl. 1, fig. 20 et 21.

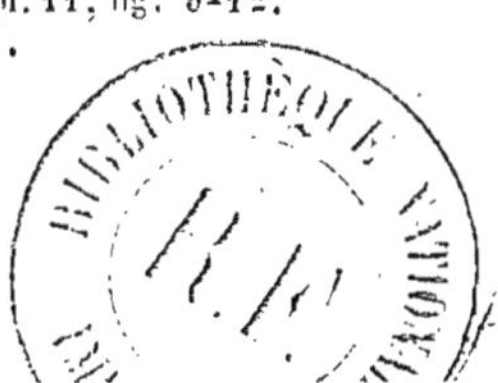

à plat, sont dirigées de la même façon et rendent très-facile le glissement de l'air d'avant en arrière. Je rappellerai aussi que d'ordinaire les barbes des pennes sont accrochées par leurs barbules, de façon à former une seule lame (1), et que le bord postérieur ou interne de chacune de ces plumes passe sous le bord correspondant de la plume suivante, dispositions à l'aide desquelles tous ces appendices tégumentaires se prêtent un appui mutuel, et constituent par leur réunion une grande rame continue, très-résistante et d'une grande légèreté. Lorsque la main se fléchit sur l'avant-bras, et que celui-ci se fléchit sur le bras, toutes les pennes se rapprochent par leur extrémité libre, se dirigeant parallèlement en arrière et se superposant plus ou moins complétement, de façon à n'occuper que très-peu d'espace; mais quand l'aile s'étend, elles s'écartent en forme d'éventail et offrent une surface d'autant plus étendue que leur longueur est plus grande. Les dimensions des ailes dépendent donc de deux choses: d'une part, de la longueur des os du bras, de l'avant-bras et de la main; d'autre part, de la longueur des pennes. Enfin, la forme de ces rames dépend de la longueur relative des diverses pennes. Elles sont pointues quand la première ou la seconde rémige dépasse les suivantes; tronquées au bout ou arrondies, quand les trois, quatre ou cinq rémiges antérieures augmentent successivement de longueur; rétrécies à leur base, quand les scapulaires sont courtes, ou élargies dans cette partie quand ces dernières plumes acquièrent un développement considérable : or ces différences influent beaucoup sur le mode de fonctionnement de ces organes locomoteurs (2).

(1) Voyez tome X, page 53.

(2) Huber, dont les observations sur le vol ne sont pas sans importance, mais paraissent avoir échappé à la plupart des physiologistes qui depuis quelques années ont écrit sur le même sujet, distingue sous le nom d'*aile rameuse*, l'aile étroite et pointue dont la première penne est un peu moins longue que la seconde, mais dépasse notablement la troisième et davantage encore la quatrième; il

Les trois grandes articulations de l'aile contribuent également à la production des changements que la longueur de ce levier est susceptible d'éprouver. A l'état de repos, la main, l'avant-bras et le bras se reploient parallèlement entre eux et s'appliquent contre le flanc, de façon à n'augmenter que peu la longueur du corps. Dans l'état d'extension au contraire, toutes ces parties se placent presque en ligne droite bout à bout, et peuvent former avec l'axe du corps un angle droit, ou s'avancer même davantage. Mais ces mouvements ne sont pas les seuls que l'aile exécute : l'humérus, en oscillant sur la surface articulaire de l'appareil scapulo-claviculaire, peut élever ou abaisser l'extrémité de la rame, et, par l'effet d'un petit mouvement de torsion réalisé dans cette même jointure, la surface supérieure de cette rame peu être inclinée en avant ou en arrière. Enfin, par suite de l'élasticité des pennes et de quelques petits mouvements de torsion dans les autres articulations, la surface de l'aile peut changer de forme et s'onduler plus ou moins, modifications qui ne sont pas sans importance dans le mécanisme du vol (1).

Les principaux organes moteurs des ailes sont les muscles pectoraux, qui se fixent sur le sternum et vont s'attacher à l'humérus dans le voisinage de l'articulation de l'épaule. Lorsque l'Oiseau est incapable de voler et que ses ailes sont atrophiées, ces muscles sont faibles et le sternum ne présente aucune crête saillante pour leur insertion ; mais d'ordinaire ils sont très-gros, et c'est pour leur offrir non-seulement une surface

appelle *aile voilière*, l'aile large et arrondie au bout dont, les quatrième, cinquième et sixième pennes sont plus longues que les deux premières (*a*); et ce sont des différences analogues qui constituent les caractères employés par Cuvier pour distinguer le groupe des *Oiseaux de proie nobles*, ou Faucons proprement dits, des *Oiseaux de proie ignobles*, tels que les Milans, les Aigles, etc., etc. (*b*).

(1) M. Pettigrew a beaucoup insisté sur ces changements de forme dans son explication du mécanisme du vol (*c*).

(*a*) Huber (de Genève), *Observ. sur le vol des Oiseaux de proie*, 1784.
(*b*) Cuvier, *Règne animal*, t. I, p. 319.
(*c*) Pettigrew, *La locomotion*, p. 204 et suiv.

suffisamment étendue, mais aussi un mode d'implantation favorable à leur action que ce bouclier osseux est garni d'un brechet (1). Je ne décrirai pas ici ces muscles, mais je ne puis passer sous silence une des particularités que l'on y remarque. Contrairement à ce qui a presque toujours lieu, le principal muscle élévateur du bras est logé à côté des muscles abaisseurs; il se trouve par conséquent du côté opposé à celui où son action doit se faire sentir, et c'est seulement par suite du passage de son tendon sur une sorte de poulie de renvoi, que sa contraction produit sur l'humérus l'effet voulu (2). Cette disposition est défavorable à l'emploi de la force développée; mais elle très-utile pour le maintien de l'équilibre. Effectivement, pour que l'Oiseau conserve en volant une position stable, il faut que son centre de gravité soit placé au-dessous de l'axe des articulations scapulaires, et par conséquent il y a avantage à augmenter le poids de la région sternale en allé-

(1) Voyez tome X, page 380.

(2) Chez les Mammifères, la région pectorale ne loge que deux des muscles moteurs du bras : le *grand pectoral* et le *petit pectoral*, qui l'un et l'autre abaissent le membre et le portent en dedans. Chez les Oiseaux, ces deux muscles existent, mais il y a en outre un *muscle moyen pectoral*, dont le tendon contourne en dessus l'articulation scapulaire et va s'insérer sur la face supérieure de l'humérus de façon à devenir l'antagoniste des précédents.

La poulie de renvoi (le *foramen ovale*), où passe son tendon, est située entre l'extrémité de l'os coracoïdien et la partie adjacente de la fourchette.

Le pectoral moyen est rotateur aussi bien qu'extenseur de l'humérus, et il donne à l'aile le développement ainsi que l'horizontalité nécessaire pour le vol. Vicq d'Azyr, qui a très-bien décrit ce muscle, le compare au deltoïde (*a*); mais à raison de ses rapports anatomiques, on doit le considérer plutôt comme étant le représentant du muscle sous-clavier arrivé à un haut degré de développement (*b*).

J'appellerai aussi l'attention sur une partie du grand pectoral, dont le tendon va s'insérer sur le métacarpe et agit, soit comme fléchisseur de l'avant-bras sur le bras, soit comme extenseur du bout de l'aile et tenseur du repli cutané intermédiaire, lorsque l'avant-bras est maintenu dans l'extension.

(*a*) Vicq d'Azyr, *Premier Mémoire pour servir à l'anat. des Oiseaux* (*Mém. de l'Acad. des sciences*, 1772, p. 625).

(*b*) Schœpss, *Beschreib. der Flügelmuskeln der Vögel* (Meckel's *Archiv*, 1826, p. 72).

geant la région dorsale, résultat qui est obtenu par le déplacement des muscles élévateurs dont je viens de parler (1).

Mécanisme du vol.

§ 15. — Je ne pourrais, sans dépasser de beaucoup les limites assignées à ces Leçons, expliquer en détail le mécanisme du vol, phénomène très-complexe, qui a donné lieu à de nombreuses recherches et qui a été étudié avec soin dans ces derniers temps par plusieurs physiologistes, parmi lesquels je citerai en première ligne M. Pettigrew et M. Marey (2). Je me

(1) Pour plus de détails sur les muscles des ailes, je renverrai au mémoire de Vicq d'Azyr, déjà cité, et à quelques autres publications spéciales (*a*). Des figures de ces muscles ont été données dans l'ouvrage de M. Alphonse Milne Edvards sur les Oiseaux fossiles (t. Ier, pl. 9 et 10).

(2) Borelli, dont j'ai déjà eu l'occasion de signaler les travaux sur la mécanique animale en général, fut le premier à étudier sérieusement le mécanisme du vol, et à avoir à ce sujet des idées justes (*b*). Parmi les auteurs qui s'en sont occupés plus utilement, je citerai ceux dont les noms suivent (*c*).

Les personnes qui voudront approfondir davantage l'étude du mécanisme du vol, trouveront beaucoup de renseignements utiles et d'observations intéressantes dans diverses publications relatives à l'art de diriger les ballons, et à d'autres tentatives de locomotion aérienne (*d*).

(*a*) Carus, *Tabul. Anat. comp. illustr.*, part. I, pl. 4 et 5, fig. 1.
— Selenka, *Morphologie des muscles de l'épaule chez les Oiseaux* (*Arch. néerl.*, t. V, p. 48, pl. 2).
— Alix, *Comparaison des os et des muscles des Oiseaux avec ceux des Mammifères* (*Soc. philomatique*, 1867).

(*b*) Borelli, *De motu Animalium*, cap. XXI, *De volatu*.

(*c*) Huber, *Observ. sur le vol des Oiseaux de proie*. Genève, 1784.
— Chabrier, *Essai sur le vol des Insectes*, 1822. — *Explications du vol des Insectes* (*Ann. des sciences nat.*, 1829, t. XVI.
— Straus-Durckheim, *Op. cit.*, p. 208 et suiv.
— Giraud-Teulon, *Principes de mécanique animale*, p. 325.
— Liais, *Sur le vol des Oiseaux* (*Comptes rendus de l'Acad. des sciences*, 1864, t. LIX, p. 907).
— Pettigrew, *On the various Modes of Flight* (*Proceed. of the Royal Institution*, 1867). — *On the mechanical Appliances by which Flight is attained in the Animal Kingdom*, 1867 (*Trans. of the Linn. Soc.*, t. XXVI, p. 197). — *On the Physiology of Wings* (*Trans. of the Roy. Soc. of Edinburgh*, 1871, t. XXVI, p. 321). — *La Locomotion*, 1874.
— Krarup-Hansen, *Essai d'une théorie du vol des Oiseaux, des Chauves-Souris et des Insectes*. Copenhague, 1869.
— Marey, *La machine animale*.
— Plateau, *Réflex. et expér. sur le vol des Coléoptères* (*Bibl. univ. de Genève*; *Arch. sc.*, 1869).

(*d*) Cayley, *On aerial Navigation* (*Nicholson's Journ. of Nat. Philos.*, 1807, t. XXIV, p. 164).
— Phillips, *Report on the first Exhibition of Aerostatical Society*, 1862.
— Henson (*Nicholson's Journ. of Arts and Science*, 1865, p. 311).
— Wenham, *On aerial Locomotion* (*World for Science*, 1867). — Voyez Pettigrew, *La locomotion*, p. 288).
— Stringfellow, *Flying Machine* (*Popular Science Review*, 1869). — Voyez Pettigrew, *Op. cit.*, p. 289.
— Dupuy de Lôme, *Projet d'aérostat dirigé* (*Compt. rend. de l'Acad. des sc.*, 1870, t. LXXI, p. 562).
— Pettigrew, *La locomotion*, p. 319 et suiv.
— H. Turner, *Astra Castra*, 1865 (cité d'après Pettigrew)

bornerai donc à indiquer les caractères généraux de ce mode de locomotion, et les principales circonstances dont il faut tenir compte pour arriver à la compréhension des résultats obtenus par le battement des ailes.

Ainsi que je l'ai déjà dit, ces rames, en s'élevant et en s'abaissant alternativement, n'exécutent pas seulement des mouvements de va-et-vient, elles changent de direction et d'inclinaison ; la forme de leur surface se modifie de diverses manières, et leur mode de fonctionnement est tour à tour actif et passif, car, après avoir joué le rôle de propulseurs, elles utilisent à la façon du cerf-volant la pression exercée par l'air, qui glisse obliquement sur leur surface.

Il est d'abord à noter que par suite de mouvements obscurs de torsion qui s'effectuent dans la jointure scapulaire (1), et quelquefois même dans d'autres articulations de l'aile, l'extrémité libre de cet organe décrit en accomplissant chaque révolution une double ellipse ou une figure de 8. Ce fait a été constaté par M. Pettigrew, et démontré à l'aide d'une expérience très-élégante par M. Marey. Dans les circonstances ordinaires il échappe à l'observateur, à raison de la rapidité du mouvement accompli; mais pour rendre visible la figure que l'aile trace ainsi dans l'espace, il suffit d'appliquer à l'extrémité de cet organe une parcelle d'or et d'y faire tomber un rayon de soleil, car le point brillant obtenu de la sorte produit alors, en se déplaçant à mesure que l'aile s'élève et s'abaisse alternativement, l'image d'une double ellipse ou d'un chiffre 8, dont le grand diamètre est dirigé suivant la ligne de projection de l'Animal.

Les évolutions effectuées de la sorte se succèdent avec une grande rapidité (2) : chez les Oiseaux, on en compte de 3 à 13 par

(1) J'appelle ainsi non-seulement l'articulation scapulo-humérale des Vertébres, mais aussi l'articulation qui réunit l'aile au thorax de l'Insecte.

(2) M. Marey, à l'aide d'un appareil enregistreur sur lequel les battements

seconde, et chez les Insectes leur nombre, dans le même laps de temps, s'élève parfois à 200 et peut même dépasser 300. Toutes choses égales d'ailleurs, la puissance du travail physiologique effectué augmente avec leur fréquence; mais la grandeur de la surface comprimante réalisée par l'aile influe davantage sur l'efficacité de son action (1), et c'est en général là où l'étendue de ces rames est insuffisante, que ce défaut dans la constitution de l'appareil locomoteur est compensé par l'accélération des battements (2).

de l'aile s'inscrivaient au moyen d'un style d'une légèreté extrême fixé à l'extrémité de cet organe, a pu compter avec beaucoup d'exactitude le nombre des mouvements d'ascension et d'abaissement effectués en un temps donné (*a*), et il a obtenu les nombres suivants par seconde :

Buse	3
Chouette effraie	5
Pigeon	8
Canard sauvage	9
Piéride	13
Libellule	28
Macroglosse du Caille-lait	72
Guêpe	110
Abeille	190
Bourdon	240
Mouche commune	330

Ce sont ces vibrations qui produisent le bruit dont le vol de quelques Insectes, tels que les Cousins, est accompagné ; et si le ton de ce bruit nous paraît s'élever ou s'abaisser à mesure que l'Animal approche ou s'éloigne de notre oreille, cela ne dépend d'aucun changement dans le nombre des battements, mais de ce que les vibrations mettent d'autant moins de temps à nous arriver, que la distance à parcourir est moindre. Quand l'Insecte progresse, les intervalles de temps qui les séparent au moment de leur production se trouvent allongés ou diminués chacun de la différence des temps employés pour effectuer le transport de l'Animal de l'un à l'autre des points où il se trouve au moment des deux battements successifs (*b*).

(1) Les Oiseaux à vol puissant ont généralement de grandes ailes, mais il n'existe aucun rapport constant entre l'étendue de la surface de ces rames et le poids du corps.

Du reste l'étendue des ailes est généralement supérieure à ce qui est nécessaire pour le vol. M. Pettigrew s'en est assuré expérimentalement au moyen d'ablations, tant chez des Insectes que chez des Oiseaux (*c*).

(2) L'accélération des battements comme compensation de l'insuffisance de l'étendue de la surface battante est mise en évidence par l'élévation de la note résultant des vibrations des ailes d'un Insecte bourdonnant, lors de l'ablation d'une portion du bord postérieur des ailes (*d*).

(*a*) Marey, *La machine animale*, p. 192 et 237.
(*b*) Pisko, d'après Marey, *Op. cit.*, p. 189.
(*c*) Pettigrew, *On the mechanical Appliances*, etc. (*Trans. Linn. Soc.*, t. XXVI, p. 219 et suiv.).
(*d*) Idem, *On the Physiol. of Wings* (*Op. cit.*, 1871).

L'amplitude des battements varie beaucoup non-seulement chez les différents Animaux voiliers (1), mais aussi chez le même individu.

Parfois elle est tellement grande, que les deux ailes se rencontrent sur la ligne médiane au-dessus du dos de l'Animal, et se rapprochent ensuite presque autant au-dessous du corps (2). Mais d'ordinaire les battements sont peu étendus, et ils se réduisent parfois à une espèce de frémissement presque imperceptible pour notre œil. Il est aussi à noter que la descente de l'aile, retardée par une résistance plus grande de l'air, est en général beaucoup moins rapide que l'élévation de cette rame (3). Mais, quoi qu'il en soit à cet égard, l'aile, en s'élevant et en s'abaissant alternativement, change son plan d'inclinaison par rapport à l'axe du corps de l'Animal ; sa face supérieure regarde un peu en arrière pendant le mouvement de remonte et se

(1) On remarque qu'en général il y a un rapport inverse entre la grandeur des ailes et l'amplitude de leurs battements.

M. Marey a constaté que chez les Oiseaux il y a aussi des relations assez constantes entre ces phénomènes et les dimensions des muscles pectoraux, dont la conformation est à son tour en rapport avec les dimensions du sternum. Chez les Oiseaux à grandes ailes, les battements de ces organes sont peu étendus, mais nécessitent le développement d'une grande puissance motrice ; par conséquent les muscles pectoraux sont très-gros, mais à fibres courtes ; le sternum est par conséquent très-large et peu allongé. Au contraire, chez les espèces dont les ailes sont fort courtes, par exemple les Pingouins, les mouvements ont une grande amplitude, ce qui nécessite moins de force, mais la contraction de fibres musculaires plus longue ; aussi les muscles pectoraux, tout en étant grêles, sont-ils très-allongés, et le sternum, pour leur fournir des points d'attache indispensables, se prolonge très-loin en arrière (*a*).

(2) Ces grands battements s'observent parfois chez les Pigeons lorsque ceux-ci veulent prendre leur essor.

(3) Dans les expériences faites à ce sujet par M. Marey, les différences ont varié suivant les Oiseaux employés. La durée de l'ascension et la durée de la descente, estimées en centièmes de seconde, ont été de 5 et 6 2/3 chez le Canard, de 4 et de 8 1/2 chez le Pigeon et de 12 1/2 et de 20 chez la Buse : par conséquent, le temps employé pour l'élévation de l'aile est parfois environ la moitié de celui pendant lequel dure le mouvement de descente (*b*).

(*a*) Marey, *La machine animale*, p. 76.
(*b*) Idem, *Op. cit.*, p. 238.

trouve un peu en avant pendant la période de descente ou de foulée (1). Enfin, à raison de l'inégale flexibilité de ses diverses parties ou du jeu de ses articulations, la forme de la surface de l'aile peut changer aussi aux différents temps de sa révolution, et réaliser ainsi successivement divers plans inclinés dont l'influence est considérable sur les résultats de la pression exercée sur l'organe par le fluide ambiant. Par la combinaison des pressions que ces surfaces exercent sur l'air, il résulte des effets analogues à ceux produits par la rotation de l'hélice d'un bateau à vapeur, c'est-à-dire un courant dirigé du sommet à la base du cône décrit par les mouvements de l'instrument, et la résistance du fluide donnant lieu à une réaction en sens inverse, la surface comprimante se trouve poussée dans le sens opposé (2).

C'est aussi à raison de la disposition des plans inclinés ainsi obtenus que l'aile peut fonctionner alternativement d'une manière active et d'une manière passive. En s'abaissant et en

(1) Les changements de direction et de forme des surfaces de l'aile pendant les différents temps de l'abaissement et du relèvement de cet organe ont été étudiés avec beaucoup de soin par M. Pettigrew, et il est nécessaire d'en tenir grand compte lorsqu'on veut expliquer dans tous ses détails le mécanisme du vol (a).

La position du centre de gravité influe beaucoup sur l'inclinaison du corps dans le vol. Elle a été étudiée d'une manière particulière par M. Plateau chez les Insectes (b).

(2) Pour mettre en évidence ce courant, M. Marey fait mouvoir une aile artificielle dont la base est maintenue en place, et en approche deux bougies allumées, l'une du côté de la surface externe, l'autre en face de la surface interne du cône circonscrit par les mouvements de la rame; le courant déterminé par ces mouvements fait incliner l'une et l'autre de ces flammes (c), et l'on en peut conclure que dans les mouvements du vol l'air presse sur la surface supérieure de l'aile pendant que celle-ci presse sur une autre tranche de ce fluide. L'air doit donc glisser sur les deux surfaces de la rame, et presser sur celle-ci en sens contraire, d'un côté directement, de l'autre côté par réaction.

(a) Pettigrew, *On the Physiology of Wings* (*Trans. of the Roy. Soc. of Edinburgh*, 1871, t. XXVII, p. 335 et suiv.).

(b) F. Plateau, *Rech. expérimentales sur la position du centre de gravité chez les Insectes* (*Bibl. univ. de Genève*, *Arch. des sciences*, 1872).

(c) Marey, *La machine animale*, p. 206.

poussant ainsi l'air obliquement en bas et en arrière, elle fait office de propulseur; puis, en se relevant, sa surface inférieure étant dirigée en bas et en avant, elle fonctionne à la façon d'un cerf-volant et tend à s'élever en même temps qu'elle s'avance en vertu de sa vitesse acquise.

Il y a toujours dans la locomotion aérienne une certaine combinaison de ces deux phénomènes, et suivant que l'un ou l'autre prédomine, le caractère du vol change. Ainsi l'Oiseau vole en ramant, lorsque ce sont les battements des ailes qui jouent le principal rôle dans son mode de progression, et il plane lorsque, profitant de la vitesse acquise et ne l'entretenant que par des battements de très-faible amplitude, il glisse sur le plan incliné constitué par l'air en contact avec la face interne de ses ailes (1).

(1) On donne souvent le nom de *voiliers* aux Oiseaux qui en volant planent beaucoup. L'un des Oiseaux les plus remarquables sous ce rapport est l'Albatros (*a*). Il plane avec rapidité dans toutes les directions, sans faire osciller visiblement ses ailes, et son vol est des plus soutenus (*b*).

On doit à un de nos marins, M. de Tessan, des observations très-intéressantes sur le vol de ces Oiseaux grands voiliers. Leurs ailes sont si longues, qu'ils ont beaucoup de peine à prendre leur essor quand ils sont posés sur une surface plane. Lorsque, étant sur la surface de la mer, ils veulent s'envoler, on les voit se mettre debout sur la crête d'une vague, et saisir le moment où celle-ci va baisser pour s'élancer obliquement contre le vent en étendant leurs ailes. L'impulsion ainsi donnée, se combinant avec l'action de l'air sur le plan oblique représenté par les ailes, leur permet de s'élancer assez haut pour pouvoir faire battre ces organes sans frapper l'eau située au-dessous. Du reste, chaque coup d'aile suffit pour les projeter en avant avec tant de force, qu'ils peuvent planer pendant fort longtemps sans renouveler ce mouvement. M. de Tessan dit que lorsque le vent est fort, ils volent souvent pendant plus de cinq minutes sans exécuter un seul battement visible, et qu'il les a vus se maintenir ainsi les ailes en apparence immobiles pendant un quart d'heure. D'ordinaire les battements se succèdent à des intervalles de 2 à 3 minutes, et il est probable qu'indépendamment de ces grands mouvements, les ailes exécutent des vibrations très-rapides et d'amplitude peu étendue, qui échappent à l'œil de l'observateur, mais

(*a*) Allis, *On some peculiarities in the Flight of Birds* (*Report Brit. Associat.*, 1844, p. 72).
(*b*) Bennett, *Gatherings of a Naturalist*, p. 70.
— Hutton, *Notes on some Birds inhabiting the Southern Ocean* (*Ibis*, 1865, t. I, p. 294).
— Gould, *Birds of Australia*, t. VII, texte de la planche 38.

Les conditions mécaniques favorables à l'un ou à l'autre de ces modes de fonctionnement ne sont pas les mêmes. Pour agir avec puissance comme propulseur, la surface ramante doit presser sur l'air avec une grande vitesse, et, toutes choses égales d'ailleurs, cette vitesse sera d'autant plus grande que le bras de levier représenté par cette surface sera plus long; ce sera donc principalement le bout de l'aile qui sera utilisé, et c'est l'étendue de la surface de cette portion terminale de l'organe qui influera le plus sur la grandeur des résultats obtenus. Lorsque l'Animal vole en planant, la surface sur laquelle l'air presse en glissant peut rester presque fixe, et n'a besoin que d'offrir de la solidité ainsi qu'une étendue considérable; la partie basilaire de l'aile pourra donc être utilisée à cet usage, plus facilement que la portion terminale. C'est effectivement de la sorte que les choses se passent. Chez les Oiseaux cette partie de l'aile est en général très-développée, tandis que chez les Insectes elle est ordinairement étroite.

La rapidité du vol dépend principalement de deux choses : de la longueur des ailes et du degré de puissance des muscles pectoraux qui servent à les mouvoir; la réalisation d'une seule de ces conditions ne suffit pas, il faut la réunion des deux. Ainsi, à poids égaux, les Chauves-Souris sont mieux douées que la plupart des Oiseaux sous le rapport de l'étendue de la surface par laquelle ces rames frappent l'air; mais leurs muscles pectoraux sont bien moins développés que chez ces derniers Animaux, et par conséquent la force motrice leur manque pour utiliser ces organes comme le fait un Oiseau (1).

qui contribuent au soutien du vol. M. de Tessan ajoute qu'en volant, les Albatros se tiennent toujours debout au vent, et que pour rétrograder, ils se dressent de façon à fournir plus de prise au courant atmosphérique, qui alors les entraîne, mais qu'ils ne tournent jamais le dos au vent en exécutant les courbes qu'on les voit décrire (a).

(1) M. Harting a fait des recherches intéressantes sur le poids des muscles

(a) Tessan, *Voyage autour du monde sur la frégate* la Vénus, *Physique*, t. V, p. 107 et suiv. 1844.

Il n'existe aucun rapport constant entre le poids de l'Oiseau et la grandeur de ses ailes. Si l'on prend le premier de ces termes pour unité de mesure, on voit que la surface de ces rames est en général comparativement plus grande chez les petits Animaux que chez les gros (1). Il est aussi à remarquer que les Oiseaux dont le vol est le plus rapide sont pour la plupart de petite taille : les Colibris, les Hirondelles et les Martinets, par exemple ; mais il ne faut pas confondre cette agilité avec la faculté de soutenir pendant longtemps les efforts que nécessite ce genre de locomotion, et de franchir d'un seul trait des distances énormes. L'aptitude à résister à la fatigue musculaire joue là un grand rôle, et peut parfois suppléer à l'imperfection

pectoraux comparé au poids total du corps chez les Chauves-Souris et chez divers Oiseaux. Chez les premiers, le poids de ces muscles représente environ un treizième du poids total, tandis que chez les Oiseaux il constitue en général un sixième de ce poids, quelquefois même un quart (a).

(1) M. Liais conclut de ces observations que le rapport du poids de l'Oiseau à la surface de ses ailes croît comme l'envergure. Ainsi, pour un Urubu dont l'envergure mesurait $1^m,37$, il a trouvé que le poids supporté par mètre carré de la surface des ailes était de 5 kil. 2 ; tandis que chez le Colibri le poids supporté n'est que dans le rapport de 1 kil., 5 par mètre carré de surface (b).

M. de Lucy, qui a examiné comparativement le poids du corps et l'étendue de la surface des ailes chez un nombre considérable d'Insectes et d'Oiseaux, conclut de ses observations que plus le volume de l'Animal est petit et son poids faible, plus cette surface est relativement grande.

Ainsi en ramenant, par le calcul à un même poids les Animaux suivants, et prenant pour unité de poids 1 kilogramme, il trouve que la surface des ailes serait de :

0,0899	chez la Grue d'Australie.
0,1680	le Vautour.
0,1986	la Cigogne.
0,2586	le Pigeon.
0,4365	la Tourterelle.
0,5565	le Moineau.
0,9960	l'Hirondelle.
0,7074	le Scarabée rhinocéros.
0,7050	la Licorne mâle.
0,9547	la Licorne femelle.
1,0325	le Xylocope.
1,0542	le Hanneton.
1,0700	l'Abeille.
1,1500	la Mouche à viande.
2,9800	la Tipule.
4,4238	la Libellule.
5,4141	la Coccinelle.
6,0750	l'Agrion.
10,0000	le Cousin.

Or la Grue d'Australie pèse 9 kilo-

(a) Harting, *Observations sur l'étendue relative des ailes et le poids des muscles pectoraux chez les Animaux vertébrés volants* (*Archives néerlandaises*, 1869, t. IV).

(b) Liais, *Sur le vol des Oiseaux et des Insectes* (*Comptes rendus de l'Acad. des sciences*, 1864, t. LIX, p. 910).

des organes propulseurs : ainsi les Cailles, dont les ailes sont petites et dont le vol est d'ordinaire peu soutenu, peuvent dans un très-court espace de temps effectuer de longs voyages, traverser la Méditerranée, par exemple.

Pour fixer les idées au sujet de la puissance que ce genre de locomotion est susceptible d'avoir, il me paraît utile de citer

Rapidité du vol.

grammes 500 grammes, tandis que le Cousin ne pèse qu'environ 3 milligrammes (*a*).

M. Pettigrew, en déterminant comparativement le poids du corps et la superficie des ailes chez un Héron et chez un Fou, a fourni de nouveaux arguments en faveur des conclusions présentées par M. de Lucy (*b*).

M. Harting s'est livré à des recherches analogues (*c*), et il a fait remarquer avec raison qu'afin de rendre comparables entre elles les grandeurs dont on s'occupe, il faut tenir compte de leur mode de progression avec l'augmentation du volume des Animaux observés, car la superficie des ailes croît dans le rapport du carré, et le poids du corps dans le rapport du cube; c'est donc la racine carrée du nombre exprimant la grandeur de l'aile (= *a*) qu'il faut comparer à la racine cubique du nombre correspondant au poids de l'animal (= *p*). En divisant ces valeurs l'une par l'autre, on obtient un coefficient (*n*) qui représente l'étendue relative des ailes au poids du corps, et ce sont ces coefficients qui sont donnés dans le tableau suivant :

	p (centigr.)	*n*
Larus argentatus	565,0	2,82
Anas Nyroca	508,0	2,26
Fulica atra	495,0	2,05
Anas cinerea	275,5	1,84
Larus ridibundus	197,6	3,13
Machetes pugnax	190,0	2,23
Rallus aquaticus	170,5	1,81
Turdus pilaris	103,4	2,14
Turdus Merula	88,8	2,31
Sturnus vulgaris	86,4	2,09
Bombicilla garrula	66,0	1,69
Alauda arvensis	32,2	2,69
Parus major	14,5	2,29
Fringilla spinus	10,1	2,33
Parus cæruleus	9,1	2,34

Enfin on doit à M. Marey un certain nombre d'observations sur ce sujet, et les résultats qu'il a obtenus s'accordent très-bien avec ceux présentés par M. Harting (*d*).

On voit donc que le rapport entre le poids du corps et la grandeur des ailes est variable suivant les espèces, mais qu'il n'y a aucune relation constante entre l'étendue de ces organes et la taille relative de ces Animaux.

M. Harting a examiné aussi les relations qui existent entre la longueur des ailes et l'étendue de leur surface, et il a trouvé que chez les espèces mentionnées ci-dessus, le coefficient représentant le produit de la divi-

(*a*) De Lucy, *Du vol chez les Oiseaux, les Chéiroptères et les Insectes* (*Presse scientifique des deux mondes*, 1865, t. I, p. 581).

(*b*) Pettigrew, *Locomotion*, p. 185.

(*c*) Harting, *Op. cit.* (*Archives néerlandaises*, 1869, t. IV).

(*d*) Marey, *La machine animale*, p. 233.

ici quelques faits (1). Dans plus d'un cas on a vu des Pigeons voyageurs aller de Paris à Lille en trois heures et quelques minutes, ce qui suppose une vitesse soutenue d'environ dix-huit lieues par heure, et l'on observe que ces Oiseaux, en apparence si faibles, peuvent aller de Toulouse à Bruxelles d'une seule traite. J'ajouterai que quelques Animaux de la même classe peuvent s'élever dans l'atmosphère à des hauteurs immenses. Ainsi on voit souvent le Condor planant au-dessus du sommet du Chimboraço, montagne dont la hauteur dépasse 6500 mètres (2).

Chez la plupart des Oiseaux, la puissance du vol est de beaucoup supérieure à ce qui est nécessaire pour la locomotion aérienne de l'Animal (3) ; de sorte que celui-ci peut emporter

sion de cette longueur par la racine carrée de la surface, varie entre 1,55 et 2,41 (*a*).

(1) Buffon rapporte (d'après Scoty) qu'un Faucon appartenant à Henri II et lancé à la poursuite d'une Canepetière dans la forêt de Fontainebleau, fut pris le lendemain à Malte. Ce naturaliste cite aussi l'anecdote d'un Faucon des Canaries qui, envoyé au duc de Lerne, retourna de l'Andalousie à l'île de Ténériffe en seize heures, ce qui fait un trajet de 250 lieues (*b*).

Mais il est à présumer que dans ces cas de voyages fort longs exécutés avec une rapidité extrême, le vent a contribué plus que les mouvements propulsifs de l'Animal à effectuer le transport, car, pendant le siége de Paris, on a vu des aéronautes être emportés avec tant de violence par les courants atmosphériques, que dans l'espace de seize heures ils ont franchi la distance comprise entre cette ville et la Norvége ; ce qui suppose une vitesse moyenne d'environ 100 kilomètres par heure (*c*).

(2) Pour les Pigeons, le vol devient extrêmement difficile à une hauteur d'environ 5000 mètres, à raison de la raréfaction de l'air (*d*).

(3) Dans des expériences faites par M. Pettigrew sur des Insectes, ainsi que sur divers Oiseaux, le vol n'a paru être que peu modifié par une diminution considérable dans l'étendue de la surface de chacune des ailes. Ainsi un Papillon dont les deux ailes postérieures avaient été enlevées continua à voler très-bien à l'aide de ses ailes

(*a*) Harting, *loc. cit.*, p. 40.

(*b*) Buffon, *Discours sur la nature des Oiseaux* (*Œuvres*, édit. in-8, t. XXX, p. 31). — H. Sloane, *A Voyage to islands of Madera, Barbados*, etc., t. I, p. 27.

(*c*) Tissandier, *Sur les ballons du siége de Paris* (*Compt. rend. de l'Acad. des sc.*, 1871, t. LXXII, p. 872).

(*d*) Croce Spinelli et Sivel, *Ascension aérostatique à grande hauteur* (*Comptes rendus de l'Acad. des sciences*, 1874, t. LXXVIII, p. 950).

avec lui dans l'atmosphère un poids additionnel plus ou moins considérable : cette faculté est portée très-loin chez les Rapaces (1).

§ 16. — La queue des Oiseaux intervient utilement dans le mécanisme du vol, non pas comme propulseur, mais comme balancier et comme gouvernail. De même que les ailes, elle est garnie de grandes plumes roides dont le nombre est ordinairement de 12, et ces plumes, dites *rectrices*, solidement fixées au coccyx, sont disposées de façon à pouvoir s'écarter obliquement entre elles, en manière d'éventail et à se relever ou à s'abaisser à la volonté de l'animal. Or, en s'étalant et en changeant ainsi de position, la queue n'influe pas seulement sur la position du centre de gravité et fait équilibre à la tête, mais constitue un plan incliné dont l'action sur l'air refoulé en avant par le mouvement progressif de l'Animal, doit, en se combinant avec l'impulsion, contribuer à déterminer l'ascension. En pressant obliquement sur l'air pendant que l'Animal, lancé par les battements de ses ailes, est projeté en avant, elle fonctionne à la façon d'un cerf-volant, et fait varier la trajectoire suivant qu'elle s'incline plus ou moins. Mais son mode d'action n'a été que peu étudié.

antérieures seulement, et un Moineau dont toutes les pennes primaires avaient été coupées en travers vers le milieu de leur longueur put encore voler à une distance assez grande (*a*). M. Pettigrew a vu aussi des Oiseaux voler après avoir eu une seule aile notablement raccourcie ; mais les opérations de ce genre pratiquées journellement dans nos ménageries, sur des Oiseaux que l'on veut laisser en liberté dans des enclos non couverts, prouvent que d'ordinaire le vol est rendu impossible par la rupture de l'équilibre entre les deux ailes, résultant de l'ablation de plusieurs pennes ou d'une portion notable de l'extrémité d'un seul de ces organes.

(1) Ainsi le Gypaète, ou Vautour des Agneaux, peut emporter dans ses serres un Mammifère de petite taille ; mais les récits de quelques voyageurs au sujet de l'enlèvement d'enfants, ou même d'un Veau, par des Oiseaux de cette espèce, méritent peu de croyance.

(*a*) Pettigrew, *Locomotion*, p. 170 et suiv.

QUATRE-VINGT-DIX-HUITIÈME LEÇON.

Du travail accompli par l'appareil moteur. — Action et fatigue des muscles. — Mesure des efforts musculaires. — Influence de l'âge, du sexe, etc.— Influence de la grosseur et de la longueur des muscles sur leur mode d'action. — Travail physiologique accompli dans la marche. — Travail industriel. — Vitesse dans la course. — Traction. — Moteurs animés. — Force musculaire des Insectes, etc.

Travail accompli par l'appareil moteur.

§ 1. — Les considérations présentées dans la dernière Leçon me conduisent naturellement à parler d'une partie de l'histoire des mouvements, dont je ne pouvais m'occuper lorsque je traitais du mécanisme de la locomotion : savoir de la quantité de travail que les moteurs animés sont aptes à effectuer, et des effets produits par l'application de ce travail à divers usages, tels que la progression de la machine motrice libre de toute charge étrangère, le transport des fardeaux, la traction ou d'autres opérations analogues (1).

Dans les études de cet ordre, il faut distinguer tout d'abord la mesure de la puissance musculaire de très-courte durée que l'être vivant est susceptible de déployer lorsqu'il fait effort pour vaincre une résistance, et l'évaluation de la somme de travail que ce même individu peut effectuer en un certain espace de temps ; enfin la durée possible du maximum de travail qui est compatible avec la bonne conservation de la machine motrice.

(1) Vers la fin du XVIIe siècle, Lahire fit sur ce sujet un travail important (*a*). Mais ce sont surtout les recherches de Coulomb (*b*) et les expériences des ingénieurs du siècle actuel que j'aurai à citer ici.

(*a*) De Lahire, *Examen de la force de l'Homme pour mouvoir les fardeaux tant en levant qu'en portant et en tirant* (*Hist. de l'Acad. des sciences*, 1699).

(*b*) Coulomb, *Résultat de plusieurs expériences destinées à déterminer la quantité d'action que les Hommes peuvent fournir par leur travail journalier suivant les différentes manières dont ils emploient leurs forces* (*Mémoires de l'Institut, Sciences mathématiques et physiques*, an VII, t. II, p. 381).

Effectivement les questions de mécanique animale sont compliquées par les effets physiologiques de la *fatigue* (1).

L'observation vulgaire a suffi pour nous apprendre que cette cause d'affaiblissement ou même d'incapacité pour le travail se manifeste toujours à la suite d'un certain déploiement de forces ; qu'elle grandit avec la grandeur de la force mise en jeu, et qu'elle se manifeste d'autant plus tôt que la dépense de force est plus rapide. Un mathématicien illustre, Daniel Bernouilli, a même regardé comme démontré que dans certaines limites, elle est toujours proportionnée à la quantité d'action, en sorte que l'Homme, par exemple, éprouverait toujours un même degré de fatigue quelle que soit la vitesse de cette action, la pression exercée et sa durée, pourvu que le produit de ces trois quantités soit une quantité constante (2). Mais la question est

(1) Coulomb, qui fut l'un des premiers à faire un emploi judicieux de la méthode expérimentale dans l'étude des questions de cet ordre, remarqua avec raison la distinction à faire dans le travail de l'Homme ou des Animaux entre l'effet que peut produire l'emploi de leurs forces et la fatigue qu'ils éprouvent en produisant cet effet. C'était au point de vue de l'ingénieur qu'il se plaçait, et il ajoutait : Pour tirer tout le parti possible de la force des Hommes, il faut augmenter l'effet sans augmenter la fatigue ; c'est-à-dire qu'en supposant que nous ayons une formule qui représente l'effet et une autre qui représente la fatigue, il faut, pour tirer le plus grand parti des forces animales, que l'effet, divisé par la fatigue, soit au *maximum* (*a*).

(2) Dans un mémoire célèbre, couronné par notre Académie des sciences en 1755, D. Bernouilli, en exposant sa théorie de l'économie des forces et des effets, s'occupa accessoirement des moteurs animés, notamment de l'Homme, et il crut pouvoir établir que celui-ci produira, avec le même degré de fatigue, la même quantité d'action et par conséquent le même effet dynamique, quelle que soit la manière dont la force est employée, qu'elle soit utilisée pour la marche, pour la traction, pour la manœuvre d'une manivelle, etc., et il estime que dans tous les genres de travaux, le travail journalier d'un Homme peut être évalué à un poids de 1 728 000 livres élevées à un pied ou, en d'autres mots, à 274 701 kilogrammètres (*b*).

Coulomb a fait voir que le principe général posé par Bernouilli n'est pas exact ; que le mode d'emploi de la puissance musculaire influe beaucoup

(*a*) Coulomb, *Op. cit.*, p. 381.

(*b*) D. Bernouilli, *Recherches sur la manière la plus avantageuse de suppléer à l'action du vent sur les grands vaisseaux* (*Prix de l'Acad. des sciences*, t. VII, p. 7, 1769).

en réalité beaucoup plus complexe. Ainsi, pour un même travail, la manière dont les intervalles d'action et de repos sont distribués influe beaucoup sur le degré de fatigue que le moteur animé éprouve. L'expérience journalière des ingénieurs qui emploient de nombreux ouvriers à des travaux de terrassement nous en fournit la preuve (1).

Lorsque les périodes d'action musculaire sont séparées entre

sur la valeur des effets produits, et que le maximum d'action correspond à une certaine combinaison des trois facteurs sus-mentionnés, savoir la vitesse, la pression et le temps (*a*).

(1) L'ingénieur Guenyveau a fait à ce sujet des observations intéressantes. Les portefaix qui chargent les bateaux à Rive-de-Gier portent ordinairement à chaque voyage un hectolitre de houille dont le poids moyen est de 85 kilogrammes et reviennent à vide. Or, en travaillant pendant le même nombre d'heures, ils produisent un travail utile égal à 892 kilogrammes lorsque la distance à parcourir d'une seule traite est de 30 mètres, et 743 kilogrammes seulement lorsque la distance sans repos intermédiaire est de 70 mètres (*b*). Aussi, dans les travaux de terrassement où le transport des terres se fait à la brouette et où la distance à parcourir n'est pas extrêmement courte, on ne fait pas aller le même manœuvre d'un bout du chemin à l'autre ; on espace ces hommes à environ 30 mètres les uns des autres, afin qu'ils se transmettent mutuellement la brouette chargée, puis reviennent avec la brouette vide de leur voisin, de façon à avoir après chaque période de travail dont la durée est très-courte une période de repos sinon complet du moins relatif (*c*). J'ajouterai que les ingénieurs posent la règle générale que pour économiser l'emploi des forces humaines, il faut la dépenser dans un temps assez long pour permettre de fréquents intervalles de repos.

L'hypothèse dont j'ai déjà dit quelques mots, comme pouvant expliquer la cause de la sensation appelée fatigue musculaire (*d*), nous permet aussi de comprendre l'influence exercée sur ce phénomène par l'intercalation de temps de repos entre des périodes d'action de courte durée. En effet, si la sensation de fatigue résulte de l'accumulation de certaines matières dont la production accompagne la contraction des muscles et dont l'élimination ne peut se faire que graduellement par l'espèce de lavage interstitiaire qu'effectue le passage du fluide nourricier dans les vaisseaux capillaires, par les effets de la combustion physiologique ou par tout autre procédé analogue de ces organes, on conçoit que cette accumulation puisse être empêchée si le travail producteur de la matière en question est interrompu en temps utile et ne recommence que lorsque le torrent circulatoire fonc-

(*a*) Coulomb, *Op. cit.* (*Mém. de l'Institut*, t. II, p. 380).
(*b*) Guenyveau, *Essai sur la science des machines*.
(*c*) Christian, *Traité de mécanique industrielle*, t. I, p. 95 et 103.
(*d*) Voyez tome X, p. 497.

elles par des repos suffisants, la quantité d'action réalisée dans l'une d'elles n'influe pas sur la grandeur de la force développable dans les périodes suivantes, à moins d'avoir été excessive, ce qui peut en quelque sorte endommager le moteur animé (1). Mais, lorsque dans un effort dont la durée est même très-courte, le maximum de force a été déployé, ce maximum s'abaisse promptement quand les efforts sont renouvelés à des intervalles très-rapprochés. Cela est facile à démontrer à l'aide du dynamomètre, instrument qui représente en poids les pressions ou les tractions auxquelles il est soumis (2). Le premier

tionnant d'une manière continue, mais faible, a eu le temps d'opérer l'enlèvement de cette substance excrémentitielle.

Cette hypothèse nous expliquerait aussi l'utilité des bains chauds et du massage pour dissiper les effets d'une fatigue excessive, car ces moyens thérapeutiques accélèrent la circulation capillaire dans la substance des muscles et activent les sécrétions excrémentitielles.

(1) La contraction d'une fibre musculaire peut, dans certaines circonstances, acquérir un degré de puissance supérieur à la résistance du tissu de cette fibre dans ses parties non-contractées, ou à la résistance de ses points d'attache, et avoir ainsi pour conséquence des ruptures.

Il est d'ailleurs à noter que la ténacité des muscles est très-grande et que pour en déterminer la rupture, même après la mort, il faut les soumettre à des tractions énormes. M. Colin a fait sur les muscles du Cheval diverses expériences dans lesquelles il a vu que la rupture des muscles suivants ne s'effectuait que sous l'influence des poids indiqués ci-après :

Extenseur du métacarpe.	988 kilogr.
Coraco-radial.	973
Fléchisseur profond des phalanges.	685
Extenseur du métatarse.	616 à 983.
Fléchisseur prof. du doigt postérieur.	510

Cet auteur estime qu'en moyenne, cette force de résistance est de 10 à 30 kilogrammes par centimètre carré de section, et que dans un muscle d'un centimètre carré de section il y a environ 400 faisceaux primitifs ou fibres. Il en conclut que la force individuelle de ceux-ci peut être évaluée entre 25 et 75 centigrammes (*a*).

Il est aussi à noter que la grosseur du tendon est proportionnelle à la grosseur du muscle (*b*).

(2) L'instrument que l'on emploie d'ordinaire dans les expériences de ce genre est le *dynamomètre de Regnier*, perfectionné à divers égards. Il se compose de ressorts dont les changements de courbure, sous l'influence de la pression, mettent en mouvement une aiguille qui correspond à une échelle graduée de façon à indiquer en poids les effets produits par la force mise en jeu.

(*a*) Colin, *Physiol. comp. des Animaux*, t. I, p. 470.

(*b*) Haughton, *On some Elem. princip. in Anim. Mechanics* (*Proceed. R. Soc.*, 1867, t. XVI, p. 19).

effort est celui qui, toutes choses égales d'ailleurs, produit l'effet le plus considérable ; un second effort donne un résultat notablement moindre, et dans les efforts subséquents, les pressions que l'on évalue en poids diminuent progressivement.

Relation entre la force d'un muscle et le nombre de ses fibres.

§ 2. — D'après ce que nous avons vu précédemment concernant la structure des muscles et leur mode de contraction, on doit penser que leur puissance est proportionnelle au nombre de fibres élémentaires dont ils se composent, et une première preuve de l'exactitude de cette opinion nous est fournie par les expériences dynamométriques faites alternativement sur une main seulement et sur les deux mains chez la même personne (1). Chacun sait aussi que les divers individus d'une même espèce diffèrent beaucoup entre eux tant par le développement de leur système musculaire que par la grandeur de leur force mécanique, et qu'il existe toujours un rapport entre le volume et la puissance de ces organes moteurs. Or, nous avons vu précédemment que le diamètre de leurs fibres primitives ne varie pas notablement, et que par conséquent la grosseur des faisceaux constitués par ces fibres est proportionnelle au nombre de ces éléments anatomiques. Si, toutes choses égales d'ailleurs, un gros muscle est plus puissant qu'un muscle grêle, c'est donc parce qu'il renferme un plus grand nombre de fibres contractiles (2).

(1) Quetelet a fait une série nombreuse d'observations dynamométriques à ce sujet. Il a constaté une différence considérable entre la pression exercée par la main droite et celle exercée par la main gauche, et dans la plupart des cas où l'instrument n'était pas trop grand pour être bien embrassé par l'opérateur, il a trouvé que la force développée par les deux mains agissantes à la fois était au moins égale à la somme des effets partiels produits successivement par ces deux organes fonctionnant isolément (*a*).

(2) Borelli a cru pouvoir établir en principe que lorsque deux muscles sont d'égale longueur, les poids qu'ils sont capables de soulever sont en raison de leurs grosseurs respectives, mais que la hauteur à laquelle les poids sont

(*a*) Quetelet, *Physique sociale ou Essai sur le développement des facultés de l'Homme*, 1869, t. II, p. 115.

Cela nous permet d'expliquer l'harmonie naturelle que l'on observe d'ordinaire entre le poids des animaux supérieurs et la force motrice dont ils disposent. Un grand animal étant plus pesant qu'un animal de petite taille a besoin de plus de force motrice, mais son poids est dû en grande partie à son système musculaire, et il existe toujours une relation intime entre le poids d'un muscle, son volume et le nombre de ses fibres constitutives. Or, la puissance du moteur, toutes choses égales d'ailleurs, étant proportionnée au nombre de ses fibres, il en résulte que, chez des individus dont la nature est à peu près la même, la force motrice augmente avec le travail à effectuer (1).

Quelques physiologistes ont voulu aller plus loin dans ces investigations et déterminer d'une manière absolue les relations qui existent entre la grosseur des muscles et leur puissance mécanique. Mais les expériences qui seraient de nature à résoudre cette question sont très-difficiles à bien instituer, et leur interprétation suppose souvent la connaissance de données qu'on ne possède pas ; aussi les résultats qu'on en a tirés sont-ils peu concordants et insuffisants pour servir de base à des évaluations rigoureuses. Je ne parlerai donc ni des calculs de Borelli à ce sujet, ni des expériences de Weber, et je me bornerai à citer un seul exemple de ce genre d'évaluation. En déterminant d'une part le poids qu'un homme peut porter suspendu à ses

élevés reste la même (a). Cette proposition est trop absolue ; elle n'est vraie que dans les cas où les autres conditions sont identiques.

(1) Ainsi on voit par les expériences de Schulze qu'en général les hommes robustes, dont le poids est très-considérable, et dont par conséquent les muscles sont probablement gros, peuvent soulever un fardeau notablement plus lourd que ne peuvent le faire des hommes dont le poids est faible. Sur 10 hommes soumis à ces expériences, 5 pesaient en moyenne 126 livres et ne pouvaient soulever en moyenne que 222 livres, tandis que 4 dont le poids moyen était de 164 livres soulevaient, terme moyen, 232 livres chacun (b).

(a) Borelli, *De motu animalium*.

(b) Schulze, *Expériences sur la force que les Hommes et les Chevaux emploient dans le mouvement des muscles* (*Mém. de l'Acad. de Berlin*, 1783, p. 334 et 335).

épaules lorsqu'il s'élève sur la pointe des pieds, et d'autre part le diamètre des muscles du mollet qui sont les principaux agents moteurs dans cette opération, puis en tenant compte de l'influence du bras de levier représenté par le pied, M. Koster arrive à cette conclusion, que, pour chaque centimètre carré de section, ces muscles développent une force égale à un poids de 9 ou 10 kilogrammes (1).

(1) Les expériences faites sur la contraction de muscles détachés du corps d'un animal vivant et dont on mesure la force à l'aide de poids suspendus à leur extrémité inférieure ne peuvent nous éclairer suffisamment sur la puissance mécanique de ces organes dans l'état physiologique. Je ne parlerai donc pas des évaluations qui ont été faites de la sorte, et je crois également inutile de citer les résultats fournis par les calculs de Borelli à ce sujet, car ils reposent en grande partie sur des hypothèses ou des bases arbitraires. Pour en donner une idée, je me bornerai à en citer un exemple : cet auteur attribue au muscle deltoïde une force égale à 61 000 livres (*a*).

Les expériences faites par Weber furent mieux instituées que celles des auteurs qui l'avaient précédé (*b*), mais elles n'étaient pas à l'abri d'objections graves, et la manière dont ce physiologiste évalua la grosseur des muscles sur lesquels il agissait paraît avoir été très-fautive (*c*). M. Koster est arrivé au résultat indiqué ci-dessus en procédant de la manière suivante : Des plateaux de balances furent suspendus aux deux extrémités d'une planche telle que celle dont les paysans se servent en Hollande et en Belgique pour porter leurs seaux de lait, et cet appareil fut posé sur les épaules d'un homme ; puis on chargea les plateaux de poids tant que l'homme, faisant effort pour se tenir sur la pointe des pieds, pouvait les soulever de terre. Les muscles du mollet en se contractant faisaient équilibre non-seulement au fardeau ainsi constitué, mais au poids du corps de la personne chargée de la sorte. La somme de ces deux quantités varia entre 191 et 239 kilogrammes suivant les individus, et fut en moyenne 208 kilogrammes. Mais le levier sur lequel le tendon d'Achille exerçait la traction était de 12,5 centimètres, et il fallait tenir aussi compte de l'insertion plus ou moins oblique des fibres contractiles sur ce tendon. Enfin on évalue la grandeur transversale des muscles en action, d'après l'espace qu'ils occupaient sur l'extrémité du moignon d'un membre amputé, et ce nombre multiplié par le bras de levier représentant leur relation avec

(*a*) Weber, *Muskelbewegung* (Wagner's *Handwörterbuch der Physiol.*, t. III, p. 84 et suiv.).

(*b*) Borelli, *De motu animalium*, p. 137.

(*c*) Knorz, *Ein Beitrag zur Bestimmung der absoluten Muskelkraft*. Dissert. inaug. (Voyez *Bericht von* Henle, Keferstein und Meisner, 1865, p. 423).

— Koster, *Sur quelques points de la mécanique animale* (*Archives néerlandaises*, 1867, t. II, p. 97 et suiv.).

Mais les différences numériques dans la constitution des muscles dont il vient d'être question ne sont pas les seules causes des inégalités qui existent entre les moteurs de la machine animale (1), et des expériences analogues à celles que je viens de citer montrent qu'à volumes égaux, les divers muscles d'un même animal varient entre eux sous le rapport de leur puissance absolue. Ainsi, en comparant la pression déterminée par la contraction violente des muscles extenseurs du pied avec le maximum de l'effort exercé par les muscles fléchisseurs de l'avant-bras, M. Koster trouve que les effets, pour une même surface des sections, sont de 17 kil. pour le biceps brachial et d'environ 10 kil. pour le muscle gastrocnémien, tandis que pour le tibial postérieur ils n'équivalent pas à 2 kilogrammes.

L'observation journalière nous apprend aussi que la puissance musculaire varie beaucoup suivant l'âge et le sexe des individus, suivant les conditions biologiques dans lesquelles ceux-ci sont placés et suivant les espèces zoologiques. Il nous faut donc examiner ces différences et en chercher la mesure.

Influence de l'âge sur la force musculaire.

Pour étudier l'influence de l'âge sur le développement de la force musculaire, il serait utile de constater d'une manière précise la grandeur de cette puissance chez le même individu observé à différentes périodes de la vie. Cette longue série de recherches n'a jamais été entreprise, et pour y suppléer on a

le tendon donne pour produit la somme qui devait être appliquée comme diviseur à 208+12,9. Or le quotient fut 11,6 kilogrammes et, pour diverses raisons inutiles à rapporter ici, l'auteur crut devoir le réduire à 9 ou 10 comme expression de la force absolue des muscles extenseurs du pied, par centimètre carré de section transversale.

(1) Ainsi nous voyons dans les expériences de Schulze qu'un Homme de 5 pieds 2 pouces dont le poids n'était que de 137 livres pouvait soulever 240 livres, tandis qu'un autre individu dont le système musculaire était probablement tout aussi développé, puisqu'il était à peu près de même taille et qu'il pesait 134 livres, ne soulevait que 210 livres (*a*).

(*a*) Schulze, *Op. cit.* (*Mém. de l'Acad. de Berlin* pour 1783).

examiné des séries de personnes de différents âges ; seulement les variations individuelles étant très-considérables, il a fallu prendre pour termes de comparaison, non des cas particuliers, mais les moyennes déduites de l'observation de beaucoup d'individus répartis en catégories d'après le nombre de leurs années, et un statisticien belge, Quetelet, a fait ainsi des travaux intéressants.

On savait par les expériences de Régnier et de quelques autres investigateurs que l'Homme déploie le maximum de sa force mécanique lorsqu'il fait effort pour soulever avec les mains un poids considérable placé à terre entre ses deux pieds(1). Quetelet a mesuré cette force, dite *force rénale* (2), chez un grand nombre d'individus de différents âges, et il a constaté que chez l'enfant elle est très-petite ; qu'elle grandit rapidement jusqu'à l'âge de 17 ou 18 ans, et n'atteint son maximum que vers 25 ans ; puis reste à peu près stationnaire pendant quelques années, et décline notablement vers 40 ans. Il a vu aussi que la force rénale est beaucoup moins grande chez la femme que chez l'homme (3). L'augmentation progressive de la force pen-

(1) La force développée lorsqu'on tire ainsi sur un dynamomètre fixé au sol, est évalue par Regnier à 130 kilogrammes, terme moyen (*a*).

(2) Sous le nom de force rénale, on comprend non-seulement les effets dus à la contraction des muscles lombaires, mais de tous les muscles dont l'action se combine lorsque l'Homme soulève de la sorte un fardeau ou fait tout autre mouvement analogue.

Il est d'ailleurs à noter que dans tout effort violent de ce genre, ce ne sont pas seulement les muscles des membres en action qui entrent en jeu; beaucoup d'autres se contractent soit pour consolider les points d'appui sur lesquels ces leviers agissent, soit pour produire d'autres effets utiles, et ces contractions sont coordonnées d'une manière remarquable. Ainsi non-seulement la glotte se ferme, mais le diaphragme et les muscles expirateurs contribuent à donner de la solidité aux parois du tronc. Il en résulte que les efforts influent beaucoup sur la manière dont la respiration et la circulation s'opèrent (*b*).

(3) Quetelet a déduit de ses obser-

(*a*) Régnier, *Descr. et usage du dynamomètre* (*Journal de l'École polytechnique*, an VI, t. II, p. 168).

(*b*) Bourdon, *Rech. sur le mécanisme de la respiration*, chap. IV : *Des efforts en général*, 1820. — Colin, *Op. cit.*, t. I, p. 465.

dant la période de croissance s'explique en partie par l'augmentation du volume des muscles moteurs, lequel, à cette période de la vie, est à peu près en rapport avec la taille et le poids du corps ; mais on ne saurait la rattacher à cette circonstance seulement, et un examen plus attentif de la question conduit à penser, qu'à poids égaux les muscles varient sous le rapport de leur puissance motrice suivant l'âge, le sexe et plusieurs autres conditions physiologiques.

Ainsi lorsqu'on calcule la force correspondante à un poids uniforme de l'organisme vivant chez des individus de divers âges, on voit que de 6 à 25 ans la puissance mécanique augmente très-notablement et, bien que le rapport entre le poids total du corps et le poids des muscles dont on étudie l'action ne soit pas constant, il ne paraît pas varier assez pour influer beaucoup sur le phénomène dont l'étude nous occupe ici. Il en résulterait donc que chez l'Homme jeune encore, mais dont la croissance est terminée, l'aptitude du tissu musculaire à développer de la force mécanique paraît être plus grande que chez l'enfant (1).

vations faites en Belgique les moyennes suivantes, pour l'Homme à différents âges.

6 ans,	force rénale.	20 kilogr.
7	—	27
8	—	33
9	—	40
10	—	46
11	—	48
12	—	51
13	—	69
14	—	81
15	—	88
16	—	102
17	—	126
18	—	130
19	—	132
20	—	138
21	—	140
25	—	155
30	—	154
40	—	122
50	—	101
60	—	93

Dans ces évaluations, l'auteur n'a pas tenu compte du poids du dynamomètre qui était d'environ 1 kilogramme.

Pour les jeunes filles de 3 à 12 ans, la force rénale était d'à peu près les 2/3 de celle des garçons du même âge ; mais pour les femmes de 18 à 25 ans, la différence était plus grande ; le rapport était dans la proportion de 1 à 20, environ (*a*).

(1) Quetelet a donné les moyennes fournies par la pesée d'un très-grand nombre d'individus de différents âges (*b*), et si l'on rapproche les données obtenues ainsi des indications relatives à la force rénale, on voit que chez les sujets du sexe masculin observés par ce statisticien les effets

(*a*) Quetelet, *Physique sociale*, t. II, p. 111.
(*b*) Quetelet, *Op. cit.*, t. II, p. 85.

L'influence de l'âge et des sexes sur la grandeur de la puissance musculaire se manifeste aussi dans beaucoup d'autres circonstances. Ainsi chacun sait que chez l'enfant nouveau-né, les muscles de la colonne vertébrale et des membres inférieurs sont trop faibles pour résister au poids du corps, et que non-seulement la locomotion est impossible, mais que la station verticale ne saurait être maintenue. On a constaté aussi par les exercices de gymnastique que chez les jeunes garçons, la force manuelle due à la contraction des muscles fléchisseurs des doigts ne devient suffisante pour faire équilibre au poids du corps que vers l'âge de 9 ou 10 ans, et que d'ordinaire les femmes sont à tout âge incapables de se tenir ainsi suspendues par les mains (1). Du reste, le développement de la puissance musculaire est au contraire très-hâtif chez quelques animaux, le Cheval par exemple, et les différences à cet égard sont parfois fort grandes chez des espèces très-voisines entre elles. Ainsi les Lièvres courent aussitôt nés, tandis que les jeunes Lapins restent plusieurs jours sans pouvoir se tenir sur leurs pattes (2).

Sous ce rapport comme sous beaucoup d'autres, l'organisme de la Femme ressemble à celui de l'enfant. Non-seulement la force musculaire absolue est beaucoup moindre que chez

mécaniques produits par le déploiement de cette force étaient, pour 1 kilogramme du poids total du corps, de

1k,10	à l'âge de	6	ans.
1k,64	—	12	ans.
1k,87	—	18	ans.
2k,25	—	25	ans.
1k,88	—	40	ans.
1k,51	—	50	ans.
1k,41	—	60	ans.

La décroissance relative de la force dans l'âge mûr et dans la vieillesse n'est pas en réalité aussi grande qu'on serait disposé à le croire d'après ces quantités, car à cette époque de la vie le développement de la graisse est plus considérable que dans la jeunesse et la part du poids total attribuable aux muscles est, par conséquent, moindre.

(1) Voyez à ce sujet les observations de Quetelet (*op. cit.*, t. II, p. 117).

(2) Des différences analogues s'observent chez d'autres Rongeurs ; ainsi les Cochons d'Inde courent avec agilité le jour même de leur naissance, tandis que les Rats et les Souris pendant huit ou dix jours sont incapables de se déplacer.

l'Homme ; mais comparativement au poids du corps, l'infériorité est aussi très-marquée (1).

Influence du régime.

Le régime alimentaire et les qualités physiques qui caractérisent les diverses races humaines influent également beaucoup sur la grandeur de la puissance musculaire. On supposait jadis que l'Homme était affaibli par la civilisation et possédait beaucoup plus de force lorsqu'il vit à l'état sauvage. Les expériences dynamométriques faites par le voyageur Péron et par plusieurs autres observateurs prouvent qu'il en est tout autrement. Les habitants de l'Australie et des îles de la Polynésie sont faibles comparativement à nos matelots, et généralement la même infériorité se manifeste chez les autres peuples dont l'alimentation est souvent insuffisante (2). Il existe même des différences assez grandes dans le degré de force mécanique développable chez les Hommes appartenant aux diverses nations de l'Europe (3),

(1) Ainsi, en me basant sur les tableaux donnés par Quetelet, je trouve que pour 1 kilogramme du poids total, la force rénale à 12, à 18 et à 25 ans est représentée chez la Femme par

1k,34	à l'âge de	12 ans
1k,26	—	18 ans
1k,38	—	25 ans,

tandis qu'aux mêmes âges, cette force est représentée par 1 k. 64, 1 k. 87 et 2 k. 25 chez l'Homme.

(2) Pendant son voyage dans l'hémisphère sud, Péron a fait au moyen du dynamomètre un grand nombre d'observations très-intéressantes sur la force musculaire des Hommes. Les nombres qu'il donne (*a*) ont dû subir diverses corrections ; mais leur portée générale s'accorde très-bien avec les résultats obtenus par les recherches plus récentes. Toutes rectifications faites, les moyennes représentant la force rénale furent pour

Les habitants de la Nouvelle-Hollande.	102 kilogr.
Les habitants de l'île Timor . . .	116 —
Les Français	152 —
Les Anglais	162 —

Les Néozélandais sont moins faibles que les Australiens (*b*).

(3) Regnier n'avait évalué la force rénale moyenne des Hommes sur lesquels il avait expérimenté à Paris qu'à 130 kilogrammes (*c*). Ranconnet, en expérimentant sur des matelots au Havre, trouva 142 kilogrammes (*d*) et Quetelet, ainsi que je l'ai déjà dit, éva-

(*a*) Péron, *Voyage aux terres australes*, t. I, p. 450 et suiv.
— Freycinet, *Voyage de Péron*, t. II, p. 460 et suiv.
(*b*) A. Thomson, *On the New-Zealand Race of Men* (*Journ. of the Geogr. Soc.*, 1853, t. XXIII, p. 92).
(*c*) Régnier, *loc. cit.*
(*d*) Voyez Freycinet, *loc. cit.*
— Forbes, *Résultats d'expériences faites sur le poids, la taille et la force de plus de 300 individus* (*Correspondance mathématique de Quetelet*, 1837, t. IX, p. 205).

et ces inégalités de race ne sont pas en rapport seulement avec la taille, elles dépendent en partie des propriétés physiologiques du système musculaire.

Influence du climat.

La température du milieu ambiant exerce également une influence considérable sur la puissance musculaire. Chacun sait que la chaleur nous affaiblit, et dans les contrées tropicales, le travail effectué par l'homme dans l'espace d'une journée est minime comparativement au travail fait par un de nos manœuvres ordinaires (1).

Influence de l'exercice.

Enfin l'exercice du système musculaire influe aussi beaucoup sur la grandeur des forces que ce système est susceptible de déployer. Cela s'explique en partie par les relations qui paraissent exister entre la nutrition du tissu contractile et son activité physiologique, relations dont j'ai déjà dit quelques mots dans une leçon précédente (2), car l'action amène ainsi à sa suite un accroissement de l'agent moteur ; or, nous venons de voir que

lue le maximum moyen à environ 130 kilogrammes pour les Belges.

Forbes a obtenu des estimations notablement plus élevées en opérant sur les habitants de la Grande-Bretagne. Pour des Hommes robustes de 20 à 25 ans, il évalue la force rénale de la manière suivante :

Chez les Anglais.	166 à 174	kilogr.
Chez les Écossais	169 à 183	—
Chez les Irlandais	179 à 188	—

Du reste, ces différences s'expliquent en partie par la grandeur relative des sujets, car Forbes a constaté aussi que, sous le rapport de la taille et du poids corporel, les Anglais l'emportent sur les Belges et sont inférieurs aux Écossais qui, à leur tour, sont dépassés par les Irlandais.

Des expériences faites à Berlin sur un homme robuste donnent 165 kilogrammes (*a*).

(1) Coulomb, qui avait fait exécuter de grands travaux à la Martinique aussi bien qu'en France, estima que la quantité moyenne d'action dont un homme est capable aux Antilles n'est que la moitié de celle qu'il peut fournir chez nous (*b*).

Dans les établissements industriels où les ouvriers sont destinés à soutenir un travail qui exige toute leur force, on a soin de les placer dans les endroits les plus frais, et lorsqu'on les fait travailler dans un endroit très-chaud, on est obligé de les relever souvent ou de réduire de près de moitié la valeur de l'effort ou de la vitesse dont ils seraient capables si la température était basse (*c*).

(2) Voyez tome X, p. 508.

(*a*) Valentin, *Text Book of Physiology*, p. 413.
(*b*) Coulomb, *Op. cit.* (*Mém. de l'Institut*, t. II, p. 428).
(*c*) Christian, *Traité de mécanique industrielle*, t. I, p. 106.

le volume du muscle est en rapport avec le nombre de ses fibres constitutives et que ce nombre, toutes choses égales d'ailleurs, règle la grandeur de l'effort produit. Les effets utiles de la gymnastique sont trop bien connus pour qu'il soit nécessaire d'en fournir ici des preuves, mais je dois faire remarquer qu'ils résultent de l'habitude de bien employer la force développée plus encore que de l'augmentation de cette puissance(1).

Condition de vitesse.

Ici je me bornerai à citer un seul exemple de l'économie de force résultant du bon emploi des mouvements. Nous avons vu précédemment que, dans la marche, le centre de gravité de notre corps est élevé à chaque pas ; cette élévation nécessite une certaine dépense de force laquelle est d'autant plus grande que les oscillations verticales sont plus étendues. Il en résulte que toute élévation de ce genre qui n'est pas utile à la progression est une cause de fatigue, et, par l'habitude de la marche, on apprend à l'éviter.

Si l'on compare entre elles les diverses espèces zoologiques au lieu de s'en tenir à l'examen des différences individuelles existantes chez les représentants d'un même type spécifique, on aperçoit des variations encore plus grandes dans la puissance mécanique des muscles ; cela ressortira nettement des études dont nous aurons bientôt à nous occuper et par conséquent, en ce moment, je n'insisterai pas davantage sur ce point.

Pour bien apprécier l'effet d'un effort musculaire, il ne faut pas se contenter du poids que la machine vivante est susceptible de soulever ; il faut prendre aussi en considération la hauteur à laquelle ce poids peut être élevé, et les connaissances que nous avons acquises précédemment touchant le mécanisme de la contraction musculaire nous permettent de prévoir que, sous ce rapport, l'effet produit sera subordonné à la longueur des mus-

(1) M. Hirn a présenté à ce sujet des considérations très-judicieuses (*a*).

(*a*) Hirn, *Esquisse élémentaire de la théorie mécanique de la chaleur*, p. 27 (*Bull. de la Soc. d'hist. nat. de Colmar*, 1863).

cles en action aussi bien qu'à la grandeur de la pression qu'ils sont aptes à développer. En effet, nous avons vu que la fibre musculaire se compose d'une série linéaire d'éléments dont chacun est susceptible de rapprocher de lui son voisin à un certain degré et avec une certaine force. Ce rapprochement détermine dans l'ensemble du système représenté par cette série un certain raccourcissement, et il peut avoir lieu en un seul point ou sur plusieurs à la fois. La fibre musculaire est donc comparable à une série d'ouvriers semblables entre eux qui, rangés en ligne, à quelque distance les uns des autres, se tiendraient par la main ; si le premier de ces individus en tirant sur son voisin le rapproche de lui d'une certaine quantité, sans rien changer à la position relative des autres ouvriers, il diminue d'autant la longueur totale de la série, et si plusieurs de ces rapprochements partiels s'opèrent à la fois, le raccourcissement sera égal à la somme des effets produits par ceux-ci, et sera par conséquent proportionné à leur nombre. Plus la série sera longue, plus le déplacement de son extrémité mobile pourra être considérable ; mais la possibilité de cette addition des effets produits par les rapprochements partiels sera subordonnée à la grandeur de l'effort que chaque individu doit faire pour transmettre à celui qui le suit le mouvement qu'il a reçu de l'individu à la traction duquel il obéit. Si l'individu A, en tirant sur son voisin B, déploie le maximum de sa force de traction, l'individu B déplacé ainsi devra exercer la même traction sur l'individu C pour se maintenir à la distance initiale de ce dernier, et si le maximum de sa puissance est employé de la sorte, il ne pourra rien ajouter à l'effet produit sur la longueur de la série par l'action de l'individu A ; mais si, au contraire, chacun des termes de la série ne met en jeu qu'une portion de la puissance dont il dispose, les raccourcissements partiels pourront s'opérer entre tous les couples et s'ajouter les uns aux autres. La différence entre les effets utiles de la contraction d'un seul couple d'éléments musculaires et les effets produits par la somme de ces contractions partielles, dans une série plus ou moins longue, sera donc d'autant moindre que l'effort se rapprochera davantage de son maximum. Par conséquent, l'influence de la longueur du muscle sur l'étendue de sa contraction diminue dès que la résistance à vaincre atteint une certaine valeur, et décroît rapidement lorsque cette résistance en grandissant s'approche du terme auquel elle ferait équilibre à la puissance déployable. Indépendamment de la différence dans la quantité de travail nécessaire pour élever un poids plus ou moins haut, il y a donc dans le mode de contraction des muscles une circonstance qui influe sur les rapports qui existent entre l'étendue de cette contraction dont dépend le degré d'élévation du poids soulevé et la grandeur de ce poids. Or, les expériences faites sur des hommes de différentes tailles et, par conséquent, sur des muscles de différentes longueurs, montrent qu'effectivement les choses se passent de la sorte (1).

La contraction générale ou complexe de la fibre s'opère à peu près dans le même espace de temps qu'une contraction simple ou partielle, et puisque la grandeur du raccourcissement de cette fibre dépend de sa longueur, il en résulte que la vitesse avec laquelle son extrémité mobile se déplacera sera également réglée

(1) Je citerai à ce sujet les expériences faites il y a près d'un siècle par Schulze. Il mesura la hauteur à laquelle des Hommes, avantageusement disposés pour ce genre de travail, mais de différentes tailles, pouvaient soulever verticalement un fardeau dont le poids augmentait progressivement, et il trouva qu'un Homme de 6 pieds soulevait d'un seul effort un poids de 160 à la hauteur de 14 pouces, tandis que les Hommes dont la taille variait entre 5 pieds et 5 pieds 4 pouces ne pouvaient élever le même poids qu'à la hauteur de 6 à 10 pouces. Mais lorsque la charge devint très-considérable, les hauteurs diminuèrent très-rapidement. Ainsi l'individu de très-grande taille qui élevait un poids de 160 livres à 14 pouces ne pouvait élever qu'à 10 pouces un poids de 200 livres, et à 6 pouces 6 lignes un poids de 230 livres; à une ligne seulement un poids de 240 livres (a).

(a) Schulze, *Expériences sur la force que les Hommes et les Chevaux emploient dans le mouvement des machines* (*Mém. de l'Acad. de Berlin pour* 1783, p. 335).

par cette longueur. Il est vrai que la vitesse du mouvement consécutif déterminé par la contraction dépendra principalement des caractères du levier sur lequel le muscle agit ; mais il n'en ressort pas moins de tout ce qui précède, que dans la partie initiale du phénomène, si, toutes choses étant égales d'ailleurs, la grandeur de la force développée dépend du nombre de fibres en action, la vitesse du mouvement produit dépend de la longueur de ces agents moteurs. On voit aussi que la limite de la longueur utile d'un muscle est déterminée par la puissance de contraction comparée à la grandeur de la résistance à vaincre ; de sorte qu'un muscle très-long pourra produire une grande vitesse si l'effort qu'il est appelé à exercer est faible, mais que cette longueur sera inutile et peut-être même nuisible si l'effort à produire est très-grand.

Evaluation du travail musculaire.

§ 3. — Les faits dont je viens de parler ne sont relatifs qu'aux effets produits par un effort momentané, mais, ainsi que je l'ai dit au commencement de cette leçon, on ne peut bien juger de la valeur d'une machine motrice qu'en tenant compte de la vitesse du mouvement produit et de sa durée aussi bien que de la grandeur de la pression exercée. Dans l'intérêt de l'industrie, les ingénieurs ont beaucoup étudié sous ce rapport l'Homme, le Cheval et quelques autres Animaux employés comme moteurs, et les résultats auxquels on est arrivé ne sont pas sans importance pour la physiologie. Ainsi il est démontré par l'observation aussi bien que par la théorie mécanique, que la vitesse ne s'obtient qu'aux dépens de la force, et que la durée possible de l'effort est d'autant moindre que cet effort est plus grand. Pour que l'emploi de la pression développée soit le plus avantageux, il faut que ces trois conditions aient entre elles certaines relations. S'agit-il de l'Homme, par exemple, il faut : 1° que l'effort ou pression ne soit ni au-dessus du tiers, ni au-dessous du cinquième du maximum que l'individu pourrait produire sans vitesse ; 2° que la vitesse ne varie qu'entre

1/4 et 1/6 du maximum de vitesse que cet individu pourrait prendre pendant un temps peu prolongé, en ne produisant aucune pression ; 3° que la durée du travail journalier ne varie qu'entre 1/2 et 1/3 du temps le plus long pendant lequel un travail ordinaire pourrait être soutenu sans nuire à la santé. Mais ces proportions diffèrent suivant l'âge et l'espèce. Ainsi pour le Cheval, la vitesse possible est 12 ou 15 fois plus grande que la vitesse que j'appellerai économique, et dans la jeunesse la durée du travail ne peut, sans inconvénient, être prolongée autant que dans l'âge mûr. L'observation prouve aussi que le genre de travail effectué influe beaucoup sur les effets qui peuvent être obtenus sans fatigue, et que la régularité ainsi que l'uniformité dans les mouvements sont très-favorables à leur utilisation.

Pour approfondir davantage l'étude qui fait le sujet de cette leçon, il nous faut donc sortir des généralités et examiner quelques cas particuliers en tenant compte des effets obtenus lorsque la machine vivante se meut sans charge additionnelle et lorsqu'elle est employée au transport d'un fardeau, à exercer une traction ou à tout autre travail analogue. Mais avant d'aborder l'examen de ces questions, je dois mettre l'étudiant en garde contre une confusion qu'il pourrait faire entre ce qui est désigné par les ingénieurs sous le nom de travail du moteur animé et ce que le physiologiste doit considérer comme étant l'effet utile de la contraction musculaire. L'ingénieur, intéressé seulement à connaître la puissance utilisable du moteur, néglige la force dépensée pour le transport de la machine motrice et appelle travail l'effet du moteur sur la résistance qu'il est employé à vaincre ; le physiologiste considère la dépense de force utilisée pour mouvoir l'être vivant ou quelques-unes de ses parties, avec ou sans charge additionnelle. Ainsi pour l'ingénieur, le travail du Cheval est représenté par le poids que cet animal élève à une certaine hauteur en un temps donné. Pour le physiologiste, le travail musculaire du Cheval est représenté par le poids du corps de l'animal seul ou additionné d'un poids étranger, élevé en un temps donné à la hauteur prise pour unité de mesure. Lorsque je parlerai du travail d'un moteur animé en me plaçant au point de vue industriel, j'appellerai cette quantité d'action *travail industriel*, et quand je dirai *travail* seulement, j'entendrai la totalité du travail utile au point de vue physiologique, lequel s'estime en kilogrammètres, de même que le travail industriel.

Résultats de la marche, etc.

Cela posé, examinons les effets produits par les divers genres de locomotion dont nous avons étudié le mécanisme dans les leçons précédentes.

§ 4. — Dans la marche, l'espace parcouru dépend de deux choses : de la longueur des pas et de leur nombre ; elle a pour mesure la moitié de cette longueur multipliée par ce nombre, et la vitesse de translation dépend de la rapidité avec laquelle les pas s'accomplissent ainsi que de leur grandeur. La fatigue se manifeste lorsque la dépense de force musculaire a atteint un certain degré ; elle augmente avec cette dépense et celle-ci croît avec la vitesse imprimée au mobile ; mais la totalité de la force mise en jeu n'est pas employée à faire avancer l'animal ; une portion considérable est appliquée à contrebalancer les effets de la pesanteur des diverses parties du corps sur les articulations des membres qui font fonction de colonnes de soutènement, et cette dépense constante est proportionnée à la durée de l'action. Il en résulte que pour obtenir de la machine vivante le maximum d'effet utile, il faut que la marche ne soit ni très-lente, ni trop accélérée, et quoique la longueur des pas soit favorable à l'obtention du résultat voulu, il faut aussi qu'elle ne dépasse pas certaines limites, car la progression devient laborieuse ou même impossible quand l'enjambée est très-grande.

Ainsi l'Homme qui veut utiliser, le mieux possible, pour la

marche les forces musculaires dont il dispose, doit faire en un temps déterminé un certain nombre de pas et donner à chacun de ces pas une grandeur en rapport avec la longueur de ses jambes. Or, l'observation nous apprend que ce nombre est à peu de choses près le même que celui des oscillations d'un pendule dont la longueur serait égale à celle du membre en mouvement (1). Dans ce cas, le poids du membre soutenu est la cause principale de la projection du pied et épargne d'autant la dépense de force musculaire (2). Si le pas s'accélère, non-seulement la force nécessaire pour imprimer au corps son mouvement de progression augmente beaucoup, mais il y a un emploi additionnel de pression pour effectuer le lancé. D'autre part, la dépense de force non profitable à la progression, mais nécessaire au maintien du corps dans sa position verticale, croît proportionnellement au temps employé pour effectuer le trajet, et par conséquent toute lenteur qui ne serait pas compensée par une économie correspondante de la force propulsive serait défavorable au travail utile de la machine locomotrice représentée par le corps humain. A cet égard, l'expérience journalière des piétons est parfaitement en rapport avec les données théoriques, et l'on sait depuis longtemps que l'allure appelée *pas de route* est plus favorable que toute autre à l'accomplissement d'une longue étape sans fatigue inutile. Pour les

(1) Voyez ci-dessus, p. 39 et suiv.

(2) Les frères Weber résument par la formule suivante les résultats de leurs observations à ce sujet:

« La plus grande vitesse qu'on puisse atteindre dans la marche sans faire une dépense excessive de force musculaire, dépend de la longueur des jambes et de la vitesse avec laquelle; poussées par leur propre pesanteur, elles oscillent. »

Ces auteurs évaluent cette vitesse à $2^{m},608$ par seconde pour les individus sur lesquels portèrent leurs expériences et la durée de chaque pas à 0'',332. Dans les mêmes circonstances, la longueur d'un pas était $0^{m},8656$ (*a*).

Mais, ainsi que je l'ai déjà dit, les frères Weber exagèrent l'influence de la pesanteur du membre sur ses oscillations.

(*a*) Weber, *Op. cit.*, p. 399.

Hommes de taille moyenne parmi nous, la longueur ordinaire du pas est d'environ 66 centimètres, et en marchant comme je viens de l'indiquer le nombre de ces pas est d'environ 90 par minute. Cela donne une vitesse de 60 mètres par minute ou d'environ 3 kilomètres et demi par heure. Mais lorsqu'un piéton ne porte aucune charge, il peut facilement allonger un peu le pas ou l'accélérer et acquérir ainsi une vitesse plus grande (1). En effet, les observations de Coulomb prouvent que les Hommes voyageant de la sorte pendant plusieurs jours de suite font aisément dans leur journée 50 kilomètres, ce qui suppose une vitesse de 4 kilomètres par heure, car on sait, d'autre part, que ce genre de travail musculaire ne peut guère dépasser huit heures par jour, sans déterminer une fatigue nuisible. Or, le poids du corps mis en mouvement peut être estimé en moyenne à 70 kilogrammes. Par conséquent, le travail physiologique accompli par la machine vivante pour le service de la locomotion correspond au travail industriel nécessaire pour effectuer le transport de 3500 kilogrammes à la distance d'un kilomètre.

L'effet utile de la contraction musculaire diminue rapidement avec la grandeur croissante de la résistance vaincue. Ainsi lorsqu'un Homme, au lieu de voyager librement et sans charge sur un chemin horizontal, porte un fardeau évalué à 58 kilogrammes, la quantité d'action fournie par le travail journalier, au lieu d'être équivalente à un poids de 3500 kilogrammes transporté à 1 kilomètre, ne correspond qu'à un poids de 2000 kilogrammes transportés à la même distance, ou, en d'autres mots, le résultat en est à peu près dans la proportion de

(1) Dans notre armée, la marche militaire est réglée de la manière suivante :

Au pas ordinaire . . 70 par minute.
Au pas accéléré. . . 100 »
Au pas de charge . . 120 » (a).

(a) Voyez l'*Aide-Mémoire de l'officier d'artillerie*, p. 842.

4 à 7 (1). Enfin le travail utile devient nul quand la charge est excessive, et la fatigue qui met temporairement terme au développement de la force mécanique se manifeste d'autant plus vite que la dépense de cette force s'est faite plus rapidement.

On comprend donc que lorsque dans l'industrie on veut employer l'Homme comme moteur et que l'on peut utiliser à cet usage le poids de son corps, il y ait avantage à ne le charger d'aucun poids additionnel. Du reste, l'expérience prouve qu'il en est ainsi, et tous les ingénieurs savent que dans les travaux de mine, par exemple, l'ouvrier qui monte à l'échelle chargé d'un fardeau rend moins de service pour l'élévation du minerai que s'il monte sans charge et se place ensuite dans un appareil ou le poids de son corps, en faisant descendre le plateau qui le porte, fait monter le fardeau dont l'ascension est à effectuer (2).

Lorsque au lieu de marcher sur une surface horizontale on gravit une pente ou l'on monte un escalier, la dépense de force augmente beaucoup, car indépendamment de l'effort nécessaire pour effectuer la progression, il faut déployer, en un temps

(1) Ces évaluations sont déduites des expériences de Coulomb sur des portefaix (*a*).

(2) Les appareils de ce genre sont très-souvent employés dans les puits de mine. Deux plateaux de même poids sont suspendus aux extrémités d'une corde qui passe sur une poulie ; l'ouvrier servant de moteur monte par une échelle à l'étage supérieur et se place dans le plateau vide qui s'y trouve ; son poids le fait descendre et détermine ainsi l'ascension de l'autre plateau qui est chargé de minerai. En manœuvrant ainsi, un ouvrier produit en une journée de huit heures un travail d'environ 280 000 kilogrammètres, tandis qu'il ne produirait dans le même temps que 172 000 kilogrammètres s'il agissait sur une manivelle (*b*).

Le mode d'action de l'homme est à peu près le même lorsqu'il fait tourner une roue à chevilles comme celles employées aux environs de Paris pour l'extraction des pierres d'une carrière souterraine. Le travail consiste uniquement dans l'élévation de son corps qui redescend aussitôt en faisant tourner la roue, et l'on évalue ce travail à 259 000 kilogrammètres pour une journée de huit heures (*c*).

(*a*) Coulomb, *loc. cit.*, p. 399.

(*b*) Coignet, *Notice sur une machine à élever les fardeaux par le poids des Hommes* (*Mémorial de l'officier du génie*, 1835, nº 12, p. 285).

(*c*) Delaunay, *Cours élémentaire de mécanique*, p. 302.

donné, une puissance mécanique égale au poids du corps multiplié par la hauteur du point d'arrivée au-dessus du point de départ. Coulomb, qui a fait beaucoup d'expériences intéressantes à ce sujet, estime qu'un Homme sans fardeau peut monter un escalier ordinaire avec une vitesse de 14 mètres par minute, pourvu que la hauteur de l'ascension ne soit que de 20 ou 30 mètres. Mais si la hauteur est plus grande, on est obligé de diminuer la vitesse, et la durée journalière du travail est également abrégée (1). Dans le premier cas, la dépense de force musculaire est à peu près 17 fois plus grande que si l'on parcourait une distance égale sur un terrain horizontal, et lorsqu'au lieu de monter librement l'Homme porte une charge sur les épaules ou autrement, un poids d'environ 68 kilogrammes par exemple (2), il ne fait guère pour un même degré de fatigue

(1) Coulomb a souvent observé des ouvriers gravissant, sans aucune charge, des escaliers taillés dans le roc et ayant 150 mètres de hauteur ; ces hommes emploient d'ordinaire 20 minutes à effectuer l'ascension et, par conséquent, leur vitesse n'était que d'environ $7^m,50$ par minute, au lieu de 14 mètres comme dans les cas ordinaires (*a*).

(2) Charge ordinaire des portefaix qui montent du bois de chauffage dans nos maisons.

Dans les expériences de Coignet faites à Vincennes sur des hommes dont le poids moyen était 70 kilog., chaque ouvrier, en gravissant une échelle dont les échelons avaient $0^m,25$ d'écartement et dont l'inclinaison était de 1 de face pour 3 de hauteur, fit par journée de 10 heures 310 ascensions à une hauteur de 13 mètres ; ce qui correspond à un travail de 282 100 km. (*loc. cit.*)

Il résulte des observations de Forbes que h étant la hauteur verticale en mètres dont un homme non chargé peut s'élever en une heure et x l'angle de la rampe, le travail journalier se continuant pendant huit heures et se renouvelant tous les jours peut être représenté de la manière suivante :

Quand l'angle a est nul, h devient une distance horizontale qui correspond à 6500 mètres. Si, au contraire, l'Homme monte une échelle verticale $a = 90$ sin $(a + 5^o) =$ sin $95^o =$ cos 5°; sin $a - 1$ et $h = 330$; en sorte que, d'après cet auteur, l'Homme éprouverait une même fatigue pour élever 1 mètre verticalement que pour progresser horizontalement de $19^m,7$ (*b*).

(*a*) Coulomb, *Op. cit.*, p. 385.
(*b*) Richard, *Aide-Mémoire des Ingénieurs*, t. II, p. 924.

musculaire qu'environ les deux tiers de la quantité de travail physiologique effectué dans le premier cas.

La vitesse que l'Homme est susceptible d'acquérir en marchant est rarement très-considérable, et lorsqu'elle approche de son maximum elle ne peut être que de courte durée (1). Sous ce rapport, les différences individuelles sont très-grandes.

Dans la course, l'espace franchi en un temps donné dépend aussi de la longueur des pas et de leur fréquence, mais le maximum de l'espace que l'Homme est susceptible de franchir d'un seul bond (2) n'est jamais atteint dans ce genre de locomotion. La vitesse la plus grande dont j'ai connaissance est de 9 mètres par seconde soutenue pendant deux minutes environ (3). Vitesse dans la course.

§ 5. — Les relations que j'ai signalées précédemment d'une part entre la longueur des muscles et la vitesse du mouvement produit par leur contraction, d'autre part entre le degré d'utilisation de cette longueur et la force de contraction de l'organe comparée à la dépense qu'il fait de cette force, se manifestent lorsqu'on compare entre eux, sous le rapport de leur vitesse, les divers individus d'une même espèce ou les Animaux d'espèces différentes. Effectivement, chacun sait qu'un Homme grand, dont la force musculaire est proportionnée à sa taille, peut en un temps donné parcourir un espace plus long que ne saurait le faire un individu de petite taille, et que les grands Animaux Conditions favorables.

(1) La plus grande vitesse connue chez un marcheur a été d'un demi-mille (804^{m},5) parcouru en 1 minute 58 secondes ; un autre piéton est cité comme ayant parcouru la distance d'un mille (1609 mètres) en 4 minutes 23 secondes (*a*).

(2). Dans les ouvrages de *sport*, on cite un Cheval nommé Chandler, comme ayant franchi 39 pieds (11^{m},88) d'un seul bond (*b*).

(3) Un coureur nommé Warthing a parcouru 100 yards (plus de 91 mètres) en 9 secondes, et un nommé Stewant a parcouru 200 yards (182^{m},8) en 19 secondes et demie, ce qui suppose une vitesse de plus de 10 mètres par seconde pour le premier et de 9 mètres par seconde pour le dernier.

(*a*) Lagondie, *Le Cheval anglais*, p. 8.

(*b*) Lagondie, *Op. cit.*, p. 7.

se déplacent plus vite que les petits. Mais la vitesse de contraction possédée par les muscles de l'appareil locomoteur, leur puissance et la longueur des bras de levier sur lesquels ils agissent ne sont pas les seules circonstances qu'il faille prendre en considération lorsqu'on veut se rendre compte des différences observées dans la rapidité avec laquelle ces êtres se déplacent. Ainsi le développement des organes moteurs comparé à celui des autres parties de l'économie exerce à cet égard une influence considérable.

Ce que je viens de dire relativement à l'influence du poids de la charge sur la vitesse de la progression nous l'expliquera. En effet, le poids total de l'Animal se décompose en deux parties : le poids de son appareil moteur, lequel est jusqu'à un certain point en rapport avec sa puissance motrice, et le poids des parties qui sont étrangères à cet appareil et qui doivent être transportées par lui ; par exemple, le poids de la tête et des viscères. Ces poids constituent une charge comparable au fardeau dont on charge la bête de somme, et par conséquent plus ils seront grands relativement à la puissance des organes moteurs, moins la vitesse développée par ceux-ci pourra être considérable.

J'ajouterai qu'en dernière analyse, la production de force mécanique ou autre étant une conséquence des actions chimiques liées à la respiration et à l'alimentation (1), la pression musculaire elle-même est subordonnée à l'activité fonctionnelle de l'appareil de nutrition.

L'animal de course devra donc réunir certaines conditions de structure non-seulement dans son appareil locomoteur, mais aussi dans les autres parties de son organisme.

Pour mettre en évidence ces conditions de supériorité mécanique, je prendrai pour exemple le Cheval, non parce qu'il est

(1) Voyez t. X, p. 495 et suiv.

l'animal le plus rapide que l'on connaisse, mais parce que c'est l'animal rapide qui a été le mieux étudié (1).

Puissance musculaire de rotation de différents animaux.

Il est d'abord à noter que chez le Cheval, la puissance mécanique de la portion du système musculaire appartenant à l'appareil de la locomotion est très-grande. On en peut juger par l'effort que cet animal est susceptible de faire lorsqu'il tire sur un corps résistant auquel il est attelé, car les muscles mis en jeu alors sont ceux qui jouent le principal rôle dans la course (2). Or, il résulte d'expériences dynamométriques de Regnier, que l'effort utile développé de la sorte est égal en moyenne à 360 kilogrammes (3). L'effort que l'Homme placé dans des circon-

(1) Un travail remarquable sur ce sujet, dû à un auteur anonyme, a été publié, en 1831, par la Société pour la propagation des connaissances utiles dans un ouvrage anglais intitulé *The Horse*, et traduit dans le *Journal des Haras* par M. F. Villeroi, (1846, série 5, t. V, p. 257 et suiv.); mais l'état des routes, le mode de construction des machines roulantes et de l'attelage, ainsi que beaucoup d'autres circonstances exercent tant d'influence sur les résultats obtenus qu'il me paraît inutile d'en parler ici (*a*).

(2) Dans le tirage effectué par l'Homme ou par le Cheval attelé, le corps se penche en avant et agit avec d'autant plus d'efficacité qu'il est plus pesant. Beaucoup d'auteurs pensent que c'est son poids qui, agissant sur la résistance, fait avancer le mobile sur lequel la traction s'opère (*b*). Mais, ainsi que M. Colin l'a fait remarquer, cette explication du phénomène n'est pas bonne; les membres en s'étendant agissent comme un ressort placé entre le sol et la résistance (*c*). La ligne passant par le centre de gravité du moteur animé et le pied à l'appui s'incline d'autant plus en avant que la résistance est plus grande, parce qu'alors la direction de la puissance forme un angle moindre avec la corde horizontale représentant la résistance et s'exerce par conséquent dans des conditions plus favorables. Quant aux relations entre le poids du moteur et la grandeur de la traction, c'est une coïncidence dépendant des rapports qui existent entre ce poids et le degré de développement de l'appareil moteur constitué par le système musculaire.

(3) Cette moyenne est déduite de

(*a*) Voyez à ce sujet :

(*b*) Draguilliers, *Cours de phys. expérimentale*, trad. de l'anglais par Pézenas, 1751, t. I.

— Fournier, *Des effets utiles qu'on peut obtenir d'un Cheval à différentes vitesses pendant une journée de travail.*

— Prime, *Considérations théoriques sur le principe du tirage* (*Journ. de méd. vétérinaire de Lyon*, 1846, t. II, p. 596).

(*c*) La Hire, *Op. cit.* (*Mém. de l'Acad. des sciences*, 1699).

— Draguilliers, *Cours de phys. expérimentale*, t. I, p. 256.

— Voyez l'article *Draught* dans l'ouvrage anglais intitulé *the Horse* (*Library of useful knowledge*, 1831).

stances analogues est susceptible de faire peut être évalué à un peu plus de 50 kilogrammes (1). Par conséquent la force absolue des Chevaux paraît être environ 7 fois plus grande que celle de l'Homme (2), et il y a donc ici un nouvel exemple des relations

quatre observations seulement et l'Animal tirait sur un point de résistance fixe, de façon qu'il se rebutait de suite (*a*). La plupart des auteurs qui ont traité ce sujet estiment plus haut la force musculaire du Cheval. Quetelet la porte en moyenne à 400 kilogrammes (*b*), et d'après M. F. Plateau elle serait de 600 kilogrammes chez les gros Chevaux de Flandre (*c*). Nos ingénieurs évaluent entre 300 et 500 kilogrammes l'effort maximum de nos chevaux de trait (*d*).

Il ne faut pas confondre la force musculaire d'un Cheval avec ce que les mécaniciens désignent sous ce nom en parlant des machines à vapeur. Cette unité dynamométrique correspond à la force capable d'élever 75 kilogrammes à la hauteur de 1 mètre en 1 seconde de temps, tandis que le travail effectué par un cheval attelé à un manége n'élève en moyenne qu'à 42 kilogrammes par seconde (*e*).

(1) Guenyveau a trouvé qu'un homme exerçant une traction sur un obstacle invincible au moyen d'une bricole passée sur ses épaules, peut produire pendant quelques minutes un effort de 50 à 60 kilogrammes ; mais que dans l'effort continu fait en marchant avec une vitesse de 8 décimètres par seconde, la traction ne peut être, terme moyen, que d'environ 13 kilogrammes. Le même auteur évalue l'effet journalier à 200 kilogrammes transportés à 1 kilomètre.

Dans les expériences faites par Schulze sur des Hommes attelés à un manége au moyen d'une corde passée sur l'épaule et marchant pendant deux heures avec une vitesse d'environ $0^{m},80$ par seconde, l'effet produit fut à peu près égal à celui résultant de la traction exercée par un poids d'environ 14 kilogrammes descendant avec la même vitesse (*f*).

(2) Je dois ajouter que les résultats relatifs du travail musculaire des Hommes et des Chevaux varient extrêmement suivant le mode d'emploi des forces. Ainsi Desaguillers estime que pour faire tourner un cabestan, 5 hommes sont égaux à 1 cheval (*g*), mais la plupart des auteurs considèrent la force du cheval comme étant 7 fois plus grande que celle de l'Homme (*h*).

Je ne m'explique pas comment Schulze a pu obtenir d'un Cheval ordinaire 14 fois autant d'effet que d'un Homme ainsi qu'il l'établit expérimentalement (*i*).

(*a*) Régnier, *Op. cit.* (*Journ. de l'École polytechnique*, t. II, p. 169).
(*b*) Quetelet, *Proposition de physique*, t. I, p. 14.
— Plateau, *Sur la forme musculaire des Insectes*, p. 5 (*Extrait du Bull. de l'Acad. de Belgique*, 2e série, t. XX).
(*c*) Claudel, *Aide-mémoire des Ingénieurs*, p. 17.
(*d*) Delaunay, *Mécanique*, p. 304.
(*e*) Voyez Christian, *Op. cit.*, t. I, p. 97.
(*f*) Schulze, *loc. cit.*, p. 339.
(*g*) Desaguillers, *Traité de physique*, t. I, p. 255 et p. 275.
(*h*) Delaunay, *Traité de mécanique*, p. 303.
(*i*) Schulze, *Op. cit.* (*Mém. de l'Acad. de Berlin*, pour 1783, p. 340).

qui existent entre le poids du moteur animé et sa puissance, car le poids moyen du Cheval est à peu de chose près 7 fois le poids moyen de l'Homme (1).

Considéré d'une manière absolue, le Cheval est donc un moteur beaucoup plus puissant que l'Homme; mais si l'on examine ces deux Mammifères comparativement à la force contractile dont la fibre musculaire est douée, l'avantage ne paraît pas être du côté du Cheval. Effectivement, dans les mouvements de traction dont il vient d'être question, les muscles des membres thoraciques entrent en jeu aussi bien que ceux des membres abdominaux et du rachis, tandis que chez l'Homme ils ne prennent que peu ou point de part à l'action exercée ; par conséquent, à poids égaux, le travail effectué le sera par un nombre de fibres musculaires beaucoup moins grand chez l'Homme que chez le Cheval, et j'insiste sur cette circonstance parce que nous verrons bientôt que d'une manière générale la puissance relative de chacun de ces moteurs élémentaires paraît être plus grande chez les petits animaux que chez les grands.

Mais si nous comparons le Cheval à l'Homme sous le rapport de l'emploi des forces physiologiques et de l'adaptation de l'organisme à la locomotion, nous comprendrons facilement comment avec une fibre musculaire plus faible peut-être, il peut l'emporter beaucoup sur ce dernier quant à sa vitesse et à la somme de travail qu'il est susceptible de fournir. Effectivement il est d'abord à remarquer que dans la progression bipédale, la charge est constituée par le poids des membres thoraciques aussi bien que par le poids de la tête et du tronc ; les muscles des membres abdominaux effectuent donc la totalité du travail locomoteur et par conséquent, à poids égaux, ils doivent produire des effets plus grands chez le Bipède que chez le

(1) On évalue le poids moyen du Cheval à 400 kilogrammes, et le poids moyen de l'Homme à 65 kilogrammes.

Quadrupède. J'ajouterai que la petitesse de la tête comparée au tronc est aussi une condition de perfectionnement au point de vue de la locomotion, et que chez les Chevaux, particulièrement chez ceux dont la vitesse est très-grande, cette condition est remplie.

Il me paraîtrait superflu de revenir ici sur ce que j'ai déjà dit dans d'autres leçons sur l'utilité de l'allongement du bras de levier de la puissance dans les instruments propulseurs constitués par les membres, et des avantages résultant de l'allégement de la portion terminale de ces membres pour la rapidité des mouvements de progression. Je rappellerai seulement que sous ce rapport le Cheval est particulièrement bien constitué pour courir vite et longtemps; chacun sait d'ailleurs que sa rapidité est très-grande, car on le voit franchir, en quelques minutes, une distance de plusieurs kilomètres (1).

(1) La vitesse du Cheval est évaluée par seconde :

A 1 mètre au petit pas.
A 2 mètres au grand pas.
De 3m,50 à 4 mètres au trot.
A 10 mètres au galop.
De 14 à 15 mètres à la course dans les hippodromes.

Le Cheval de course le plus célèbre pour sa vitesse, et appelé *Flying Childers*, franchit à Newmarket, en 6 minutes 40 secondes, une distance de 6128 mètres (3 milles, 6 furlongs et 93 yards), ce qui correspond à environ 17 mètres par seconde (*a*). Dans une autre course (à Beacon), où la longueur de l'hippodrome était de 6764 mètres, le temps employé par ce Cheval était d'environ 7′ 30″, ce qui donne une vitesse d'un peu moins de 15 mètres par seconde. On cite aussi un Cheval nommé Firetail qui fit 1609 mètres en 64 secondes, ce qui suppose une vitesse de 25 mètres par seconde, mais il n'aurait pas pu conserver une vélocité semblable pendant plusieurs minutes (*b*).

Le minimum de temps employé par nos Chevaux de course pour faire deux fois le tour de l'hippodrome du Champ de Mars (4000 mètres) a été de 3 minutes 50 secondes 1/5 (*c*).

Il est aussi à noter que, tout en courant avec cette vitesse excessive, ces Chevaux portent une charge assez considérable, constituée par le poids du cavalier et du harnachement. Dans les courses anglaises, on règle cette charge d'après la taille de l'animal.

(*a*) *The Horse*, p. 45 et 46.
(*b*) C. de Montendre, *Relevé des vitesses les plus grandes observées sur l'hippodrome de Paris* (*Journ. des Haras*, 1838, t. XXII, p. 56).
(*c*) *The Horse*, p. 51.

L'aptitude des muscles locomoteurs à développer de la force mécanique et à l'employer avantageusement n'est pas la seule cause physiologique de la supériorité du Cheval comme animal de course. En traitant de l'influence de la locomotion sur la respiration, j'ai pu en fournir des preuves (1). La grandeur de la capacité complémentaire des poumons est une des premières conditions de vitesse, et c'est d'elle que dépend en partie la faculté de prolonger pendant plus ou moins longtemps les efforts violents, indispensables pour l'obtention de la vitesse; mais la faculté de résister à la fatigue et d'agir énergiquement pendant un temps considérable dépend principalement de l'état des muscles et de la puissance des actions nutritives dont résulte tout développement de force physiologique.

Le maximum de vitesse ne peut être obtenu que par la dépense de la totalité de la puissance motrice que les muscles locomoteurs sont susceptibles de développer pendant la durée du travail effectué. Il ne reste donc aucune portion de cette force qui puisse être affectée à d'autres usages et, par conséquent, le travail industriel de l'Etre vivant considéré comme moteur est alors nul. Il s'ensuit qu'une partie de la force motrice ne pourra être appliquée au transport d'un fardeau étranger à l'organisme qu'à la condition de diminuer la vitesse, et cette diminution croîtra rapidement avec l'augmentation de la charge (2).

Un cheval de taille ordinaire qui mesure 14 mains (1m,42), doit porter 126 livres anglaises (soit 47 kilogr.), et l'on déduit ou l'on ajoute 7 livres (environ 2 kilog., 6) pour chaque pouce (0m,02539) de plus ou de moins dans la taille.

La vitesse de la course au trot peut dépasser beaucoup la moyenne indiquée ci-dessus. Ainsi on cite des Chevaux qui, en conservant cette allure, ont fait 17 et même 18 milles en une heure, et d'autres qui pouvaient faire 1 mille (1609 mètres) en 2 minutes 12 ou 13 secondes (*a*).

(1) Voyez tome II, page 488.

(2) L'influence dépressive de la vitesse sur la force de traction est mise en évidence par les nombres suivants fournis par des expériences dans lesquelles des Chevaux travaillaient pendant six heures. La première

(*a*) J. de Lagondie, *le Cheval anglais*, p. 236 (1860).

La vitesse excessive est également incompatible avec la prolongation des efforts musculaires, et par conséquent lorsque la machine vivante est employée à porter un fardeau ou à effectuer une traction, il faut, pour en obtenir la plus grande quantité d'action utile, combiner dans de certaines proportions la charge, la vitesse et la durée du mouvement; mais c'est par l'expérience seule que l'on peut, pour chaque espèce et même pour chaque individu, déterminer ces limites. Ainsi, on sait qu'un Cheval ordinaire, portant sur son dos un poids de 80 kilogrammes, ou attelé à une voiture d'un poids correspondant, peut sans en éprouver trop de fatigue déployer une vitesse modérée, pendant sept heures par jour, mais que la durée de son aptitude à progresser ainsi diminuera dans de fortes proportions si la vitesse augmente ou si la charge devient plus lourde (1).

colonne V contient l'indication du chemin parcouru par heure ; la seconde T la traction estimée en livres anglaises, et la troisième colonne R le rendement relatif du travail en prenant pour terme de comparaison les effets obtenus avec une vitesse de 3 milles à l'heure et représentés par 1000.

V	T	R
2	166	888
3	125	1000
3 1/2	104	972
4	83	888
4 1/2	62 1/2	750
5	41 2/3	555
5 1/4	30 1/2	500

L'influence défavorable de la vitesse diminue lorsque la durée du travail est moindre, et la charge doit être réduite de moitié lorsqu'on veut obtenir des vitesses plus grandes. Le tableau suivant donne approximativement le travail d'un Cheval de diligence anglais exerçant une traction de 62 livres 1/2 (ou environ 24 kilogrammes). La première colonne T contient l'indication du nombre d'heures pendant lesquelles le Cheval travaille journellement ; la seconde colonne V donne l'indication de la vitesse déployée, et la troisième colonne R l'évaluation du travail accompli sur une bonne route.

T	V	R
4	5 1/2	613
3	6 2/5	578
2	7 4/5	434
1	11	307

Ainsi, en déployant une vitesse d'environ 17 kilomètres 5 pendant une heure, le travail industriel accompli ne dépasse guère la moitié de celui que le même animal ferait s'il courait pendant quatre heures avec une vitesse moitié moindre (*a*).

(1) Le cheval de selle portant son

(*a*) Tredgold, *Sur les voies ferrées* (voyez *the Horse*, p. 416).

Le Dromadaire est justement célèbre pour sa vitesse et pour sa résistance à la fatigue ; mais les évaluations présentées à ce sujet par Buffon et quelques autres naturalistes paraissent être entachées de beaucoup d'exagération (1).

Sous le rapport de la longueur des membres, l'Éléphant est mieux partagé que le Cheval et sa force musculaire est aussi très-grande, mais à raison du poids énorme de sa tête, ses membres portent une charge relativement plus grande que ceux du Cheval et, par ce seul fait, ce puissant animal est moins bien disposé pour la course (2).

cavalier du poids de 80 kilogrammes et marchant pendant sept heures parcourt, en moyenne, 40 kilomètres, ce qui correspond à une vitesse de $1^m,54$ par seconde.

Le cheval de charge porte ordinairement sur son dos 100 à 172 kilogrammes.

Nos chevaux de poste, dont la vitesse moyenne est de $4^m,44$, traînent 500 kilogrammes et font 20 kilomètres par jour.

Nos chevaux de diligence, dont la vitesse n'est que de $3^m,33$, traînent 800 kilogrammes et parcourent 24 kilomètres (*a*).

Un bon cheval de roulier qui travaille six jours par semaine, et qui fait environ 28 kilomètres par jour avec une vitesse de 3 kilomètres par heure, exerce une force de traction d'environ 50 kilogrammes ; le travail industriel qu'il accomplit en une journée s'élève à 1400 kilogrammes (*b*).

Les conditions mécaniques du tirage au collier par le Cheval et du tirage au joug par le Bœuf ont été exposées avec détail dans l'ouvrage de M. Colin, et j'y renverrai pour plus de renseignements (*c*).

L'âne attelé à un manége ne produit guère plus du quart du travail effectué par le Cheval (*d*).

(1) La charge ordinaire des Dromadaires du sud de l'Algérie est d'environ 300 à 350 kilogrammes ; pour ceux du Tell, il faut diminuer la charge d'environ 50 kilogrammes. En Asie, ces animaux sont plus forts ; ils peuvent porter 400 ou même 450 kilogrammes et faire tous les jours 40 à 45 kilomètres sur de très-mauvais chemins. Le *Meharis* ou Dromadaire de course, appelé *Héguin* en Algérie, peut faire habituellement 120 kilomètres tout d'une traite (*e*).

Chez un Dromadaire de très-grande taille, la longueur du pas est ordinairement de $2^m,10$ à $2^m,20$ (*f*).

(2) La longueur du pas de l'Élé-

(*a*) Claudel, *Aide-Mémoire des Ingénieurs*, p. 17.
(*b*) Delaunay, *Traité de mécanique*, p. 303.
(*c*) Colin, *Traité de Physiol. comp.*, t. I, p. 471 et suiv.
(*d*) Delaunay, *Op. cit.*, p. 304.
(*e*) Colin, t. I, p. 428.
(*f*) Armandi, *Hist. militaire de l'Éléphant*, p. 4.

L'effort musculaire dont le Bœuf est susceptible est presque aussi grand que celui du Cheval, et attelé à un manége il effectue presque autant de travail, mais ses mouvements sont très-lents, et attelé à une voiture il produit moitié moins de travail que ce dernier.

Les ingénieurs ont fait beaucoup d'observations, d'expériences et de calculs pour déterminer les conditions dans lesquelles l'action musculaire de l'Homme employé comme moteur industriel peut donner les résultats les plus avantageux (1). Je ne

phant est d'environ 2 mètres (*a*), mais la marche ordinaire de cet animal n'est guère plus rapide que celle du Cheval ; il prend facilement une sorte d'amble qui pour la vitesse égale le galop de ce dernier.

La charge que l'on impose à l'Éléphant en voyage ne dépasse que rarement 600 à 700 kilogrammes, et il peut faire ainsi 50 à 70 kilomètres par jour, mais il est capable de porter un poids beaucoup plus grand ; ainsi pendant l'expédition de l'armée anglaise en Abyssinie, on employa des Éléphants pour le transport des grosses pièces d'artillerie, et l'on estime que le poids dont on les chargeait s'élevait souvent à environ 800 kilogrammes (*b*).

L'Éléphant peut soulever avec sa trompe environ 100 kilogrammes de bagages et soulever sur ses défenses un poids 5 fois plus grand.

(1) Dans l'antiquité, on n'employait guère que l'Homme comme moteur, mais à mesure que la science et les arts firent des progrès, on trouva le moyen de substituer avec avantage à cet agent intelligent, dont le travail peut être utilisé de mille autres façons avec plus de profit, le travail des Animaux et le travail des machines mises en mouvement par le vent, la pesanteur de l'eau, la vapeur, etc. Cependant souvent encore les circonstances sont telles que la force physique de l'Homme, tout en coûtant très-cher, doit être mise en jeu dans des opérations où l'intelligence n'a aucune part.

Il peut donc être utile au physiologiste aussi bien qu'à l'ingénieur de connaître les produits que l'on en obtient en l'appliquant de diverses façons. Je rapporterai par conséquent ici quelques renseignements à ce sujet.

La plus grande charge qu'un Homme de force moyenne puisse porter à une petite distance est d'environ 145 kilogrammes, et tout ce qu'il peut faire habituellement, en marchant sur un terrain horizontal, est de transporter une charge d'environ 60 kilogrammes. Dans une journée de travail il transportera ainsi à 1 kilomètre 690 kilogrammes (*c*).

Sous le premier Empire, nos soldats

(*a*) Vallon, *Mém. sur l'hist. naturelle du Dromadaire* (*Recueil de mém. et d'observ. d'hygiène et de méd. vétérinaires*, t. VII, p. 373 et suiv.).

(*b*) Colin, *Op. cit.*, p. 452.

— Gaidoz, *les Éléphants à la guerre* (*Revue des deux mondes*, 1874, t. IV).

(*c*) Christian, *Traité de mécanique industrielle*, t. I, p. 109.

pourrais, sans m'écarter du but principal de ces leçons, entrer dans des détails à ce sujet; mais afin de montrer par des faits les différences qui existent entre la force mécanique des diverses parties de l'économie animale, je crois utile de citer ici quelques-uns des résultats obtenus de la sorte.

Ainsi nous avons vu précédemment que le travail journalier qu'un Homme est susceptible d'effectuer en montant un escalier équivaut en moyenne à environ 205 kilogrammes élevés à la hauteur d'un kilomètre. Or, dans cette ascension, ce sont principalement les muscles des membres abdominaux qui entrent en jeu.

Lorsqu'au contraire l'ouvrier met en mouvement le *mouton* employé pour l'enfonçage des pieux et soulève cet engin à l'aide de l'appareil appelé une *sonnette à tirande*, ce sont les muscles fléchisseurs des membres antérieurs et du torse qui sont mis à contribution. Or, le travail qu'il fournit de la sorte ne dépasse guère 75 kilogrammes élevés à la hauteur de

portaient habituellement $18^{k},680$ (y compris la capote, le fusil, etc.), et souvent ils étaient chargés en outre de vivres, de cartouches, etc., pesant $5^{k},492$. En troupe, ils parcouraient au pas ordinaire 50 mètres par minute (soit vitesse $0^{m},8$), et au pas de course 130 mètres par minute, ce qui donne une vitesse de $2^{m},10$ (*a*).

On évalue l'effet utile journalier moyen d'un Homme transportant à 1 kilomètre une charge, au moyen

D'une brouette (d'après Coulomb) à 1022 kilogr.
D'une charrette (d'après Gueny-veau) à . . . . 2300 —

Le travail effectué en tirant l'eau d'un puits à l'aide d'une corde et d'une poulie est évaluée par Coulomb à 17 000 kilogrammètres.

Pour d'autres renseignements de ce genre, je renverrai aux ouvrages sur la mécanique industrielle (*b*).

J'ajouterai qu'un bon nageur peut faire dans une eau tranquille un mille (1852 mètres) en 30 ou 35 minutes. M. Pettigrew cite un nageur qui, dans les mêmes conditions, a parcouru la même distance en 26 minutes et la première partie en 12 minutes; un autre fit 500 yards (472 mètres) en 7 minutes 50 secondes ou en moyenne un peu plus de 1 mètre par seconde (*c*), vitesse qui est très-faible pour un moteur de si grande taille.

(*a*) Richard, *Aide-Mémoire des Ingénieurs*, t. II, p. 925.
(*b*) Voyez Richard, *Aide-Mémoire des Ingénieurs*, t. II; art. *Homme moteur*, p. 293 et suiv.
(*c*) Pettigrew, *Locomotion*, p. 122.

mètre. Par conséquent la force musculaire déployée de la sorte par les muscles des membres antérieurs et postérieurs est à peu près dans le rapport de 1 à 3 (1).

Puissance musculaire de petits Animaux.

§ 6. — Les Animaux non domestiques n'ont été que peu étudiés à ce point de vue ; cependant des recherches de cet ordre pourraient offrir beaucoup d'intérêt pour la physiologie générale. Nous en avons la preuve par les expériences de M. F. Plateau sur la force musculaire des Insectes.

En effet, ce naturaliste a constaté d'abord que la force relative de ces Animaux est beaucoup plus considérable que celle des Mammifères les mieux doués sous ce rapport (2). Ainsi, pour un même poids de substance vivante, un Hanneton développe presque 20 fois autant de force qu'un Cheval (3). M. Plateau estime même que si ce Quadrupède possédait, comparativement à son poids, autant de force musculaire qu'une Donacie, la traction qu'il serait capable d'exercer pendant quelques instants s'élèverait à plus de 25 000 kilogrammes (4).

Il ressort également des expériences de M. Plateau sur la traction et la poussée effectuées par divers Insectes, que chez les espèces d'une même famille, cette puissance relative aug-

(1) Pour les détails relatifs à ce travail, je renverrai aux traités de mécanique et aux observations de Coulomb.

Dans le labourage du sol, le travail est effectué aussi en majeure partie par les bras, mais le pied agit aussi pour enfoncer la bêche en terre, et Coulomb estime que l'action totale de la journée peut être représentée par un poids d'environ 96 kilogrammes élevé à 1 kilomètre (*a*).

(2) Ce fait n'avait pas échappé à l'attention des anciens naturalistes (*b*).

(3) M. Plateau a trouvé que l'effort de traction exercé par cet insecte, au lieu d'être équivalent au cinquième du poids de son corps, ainsi que cela a lieu pour le Cheval, correspond à 14 fois le poids de son corps (*c*).

(4) Une Donacie du poids de 43 milligrammes soulevait 1 gramme 858, ce qui correspond à plus de 42 fois le poids de son corps (*d*).

(*a*) Coulomb, *loc. cit.*, p. 429.

(*b*) Pline, *Hist. nat.*, livre X, chap. 2 et 300.

— F. Plateau, *Sur la force musculaire des Insectes*, p. 5 (*Bull. de l'Acad. de Belgique*, t. XX).

(*c*) Plateau, *Op. cit.*, p. 12.

(*d*) Plateau, *Deuxième note* (*Bull. de l'Acad. de Belgique*, 1866, 2e série, t. XXII).

mente avec la petitesse de l'être (1). Ainsi, en comparant entre eux deux Carabiques, le Carabe doré qui pèse 705 milligrammes et la *Nebria brevicollis* qui ne pèse que 46 milligrammes, il trouva que le premier ne pouvait soulever, pour un poids déterminé de l'organisme, qu'un fardeau représenté par 17, tandis que le second, à poids égal, soulevait 25 (2).

Des différences aussi considérables ne sauraient être attribuées à la prédominance plus ou moins grande du système musculaire sur les autres parties de la machine vivante. Il faut en chercher l'explication ailleurs, et j'incline à croire que la cause consiste en une différence dans l'aptitude des fibres contractiles à transformer en force mécanique la chaleur développée par les combustions physiologiques entretenues d'un côté par la respiration, de l'autre côté par les aliments.

Effectivement nous savons que dans l'ensemble du règne animal, il existe des relations étroites entre l'activité de cette combustion et l'activité locomotrice ; les Animaux qui déploient une grande puissance motrice consomment beaucoup d'oxygène et excrètent beaucoup d'acide carbonique (3). Nous savons aussi qu'à poids égaux, les petits Animaux respirent plus activement que les Animaux de grande taille (4). Enfin, nous avons vu aussi (5) qu'à poids égaux, la ration alimentaire nécessaire à

(1) La règle posée par M. Plateau a été vérifiée sur des Hyménoptères aussi bien que sur un grand nombre de Coléoptères.

J'ajouterai que dans les exercices d'hippodrome, fort peu de Chevaux de très-grande taille se sont fait remarquer par leur vélocité, tandis qu'un très-grand nombre de petits Chevaux s'y sont distingués (*a*).

(2) Les remarques présentées ci-dessus au sujet de la puissance des muscles des membres abdominaux, chez l'Homme et chez le Cheval, ramenées à une même unité de poids, s'accordent très-bien avec les conclusions de M. Plateau.

(3) Voyez tome II, page 532.

(4) Voyez tome II, page 515.

(5) Voyez tome VIII, pages 154 et 187.

(*a*) D. Low, *Hist. naturelle agricole des Animaux domestiques (le Cheval)*, p. 54.

l'entretien de la vie est plus grande chez les petits Animaux que chez les grands.

En parlant des relations qui existent entre le travail nutritif et la contraction musculaire, j'ai déjà eu l'occasion de dire quelques mots à ce sujet (1) et je n'y reviendrai pas ici, car je n'aurais que des conjectures à présenter, et je veux m'en tenir aux faits ou aux conséquences qui en découlent nécessairement.

Je terminerai donc ici notre étude de la mécanique animale, et dans la partie suivante de ce cours, je m'occuperai des instruments physiologiques qui président à la production ainsi qu'à la coordination du mouvement, c'est-à-dire du SYSTÈME NERVEUX.

(1) Voyez tome X, page 510.

QUATRE-VINGT-DIX-NEUVIÈME LEÇON.

Du Système nerveux. — Constitution élémentaire de ce système. — Composition chimique de la substance nerveuse. — Structure intime des centres nerveux, cellules et fibres. — Structure des nerfs.

Système nerveux.

§ 1. — La volonté qui détermine les mouvements dont l'étude a fourni le sujet des précédentes leçons et la faculté de sentir, sont des puissances physiologiques communes à tous les Animaux, et l'on peut facilement constater que chez la plupart des Êtres animés, elles ne s'exercent que par l'intermédiaire d'un appareil organique particulier appelé le système nerveux. Mais chez les Animaux les plus inférieurs, ni l'une ni l'autre de ces facultés ne paraît être localisée, car la destruction d'aucune partie de l'organisme n'entraîne nécessairement leur anéantissement dans le reste de l'économie (1). Il me paraît probable que cela tient, non à l'absence des organites élémentaires qui, d'ordinaire, donnent au système nerveux ses propriétés essentielles, mais à la dispersion de ces instruments physiologiques. Il est vrai que les anatomistes n'ont pu jusqu'ici en constater l'existence, ni chez les Hydres, ni chez les autres Zoophytes inférieurs, mais ce résultat négatif ne suffit pas pour établir que chez ces Animaux, les éléments histogéniques de nature nerveuse fassent réellement défaut.

Quoi qu'il en soit à cet égard, dans l'immense majorité des cas, le système nerveux est facile à distinguer des autres parties constitutives de la machine animale, et partout où ce système a été observé, on y a trouvé les mêmes éléments organiques essentiels. Toujours ces éléments, logés dans une sorte

(1) Voyez tome I, page 18.

de gangue ou de trame composée de tissu conjonctif, et d'une substance finement granuleuse, sont de deux sortes : les uns sont des cellules ou glomérules de nature spéciale, les autres des filaments ou tubes très-allongés qui unissent ces cellules entre elles, ou les relient aux parties excitables de l'économie, c'est-à-dire aux parties qui sont susceptibles de se contracter sous l'influence de l'excitation nerveuse, ou de déterminer des sensations lorsqu'elles sont elles-mêmes excitées par des stimulants extérieurs. Les cellules ou glomérules sont les organes où se développe la force excito-motrice, où les sensations sont perçues et où se manifestent les autres phénomènes dépendant de la puissance nerveuse ; les filaments ou fibres sont des conducteurs qui transmettent aux muscles l'influence excito-motrice engendrée dans ces foyers, qui portent en sens inverse les excitations aptes à y produire des sensations ou qui établissent des relations analogues de foyer à foyer. Ces filaments, généralement d'un blanc lacté, constituent les organes désignés sous le nom de *nerfs* (1) ; les utricules ou cellules réunies en groupes constituent tantôt des agrégats arrondis appelés *ganglions*, d'autrefois des organes spéciaux d'une structure plus complexe, tels que le cerveau et la moelle épinière.

Composition chimique.

§ 2. — La substance nerveuse (2), de même que les autres parties molles de l'économie animale, est composée en grande

(1) Dans le langage vulgaire, on confond sous ce même nom les *tendons* et les nerfs proprement dits. Hippocrate et la plupart des médecins de l'antiquité commettaient la même erreur. Mais Erasistrate, au contraire, paraît avoir reconnu que tous les nerfs sont en connexion avec le cerveau (*a*), et Galien (*b*) avait, au sujet de ces organes, des idées dont la justesse est souvent remarquable pour l'époque où il vivait.

(2) Appelée *neurine* par Blainville (*c*); les chimistes emploient le même nom dans une acception différente.

(*a*) Lauth, *Hist. de l'anat.*, t. I, p. 81 et p. 131, etc.

(*b*) Galien, *De l'utilité des parties*, livre XVI (*Œuvres* trad. par Daremberg, t. II, p. 158 et suiv.).

(*c*) Blainville, *Cours de Physiol.*, 1829, t. I, p. 385.

partie de matières albuminoïdes (1), de beaucoup d'eau (2) et de divers sels (3) ; mais elle renferme aussi des corps gras particuliers dont la nature est fort remarquable, car ils contiennent du phosphore en grande proportion (4). L'histoire chimique de ces composés a été l'objet de plusieurs travaux importants, parmi lesquels je citerai en première ligne ceux de Vauquelin, de M. Chevreul, de M. Fremy, de Mulder, de Bibra et de M. Liebreich ; cependant nos connaissances à ce sujet sont encore trop incomplètes pour qu'il me paraisse utile d'en traiter ici.

(1) M. Fremy a trouvé dans le cerveau de l'Homme 7 0/0 de matière albuminoïde (*a*). D'après Lassaigne, la proportion de ces matières serait de 9 0/0 dans la substance blanche et de 7 0/0 dans la substance grise (*b*).

(2) Vauquelin trouva en moyenne 80 centièmes d'eau dans le cerveau de l'Homme (*c*); Denis en retira 76 à 78 p. cent (*d*). Des résultats analogues ont été obtenus par d'autres expérimentateurs (*e*). Du reste la proportion de ce liquide varie suivant les parties examinées. Il est aussi à noter que la proportion d'eau est plus grande chez le nouveau-né que chez l'adulte (*f*).

(3) Bibra a trouvé dans le cerveau humain 27 millièmes de matières minérales dont 100 parties lui fournirent par l'analyse :

Phosphate de potasse	55,24
Phosphate de soude	22,93
Phosphate de fer	1,23
Phosphate de chaux	1,62
Phosphate de magnésie	3,40
Chlorure de sodium	4,74
Sulfate de potasse	1,64
Acide phosphorique titré	9,15
Silice	0,42 (*g*)

(4) La substance nerveuse contient diverses matières grasses non phosphorées, telles que l'Oléine, la Stéarine et la Cholestérine (*h*). C'est à Vauquelin que l'on doit la découverte des matières grasses phosphorées dans le cerveau (*i*).

Ces matières s'y trouvent en grande proportion ; ainsi dans une analyse faite par Bibra elles représentèrent plus de 14 p. cent du poids de l'organe, et elles fournirent de 1, 5 à 1, 9 pour cent de phosphore (*j*); mais la majeure partie

(*a*) Fremy, *Recherches chimiques sur le cerveau de l'Homme* (*Comptes rendus de l'Acad. des sciences*, 1840, t. XI, p. 763). — *Sur la composition de la substance cérébrale* (*Journ. de Pharm.*, 1840, t. XVI et 1841, t. XVII).

(*b*) Vauquelin, *Analyse de la matière cérébrale de l'Homme et de quelques Animaux* (*Ann. de chimie*, 1812, t. LXXXI).

(*c*) Denis, *Recherches expérimentales sur le sang*, 1830, p. 29.

(*d*) Hauff, *Vergleichende Untersuchungen des Wasser- und Fettgehaltes des Gehirns* (*Ann. der Chem. und Pharm.*, 1853, t. LXXXV, p. 42).

(*e*) Bibra, *Vergleichende Untersuchungen über das Gehirn.*

(*f*) Schlossberger, *Ueber das Gehirn der Neugeborenen* (*Ann. der Chem. und Pharm.*, 1853, t. LXXXVI, p. 119).

(*g*) Bibra, *Op. cit.*

(*h*) Chevreul, art. SANG du *Dictionnaire des sciences nat.*, 1827, t. XLVII, p. 188.

(*i*) Vauquelin, *Op. cit.* (*Ann. de chimie*, 1812, t. LXXXI).

(*j*) Bibra, *Op. cit.*

Structure intime.

§ 3. — Chaque cellule ou glomérule du tissu nerveux (1) de la graisse phosphorée se trouve dans la substance blanche ; la substance grise n'en contient que peu (*a*).

M. Fremy a obtenu de ces matières deux acides gras phosphorés, qu'il désigne sous les noms d'*acide cérébrique* et *d'acide oléophosphorique* (*b*), mais les expériences plus récentes de M. Liebreich tendent à établir que ces composés ne sont pas des principes immédiats préexistants dans la substance nerveuse et proviendraient de la décomposition d'un composé neutre azoté et phosphoré que ce chimiste appelle du *protagon*.

En le faisant bouillir dans de l'eau de baryte, on en retire de l'acide stéarique, un acide phosphoglycérique, un acide non azoté et une base à laquelle cet auteur applique le nom de *neurine* (*c*).

Les matières grasses obtenues par Couerbe dans ses expériences sur la substance cérébrale et appelées *cérébrate*, *stéaroconote*, etc. (*d*), paraissent être des mélanges ou des composés artificiels.

(1) Les cellules ou vésicules nerveuses ont été entrevues par Dutrochet en 1824, et par M. Ehrenberg en 1833 (*e*), puis observées avec plus de soin par M. Valentin et par un grand nombre d'autres micrographes (*f*). Ce fut d'abord dans les gan-

(*a*) John, *Chemische Untersuchungen*, t. IV,

— Fremy, *loc. cit.*

(*b*) Fremy, *Op. cit.*

(*c*) Liebreich, *Ueber die Beschaffenheit der Gehirnsubstanz* (*Ann. der Chem. und Pharm.*, 1865, t. CXXXIV, p. 29).

(*d*) Couerbe, *Du cerveau considéré au point de vue chimique et physiol.* (*Journ. de chim. méd.*, 1834, t. X),

(*e*) Dutrochet, *Anat. et physiol. de la structure intime des Animaux et des Végétaux*, 1824, page 166.

— Ehrenberg, *Beobachtungen einer bisher unbekannten auffallenden Structur des Seelenorgans bei Menschen und Thieren* (*Mém. de l'Acad. de Berlin* pour 1834, p. 665, pl. 6, fig. 6 et 7).

(*f*) Valentin, *Ueber den Verlauf und die letzten Enden der Nerven* (*Nova acta Acad. nat. Curios.*, 1836, t. XVIII). — *Ueber die Scheiden der Ganglionskugeln* (Muller's *Archiv*, 1839).

— Bidder et Volkmann, *Die Selbstständigkeit des sympathischen Nervensystems*, 1842.

— Hannover, *Recherches microskop. sur le système nerveux*, p. 7, 1844.

— Harless, *Ueber die Ganglionkugeln der* Lobi electrici *von Torpedo* (Müller's *Archiv für Anat.*, 1846, p. 283).

— Wagner, *Handwörterbuch der Physiol.*, t. III, p. 432, 1846.

— Bidder, *Zur Lehre vom Verhältniss der Ganglionkörpern zu den Nervenfasern*, 1847.

— Robin, *Structure du ganglion nerveux* (*l'Institut*, 1847, t. XV, p. 74 et 171, et 1848, t. XVI, p. 22). — *Anat. et physiol. cellulaires*, p. 329 et suiv., 1873.

— Kölliker, *Neurologische Bemerkungen* (*Zeitsch. für wissensch. Zool.*, 1849, t. I, p. 135). — *Mikroskopische Anatomie*, 1850, t. II, p. 530. — *Traité d'histologie*, p. 119 et suiv. (édit. de 1868).

— Stannius, *Neurologische Erfahrungen* (*Göttinger Nachrichten*, 1851, p. 235).

— Stilling, *Sur la structure de la cellule nerveuse* (*Comptes rendus de l'Acad. des sciences*, 1855, t. XLI, p. 898).

— Gratiolet, *Sur la structure de la moelle épinière* (*l'Institut*, 1852, t. XX, p. 272).

— Bowman and Todd, *Physiological Anatomy*, 1856, t. I, p. 212.

— Mauthner, *Beitr. zur nähern Kenntniss der morpholog. Elemente des Nervensystems*. Wien, in-4, 1862.

— Arnold, *Ein Beitrag zu der feinen Structur der Ganglienzellen* (*Archiv für pathol. Anat. und Physiol.*, 1867, t. XLI, p. 178, pl. 4 et 5).

— Courvoisier, *Ueber die spinalen und sympath. Zellen des Frosches* (*Untersuch. aus dem physiol. Lab. in Würzburg.* Von Bezold, 1867, n° 57).

— Fleischl, *Ueber die Wirkung von Borsäure auf frische Ganglienzellen* (*Wiener Sitzungsber* 1870, t. LXI, pl. 1).

— Robin, *Anat. et physiol. cellulaires*, p. 329 et suiv.

est un individu physiologique constitué essentiellement de deux parties : d'un noyau central d'apparence vésiculaire qui renferme un nucléole et d'une substance périphérique homogène qui contient une multitude de granulations d'une petitesse extrême (1), et qui est ordinairement teintée en jaune, en brun ou en rouge (2). En général, le petit agrégat de substance nerveuse ainsi constitué est entouré d'une membrane spéciale très-mince et fort délicate, de façon à mériter complétement le nom de cellule, mais parfois cette tunique utriculaire manque ou tout au moins n'est pas visible (3). Enfin parfois les glomérules ou cellules paraissent être simples, c'est-à-dire dépourvues de tout

glions que leur existence fut bien constatée, et delà le nom de *cellules ganglionnaires* qui leur est souvent donné.

Ces utricules présentent dans leur conformation extérieure et leur structure intime des particularités qui varient suivant les organes dont elles font partie, et j'aurai plus d'une fois l'occasion d'en parler de nouveau.

Le volume des cellules nerveuses varie beaucoup, tant chez le même Animal que chez des Animaux d'espèces différentes. Chez quelques Invertébrés, elles sont notablement plus grandes que d'ordinaire ; ainsi chez le Limaçon, quelques unes d'entre elles sont si grosses qu'on peut les apercevoir à l'œil nu (*a*).

(1) Cette substance est beaucoup plus hyaline et moins granuleuse pendant la vie qu'après la mort (*b*). Il est aussi à noter que, d'après les modifications qu'y détermine le nitrate d'argent, elle paraît se composer de deux parties dont les propriétés chimiques sont différentes (*c*).

(2) Cette coloration est particulièrement intense chez beaucoup de Mollusques, et elle y est due à l'existence d'un liquide dont la nature n'a pas été déterminée (*d*).

Au moment de mettre cette feuille sous presse, je reçois de M. Heckel, jeune naturaliste de Montpellier, une observation curieuse sur la coloration artificielle des ganglions cérébroïdes en noir par suite de l'usage prolongé d'aliments contenant du plomb. Ces ganglions, à l'exclusion de toutes les autres parties du système nerveux, fixent dans leur substance du plomb à l'état de sulfure (*e*).

(3) Cette tunique est parfois distinctement striée (*f*).

(*a*) Leydig, *Traité d'histologie*, p. 61.

(*b*) Polaillon, *Études sur les ganglions nerveux*. Thèse, Paris, 1865, p. 85.

(*c*) Grandry, *De la structure intime du cylindre de l'axe et des cellules nerveuses* (*Journ. de l'anat. et de la physiol. de l'Homme et des Animaux*, 1869, p. 297).

(*d*) Leydig, *Traité d'histologie*, p. 51.

(*e*) Heckel, *De quelques phénomènes de localisation de matières minérales et organiques chez les Mollusques* (*Comptes rendus de l'Acad. des sciences*, 1874, t. LXXIX, p. 614).

(*f*) Grandry, *Op. cit.*

appendice, et alors on les appelle *apolaires* ou sphéroïdales (1), mais le plus souvent on en voit partir un, deux ou plusieurs filaments, et suivant le nombre des prolongements qui en dépendent, on les appelle *monopolaires*, *bipolaires* ou *multipolaires* (2).

Les prolongements filiformes qui naissent ainsi de ces cellules sont autant de fibres nerveuses élémentaires, et celles-ci, à raison de leurs relations anatomiques, doivent être rangées en deux classes sous les noms de fibres intrinsèques et de fibres extrinsèques. Les premiers vont d'un centre nerveux à un autre, et constituent entre ces parties des liens appelés *commissures*, lorsqu'ils sont transversaux et unissent les deux éléments d'un même couple organique; *connectifs*, lorsqu'ils sont dirigés longitudinalement et qu'ils s'étendent entre des centres situés du même côté du corps et appartenant à deux couples différents (3). Les fibres extrinsèques se portent des centres nerveux aux organes moteurs ou sensibles, et elles constituent la partie essentielle des cordons appelés *nerfs* (4).

(1) Quelques auteurs pensent que les cellules nerveuses ne sont jamais apolaires et que l'absence apparente de prolongements signalés par un grand nombre de micrographes dépendait des altérations subies par ces corpuscules délicats (*a*). J'ajouterai que M. Robin désigne sous le nom de *myélocites* d'autres cellules nerveuses simples dont le noyau est inattaquable par l'acide acétique. Il en sera question lorsque nous étudierons la structure intime du cerveau et de la rétine.

(2) J'aurai plusieurs fois l'occasion de revenir sur ce sujet; particulièrement en traitant de la structure intime de la moelle épinière; ici je me bornerai à ajouter qu'il a été l'objet de beaucoup de recherches délicates parmi lesquelles je citerai principalement celles de Deiters (*b*).

(3) C'est particulièrement chez les Animaux invertébrés que l'expression de *connectifs* a été employée pour distinguer les commissures transversales des parties servant à réunir entre eux longitudinalement les centres nerveux appartenant à un même côté du corps.

(4) La continuité entre la partie essentielle du nerf (c'est-à-dire le cylindre d'axe) et le contenu de la cellule nerveuse correspondante est

(*a*) Stilling, *Sur la structure de la cellule nerveuse* (*Comptes rendus de l'Acad. des sciences*, 1855, t. XLI, p. 899).
— Beale, *On the Anat. of Nerves-fibres and Cells* (*Quart. Journ. of microsc. Sciences*, 1863, new series, t. III, p. 99).

(*b*) Deiters, *Untersuchungen über Gehirn und Rückenmarks*, 1865.

La substance finement granulée ou en apparence amorphe, qui se trouve entre les cellules et les fibres élémentaires dans l'intérieur des centres nerveux, et qui a été désignée sous le nom de *neuroglie*, n'est que très-imparfaitement connue. Les histologistes ne sont pas d'accord sur sa nature; quelques observateurs la considèrent comme étant constituée essentiellement par du tissu conjonctif en continuité avec celui dont se composent le névrilème, la pie-mère, etc. Indubitablement, cet élément contribue largement à sa formation, mais la plupart des granules de la neuroglie ne paraissent pas être des noyaux de substance conjonctive; ils ressemblent beaucoup à ceux contenus dans l'intérieur des cellules, et, très-probablement, ils sont au nombre des parties constituantes spéciales du tissu nerveux (1).

§ 4. — Les nerfs sont des faisceaux de fibres nerveuses élémentaires, plus ou moins nombreuses, disposées parallèlement, et unies les unes aux autres par une trame de tissu conjonctif, mais distinctes entre elles. Ce tissu, plus compacte à l'extérieur que dans les espaces inter-fibrillaires, leur constitue une gaîne commune appelée *névrilème* (2). Les fibres

Système des nerfs.

bien démontrée : mais, suivant quelques auteurs, ce filament se prolongerait à travers la substance granuleuse de la cellule jusqu'au noyau de ce dernier organite (*a*).

(1) M. Bidder et plusieurs autres anatomistes allemands considèrent la totalité de la substance intermédiaire aux cellules et aux fibres nerveuses comme étant du tissu conjonctif (*b*), et M. Kölliker, tout en étant moins absolu à ce sujet, pense que ce dernier tissu joue dans la constitution de cette substance le rôle principal (*c*), mais l'opinion contraire, professée par Henle, me semble mieux fondée ; on peut s'en convaincre par les résultats des observations de M. Robin et de plusieurs autres micrographes (*d*).

(2) L'enveloppe que M. Robin a désignée sous le nom de *périnerve* n'est pas, comme M. Kölliker semble le

(*a*) Axmann, *Beitr. zur mikrosk. Anat. des Ganglienerves*, 1853.
— Leydig, *Op. cit.*, p. 56.
(*b*) Bidder, *Op. cit.*
— Virchow, *Pathologie cellulaire*, trad. par Picard, p. 232.
(*c*) Kölliker, *Éléments d'histol.*, p. 349 (édit. de 1868).
(*d*) Robin, *Anat. et physiol. cellulaires*, p. 337 et suiv.

nerveuses primitives se présentent d'ordinaire sous la forme d'un filament très-grêle (1), cylindrique ou légèrement aplati et plus clair au centre que sur les côtés. Par la coagulation cadavérique ainsi que par l'action de divers agents chimiques, cet aspect particulier se prononce davantage, et de la sorte on peut distinguer dans chacune de ces fibrilles trois parties constitutives : 1° Un cylindre central appelé communément *cylindre-axe;* 2° une gaîne ou tunique extérieure; 3° une couche intermédiaire, dite *substance médullaire* ou *corticale* (2).

penser, une variété de ces gaînes primitives, mais la tunique commune d'un faisceau de fibres élémentaires (*a*).

(1) Les fibres élémentaires des nerfs offrent à cet égard des variations considérables, et afin d'en faciliter la description, M. Kölliker les désigne de la manière suivante : *tubes très fins* lorsque leur diamètre ne dépasse pas 2 millièmes de millimètre ; *tubes minces* quand leur diamètre est de 2 à 4 millièmes de millimètres ; *tubes moyens* quand ils mesurent de 4 à 9 millièmes de millimètre, et *tubes gros* ou *larges* quand leur diamètre est entre 9 et 20 millièmes de millimètre (*b*).

(2) On doit à Leeuwenhoek de bonnes observations sur la structure intime des nerfs (*c*). Fontana parvint même à apercevoir dans les fibres auxquelles il donna le nom de *cylindres nerveux primitifs*, les trois parties constitutives mentionnées ci-dessus (*d*). En 1836, le filament central de ces fibres élémentaires fut mieux observé par Remak, et bientôt après son existence fut démontrée d'une manière encore plus complète par Rosenthal, Purkinge, Hannover et quelques autres micrographes (*e*).

Mais plusieurs histologistes pensaient que ce cylindre-axe était le résultat des altérations cadavériques subies par le nerf (*f*), et ce furent principalement les recherches de M. Kölliker

(*a*) Robin, *Mém. sur le périnerve* (*Mém. de la Soc. de biologie*, 2° série, 1854, t. I, p. 87).
(*b*) Kölliker, *Éléments d'histologie*, p. 317.
(*c*) Leeuwenhoek, *Opera*, t. I et II.
(*d*) Fontana, *Observ. sur la structure primitive du corps humain jointes au traité sur le venin de la Vipère*, t. II, p. 203.
(*e*) Remak, *Mikroskopische Beobachtungen über den innern Bau der cerebrospinalen Nerven* (Müller's *Archiv für Anat.*, 1836, p. 145).
— Purkinje, voyez *Bericht über die Versammlung in Prag*, 1838, p. 177.
— Rosenthal, *Format. granulosa*, 1839.
— Helmholtz, *De fabrica Systematis nervosi evertebratorum*. Dissert. inaug., Berlin, 1842.
— Hannover, *Recherches microscopiques sur le système nerveux*. 1844, p. 29.
— Schwann, *Mikroskopische Untersuchungen*, p. 174.
— Faivre, *Observ. histologiques sur le grand sympathique de la Sangsue* (*Ann. des sciences nat.*, 1855, 4° série, t. IV, p. 249).
— Waldeyer, *Untersuchungen über den Ursprung und den Verlauf der Axencylinders bei Wirbellosen und Wirbelthieren* (*Zeitschr. für rat. Med.*, 1863, t. XX, p. 193).
(*f*) Valentin, *Repertorium*, 1838, p. 73.
— Henle, *Anat. générale*, t. II, p. 167.

Chez les Animaux invertébrés ainsi que dans les parties centrales du système nerveux des Vertébrés, les fibres élémentaires sont dépourvues de substance médullaire, et les histologistes les désignent alors sous le nom de *fibres pâles*, par opposition au terme *fibres à bords foncés*, que l'on applique communément aux fibres contenant une couche médullaire distincte. Parfois aussi leur gaîne s'atténue excessivement et semble même dis-

qui décidèrent la question. Aujourd'hui il n'y a plus aucune incertitude à cet égard (*a*), mais on n'est pas encore suffisamment renseigné touchant la structure intime de ce cylindre fondamental. Quelques micrographes la considèrent comme étant très-complexe (*b*); mais il y a lieu de croire que les dispositions sur lesquelles cette opinion est fondée sont déterminées par l'action des réactifs employés dans les recherches de ce genre (*c*).

A ce sujet, je crois devoir ajouter que le carmin est très-utile pour l'étude des parties constitutives des nerfs, car cette substance tinctoriale colore fortement le cylindre-axe, et, à un moindre degré, le névrilème, mais n'agit pas sur la substance médullaire (*d*) ou, du moins, ne s'y unit que très-lentement (*e*). Beaucoup d'autres réactifs peuvent être employés également avec avantage dans les observations de ce genre, à raison de la manière inégale dont ils agissent sur les diverses substances constitutives du tissu nerveux, par exemple l'acide chromique (*f*), le nitrate d'argent (*g*), l'iode (*h*), etc. (*i*). Du reste, pour mettre en évidence le cylindre-axe, il suffit de fendre le névrilème et d'étaler délicatement les fibres nerveuses sur une lame de verre, puis de les recouvrir d'une couche mince de collodion (*j*).

(*a*) Kölliker, *Mikroskopische Anat.*, t. II, p. 399. — *Éléments d'histologie*, 1868, p. 317.

— Leydig, *Traité d'histologie*, p. 53.

(*b*) Stilling, *Sur la structure de la fibre nerveuse primitive* (*Comptes rendus de l'Acad. des sciences*, 1855, t. XLI, p. 827). — *Neue Untersuchungen*, p. 708.

— Lockhart Clark, *Observ. on the Structur of the Nerve-fibres* (*Quart. Journ. of microsc. Sciences*, 1860, t. VIII, p. 65).

— Rudonowsky, *Observ. sur la structure des tissus nerveux d'après une nouvelle méthode* (*Journ. d'anat.* de Robin, 1865, p. 225).

(*c*) Lister and Turner, *Observ. on the Structur of the Nerve-fibres* (*Quart. Journ. of microsc. Science*, 1860, t. VIII, p. 32).

— Turner, *Further Observ. on the Nerve-fibres* (*Quart. Journ. of microsc. Science*, 1860, t. VIII, p. 150).

(*d*) Gerlach, *Mikrosk. Studien*.

(*e*) Marthner, *Beiträge zur Kenntniss der morphologischen Elemente des Nervensystems*, 1860.

(*f*) Hannover, *Op. cit.*

— Lister and Turner, *loc cit.*

(*g*) Frommann, *Ueber die Färbung der Binde- und Nervensubstanz des Rückenmarks durch Argent. nitr. und über die Structur der Nervenzellen* (*Archiv für pathol. Anat. und Physiol.*, 1864, t. XXXI, p. 129, pl. 6, fig. 1 à 10). — *Zur Silberfärbung des Axencylinder* (*loc. cit.*, p. 151, pl. 6, fig. 11 à 16).

(*h*) Lehmann, *Physiological Chemistry*, t. II, p. 105.

(*i*) Voyez à ce sujet les traités d'histologie.

(*j*) Pflüger, *Ueber ein neues Reagent zur Darstellung des Axencylinders* (*Archiv für Anat. und Physiol.*, 1859, p. 132).

paraître ; mais en général, cette tunique ou membrane limitante est très-distincte et constitue, soit seule, soit en union avec la portion adjacente de la substance médullaire solidifiée par la coagulation, un tube bien caractérisé qui a valu à la fibre primitive, considérée dans son ensemble, le nom de *tube nerveux* (1). Elle est homogène, transparente et élastique ; elle ressemble beaucoup au sarcolemme des fibres musculaires et l'on y aperçoit souvent d'espace en espace des noyaux (2) ; parfois elle est finement plissée, mais sa structure n'est pas fibreuse et sa ténuité est en général si grande, que pour la mettre bien en évidence, il est presque toujours nécessaire d'avoir recours à l'action de réatifs chimiques appropriés à cet usage (3). Chez quelques Animaux cependant cette tunique

(1) C'est par suite de l'état semi-fluide de la substance intérieure des nerfs ou de sa coagulation périphérique, que dans beaucoup de cas, ces tubes ont pu être injectés à peu près comme des vaisseaux sanguins. Ainsi Poli ayant rempli de mercure les nerfs des Mollusques Acéphales les prit pour des vaisseaux lymphatiques et les décrivit comme tels (*a*). Plusieurs anatomistes ont injecté de la même façon les nerfs de l'Homme (*b*).

(2) La structure du névrilème est plus complexe qu'on ne le supposait généralement il y a quelques années ; on y aperçoit des ramuscules nerveux (*c*), ainsi que des capillaires sanguins (*d*). Les noyaux qui s'y montrent de distance en distance sont de forme oblongue et adhèrent à sa surface interne (*e*). Mais je dois ajouter que ces corpuscules paraissent manquer dans le névrilème des nerfs auditifs, etc. (*f*).

(3) D'ordinaire, cette tunique est in-

(*a*) Poli, *Testacea utriusque Siciliæ*, 1791.

(*b*) Reil, *De structura nervorum excertitationum anatomicarum, fasc. prim.*, 1796.

— Osiander, *Vera cerebri hum. circa basin incisi imago* (*Comment. Soc. scientiarum Gottingensis*, 1808, t. XVI, p. 77).

— Bogros, *Note sur des canaux découverts dans les nerfs* (*Ann. des sciences nat.*, 1825, t. V, p. 225. — *Mém. sur la structure des nerfs* (*loc. cit.*, 1827, t. XIII, p. 5).

(*c*) Sappey, *Recherches sur la structure de l'enveloppe fibreuse des nerfs* (*Journ. de l'anat.* de Robin, 1868, p. 47.

(*d*) Bruns, *Allgemeine Anat.*, p. 161.

— G. Pouchet, *Note sur la vascularité des faisceaux primitifs des nerfs périphériques* (*Journ. de l'anat.*, 1867, p. 438).

— Lochtman, *Het verloop der zenuwbundel in de gemengde Zenuwen* (*Nederl. Arch. voor Genees- en Natuurk.*, 1867, t. III, p. 365).

(*e*) Henle, *Anat. générale*, t. II.

— Kölliker, *Éléments d'histologie*, p. 318.

— Schiff, *Gewebelehre*.

— Reissner, *Neurologischen Studien* (Müller's *Archiv für Anat.*, 1861, p. 730).

— Czermak, *Ueber die Hautnerven des Frosches* (Müller's *Archiv*, 1849, p. 256).

(*f*) Kölliker, *Op. cit.*, p. 318.

s'épaissit beaucoup et acquiert une structure complexe, par exemple, chez la Silure électrique (1).

La substance médullaire (2) ou corticale située entre la gaîne et l'axe filiforme est transparente, homogène et de consistance visqueuse ; elle réfracte fortement la lumière et paraît formée principalement de matières grasses et de composés albuminoïdes ; c'est elle qui donne aux nerfs leur couleur blanchâtre ainsi que leur aspect nacré et leur bordure foncée. Enfin elle est très-altérable (3), et en se coagulant à divers degrés

colore et transparente, mais chez quelques Animaux, elle est colorée par des pigments spéciaux. Ainsi chez les Sangsues, le névrilème est d'un brun noirâtre, et chez la Scolopendre il est parsemé de taches violacées ; chez quelques Animaux inférieurs, il peut contenir des corpuscules calcaires (*a*).

Pour plus de détails au sujet du névrilème, je renverrai aux traités d'histologie les plus récents et à divers mémoires spéciaux (*b*).

(1) Dans les nerfs de l'appareil électrique de ce Poisson, on distingue trois couches concentriques (*c*).

(2) Quelques anatomistes désignent cette substance sous le nom de *myéline*.

(3) C'est principalement à des altérations de ce genre qu'il faut attribuer les granulations ou globules décrits par divers auteurs (*d*), ainsi que l'apparence variqueuse et beaucoup d'autres formes accidentelles dont l'étude a occupé M. Ehrenberg et quelques autres micrographes (*e*). Treviranus et beaucoup d'autres observateurs ont constaté que ces varicosités sont artificielles (*f*).

D'après M. Stilling la substance mé-

(*a*) Leydig, *Traité d'histologie*, p. 204.

(*b*) Robin, *Op. cit.* (*Mém. de la Soc. de biologie*, 1854, 2e série, t. I).

(*c*) Bilharz, *Ueber den Zitterwels* (*Göttinger Nach.*, 1853, p. 134).

— Ecker, *Ueber die electrischen Nerven des Zitterwelses* (*Zeitschr. für wissensch. Zool.*, 1855, t. VI, p. 140).

(*d*) Della Torre, *Nuove Osservazioni microscopiche*, 1776.

— Prochaska, *De structura nervorum tractatus anatomicus*, 1779.

— Home (*Philos. Trans.*, 1817, 1821, 1824).

— Milne Edwards, *Op. cit.* (*Arch. gén. de méd.*, 1823).

(*e*) Ehrenberg, *Beobachtungen einer bisher unbekannten auffallenden Structur des Seelenorgans bei Menschen und Thieren* (*Mém. de l'Acad. de Berlin* pour 1834).

— Müller, *Jahresbericht* (*Archiv für Anat.*, 1834, p. 36).

— Lauth, *Sur l'organisation du tissu nerveux* (*l'Institut*, 1834, p. 324).

— Volkmann, *Neue Bidrage*, 1836, p. 2.

— Jacquemin, *Blasenbildung* (*Isis*, 1835, p. 472).

(*f*) Treviranus, *Neue Untersuchungen über die organischen Elemente des thierischen Körper*, (*Beiträge*, 1835, t. II, p. 25).

— Harting, *Bijdragen tot de mikroscopische Kennis der zachte Dierlijke Weefsels* (*Tijdschr. voor Natuurlijke Gescheidenis en Physiol.*, 1839, t. VI, p. 1).

— Gottsche, *Ueber die Nervenausbreitung* (Pfaff, *Mittheilungen*, 1836, n° 5, p. 17).

— E. Burdach, *Mémoire sur l'anat. microscopique des nerfs* (*Ann. des sciences nat.*, 2e série 1838, t. IX, p. 96).

— Mayer, *Seelenorgane*, 1838, p. 47.

par l'effet de la mort, ou en se modifiant sous l'influence de divers réactifs, elle donne aux fibres nerveuses des modes de conformation très-variés. Mais chez les Animaux invertébrés, elle paraît manquer complétement (1).

Le filament axile de la fibre nerveuse primitive ou cylindre-axe est la partie la plus essentielle de ces organites élémentaires. Il est cylindrique ou légèrement aplati, et à l'état frais il ne se distingue que difficilement de la substance médullaire, mais il n'est pas fluide et visqueux comme celle-ci ; tout en étant souple et très-flexible, il est solide et ressemble à de l'albumine coagulée. En général, il est homogène, mais parfois on y distingue des granulations très-fines ou mêmes des stries (2).

dullaire des nerfs serait constituée par un entrelacement de fibres très-fines (*a*) ; mais les observations de cet auteur, sur ce point, ne s'accordent pas avec celles des autres micrographes.

(1) La plupart des anatomistes qui se sont occupés de la structure interne des nerfs, chez la Lamproie, n'y admettent pas l'existence d'une couche médullaire (*b*), mais M. Stilling affirme que ces organes ne font pas exception à la règle générale (*c*).

Il résulte de cette particularité de structure que, chez les Animaux invertébrés, les nerfs sont constitués par des *fibres pâles* et ne présentent pas la double bordure qu'on leur voit communément chez les Vertébrés (*d*).

(2) M. Stilling attribue à ce cylindre central une structure fort complexe ; mais les apparences sur lesquelles il se fonde paraissent être dues entièrement à l'action des réactifs employés par cet anatomiste (*e*).

Je dois rappeler aussi que quelques observateurs considèrent le cylindre-axe comme étant non-seulement strié longitudinalement (*f*), mais constitué par un faisceau de fibrilles d'une ténuité extrême ou de petits tubes (*g*) ; on y a aperçu également une striation transversale (*h*), et M. Grandry pense qu'il se compose d'une série de disques de nature chimique différente

(*a*) Stilling, *Sur la structure de la fibre nerveuse primitive* (*Comptes rendus de l'Acad. des sciences*, 1855, t. XLI, p. 827).

(*b*) Stannius, *Neurologische Untersuchungen* (*Göttinger Nachrichten*, 1850, n° 8, p. 91).
— Bidder et Kupffer, *Untersuch. über die Textur des Rückenmarks*, p. 25, 1857.
— Reissner, *Beiträge zur Kenntniss vom Bau des Rückenmarks von* Petromyzon fluviatilis (Müller's *Archiv*, 1860, p. 549, pl. 14
— Vulpian, *Leçons sur la physiologie du système nerveux*, p. 55.

(*c*) Stilling, *Op. cit.* (*Comptes rendus de l'Acad. des sciences*, 1855, t. XLI, p. 829).

(*d*) Leydig, *Traité d'histologie*, p. 61.

(*e*) Stilling, *Ueber den Bau der Nervenprimitivfasern und der Nervenzelle*, 1856.

(*f*) Max Schultze, *Observ. de cellularum fibrarumque structura* (Bonner Jubilæum, 1868).

(*g*) Frohmann, *Op. cit.* (Virchow's *Archiv für pathol. Anat.*, 1864, t. XXXI, p. 151).

(*h*) Remak, voyez Kölliker, *Élém. d'histologie*, p. 320.

Enfin ce cylindre central se continue directement avec la substance nerveuse contenue dans l'intérieur de la cellule ou vésicule correspondante.

Les fibres élémentaires qui sont mêlées aux cellules et concourent à former avec elles les foyers nerveux sont, comme je l'ai déjà dit, dépourvues de substance corticale ou médullaire, et elles peuvent rester simples ou se diviser en branches plus ou moins nombreuses ; mais celles qui sont réunies en faisceaux et qui constituent les nerfs conservent leur individualité depuis leur point d'origine jusqu'à leur arrivée dans les organes sensibles ou moteurs auxquels ils sont destinés. Lorsque le nerf se ramifie, le faisceau des fibres dont il se compose se partage en deux ou plusieurs groupes, mais chaque fibre reste indivise, et c'est aussi par l'effet d'un simple accolement des fibres issues d'un faisceau aux fibres constitutives d'un autre nerf que se produisent les jonctions appelées *anastomoses*. C'est aussi un enchevêtrement de fibres distinctes entre elles et non une union de ces filaments élémentaires qui donne naissance aux *plexus nerveux*.

Parvenues dans l'intérieur de la partie où le nerf se distribue, ses fibres peuvent y former des réseaux, des anses ou des instruments physiologiques spéciaux (1) ; on observe à cet égard des différences considérables ; dans les Leçons précédentes, j'ai eu plus d'une fois l'occasion d'en dire quelques

qui alterneraient régulièrement entre eux (a) ; enfin M. Roudanowsky pense qu'il donne naissance latéralement à des tubes qui iraient rejoindre les cylindres-axes appartenant à des fibres nerveuses voisines (b).

(1) Par exemple, les corpuscules de Pacini, les corpuscules de Krause et les corpuscules tactiles dont j'ai signalé l'existence précédemment (c), ainsi que les boutons contenus dans le tube de Lorenzini (d), et les corpuscules de Langerhans dont il sera question dans dans une des leçons suivantes.

(a) Grandry, *Op. cit.* (*Journ. de l'anat.*, 1869, t. V, p. 289, pl. XI).

(b) Roudanowsky, *Observ. sur la structure des tissus nerveux* (*Journ. de l'anat.* de Robin, 1865, t. II, p. 231).

(c) Voyez tome X, page 10.

(d) Voyez tome X, page 81.

mots (1), et lorsque je traiterai des organes des sens j'entrerai dans plus de détails à ce sujet.

Souvent les fibres élémentaires, en arrivant dans le voisinage de leur extrémité périphérique, perdent non-seulement leur couche corticale ou médullaire, mais aussi leur gaîne membraniforme, et se trouvent ainsi réduites au cylindre-d'axe qui devient très-difficile à distinguer de la substance constitutive des tissus adjacents. Dans beaucoup de cas, cependant, on est parvenu à voir ces filaments grêles s'y ramifier, et leurs divisions se rejoindre ensuite de façon à constituer un réseau à mailles irrégulières. Parfois elles semblent revenir sur elles-mêmes et former des anses dont la branche centripète va se joindre à un nerf voisin pour retourner ensuite vers l'un des centres nerveux. Enfin quelques-unes d'entre elles semblent se modifier profondément à leur extrémité et y donner naissance à des organites spéciaux, tels que les plaques nerveuses dont j'ai signalé précédemment l'existence dans les faisceaux musculaires, ou s'y relier à des cellules nerveuses de matière particulière, dont nous trouverons des exemples dans l'appareil olfactif (2), Du reste, la disposition de la portion périphérique extrême du système nerveux paraît varier beaucoup suivant les parties de l'organisme qu'elle est destinée à desservir : ainsi elle n'est pas la même dans les muscles lisses et dans les muscles dont les contractions sont soumises à la volonté (1); elle présente aussi des particularités dans d'autres et elle n'est

(1) Voyez tome X, page 10, 67, etc.

(2) M. Luys pense que les fibres élémentaires des nerfs se terminent de la même manière à leurs deux extrémités, c'est-à-dire dans une cellule nerveuse (a). Dans beaucoup de cas cela paraît probable ; mais, dans l'état actuel de nos connaissances, on ne peut établir à ce sujet aucune règle générale.

(1) Depuis quelques années le mode de terminaison des nerfs dans les muscles a été l'objet de beaucoup de recherches, mais est loin d'être complétement élucidé. Ainsi que je l'ai dit ailleurs (t. X, p. 458), les premières

(a) Luys, *Recherches sur le système nerveux cérébro-spinal*, p. 15.

pas toujours la même dans les parties homologues chez des Animaux différents ; mais il existe encore à ce sujet trop d'incertitude pour que je m'y arrête davantage ici.

§ 4. — Le mode de développement des éléments organiques du tissu nerveux est encore très-obscur. Chez l'embryon, les cellules nerveuses paraissent résulter d'une modification

observations microscopiques tendirent à faire penser que les fibres élémentaires constituent dans ces organes des anses, dont les deux branches seraient en connexion avec l'axe cérébro-spinal, opinion qui fut corroborée en partie par les recherches d'Emmert, de M. Valentin et de plusieurs autres anatomistes (*a*) ; mais elles se trouvent en désaccord avec les résultats obtenus quelques années après par MM. Wagner, Reichert, Margo et Kühne (*b*). Ce dernier crut avoir constaté que la fibre nerveuse, après avoir pénétré dans l'intérieur de la fibre musculaire, y donne naissance à des espèces de boutons comparables aux corpuscules de Pacini (*bourgeons nerveux*) ; mais MM. Schiff, Kölliker et Krause ne tardèrent pas à montrer qu'il n'en est pas ainsi (*c*). En effet, ces prétendus organes nouveaux ne sont probablement que les noyaux espacés dans le sarcolemme.

Enfin, en 1861, M. Rouget (de Montpellier) fit voir que la fibre nerveuse, en arrivant sur la fibre musculaire, y pénètre dans un organite particulier appelé *plaque terminale* (*d*), lequel n'est autre chose que l'élargissement, découvert plus de vingt ans avant par Doyère, à l'extrémité des nerfs musculaires des Tardigrades, et étudié plus récemment par M. Greef (*e*). Ce mode de terminaison des nerfs dans les muscles striés fut observé aussi vers la même époque par plusieurs autres micrographes, et on le considère aujourd'hui comme étant

(*a*) Valentin, *Verlauf und Endung der Nerven* (Hecker's *neue Annalen*, t. II, p. 66).
— Emmert, *Endigungsweise der Nerven in den Muskeln*.

(*b*) Wagner, *Neue Untersuchungen über den Bau und die Endigung der Nerven*, 1847, p. 2.
— Reichert, *Ueber das Verhalten der Nervenfasern* (Müller's *Archiv*, 1851, p. 28).
— Margo, *Ueber die Endigung der Nerven in der quergestreiften Muskelsubstanz*. Pesth, 1862.
— Kühne, *Note sur un nouvel organe du système nerveux* (*Comptes rendus de l'Acad. des sciences*, 1861, t. LII, p. 317). — *Ueber die Nerven* (Virchow's *Archiv pathol. Anat.*, t. XI).

(*c*) Schiff, *Recension*, etc. (*Schweizer Zeitung für Heilkunde*, 1862, t. I, p. 171).
— Kölliker, *Untersuchung über die letzten Endigungen der Nerven* (*Zeitschr. für wissensch. Zool.*, 1863, t. XII, p. 149).
— Krause, *Bemerkungen über einige histologischen Controversen über die Endigung der Muskelnerven* (*Göttinger Nachrichten*, 1863, n° 2 et 3. und *Zeitschr. für rat. Med.*, 1862, t. XV, p. 184).
— Naunyn, *Ueber die angeblichen peripherischen Endorgane der motorischen Nervenfäser* (*Arch. für Anat.*, 1862, p. 481).

(*d*) Rouget, *Sur la terminaison des nerfs moteurs dans les muscles chez les Reptiles, les Oiseaux et les Mammifères* (*Comptes rendus de l'Acad. des sciences*, 1862, t. LV, p. 548, et *Journ. de physiol.* de Brown-Séquard, 1862, t. V, p. 575, pl. 8 et 9).

(*e*) Doyère, *Op. cit.* (*Ann. des sciences nat.*, 1840, 2e série, t. XIV, p. 316, pl. 17, fig. 4).
— Greef, *Ueber das Nervensystem der Bärenthierchen*, Aristicoidea Sch., Tardigrada Doyère (*Archiv für mikroskop. Anat.*, 1865, t. I, p. 101, pl. 4, fig. 2).

des cellules ou sphérules primordiales de la substance blasté-

constant dans le système musculaire de la vie animale (*a*).

Avant de pénétrer dans les plaques terminales, les nerfs des muscles forment, à la surface des faisceaux primaires, un lacis à mailles irrégulières qui avait été décrit précédemment par plusieurs anatomistes aux recherches desquels les plaques avaient échappé (*b*). Pour constituer la plaque, le périnèvre (ou névrilème fibrillaire spécial) s'évase et s'unit au sarcolemme, et le cylindre d'axe, dépourvu de substance corticale, s'étale à la face interne de cette dernière tunique où il se trouve en contact direct avec les fibres musculaires correspondantes, mais n'y occupe que très-peu d'espace. La plaque nerveuse ainsi constituée est de forme ovalaire et se compose de substance granuleuse au milieu de laquelle se trouvent plusieurs noyaux ovoïdes. D'après M. Krause, chacune des fibres nerveuses élémentaires qui pénètrent dans une de ces plaques s'y terminerait par un élargissement en forme de massue, mais ses vues à ce sujet ne s'accordent pas avec les observations des autres micrographes (*c*). Plus récemment M. Trinchese, a étudié la structure intérieure des plaques nerveuses terminales chez un grand nombre d'Animaux invertébrés et leur a trouvé une structure plus complexe que celle reconnue par ses devanciers (*d*). Je citerai également, à ce sujet, les observations plus anciennes de M. de Quatrefages sur le mode de terminaison des nerfs musculaires chez les Eolidiens (*e*) et des nerfs sous-cutanés chez l'Amphioxus (*f*); enfin une note de M. Maddox sur les extrémités des nerfs chez les larves de Diptères (*g*).

Les nerfs qui se distribuent aux fibres lisses ne sont pas disposés de la sorte ; ils ne sont pas inclus dans des plaques terminales, mais constituent des réseaux très-riches et très-étendus qui sont souvent entremêlés

(*a*) Krause, *Ueber die Endigung der Muskelnerven* (*Zeitschr. für rat. Med.*, 1863, t. XXI, p. 17).
— Engelmann, *Ueber die Endigung der Motornerven in den quergestreiften Muskeln der Wirbelthiere* (*Medizin. Centralbl.*, 1863, n° 19).
— Waldeyer, *Ueber die Endung der Motornerven in den quesgestreiften Muskeln* (*Medizin. Centralbl.*, 1863, n° 24).
— Kühne, *Ueber die peripherischen Endungsorgane der motorischen Nerven*, 1862. — *Ueber die Endigung der Nerven in den Nervenkugeln der Muskeln* (*Arch. für pathol. Anat.*, 1864, t. XXX, pl. 9).

(*b*) Voyez Kölliker, *Élém. d'histologie*, p. 225.

(*c*) E. Burdach, *Mém. sur l'anat. microscopique des nerfs* (*Ann. des sciences nat.*, 2e série, 1838, t. IX, p. 247, pl. 4, fig. 19 et 20).
— Beale, *On the Distribution of Nerves to the elementary Fibres of striped Muscles* (*Philos. Trans.*, 1860, p. 611). — *Further Observ. on the Distribution of Nerves to the elementary Fibres of striped Muscles* (*Philos. Trans.*, 1862, p. 889). — *On the Anat. of Nerve-Fibres and Cells, etc.* (*Quart. Journ. of microsc. Science*, 1863, n° 31, § 3, p. 97).

(*d*) Trinchese, *Mém. sur la terminaison périphérique des nerfs moteurs* (*Journ. de l'anat.*, 1867, t. IV, p. 485).

(*e*) Quatrefages, *Mém. sur l'Éolidine* (*Ann. des sciences nat.*, 1843, 2e série, t. XIX, p. 300, pl. 11, fig. 12).

(*f*) Quatrefages, *Mém. sur le système nerveux de l'*Amphioxus (*Ann. des sciences nat.*, 1845, 3e série, t. IV, p. 228, pl. 15, fig. 8).

(*g*) R. L. Maddox, *On the Relation of the Nerves of the musc. Structur in the Larva of Tipula* (*Proc. Roy. Soc.*, 1867, n° 94, p. 61).

mique(1), et les fibres nerveuses semblent naître toutes des cellules nerveuses dont elles sont des prolongements. Dans le principe, toutes ces fibres sont dépourvues de substance médullaire et paraissent ne consister que dans le filament axile qui s'allonge de plus en plus. Il y a lieu de penser aussi que leur gaîne est une formation consécutive due à la substance conjonctive circonvoisine. Dans la portion la plus périphérique du système nerveux, ces fibres restent dans cet état et se présentent, par conséquent, sous la forme de *tubes pâles ;* mais dans les parties comprises entre les cellules d'origine et la portion terminale du nerf, elles ne tardent pas à devenir d'un blanc lacté par suite du

de petits ganglions. Je reviendrai sur ce sujet en parlant du système grand sympathique.

(1) Les recherches de M. Luys, de M. Robin et de quelques autres anatomistes tendent à établir que la substance amorphe embryonnaire, en se développant, constitue la portion fondamentale de la cellule nerveuse, laquelle se revêtirait ultérieurement de la tunique membraniforme et donnerait naissance aux prolongements formant chacun le cylindre-axe ou fibre pâle d'un nerf ou lien commissural (*a*).

M. Kölliker pense que les cellules nerveuses peuvent aussi se multiplier par scission (*b*). D'autres vues relatives à ce point d'histogenésie ont été présentées récemment, mais elles ne paraissent pas être appuyées sur des faits suffisamment probants pour qu'il soit utile d'en parler ici (*c*).

M. Kölliker a publié des observations intéressantes sur le développement des nerfs dans la queue des Têtards (*d*), et dans ses ouvrages généraux, il a examiné plusieurs des points en litige au sujet de la genèse des éléments nerveux, question qui a été étudiée successivement par Schwann, Remak, Harting, Clarke, et quelques autres anatomistes (*e*).

(*a*) Luys, *Recherches sur le système nerveux cérébro-spinal*, p. 16 et suiv.
— Robin, *Anat. et physiol. cellulaires*, p. 329 et suiv.
(*b*) Kölliker, *Élém. d'histologie*, p. 435.
(*c*) Kölliker, *Note sur le développement des tissus chez les Batraciens* (*Ann. des sciences nat.*, 3ᵉ série. 1846, t. VI, p. 202).
(*d*) Kölliker, *Entwickelungsgesch. des Menschen und der höheren Thiere*, p. 264, 1861.
(*e*) Schwann, *Mikrosk. Untersuchungen.*
— Valentin, *Entwickelung der Gewebe der Muskel, der Blutgefässe und des Nervensystems* (Müller's *Archiv*, 1840, p. 419).
— Remak, *Entwickelung der Wirbelthiere*, 1855.
— Hensen, *Zur Entwickel. des Nervensyst.* (*Archiv für path. Anat. und Physiol.*, 1864, t. XXX, p. 176, pl. 8). — *Ueber Entwickel. des Gewebes und der Nerven im Schwanz der Froschlarve* (*Archiv für pathol. Anat.*, 1864, t. XXXI, p. 51, pl. 1 et 2).
— L. Besser, *Zur Histogenese der nervösen Elementartheile in den nervösen Centralorganen des neugebornen Menschen* (*Arch. für path. Anat. und Physiol.*, 1866, t. XXXVI, p. 305, pl. 7 et 8).
— S. Stricker, *Histogenetica* (*Wiener med. Wochenschr.*, 1866, nos 93 et 94).

développement de la substance médullaire entre le cylindre-axe et la gaîne.

La genèse de la substance nerveuse n'est rapide que dans le jeune âge, mais elle peut avoir lieu même chez l'adulte et amener ainsi la réparation de parties détruites accidentellement. Les nerfs, par exemple, après avoir été divisés, peuvent non-seulement se souder bout à bout, mais reproduire des portions de leur substance de façon à rétablir dans toute leur intégrité les propriétés physiologiques propres à l'ensemble de chacun de ces organes; je reviendrai sur ce sujet lorsque je parlerai de l'influence que le système nerveux exerce sur le travail nutritif dont la substance des organes est le siége. Mais avant de nous occuper des fonctions de ce système, nous devons examiner son mode de conformation dans les principaux groupes du Règne animal. Cette étude anatomique fera l'objet des prochaines Leçons, et, afin de procéder du simple au complexe, nous prendrons d'abord en considération les Animaux invertébrés.

CENTIÈME LEÇON.

Système nerveux des Animaux invertébrés. — Zoophytes. — Animaux articulés, Crustacés, Insectes, Myriapodes, Arachnides, Limules. — Vers, Annélides, Nématoïdes, Trématodes, etc.

Caractères généraux.

§ 1. — Le système nerveux des Animaux invertébrés se compose de nerfs périphériques et de ganglions plus ou moins disséminés dans diverses parties du corps, mais reliés entre eux par des commissures et des connectifs. A moins d'être réduit à un état rudimentaire, ce système présente aussi dans sa disposition générale un caractère important à signaler : il entoure une portion du tube digestif en formant une sorte d'anneau que les anatomistes désignent sous le nom de *collier œsophagien*, parce que c'est ordinairement l'œsophage qui est embrassé de la sorte.

Il est également à noter que les ganglions constitutifs de cet appareil sont situés en partie du côté dorsal, en partie du côté ventral du canal alimentaire, tandis que chez les Animaux vertébrés, tous les centres nerveux sont placés du même côté de ce tube. Je ne connais d'exception à cette règle que chez quelques Animaux des plus inférieurs, où l'anneau œsophagien semble être resté ouvert par suite de l'avortement d'une partie de ses éléments constitutifs ordinaires.

Système nerveux des Zoophytes.

Nos connaissances anatomiques relatives au système nerveux des Zoophytes sont encore trop incomplètes pour qu'il me paraisse utile d'en parler ici ; on n'a découvert quelques traces de ganglions et de nerfs que chez un très-petit nombre de ces Animaux, et ce que l'on en sait ne permet de rien dire de général à ce sujet (1). Mais il en est tout autrement en ce qui concerne les Mollusques et les Animaux annelés ; non-seulement la conformation du système nerveux est bien connue chez tous les principaux représentants de l'un et de l'autre de ces

(1) M. Grant a décrit, et figuré comme étant le système nerveux d'un petit Acalèphe de nos mers, le *Beroe pileus* ou Cydippe, une sorte de couronne composée de cinq petits ganglions disposés radiairement autour de l'orifice buccal et réunis entre eux par des cordons grêles (*a*) ; mais je ne puis m'expliquer son illusion à cet égard, car je me suis assuré maintes fois qu'aucun appareil disposé de la sorte n'existe.

Chez un autre Acalèphe de la même famille que j'ai décrit sous le nom de *Lesueuria vitrea*, j'ai trouvé au pôle dorsal du corps, immédiatement au-dessus du point oculiforme, un ganglion central dont partent quatre faisceaux de fibres dirigées vers le bord de l'ombrelle. Il existe aussi chez cet Animal radiaire, le long de chacune des côtes ciliées, une série de petits corps gangliformes réunis en chaîne par un filet longitudinal et donnant naissance latéralement à des faisceaux de fibrilles. Ces parties m'ont paru devoir être considérées comme un système nerveux (*b*). Le même mode d'organisation de la portion centrale de cet appareil se voit chez l'*Eucharis multicornis* (*c*); Agassiz a observé une disposition semblable chez les Beroés qu'il désigne sous le nom de *Pleurobrachia rhododactyla*, mais il ne se prononce pas sur la nature de ces corps (*d*).

Ce dernier naturaliste a trouvé chez les Médusaires du genre *Sarsia* et du genre *Bougainvillia* (ou Hippocrene) des parties qui paraissent être de nature nerveuse, mais qui affectent une disposition différente. Elles sont formées de cellules ovoïdes d'un aspect particulier et constituent une sorte de cordon qui longe le canal circulaire dépendant du système gastro-vasculaire situé près du bord de l'ombrelle, et qui est en connexion avec un certain nombre de renflements gangliformes placés à la base des organes oculiformes. Cet anneau submarginal est aussi en continuité de substance avec des traînées du même tissu (*présumé nerveux*) qui longent les canaux radiaires et paraissent se réunir entre elles supérieurement, pour donner naissance à un second anneau circumstomacal (*e*).

M. Fritz Müller a constaté un mode d'organisation analogue chez un autre Médusaire de la même famille,

(*a*) Grant, *On the nervous System of* Beroe pileus (*Trans. of the Zool. Soc.*, 1835, t. I, p. 9, pl. 2, fig. 1 *b*).
— Patterson (*Edinb. new phil. Journ.*, t. XX, p. 26).

(*b*) Milne Edwards, *Observ. sur la structure et les fonctions de quelques Zoophytes* (*Ann. des sciences nat.*, 2e série, 1841, t. XVI, p. 206, pl. 4, fig. 1 et 2).

(*c*) Will, *Horæ Tergestesiæ*, pl. 1, fig. 1, 1841.

(*d*) Agassiz, *Contributions to the natural History of the* Acalephæ *of North America*, part. 2, pl. 2, fig. 9 (*Mem. of the American Academy*). — *Contrib. to the natural History of the United States*, t. III, p. 247).

(*e*) Agassiz, *Contrib. to the natural History of the* Acalephæ *of North America*, part. 1, p. 232 et 266, pl. 5, fig. 11, etc.

groupes zoologiques, mais on a pu établir les règles d'après lesquelles ce système y est diversifié.

Système nerveux des Crustacés.

§ 2. C'est dans la CLASSE DES CRUSTACÉS que ces règles ont été constatées pour la première fois et qu'elles sont le plus faciles à mettre en évidence (1) ; je parlerai donc en premier lieu du système nerveux de ces Animaux, mais toutes les considérations générales que j'aurai à présenter à ce sujet sont également applicables aux Insectes, aux Myriapodes et aux Arachnides, car chez tous les Animaux articulés le plan fondamental de ce

le *Liriops Catharinensis*, et chez deux espèces du genre *Tamoya* (*a*). Mais MM. Keferstein, et Ehlers ainsi que M. Claus, n'admettent pas la détermination anatomique adoptée par ces zoologistes (*b*). Enfin, M. Hæckel a trouvé chez les Geryonies un anneau à renflements gangliformes situé de la même manière que le cordon submarginal décrit par Agassiz, et il n'hésite pas à le considérer comme étant un système nerveux (*c*).

Quelques anatomistes pensent qu'il existe, chez les Actinies, un système nerveux diffus constitué par un plexus fibrillaire en connexion avec les cellules fusiformes observées par M. Bottekem à la base des tubercules oculiformes submarginaux (*d*).

Chez les Echinodermes, y a aussi autour de la bouche un anneau qui paraît être de nature nerveuse et qui est en continuité de substance avec des cordons disposés le long du canal médian de chacun des rayons ou séries d'appendices ambulacraires (*e*); mais on n'y aperçoit pas de renflements gangliformes, et il existe encore quelque incertitude au sujet de la détermination de ces organes (*f*).

(1) Les premières observations sur le système nerveux des Crustacés fu-

(*a*) Fritz Müller, *Polypen und Quallen* (*Archiv für Naturgesch.*, 1859, t. I, p. 310).

(*b*) Keferstein et Ehlers, *Zoologische Beiträge*, p. 78, 1861.

— Claus, *Ueber Ctenophoren und Medusen* (*Zeitschr. für wiss. Zool.*, 1864, t. XIV, p. 388).

(*c*) Hæckel, *Die Familie der Rüsselquallen* (*Jenaische Zeitschr. für Med. und Naturwissensch.*, 1865, t. II, p. 107 et suiv.).

(*d*) Schneider, *On the Structure of the Actiniæ* (*Ann. of Nat. Hist.*, 1871, 4e série, t. VII, p. 437).

— Martin Duncan, *On the nervous System of Actiniæ* (*Proceed. of the Royal Soc.*, 1873, t. XXII, p. 44).

(*e*) Tiedmann, *Anat. der Röhrenthiere*, pl. 10, fig. 2.

— Krohn, *Ueber die Anordnung des Nervensystems der Echiniden und Holothurien* (Müller's *Archiv*, 1841, p. 1, pl. 1, fig. 1-5).

— Müller, *Anat. Stud. über die Echinodermen* (*Archiv*, 1850, p. 117).

— Hæckel, *Augen und Nerven der Seesterne* (*Zeitschr. für wiss. Zool.*, t. X, p. 183).

— Wilson, *Nerv. System of Asteriden* (*Linn. Trans.*, 1862, t. XXIII, p. 107).

— Owsjannikow, *Ueber das Nervensystem des Seesterne* (*Bulletin de l'Acad. de Saint-Pétersbourg*, 1870, t. XV, p. 310, fig. 1).

— Baudelot, *Contrib. à l'histoire du système nerveux des Échinodermes* (*Bull. de la Soc. des sciences nat. de Strasbourg*, 1870, et *Arch. de zool. expérim.*, 1872, t. I).

— Hoffmann, *Anat. des Astérides* (*Arch. néerlandaises*, 1874, t. IX, p. 137).

(*f*) Périer, *Recherches sur l'anat. et la régénération des bras de la Comatule* (*Arch. de zool. expérimentale*, 1873, t. I, p. 29).

système est identique, et il n'y a de différence que dans les détails secondaires.

Conformation générale.

La tendance de la nature est de donner à chaque anneau, ou segment du corps du Crustacé, une paire de ganglions qui sont unis entre eux par une commissure ou faisceau de fibres transversales, et reliés aux ganglions des segments adjacents par des connectifs ou nerfs intrinsèques placés longitudinalement. Ces ganglions, avec leurs dépendances, reposent sur la portion sternale du squelette tégumentaire, et sont plus ou moins rapprochés de la ligne médiane. Il y a, par conséquent, une double série de ganglions disposée longitudinalement et s'étendant théoriquement d'un bout du corps à l'autre. L'ensemble de l'appareil ressemble donc à une double corde à nœuds, dont les nodosités correspondantes aux ganglions seraient reliées entre elles par des traverses comme dans une échelle. Mais l'aspect du système varie beaucoup suivant que les ganglions d'une même paire sont écartés entre eux et réunis par une longue commissure ou rapprochés sur la ligne médiane au point de se confondre en une seule masse, et suivant que les ganglions appartenant aux différents segments sont placés à distance les uns des autres ou rapprochés suivant la direction longitudinale. La plupart des variations que l'on remarque dans la conformation générale du système nerveux de ces Animaux s'expliquent par les effets d'un mouvement centripète s'opérant, d'une part des

rent faites sur l'Ecrevisse et sont dues à Willis (*a*). Rœsel examina aussi cet appareil, mais il prit la portion abdominale de la chaîne ganglionnaire pour un vaisseau sanguin (*b*). Swammerdam étudia le système nerveux du Bernard l'ermite (*c*). Cuvier, par ses recherches sur d'autres Animaux de la même classe, fit avancer davantage nos connaissances à ce sujet, et enfin la plupart des faits dont il va être question ici, furent consignés dans un mémoire spécial publié par Audouin et moi en 1828 (*d*).

(*a*) Willis, *De anima Brutorum*, cap. III.
(*b*) Rœsel, *Insectenbelustigung*, t. III, p. 324.
(*c*) Swammerdam, *Biblia naturæ*, t. I, p. 205, pl. 11, fig. 9.
(*d*) Cuvier, *Leçons d'anat. comparée*, 1800 (an VIII), t. II, p. 314.
— Audouin et Milne Edwards, *Recherches anatomiques sur le système nerveux des Crustacés* (*Ann. des sciences nat.*, 1re série, t. XIV).

côtés vers la ligne médiane, d'autre part longitudinalement, suivant la direction de cette ligne et affectant tantôt une certaine région du corps seulement, tantôt la totalité de l'organisme. Or, cette centralisation progressive n'est pas seulement virtuelle, elle se manifeste pendant le développement de l'embryon ou du jeune Animal, et il est aussi à noter que ses effets augmentent avec le perfectionnement du type zoologique réalisé par l'espèce que l'on étudie. Du reste, la centralisation des ganglions n'est jamais complète, car toujours l'œsophage, en descendant de la région dorsale du corps à la face ventrale de la tête, où se trouve la bouche, passe entre les connectifs qui relient les ganglions cérébroïdes, ou ganglions de la portion frontale de la tête, aux premiers ganglions sternaux et maintient écartés ces centres nerveux ainsi que leurs connectifs; disposition d'où résulte l'anneau dont j'ai déjà parlé sous le nom de *collier œsophagien* (1).

Par suite de l'espèce de soudure ou de fusion déterminée de la sorte entre des parties primitivement distinctes, le nombre apparent des ganglions n'égale pas toujours le nombre des centres ou foyers nerveux, constitués par autant de groupes de cellules nerveuses, et correspondants aux divisions segmentaires de l'organisme. Mais d'ordinaire la complexité originaire ou virtuelle de la masse nerveuse unique, qui représente deux ou plusieurs de ces centres, se reconnaît soit par sa structure intime, soit par le mode de distribution des nerfs qui en partent. Quelquefois cependant certains ganglions disparaissent par atrophie ou ne se développent pas. Enfin chez quelques Animaux de cette classe, le nombre ordinaire de ces centres nerveux est au contraire dépassé soit par dédoublement, soit par suite de répétitions organogéniques; mais dans la grande majorité des cas, la composition essentielle du système nerveux reste invariable et les différences de conformation ne dépendent

(1) Voyez ci-dessus, page 167.

que des modifications secondaires dont je viens de parler (1).

Le système ganglionnaire ainsi constitué distribue presque toutes ses branches aux parties de l'organisme qui sont douées de sensibilité ou qui sont susceptibles d'exécuter des mouvements volontaires. Mais il y a aussi des ganglions complémentaires qui fournissent des nerfs au tube digestif ou à d'autres organes dont les mouvements ne sont pas soumis à l'influence de la volonté; ils sont reliés aux précédents par des cordons nerveux intrinsèques, et ils font partie d'un système appelé *stomatogastrique*.

Apus. § 3. — Comme exemple de la non-coalescence des centres ganglionnaires, je citerai le système nerveux de l'Apus cancriforme, Crustacé de l'ordre des Brachiopodes, où les deux séries sont écartées entre elles dans toute la longueur du corps et disposées pourtant d'une manière uniforme, si ce n'est dans la tête, où les ganglions cérébroïdes ne constituent qu'une seule masse médiane (2).

Talitre. Chez les Talitres, petits Crustacés de l'ordre des Amphipodes, très-communs sur nos côtes, les deux chaînes ganglionnaires sont également distinctes dans toute leur étendue, mais rapprochées sur la ligne médiane de façon que les deux ganglions de chaque

(1) Ces vues relatives à la constitution et aux causes de diversification du système nerveux des Crustacés ont été exposés, pour la première fois, il y a près d'un demi-siècle, par Audouin et moi, puis développées davantage dans mes ouvrages subséquents sur ces Animaux (*a*).

(2) Le système nerveux de l'Apus est très-remarquable aussi par le grand nombre des ganglions, nombre qui est en rapport avec celui des segments pédifères du corps et par la disposition des commissures qui, au lieu d'être simples comme d'ordinaire, sont doubles. Il est aussi à noter que, chez ce Crustacé, les connectifs sont très-courts (*b*).

(*a*) Audouin et Milne Edwards, *Op. cit.* (*Ann. des sciences nat.*, 1re série, 1828, t. XIV, p. 77). — *Note sur le système nerveux des Crustacés* (*Op. cit.*, 1830, t. XX, p. 181).
— Milne Edwards, *Hist. nat. des Crustacés*, t. I, p. 126.

(*b*) Zaddach, *De Apodis cancriformis anatome*. Dissert. inaug. Bonnæ, 1841, pl. 3, fig. 1, 5 et 6.
— Audouin et Milne Edwards, *Op. cit.* (*Ann. des sciences nat.*, 1828, t. XIV, pl. 2, fig. 1).
— Audouin et Milne Edwards, *loc. cit.*, pl. 2, fig. 2.
— Lereboullet, *Mém. sur le Lygidie de Péron* (*Ann. des sciences nat.*, 2e série, t. XX, pl. 5, fig. 24).

segment se touchent et que leurs commissures disparaissent presque complétement (1).

Chez les Cymothoés les connectifs, qui unissent entre eux les ganglions dans toute la longueur du thorax et de l'abdomen, sont aussi parfaitement distincts entre eux, mais les ganglions cessent d'être séparés sur la ligne médiane du corps ; leur soudure devient complète, et chaque paire de ces centres nerveux n'est représentée que par un renflement ganglionnaire unique (2) ; enfin les ganglions de la région abdominale, au lieu d'être espacés comme ceux du thorax, sont très-rapprochés entre eux longitudinalement. Cymothoé.

Le système nerveux du Homard nous offre un degré de plus dans l'espèce de centralisation dont les Cymothoés nous ont fourni un exemple ; car non-seulement les deux ganglions d'une même paire sont soudés l'un à l'autre sur la ligne médiane dans toute la longueur du corps, mais les connectifs encore distincts entre eux dans la région thoracique cessent Homard.

(1) Les ganglions cérébroïdes ne sont représentés que par une seule paire de masses nerveuses située au devant de l'œsophage, mais en arrière du collier œsophagien ; les ganglions sont espacés par paires, d'anneau en anneau, jusque dans le voisinage de l'anus (*a*).

(2) Par conséquent, la chaîne ganglionnaire paraît simple et impaire dans les points où elle est constituée par ces organes, mais double et symétrique dans les espèces intermédiaires aussi bien que dans la région œsophagienne (*b*).

La conformation générale du système nerveux est à peu près la même chez les Lygidies (*c*). Chez les Cloportides, les ganglions abdominaux sont confondus en une seule masse médiane.

Chez les Cyames, les premiers ganglions post-œsophagiens sont confondus entre eux sur la ligne médiane, mais tous les autres sont indépendants.

Chez les Squilles, la coalescence médiane des ganglions est complète dans la chaîne sous-intestinale. Mais les connectifs sont doubles partout, exceptés dans l'agrégat post-œsophagien dont naissent les nerfs qui se distribuent aux Mandibules.

(*a*) Lereboullet, *Mém. sur les Crustacés de la famille des Cloportides*, pl. 10, fig. 174 (*Mém. de la Soc. d'hist. nat. de Strasbourg*, 1853, t. IV).
(*b*) Treviranus, *Vermischte Schriften*, 1817, t. II, pl. 1, fig. 5.
(*c*) Carus et Otto, *Tab. anat. comp. illustrantes*, pars. VIII, pl. 3, fig. 6.

de l'être dans la région abdominale, en sorte que dans cette partie du corps le système nerveux central, au lieu d'être représenté par deux cordes à nœuds placées parallèlement et réunies seulement d'espace en espace par des bandes commissurales, comme chez les Crustacés inférieurs, ne forme qu'une corde impaire et médiane (1).

Palémon.

Chez les grands Palémons, la centralisation bilatérale des deux moitiés du système nerveux est complète, non-seulement dans l'abdomen, mais aussi dans presque toute l'étendue de la région thoracique ; il n'y a de séparation sur la ligne médiane que sur deux points où des obstacles mécaniques s'opposent à la soudure des parties similaires sur la ligne médiane, savoir là où l'œsophage passe entre les connectifs qui vont des ganglions cérébroïdes aux premiers ganglions sternaux, et là où l'artère sternale, en descendant sur la ligne médiane pour aller de la partie postérieure du cœur à la face inférieure du corps, passe de la même façon entre les connectifs appartenant au pénultième et à l'antépénultième segment du thorax (2).

Je n'ai parlé jusqu'ici que du rapprochement à divers degrés des deux moitiés du système ganglionnaire vers la ligne médiane; mais en comparant entre eux un certain nombre de Crustacés convenablement choisis, on reconnaît facilement les

(1) Il est aussi à noter que dans la région abdominale du Homard, les ganglions sont beaucoup moins développés que dans la région thoracique (*a*), et ainsi que nous le verrons bientôt, cette différence est en accord avec le développement inégal du système appendiculaire dans ces deux parties.

La disposition du système nerveux est à peu près le même chez l'Écrevisse (*b*).

(2) Voyez le mémoire cité ci-dessus (*Ann. des sciences nat.*, t. XIV, fig. 3).

(*a*) Audouin et Milne Edwards, *loc. cit.*, pl. 4, fig. 1 et 2.
— Swan, *Illustr. of the comp. Anat. of the nervous System*, pl. 3 et 4.
— Newport, *On the nervous System of the* Sphinx ligustri (*Philos. Trans.*, 1834, pl. 17, fig. 40).
— Milne Edwards, *Atlas du Règne animal de Cuvier*, CRUSTACÉS, pl. 2, fig. 3.

(*b*) Suckow, *Anatomische-physiologische Untersuchungen der Insekten und Krustenthiere*, 1818, pl. 11, fig. 7.
— Lemoine, *Recherches sur l'anat. du système nerveux, etc., de l'Écrevisse* (*Ann. des sciences nat.*, 1868, 5e série, t. IX, pl. 6, fig. 1).

effets d'une centralisation analogue s'effectuant longitudinalement, et lorsqu'on étudie le mode de développement de quelques-uns de ces Animaux, on voit que des déplacements de ce genre s'effectuent réellement dans les deux directions dont je viens de parler, et amènent ainsi la fusion au moins apparente des parties qui primitivement sont parfaitement distinctes entre elles.

L'Écrevisse nous fournit des preuves de ce genre de centralisation croissante du système nerveux (1); mais ces phénomènes organogéniques sont encore plus remarquables chez la Langouste.

Langouste.

Chez les Phyllosomes, qui sont de jeunes Langoustes à l'état de larve, les éléments organiques du système nerveux sont presque tous plus ou moins éloignés les uns des autres et réunis seulement par des commissures ou des connectifs d'une longueur souvent considérable. Ainsi la chaîne ganglionnaire est complétement double dans toute sa longueur, et entre l'œsophage et l'anus, on compte quinze paires de ganglions plus ou moins éloignés les uns des autres (2). Chez l'Animal adulte, au con-

(1) Ainsi chez l'Écrevisse à l'état d'embryon, les ganglions de la région céphalo-thoracique, dont naissent les nerfs des mâchoires et des pattes-mâchoires, sont distincts et séparés entre eux comme le sont les ganglions des segments pédifères situés plus en arrière (a). Mais chez l'animal à l'état adulte, il n'en est plus de même ; alors tous les ganglions post-œsophagiens, qui précèdent la paire dont naissent les nerfs des pattes anté eures, sont confondus en une seule masse.

(2) A l'époque où nous avons fait connaître le mode de conformation du système nerveux des Phyllosomes (b), on ne savait pas que ces singuliers animaux fussent des larves de la Langouste ; mais du moment où cette relation fut constatée, les métamorphoses subies par leur système nerveux pouvaient être déduites des différences que nous avions signalées entre ce système et l'appareil ganglionnaire de la Langouste représenté dans les planches jointes à notre mémoire (c).

Dernièrement M. Gerbe a communiqué a l'Académie des sciences, sur le même sujet, des observations qui s'accordent pleinement avec celles publiées par Audouin et moi en 1828.

(a) Rathke, *Untersuchungen über die Bildung und Entwickelung des Flusskrebsen*, 1829.
(b) Audouin et Milne Edwards, *Op. cit.* (*Ann. des sciences nat.*, 1re série, t. XIV, pl. 3).
(c) Idem, *Op. cit.*, pl. 5.

traire, tous les ganglions post-œsophagiens sont confondus entre eux sur la ligne médiane, excepté dans le point occupé par l'artère sternale et, dans toute la région thoracique, ces ganglions, au lieu d'être espacés de segment en segment, comme dans l'abdomen, sont réunis en une seule masse d'où partent les nerfs des appendices buccaux ainsi que les nerfs des pattes (1).

Décapodes brachyures.

Au premier abord le système nerveux des Décapodes brachyures paraît différer beaucoup de celui des Décapodes macroures, dont je viens de parler, car au lieu d'une longue chaîne ganglionnaire post-œsophagienne, on n'y trouve dans la totalité de la région thoracique qu'une seule masse nerveuse dont tous les nerfs du tronc et des membres partent en rayonnant; mais par un examen plus attentif, on reconnaît que ce foyer nerveux est constitué par le rapprochement des ganglions thoraciques qui, chez les Macroures, sont espacés d'anneau en anneau. D'ordinaire il est évidé au centre de façon à représenter, un anneau traversé par l'artère sternale et dans sa structure intime on aperçoit des traces de sa composition complexe. Le plan commun se retrouve donc encore chez ces Animaux, mais il est modifié par l'effet d'une centralisation plus grande que chez les Crustacés inférieurs (2).

Enfin, cette centralisation est portée encore plus loin chez

(1) La portion thoracique du système ganglionnaire de la Langouste est de forme allongée et présente, sur la ligne médiane, vers son tiers postérieur, une grande fente longitudinale pour le passage de l'artère sternale (*a*).

(2) La disposition annulaire de la masse ganglionnaire thoracique est facile à observer chez le *Carcinus Mœnas* (*b*), ainsi que chez le Tourteau ou *Cancer Pagurus* (*c*).

Une forme intermédiaire à celles du système nerveux des Macroures et des Brachyures ordinaires nous est offerte par l'Homole (*d*).

(*a*) Audouin et Milne Edwards, *loc. cit.*, pl. 5.

(*b*) Milne Edwards, *Atlas du Règne animal de Cuvier*, CRUSTACÉS, pl. 6, fig. 7.

(*c*) Swan, *Illustrations of the comp. Anat. of the nervous System*, pl. 2.

(*d*) Milne Edwards, *Atlas du Règne animal*, CRUSTACÉS, pl. 2, fig. 6.

quelques Brachyures, tels que le *Maia squinado*. Effectivement, chez ces Animaux, la masse ganglionnaire thoracique, au lieu d'être annulaire, affecte la forme d'un disque biconvexe plein dont le pourtour donne naissance aux nerfs, disposition qui dépend probablement d'une déviation latérale de la portion descendante de l'artère sternale, dont le passage entre les connectifs des ganglions du pénultième et de l'antépénultième segments thoraciques constitue d'ordinaire un obstacle mécanique à la coalescence complète des centres nerveux adjacents (1). Une autre particularité du système nerveux des Brachyures dépend d'une atrophie plus ou moins complète de la portion abdominale de la chaîne ganglionnaire. Chez ces Crustacés à l'état adulte, cette portion n'est représentée d'ordinaire que par un nerf médian très-grêle (2), mais chez l'Animal à l'état de larve on y trouve des ganglions comme d'ordinaire (3).

Ganglions cérébroïdes.

La coalescence des centres nerveux est portée au plus haut degré dans la région antérieure de la tête. Toute la portion du système ganglionnaire qui est située au devant de l'œsophage ne constitue qu'une seule masse, parfois faiblement bilobée, dont partent les nerfs des yeux, des antennes et des autres parties de la région frontale, ainsi que les cordons dont se compose le collier œsophagien (4); mais à raison de la multi-

(1) Pour plus de détails à ce sujet, je renverrai au Mémoire sur le système nerveux des Crustacés cité précédemment (*a*).

(2) Chez les Homoles il existe dans la partie post-thoracique du système nerveux une chaîne de ganglions rudimentaires (*b*) ; mais chez les Brachyures ordinaires on n'y perçoit aucune trace de ganglions (*c*).

(3) Dans un travail présenté récemment à l'Académie des sciences par M. Gerbe et encore inédit, l'existence de ganglions abdominaux chez les Zoés ou larves de divers Brachyures a été signalée et coïncide avec la présence d'appendices locomoteurs post-thoraciques.

(4) Les nerfs qui, de chaque côté, partent du cerveau des Décapodes

(*a*) Audouin et Milne Edwards, *Op. cit.* (*Ann. des sciences nat.*, t. XIV, pl. 6). — *Atlas du Règne animal*, CRUSTACÉS, pl. 2, fig. 7.

(*b*) Milne Edwards, *Atlas du Règne animal*, CRUSTACÉS, pl. 2, fig. 6.

(*c*) Ex. : le *Maia squinado* et le *Carcinus mænas* (*Op. cit.*, pl. 2, fig. 7 et 8).

plicité de ces nerfs et de diverses considérations théoriques qu'il serait inutile d'exposer ici, je n'hésite pas à regarder ce foyer nerveux auquel on applique souvent le nom de *cerveau* comme étant formé de trois paires de ganglions primordiaux : savoir une paire dépendant de l'anneau ophthalmique et donnant naissance aux nerfs optiques ainsi qu'aux nerfs moteurs des tiges oculaires ; une paire dépendant de l'anneau antennulaire et une paire dépendant de l'anneau antennaire (1).

Il y a aussi presque toujours coalescence entre les ganglions post-œsophagiens qui correspondent aux mâchoires et aux pattes-mâchoires.

Les faits que nous venons de passer en revue montrent que la centralisation du système nerveux des Crustacés, soit qu'on l'observe chez le même Animal à différentes périodes de son développement, soit qu'on l'étudie comparativement chez des individus adultes appartenant à des espèces différentes, se prononce en général de plus en plus à mesure que le type organique réalisé par ces Entozoaires se perfectionne ; mais elle peut dépendre d'autres causes et tenir à des particularités dans la conformation générale du corps qui sont indépendantes de toute supériorité physiologique (2).

Structure intime.

Du reste, quel que soit le degré de disjonction ou de coa-

sont : 1° Le nerf optique, qui présente à peu de distance de son origine un renflement gangliforme et va ensuite, au fond de l'œil, constituer la rétine ; 2° le nerf moteur oculaire, qui se rend aux muscles du pédoncule oculifère ; 3° le nerf antennulaire ; 4° un nerf qui se distribue aux téguments de la région céphalique ; 5° le nerf des antennes externes.

(1) Pour plus de détails à ce sujet je renverrai aux observations de Lereboullet sur les Porcellions (*a*) et de M. Lemoine sur l'Ecrevisse.

(2) Ainsi les Balanes ne me semblent pas pouvoir être considérés comme supérieurs aux Anatifes, et cependant leurs ganglions thoraciques, au lieu d'être très écartés entre eux comme chez ces derniers Crustacés (*b*),

(*a*) Lereboullet, *Mém. sur les Cloportides*, p. 115, pl. 10 (*Mém. de la Soc. d'histoire naturelle de Strasbourg*, t. IV).

(*b*) Cuvier, *Mém. sur les Anatifs* (*Mém. du Muséum*, 1815, t. II, pl. 5, fig. 11).

lescence de ces centres nerveux, leurs caractères essentiels restent les mêmes; chacun d'eux se compose d'un nombre plus ou moins grand d'utricules ou cellules nerveuses et de fibres. Les cellules ou vésicules sont de deux sortes: les unes grandes et arrondies, les autres beaucoup plus petites et fusiformes; mais toutes paraissent être multipolaires. Les premières sont situées principalement vers la partie inférieure et latérale du ganglion; les secondes constituent deux groupes, dont l'un ventral, l'autre latéro-supérieur (1). Les fibres naissent de ces cellules et les mettent en communication avec leurs homologues ou se distribuent aux parties périphériques de l'organisme et constituent des nerfs; toujours aussi les deux foyers d'une même paire sont unis entre eux par des fibres commissurales,

sont confondus en une seule masse discoïde (*a*).

La coalescence des ganglions est portée au plus haut degré chez quelques Copépodes (*b*).

Chez quelques Pycnogonides, la fusion des ganglions thoraciques paraît être presque complète (*c*); mais chez d'autres, la double serie des connectifs est parfaitement distincte (*d*).

(1) La structure intime des ganglions nerveux des Crustacés a été l'objet de plusieurs publications importantes, mais ce sont principalement les recherches de M. Owsjannikow et de M. Lemoine que je citerai ici (*e*).

M. Zenker a trouvé dans les ganglions des Pycnogonides des corpuscules à stratification concentrique sur la nature desquels il y a de l'incertitude (*f*).

(*a*) Ex. : *Coronula diadema*; voyez Darwin, *Monograph of the Class* Cirripeda, t. II, pl. 27, fig. 1.
— *Balanus tintinnabulum*; voyez Darwin, *loc. cit.*, fig. 2.

(*b*) Par exemple chez les *Hyalophyllium* (Hæckel, *Beitr. zur Kenntniss der Corycæiden* (*Jenaische Zeitsch.*, 1864, t. I, pl. 1).

(*c*) Quatrefages, *Mém. sur l'organisation des Pycnogonides* (*Ann. des sciences nat.*, 1845, t. IV, pl. 1, fig. 1 *a* et 2 *a*).

(*d*) Zenker, *Ueber die Pycnogoniden* (Müller's *Archiv für Anat.*, 1852, pl. 70, fig. 1 et 2).

(*e*) Hannover, *Recherches microscopiques sur le système nerveux*, 1844, p. 67.
— Will, *Ueber die Structur der Ganglien und den Ursprung der Nerven bei wirbellosen Thieren* (Müller's *Archiv*, 1844).
— Hæckel, *Ueber die Gewebe des Flusskrebses* (Müller's *Archiv für Anat.*, 1857, p. 469).
— Owsjannikow, *Recherches sur la structure intime du système nerveux des Crustacés et principalement du Homard* (*Ann. des sciences nat.*, 4ᵉ série, 1861, t. XV, p. 129, pl. 6 et 7). — *Ueber die feinere Structur Kopfganglions bei den Krebsen* (*Mém. de l'Acad. des sciences de Saint-Pétersbourg*, 1864, t. VI, pl. 1).
— Walter, *Mikroskop. Studien über das Centralnervensystem wirbelloser Thiere*. Bonn, 1863.
— Lemoine, *Recherches pour servir à l'histoire du système nerveux, etc. de l'Écrevisse* (*Ann. des sciences nat.*, 5ᵉ série, 1868, t. IX, p. 103).
— Vulpian, *Leçons sur la physiologie du système nerveux*, p. 778.

(*f*) Zenker, *Untersuchungen über die Pycnogonoiden* (Müller's *Archiv*, 1852, p. 382, pl. 10, fig. 9).
— Leydig, *Traité d'histologie*, p. 212.

soit que ces fibres, en se dégageant des éléments utriculaires adjacents, se montrent isolées sous la forme d'un cordon ou d'une bande transversale, soit qu'elles restent pour ainsi dire empâtées au milieu de la substance ganglionnaire. La disposition des fibres longitudinales qui unissent entre eux les centres dépendant de différents segments, et qui constituent le système des connectifs, est moins simple. Quelques-unes de ces fibres vont seulement d'un ganglion au ganglion adjacent. D'autres traversent ce dernier et passent outre pour aller gagner le ganglion suivant ou un autre centre nerveux plus éloigné. Enfin les fibres extrinsèques, en sortant du ganglion, se comportent de différentes manières : les unes constituent immédiatement le tronc d'un nerf périphérique ou nerf de distribution ; d'autres s'accolent aux fibres d'un connectif et s'en séparent ensuite de façon que le nerf ainsi formé semble naître, non du ganglion, mais du cordon interganglionnaire. Les fibres commissurales peuvent être aussi détournées de la route directe et se confondre pendant une partie de leur trajet avec les connectifs, de façon à naître en apparence de ceux-ci. Chez tous les Crustacés supérieurs, la première commissure post-œsophagienne présente à un haut degré cette disposition particulière (1).

Les éléments nerveux dont je viens de parler sont réunis entre eux par du tissu conjonctif qui se continue extérieurement avec le névrilème (2), qui loge aussi des vaisseaux sanguins en nombre considérable (3).

(1) Chez les Décapodes elle constitue, immédiatement en arrière de l'œsophage, un cordon transversal qui partage en deux portions le collier œsophagien (*a*).

(2) La gaîne de la chaîne ganglionnaire se compose de deux tuniques : l'une externe plus ou moins épaisse et brillante ; l'autre interne très mince et se prolongeant entre les éléments nerveux (*b*).

(3) La disposition de ces vaisseaux chez l'Ecrevisse a été étudiée avec soin par M. Lemoine (*c*).

(*a*) Voyez l'*Atlas du Règne animal* de Cuvier, CRUSTACÉS, pl. 2, fig. 3, 4 et 8.
(*b*) Owsjannikow, *Op. cit.* (*Ann. des sciences nat.*, 4e série, 1861, t. XV, p. 132).
(*c*) Lemoine, *Op. cit.* (*Ann. des sciences nat.*, 5e série, t. IX, p. 105).

Les fibres qui constituent les connectifs sont pour la plupart très-larges, et elles ne vont pas seulement d'un ganglion au ganglion suivant; la plupart passent outre, de façon à former un faisceau continu, et leur nombre paraît diminuer progressivement de la tête à l'extrémité postérieure du corps. Quelques anatomistes pensent que toutes naissent des ganglions cérébroïdes, mais cette opinion ne paraît pas fondée (1).

Système stomato-gastrique.

Le système nerveux stomato-gastrique des Crustacés n'a été étudié attentivement que chez les Décapodes, où il se compose essentiellement d'une série de petits ganglions placés sur la face supérieure de l'estomac ou dans la région frontale, reliés entre eux par un tronc médian, et mis en communication avec la chaîne ganglionnaire générale par des branches anastomotiques, dont les uns naissent des ganglions cérébroïdes, les autres des ganglions mandibulaires situés sur le trajet des connectifs du collier œsophagien sur les côtés de la bouche (2).

Système nerveux des Insectes.

§ 5. — Dans la classe des INSECTES, le système nerveux est constitué à peu près de la même manière que chez les Crustacés (3),

(1) Newport fut le premier à appeler l'attention des anatomistes sur la disposition de ces fibres longitudinales qui passent sur la face supérieure des ganglions (*a*). Il les comparait à la racine antérieure ou motrice des nerfs rachidiens des Vertébrés. M. Helmholtz en a fait une étude plus attentive et distingue, parmi les fibres longitudinales, celles qui se terminent dans le ganglion où elles pénètrent et celles qui passent outre pour aller dans un ganglion plus ou moins loigné (*b*).

(2) Pour plus de détails à ce sujet, je renverrai aux Mémoires indiqués ci-dessous (*c*).

(3) Le système nerveux des Insectes, étudié d'abord par Swammerdam et Malpighi (*d*), a été décrit et figuré dans

(*a*) Newport, *Op. cit.* (*Philos. Trans.*, 1834, p. 406, pl. 17, fig. 42).

(*b*) Helmholtz, *De fabrica systematis nervosi evertebratorum*. Dissert. inaug. Berlin, 1842, p. 17.

(*c*) Suckow, *Anatomische und physiologische Untersuchungen der Insekten und Krustenthiere*, 1818.

— Audouin et Milne Edwards, *Op. cit.* (*Ann. des sciences nat.*, 1828, 1re série, t. XIV, p. 93, pl. 6).

— Brandt, *Remarques sur les nerfs stomato-gastriques* (*Ann. des sciences nat.*, 2e série, 1836, t. V, p. 81, pl. 4, fig. 1 et 2).

— Newport, *Op. cit.* (*Philos. Trans.*, 1834).

— Lemoine, *Op. cit.* (*Ann. des sciences nat.*, 1868, t. IX, p. 203, pl. 8, fig. 1.

(*d*) Swammerdam, *Biblia Naturæ*.

— Malpighi, *Dissertatio epistolica de Bombyce*, p. 20, pl. 6, fig. 2 (*Opera omnia*, t. II).

mais il présente plus d'uniformité ; la concentration des ganglions appartenant aux divers segments thoraciques et abdominaux n'est jamais portée aussi loin que chez les Brachyures supérieurs. Mais sous d'autres rapports, cet appareil paraît être plus perfectionné (1) ; ainsi la portion céphalique désignée communément sous le nom de *cerveau* ou de ganglion cérébroïde est plus grosse proportionnellement, soit aux ganglions post-œsophagiens soit au volume du corps de l'Animal (2), et la duplicité primitive de la chaîne s'efface presque complétement. On remarque aussi dans la disposition de l'appareil ganglionnaire stomato-gastrique des particularités qui sont caractéristiques de ce groupe zoologique.

presque tous les ouvrages sur l'anatomie de ces Animaux. Lyonnet en a fait une étude des plus approfondies chez la Chenille du *Cossus ligniperda* ; Straus-Durckheim l'a fait bien connaître chez le Hanneton adulte (*a*), et je dois citer également ici les nombreux travaux de Léon Dufour, bien que cet entomologiste laborieux ait commis à ce sujet plusieurs erreurs graves, notamment en ce qui touche au premier ganglion post-œsophagien (*b*) ; mais ce sont les recherches de Newport et de M. Blanchard auxquelles je renverrai de préférence (*c*).

(1) Léon Dufour a pensé que le système nerveux faisait défaut chez les Névroptères du genre Némoptère (*d*); mais je suis persuadé qu'aucune exception de ce genre n'existe.

(2) Je ne connais aucune détermination précise du volume comparatif du cerveau chez les Crustacés, mais des observations intéressantes ont été faites à ce sujet chez les insectes par Dujardin. Ce naturaliste évalue le volume du cerveau à 1/174 du volume total du corps chez l'Abeille et seulement à 1/400 chez l'Ichneumon. Chez le Hanneton, le volume relatif du cerveau est environ un tiers moindre que chez l'Abeille (*e*).

(*a*) Lyonnet, *Traité anatomique de la Chenille qui ronge le bois du saule*, 1762.
— Straus-Durckheim, *Anat. comp. des Animaux articulés.*

(*b*) Léon Dufour, *Recherches sur les Carabiques* (*Ann. des sciences nat.*, 1re série, t. VIII, pl. 21 *bis*). — *Recherches sur les Hémiptères* (*Mém. des Savants étrangers*, t. IV, pl. 10). — *Recherches sur les Orthoptères, etc.* (*Op. cit.*, t. VII, pl. 2, etc.). — *Recherches sur les Diptères* (*Op. cit.*, t. VIII, etc.).

(*c*) Newport, *On the Nervous System of* Sphinx ligustri (*Philos. Trans.*, 1831 et 1834). — Art. INSECTA (Todd's *Cyclopedia of Anatomy and Physiology*, t. II).
— Blanchard, *Recherches anat. et zoologiques du système nerveux des Insectes* (*Ann. des sciences nat.*, 3e série, 1846, t. V, p. 273, pl. 8-15). — *Règne animal de Cuvier*, INSECTES, pl. 3, etc. — *Métamorphoses des Insectes*, 1868.

(*d*) Léon Dufour, *Note sur l'absence dans le* Nemoptera lusitanica *d'un système nerveux appréciable* (*Ann. des sciences nat.*, 1855, 4e série, t. IV, p. 153).

(*e*) Dujardin, *Sur le système nerveux des Insectes* (*Ann. des sciences nat.*, 3e série, 1850 t. XIV, p. 204).

Les modifications déterminées dans le système nerveux par les progrès du développement des Animaux sont non moins grandes que chez les Crustacés et sont plus faciles à observer. En effet, pour les constater il suffit d'examiner la conformation de la chaîne ganglionnaire d'abord chez un Lépidoptère à l'état de larve, ou en d'autres mots chez une Chenille, puis chez la Nymphe à divers âges et finalement chez des individus de la même espèce à l'état parfait, étude qui a été faite avec beaucoup de soin chez le Papillon du chou par Herold, et chez le Sphinx par Newport. On voit ainsi que dans le principe, chacun des segments du thorax et de l'abdomen possède un ganglion situé sur la ligne médiane et séparé de ses homologues sérialaires par une distance considérable, mais reliés à eux soit par une paire de cordons connectifs, soit par un connectif impair et médian. D'ordinaire, chez l'Insecte parfait il n'en est plus ainsi ; le nombre de ces centres nerveux a notablement diminué, et chez la Nymphe on peut constater que cette diminution, plus apparente que réelle, dépend principalement du rapprochement, puis de la coalescence complète de parties primitivement distinctes et éloignées entre elles (1). La coalescence longitudinale s'observe à divers degrés et affecte parfois la totalité de la série ganglionnaire

(1) Hérold, qui fut le premier à mettre en évidence ces transformations du système ganglionnaire des Insectes, constata très-bien le rapprochement et la fusion du premier ganglion abdominal avec le dernier ganglion thoracique. Mais il attribua la disparition des ganglions du second et du troisième supérieurs de l'abdomen à l'atrophie de ces centres nerveux (*a*). Les recherches de Newport tendent au contraire à établir que les ganglions des trois premiers anneaux abdominaux, quoique diminuant plus ou moins de volume, se retrouvent dans l'agrégat dont le ganglion métathoracique constitue l'élément principal (*b*). Des exemples encore plus remarquables du rapprochement et de la coalescence des ganglions sont fournis par la comparaison du système nerveux des Dytisques à l'état de larve et à l'état parfait (*c*).

(*a*) Herold, *Entwickelungsgeschichte der Schmetterlinge*, 1815, pl. 2.

(*b*) Newport, *Op. cit.* (*Philos. Trans.*, 1834, pl. 15 et 16).

(*c*) Blanchard, *Système nerveux des Insectes* (*Ann. des sciences nat.*, 3e série, t. V, pl. 10, fig. 1 et 2).

post-œsophagienne, mais n'y est jamais portée assez loin pour faire disparaître le caractère typique de cette chaîne. La coalescence médiane est toujours complète ou presque complète entre les ganglions, et le plus ordinairement elle s'effectue aussi entre les connectifs dans la région abdominale; mais dans la région thoracique, les deux cordons interganglionnaires restent généralement séparés entre eux (1).

Il est aussi à noter que la coalescence sérialaire ou longitudinale porte sur certaines parties de la chaîne ganglionnaire plus communément que sur d'autres. Ainsi presque toujours les centres nerveux correspondant aux deux ou trois derniers segments du corps sont confondus, ou tout au moins très-rapprochés entre eux et ne constituent qu'une masse gangliforme unique. Très-communément aussi le ganglion du segment métathoracique semble avoir attiré à lui, et s'être en quelque sorte assimilé un ou deux des ganglions suivants (2); mais

(1) Comme exemple de la séparation primordiale des deux chaînes ganglionnaires dans la région abdominale, aussi bien que dans la région thoracique, et de la coalescence des connectifs dans l'abdomen, chez l'animal adulte, je citerai le *Timarcha tenebricosa*. Chez la Larve, la duplicité du système nerveux est manifeste dans toute la longueur du corps, tandis que chez l'adulte les connectifs, de même que les ganglions, sont impaires dans la région abdominale (*a*).

L'Abeille nous offre des transformations analogues. Chez la Larve, la série des connectifs est double dans toute la longueur du corps et les ganglions post-œsophagiens, au nombre de onze, sont à peu près de même grosseur et disposés à distances égales d'anneau en anneau, depuis la tête jusque dans le voisinage de l'anus; mais chez l'Insecte à l'état adulte les deux derniers ganglions thoraciques et ceux de la portion antérieure de l'abdomen sont confondus en une seule masse (*b*).

(2) Cette coalescence des ganglions dans la portion moyenne du corps est la règle commune chez les Diptères (*c*), les Lépidoptères (*d*), les Hyménoptères (*e*), les Névroptères (*f*) et les

(*a*) Newport, Art. INSECTA (Todd's *Cyclop. of Anat. and Physiol.*, t. II, p. 943, fig. 404 et p. 950, fig. 408).

(*b*) Blanchard, *Métamorphoses des Insectes*, fig. de la page 91 et fig. de la page 85.

(*c*) Ex. : la Mouche de la viande; voyez Blanchard, *Atlas du Règne animal de Cuvier*, INSECTES, pl. 160, fig. 2.

(*d*) Ex. : le *Bombyx mori*; voyez Blanchard, *Op. cit.*, pl. 130, fig. 3.

(*e*) Ex. : l'Abeille; voyez Blanchard, *Op. cit.*, pl. 107, fig. 4.

(*f*) Ex. : l'*Æschna forcipata*; voyez Blanchard, *Op. cit.*, pl. 100.

il existe dans le mode de groupement de ces divers organites une multitude de combinaisons différentes, et parfois les progrès de l'âge, au lieu d'amener une augmentation dans le degré de rapprochement des ganglions adjacents, détermine un effet contraire (1). On conçoit donc facilement que le système nerveux des Insectes, tout en étant toujours constitué d'après un même plan fondamental, puisse offrir, dans les détails de sa forme générale, beaucoup de variations. C'est effectivement ce que l'anatomie nous montre. On pourra en juger si l'on jette les yeux sur le beau travail de M. Blanchard relatif aux systèmes nerveux des Coléoptères; mais ici je dois me borner à citer quelques exemples de ces modifications.

La disposition uniforme et le caractère binaire qui sont dominants chez les Insectes à l'état de larve (2), se retrouve chez quelques espèces à l'état adulte. Les ganglions, à peu près de même grandeur partout, sont espacés presque également dans toute la longueur du corps et réunis entre eux longitudinalement par une paire de cordons connectifs (3).

Hémiptères (*a*), où elle coïncide, avec des dispositions très-variables, dans la portion postérieure de la chaîne ganglionnaire. Elle existe aussi chez beaucoup de Coléoptères (*b*).

(1) Un allongement des connectifs, lors des métamorphoses, a été constaté par Serres, chez le Scarabé monoceros et chez un Diptère du genre Arile (*c*). M. Blanchard l'a observé chez le Hanneton, entre le prothorax et le mésothorax (*d*), et un phénomène analogue a été signalé par M. Joly chez le *Colaspis atra* (*e*).

(2) Comme exemple de ce mode de conformation, je citerai le système nerveux de la larve du *Clytus armatus* (*f*).

(3) La chaîne nerveuse des Forficules est constituée par le cerveau suivi d'une double corde longitudinale, interrompue d'espace en espace par dix centres nerveux, dont le premier ferme en arrière le collier

(*a*) Ex. : le *Pentatoma grisea*; voyez Blanchard, *Op. cit.*, pl. 87.

(*b*) Ex. : le Dermeste du lard; voyez Blanchard, *Système nerveux des Insectes* (*Ann. des sciences nat.*, 3e série, t. V, pl. 2, fig. 3).

(*c*) Serres, *Anat. comp. du cerveau*, 1826, t. II, p. 39.

(*d*) Blanchard, *Op. cit.*, et *Atlas du Règne animal* de Cuvier, INSECTES, pl. 3.

(*e*) Joly, *Recherches sur un petit Insecte Coléoptère* (*Ann. des sciences nat.*, 3e série, 1844, t. II, p. 27, pl. 4, fig. 14 et 16).

(*f*) Blanchard, *Atlas du Règne animal*, INSECTES, pl. 3 *bis*, fig. 1.

Chez le *Chrysomela fusca*, la conformation du système nerveux est à peu près la même pendant la période larvaire ; on distingue alors en arrière de l'œsophage une série de douze ganglions réunis entre eux, et s'étendant jusqu'à l'extrémité postérieure du corps ; mais à l'état parfait, toute la partie abdominale de cette chaîne est logée dans le voisinage immédiat du thorax et le nombre apparent des ganglions post-œsophagiens est réduit à huit (1). Le raccourcissement de la chaîne nerveuse est porté beaucoup plus loin chez quelques autres Coléoptères, tels que les Scolytes, les Charançons et les Hannetons (2).

œsophagien et donne naissance aux nerfs de l'appareil buccal (*a*), les trois ganglions suivants appartiennent aux trois segments thoraciques, et le dernier de la série résulte de la coalescence des ganglions des 6e et 7e segments abdominaux (*b*).

Le système nerveux du Carabe doré peut être cité aussi comme un exemple de ce mode de conformation (*c*).

(1) Les deux premiers ganglions abdominaux, confondus entre eux, sont accolés au ganglion métathoracique et sont suivis de trois centres nerveux dont le dernier est évidemment complexe. Les trois ganglions thoraciques restent séparés entre eux, mais ils sont de beaucoup plus gros que les autres (*d*), tandis que chez la larve ils sont à peu près de même volume (*e*).

(2) Chez le Hanneton, le ganglion maxillaire, ou premier ganglion post-œsophagien, est extrêmement petit et rapproché du cerveau ; le ganglion prothoracique est très-gros et réuni au précédent par une paire de connectifs fort longs ; les ganglions mésothoracique et métathoracique sont confondus en une seule masse dont les connectifs antérieurs sont courts et dont le bord postérieur est uni directement à une masse nerveuse terminale qui représente tous les ganglions abdominaux (*f*). Chez le même Insecte à l'état de larve, bien que tous les ganglions de la chaîne sous-intestinale soient réunis en une seule masse de forme allongée, on peut les distinguer entre eux, et M. Blanchard a compté une série de dix de ces centres nerveux (*g*).

(*a*) Blanchard, *loc. cit.*, pl. 4, fig. 4.

(*b*) L. Dufour a représenté cet appareil sans distinguer le ganglion post-œsophagien du ganglion cérébroïde (*Recherches anat. sur les Perce-oreilles ou* Labidoures ; voyez *Ann. des sciences nat.*, 1re série, 1828, t. XIII, pl. 22, fig. 4).

(*c*) Newport, Art. INSECTA (Todd's *Cyclop.*, t. II, p. 950, fig. 409).

(*d*) Blanchard, *Système nerveux des Insectes* (*loc. cit.*, pl. 15, fig. 6).

(*e*) Blanchard, *loc. cit.*, pl. 15, fig. 7.

(*f*) Straus-Durckheim, *Anat. comp. des Animaux articulés*, pl. 9, fig. 1. — Blanchard, *Atlas du Règne animal* de Cuvier, INSECTES, pl. 3.

(*g*) Blanchard, *Op. cit.*, pl. 4, fig. 3.

Le centre nerveux céphalique qui est situé au devant de l'œsophage et qui est désigné communément sous le nom de *cerveau*, est en général bilobé et se continue latéralement avec les nerfs optiques dont le volume est très-considérable (1). Les nerfs antennaires en partent également, ainsi que des branches destinées à la lèvre supérieure, et des cordons en connexion avec le système stomato-gastrique (2). Sa structure intime paraît être plus complexe chez certains Insectes que chez d'autres, mais nos connaissances à ce sujet sont très-incomplètes (3).

(1) Chez les Larves, les yeux composés ne sont pas encore développés, et les nerfs optiques correspondants n'existent pas encore ; aussi la forme du cerveau est-elle très-différente aux deux périodes extrêmes de la vie chez le même individu (*a*).

(2) Chez les Insectes qui sont pourvus d'yeux simples, les nerfs de la première paire, toujours très-grêles et très-courts, se rendent aux stemmates ; les nerfs de la seconde paire se distribuent aux antennes. Les nerfs optiques sont les nerfs de la troisième paire, et ils paraissent résulter de la coalescence d'un certain nombre de filaments nerveux qui, dans le jeune âge, sont disposés en faisceaux (*b*).

(3) Voici comment Dujardin s'exprime à ce sujet. « Si l'on verse sur le cerveau frais, mis à nu, le liquide destiné à le consolider, il ne devient pas uniformément blanc et opaque, mais on voit paraître d'abord des traces de circonvolutions, qu'on achève d'étudier plus facilement quand l'immersion dans le liquide est assez prolongée. On voit alors sur le sommet du cerveau des Hyménoptères, vers l'endroit qui correspond aux stemmates, des circonvolutions régulières, plus ou moins distinctes, comparables à celles des Mammifères. Si l'on enlève ensuite les portions de substance pulpeuse ou corticale qui marquent ordinairement ces circonvolutions, on finit par les voir tout à fait à nu, et l'on reconnaît qu'elles appartiennent à une substance encore plus blanche et plus consistante. » L'auteur ajoute que chez les Hyménoptères les plus élevés, tels que les Abeilles, les Bourdons et les Fourmis, ces circonvolutions sont plus développées que chez les autres espèces et forment deux paires de disques gauchis ou repliés. Elles dépendent d'une paire de parties centrales auxquelles il donne le nom de *corps pédonculés*. Le volume de ces corps varie beaucoup suivant les espèces (*c*).

Plus récemment M. Leydig a publié quelques observations microscopiques

(*a*) Ex. : le Hanneton ; voyez Blanchard, *loc. cit.*, pl. 4, fig. 1 et 3.

(*b*) Ex. : le Dytisque marginé ; voyez Blanchard, *Métamorphoses des Insectes*, fig. de la page 87.

(*c*) Dujardin, *Mém. sur le système nerveux des Insectes* (*Ann. des sciences nat.*, 3e série, 1850, t. XIV, p. 195, pl. 4).

Le premier ganglion de la chaîne sous-intestinale est accolé à la face postérieure de l'œsophage, et le collier nerveux qui le relie au cerveau enserre étroitement cette partie du tube digestif. Tous les nerfs des appendices buccaux naissent de ce ganglion sous-œsophagien. Chacun des trois segments du thorax possède un centre nerveux d'où naissent les nerfs des membres correspondants, et presque toujours ces ganglions sont reconnaissables, lors même qu'ils sont réunis en une seule masse. Enfin le nombre normal des ganglions de l'abdomen est de neuf; jamais on n'en trouve davantage, et par conséquent le dernier segment des corps, lorsqu'il est distinct, n'en possède pas. Mais, ainsi que je l'ai déjà dit, il arrive d'ordinaire que plusieurs de ces ganglions abdominaux disparaissent pendant que les métamorphoses de l'Insecte s'accomplissent, et il est aussi à noter que presque toujours, ils sont beaucoup plus petits que ceux de la région thoracique. En effet il y a un certain rapport entre le développement des centres nerveux de l'anneau et le développement du système appendiculaire de celui-ci, et ainsi que nous l'avons déjà vu, ce sont les segments thoraciques seulement qui sont pourvus de membres locomoteurs chez l'Animal adulte (1).

§ 5. — L'appareil nerveux stomato-gastrique est beaucoup plus complexe chez les Insectes que chez les Crustacés, et sa disposition est différente (2). Il se compose d'une portion stomacale, d'une portion angéenne et d'une portion trachéenne. La portion stomacale consiste principalement en une chaîne

sur la structure intime des ganglions nerveux de plusieurs Insectes et sur la tunique membraneuse de ces organes (a).

(1) Voyez tome X, page 241.

(2) Lyonnet, dans son admirable travail sur l'anatomie de la chenille du Cossus, a étudié attentivement cette portion du système nerveux (b). D'autres naturalistes s'en sont occupés

(a) Leydig, *Traité d'histologie*, p. 293.
(b) Lyonnet, *Op. cit.*, pl. 18, fig. 1.

de très-petits ganglions placée sur la ligne médiane, à la face supérieure du tube digestif et commençant dans la région frontale, où elle est reliée au cerveau par une paire de nerfs récurrents, disposés en forme de crosses. Elle passe entre l'œsophage et le cerveau, et le plus ordinairement elle reste simple ou impaire dans toute sa longueur, mais d'autres fois elle se bifurque pour devenir double et symétrique dans toute sa portion postérieure.

Les ganglions angéens et les ganglions trachéens sont paires et situés sur les côtés de l'œsophage; ils sont reliés à la chaîne ganglionnaire stomacale ainsi qu'au cerveau par des filets anastomotiques, et leurs branches vont se distribuer aux parties adjacentes du vaisseau dorsal et du système trachéen (1).

Enfin une autre série de très-petits ganglions est superposée à la grande chaîne ganglionnaire sous-intestinale et disposée le long d'un filament médian qui naît du premier ganglion post-

plus récemment (*a*); mais c'est surtout à Newport et à M. Blanchard que l'on est redevable de la connaissance de l'ensemble de cet appareil et des relations de ses diverses parties avec le système circulatoire et le système respiratoire aussi bien qu'avec le tube digestif.

(1) Les ganglions angéens, situés de chaque côté de l'œsophage, sont appliqués directement contre le cerveau et unis entre eux par une commissure; ils fournissent chacun un filet au vaisseau dorsal, une branche anastomotique qui va rejoindre le nerf mandibulaire correspondant et un cordon de communication qui se termine dans le ganglion trachéen. Ces derniers sont également paires et situés sur les côtés de l'œsophage, mais plus inférieurement, et ils sont unis entre eux par une petite commissure. Ces ganglions trachéens reposent directement sur les troncs de l'appareil respiratoire adjacent et y fournissent des fils d'une ténuité extrême.

(*a*) J. Müller, *Ueber ein eigenthümliches dem* Nervus sympathicus *analoges Nervensystem der Eingeweide bei den Insecten* (*Nova Acta. nat. Curios.*, 1828, t. XIV, p. 71).
— Audouin, *Recherches pour servir à l'hist. naturelle des Cantharides* (*Ann. des sciences nat.*, 1726, 1re série, t. IX, p. 39).
— Straus-Durckheim, *Consid. gén. sur l'anat. des Animaux articulés*, p. 407, pl. 9, fig. 1 et 2 (1828).
— Brandt, *Remarques sur les nerfs stomato-gastriques ou intestinaux dans les Animaux invertébrés* (*Ann. des sciences nat.*, 1836, 2e série, t. V, p. 95, pl. 4).
— Newport, *On the Nervous System of the* Sphinx ligustri (*Philos. Trans.*, 1832, p. 383, pl. 12, fig. 1-5; pl. 13, fig. 2; 1834, pl. 13 et suiv.).
— Blanchard, *Du grand sympathique chez les Animaux articulés* (*Ann. des sciences nat.*, 1858, 4e série, t. X, p. 5).

œsophagien. M. Blanchard y applique le nom de nerf grand sympathique, emprunté à l'anatomie descriptive des Animaux vertébrés (1).

Système nerveux des Myriapodes.

§ 6. — Dans la classe des MYRIAPODES, le cerveau de l'Animal adulte ressemble beaucoup à celui des Insectes et ne paraît être constitué que par deux lobes intimement unis entre eux sur la ligne médiane et se continuant latéralement avec les nerfs optiques. Mais chez l'embryon on a constaté dans cette masse nerveuse quatre paires de centres ou ganglions primordiaux. Il faut donc la considérer comme étant un agrégat de ganglions comparables à ceux que nous avons vu résulter de la coalescence d'un nombre plus ou moins grand de ganglions thoraciques ou abdominaux chez les Insectes et les Crustacés (2).

La chaîne ganglionnaire sous-intestinale s'étend depuis la portion post-œsophagienne de la tête jusqu'à l'avant-dernier segment du corps, et présente dans toute sa longueur la même conformation. La coalescence des deux moitiés est complète ou presque complète, et les ganglions sont distribués à peu près uniformément le long de la corde médiane ainsi constituée. Leur nombre est toujours considérable, car il correspond à celui des anneaux ou segments du tronc ; mais tantôt ces centres

(1) Ces petits ganglions superposés sont faciles à voir chez quelques larves et y ont été aperçus plus ou moins complétement par divers anatomistes (*a*); mais on n'en trouve aucun chez la plupart des Insectes : ces organites sont impairs et distribués d'anneau en anneau.

(2) L'existence de quatre paires de petits ganglions primordiaux, dans le cerveau des Myriapodes, a été constatée par Newport chez l'embryon à terme du *Geophilus longicornis* (*b*).

(*a*) Lyonnet parle de ces parties sous le nom de *brides épinières* (*Op. cit.*, p. 98).
— Newport les a décrites et figurées chez le Sphinx du Troëne et les appela *système nerveux surajouté* (*On the nervous System of the* Sphinx ligustri; voyez *Philos. Trans.*, 1832, p. 388, pl. 12, fig. 1, etc.).
— M. Blanchard en a fait une étude spéciale (*Du grand sympathique chez les Animaux articulés*, voyez *Ann. des sciences nat.*, 4e série, 1858, t. X, p. 5). — *Métamorphoses des Insectes*, p. 95 et fig. de la p. 96.

(*b*) Newport, *On the Structur, Relations and Development of the Nervous and Circul. Systems in Myriapoda* (*Philos. Trans.*, 1843, p. 245, note).

nerveux sont très-distinctement séparés entre eux et réunis par des connectifs bien développés, tandis que d'autres fois ils sont tellement rapprochés les uns des autres qu'ils se confondent et ne semblent constituer qu'une corde unique à peine élargie d'anneau en anneau aux points d'origine des nerfs. Le premier de ces modes de conformation est caractérisé au plus haut degré chez les Géophiles (1) ; comme exemple du second, je citerai l'Iule terrestre (2).

En général, chaque ganglion de la chaîne sous-intestinale donne naissance à quatre paires de nerfs, dont deux paires se rendent aux muscles adjacents, une paire pénètre dans les pattes correspondantes et une paire envoie des branches aux stigmates (3). Il y a un système de ganglions stomato-gastriques, dont la disposition rappelle ce que nous avons déjà vu chez les Insectes, tout en présentant certaines particularités (4). Enfin

(1) Chez le *Geophilus subterraneus*, on compte, à partir du collier œsophagien, 86 ganglions disposés en série longitudinale et reliés entre eux par un connectif étroit (*a*). Dans le genre *Gonibregmatus*, Newport en a trouvé 160 (*b*).

Chez les Scolopendres, le nombre des ganglions sous-intestinaux est réduit à 23 ; la duplicité des cordons interganglionnaires est parfaitement conservée ; enfin le premier ganglion post-œsophagien qui donne naissance aux nerfs des appendices buccaux est notablement plus gros que les ganglions suivants (*c*).

Chez la Lithobie, ces ganglions ne sont qu'au nombre de 16, et les trois premiers sont très-rapprochés entre eux (*d*).

Chez la Polydesme, les ganglions conservent aussi leur individualité, mais la plupart d'entre eux se rapprochent de deux en deux, et vers la partie postérieure de la série tous se touchent presque (*e*).

(2) Voyez à ce sujet les belles figures données par Newport. Dans celle qui est insérée dans les Leçons de M. Owen, la coalescence des ganglions est exagérée (*f*).

(3) Les nerfs pédieux se rendent aux membres du segment qui suit celui où se trouve le ganglion dont ils naissent.

(4) Les ganglions latéraux qui cor-

(*a*) Newport, *loc. cit.*, pl. 10, fig. 11.
(*b*) Newport, *Op. cit.*, p. 257.
(*c*) Swan, *Nervous System*, pl. 5, fig. 1.
(*d*) Treviranus, *Vermischte Schriften*, t. II, pl. 7, fig. 2.
(*e*) Newport, *Op. cit.*, pl. 11, fig. 6.
(*f*) Newport, *Op. cit.*
— Owen, *Lectures on the Comp. Anat. and Physiol. of Invertebrate Animals*, 1855, p. 356, fig. 144.

on trouve dans la région quelques ganglions additionnels (1), et parfois même les nerfs antennaires présentent dans chacun des articles de ces appendices un petit renflement gangliforme (2).

Système nerveux des Arachnides.

§ 7.— Chez les Arachnides, le cerveau est moins développé que chez les Animaux des trois classes dont je viens de parler ; le collier œsophagien est extrêmement court et les ganglions thoraciques sont agrégés de façon à ne constituer qu'une seule masse étroitement unie au cerveau ; mais il existe beaucoup de variations dans la disposition de la portion abdominale du système nerveux, et ces différences sont généralement en rapport avec la division segmentaire, ou la fusion des anneaux de la partie correspondante du corps.

Ainsi, chez les Scorpions (3), où la région abdominale est très-développée et se compose d'un nombre considérable de segments parfaitement distincts entre eux, il existe en arrière de l'agrégat constitué par les ganglions céphalo-thoraciques une longue chaîne dont les ganglions réunis entre eux par des

respondent à ceux désignés par M. Blanchard, sous les noms de ganglions angéens et trachéens chez les Insectes, sont très-développés, et réunis au nombre de quatre paires en une masse allongée, placés de chaque côté de la portion antérieure du tube digestif (a).

(1) Ainsi, chez les Géophiles, on trouve en arrière de la chaîne ganglionnaire ordinaire un groupe de trois petits ganglions dont naissent les nerfs de la région anale (b). Chez les Lithobies, ces foyers nerveux sont représentés par un seul ganglion caudal (c).

(2) Par exemple, chez les Géophiles (d).

(3) Le système nerveux des Scorpions a été décrit et figuré par plusieurs auteurs (e), mais je renverrai de préférence aux travaux de Newport et de M. Blanchard sur ce sujet.

(a) Par exemple chez l'Iule terrestre ; voyez Newport, *Op. cit.*, pl. XI, fig. 2.

(b) Newport, *Op. cit.*, pl. XI, fig. 13.

(c) Newport, *loc. cit.*, fig. 9.

(d) Newport, *loc. cit.*, fig. 12.

(e) Treviranus, *Ueber den innern Bau der Arachniden*, pl. 1, fig. 13. — *Ueber das Nervensystem des Scorpions und der Spinne* (Tiedemann und Treviranus, *Untersuchungen über die Natur des Menschen, der Thiere und der Pflanzen*, 1832, t. XLI, p. 89, pl. 6, fig. 1 et 2).
— Newport, *Op. cit.*
— Blanchard, *Organisation du Règne animal*, Arachnides, pl. 3, fig. 1.
— L. Dufour, *Hist. anat. et physiol. des Scorpions* (*Mém. des Savants étrangers, Acad. des sciences*).

connectifs paires sont espacés d'anneau en anneau jusque dans le voisinage de l'anus, et dont l'extrémité postérieure donne naissance à une paire de cordons longitudinaux analogues aux connectifs, et allant aboutir à un ganglion caudal, dont partent les nerfs de l'appareil venifique (1). Chez les Phrynes l'agrégat céphalo-thoracique est suivi d'une chaîne nerveuse offrant d'espace en espace des ganglions semblables à ceux du Scorpion, mais rudimentaires (2), et chez les Galéodes, dont l'abdomen est aussi très-nettement annelé, il y a également dans cette région du corps une série de ganglions distincts (3).

Chez les Araignées, où l'abdomen cesse d'être divisé de la sorte en segments, la portion terminale du système nerveux ne présente plus ce mode de conformation. La masse ganglionnaire céphalo-thoracique se continue postérieurement avec un cordon médian assez gros qui, au niveau du pédoncule abdominal, se termine par un ganglion également impaire, dont partent une paire de nerfs très-écartés entre eux, et de distance en distance ceux-ci donnent naissance aux branches nerveuses latérales, mais sans offrir ni ganglions corres-

(1) Cette disjonction des deux moitiés de la partie subterminale du système nerveux s'observe dans les quatrième et cinquième anneaux de la portion caudiforme de l'abdomen. Le ganglion dont naissent les nerfs du premier segment abdominal est confondu avec les ganglions thoraciques, mais entre ceux-ci et le pénultième anneau, on compte une série de sept ganglions également espacés entre eux.

Chez le Thélyphone, animal qui ressemble beaucoup au Scorpion, mais dont l'abdomen est terminé par un appendice filiforme, la chaîne nerveuse présente à son extrémité postérieure un ganglion assez gros, mais entre celui-ci et la masse constituée par les ganglions thoraciques, les ganglions abdominaux disparaissent presque complétement (a).

(2) Ces petits ganglions abdominaux sont au nombre de quatre (b).

(3) Voyez à ce sujet les belles figures données par M. Blanchard (*op. cit.*, pl. 27).

(a) Blanchard, *Op. cit.*, pl. 8, fig. 4.
(b) Blanchard, *Op. cit.*, pl. 10 *bis*, fig. 11.

pondants, ni commissures (1). Chez les Trogules, la disposition est poussée plus loin, car au lieu d'un ganglion abdominal impaire et médian on trouve à l'origine des deux troncs nerveux, dont les branches se distribuent aux parties moyennes postérieures de l'abdomen, une paire de ganglion dépourvues de commissures (2).

Xyphosures. § 8. — Les Limules, qui paraissent être intermédiaires aux Arachnides et aux Crustacés, ont le système nerveux conformé d'une manière particulière et, chose remarquable, toute la portion centrale de cet appareil est logée dans l'intérieur de l'artère aorte ventrale et des principales branches de ce vaisseau sanguin (3). Les ganglions céphalothoraciques sont ré-

(1) Treviranus et Dugès ont fait connaître assez bien la disposition générale du système nerveux de la Mygale maçonne. Mais, pour plus de détails à ce sujet, il convient de consulter les figures anatomiques de la *Mygale Blondii*, publiées plus récemment par M. Blanchard (*a*).

(2) Une autre particularité remarquable du système nerveux de ces Acariens consiste dans l'existence d'un petit ganglion à l'origine de la première paire de nerfs abdominaux, lesquels naissent en général directement de la masse ganglionnaire (*b*).

Chez le Faucheur (ou Phalangium) dont le système nerveux a été étudié par Treviranus, par M. Tulk et par M. Leydig (*c*), on trouve aussi des ganglions accessoires sur le trajet des nerfs de la région abdominale.

(3) Van der Hœven, M. Gegenbauer et M. Owen ont fait connaître la conformation générale du système nerveux des Limules (*d*); mais je renverrai de préférence à la description qui en a été donnée par M. Alph. Milne Edwards et aux diverses figures dont le travail de cet auteur est accompagné (*e*). Les nerfs des yeux et des appendices subfrontaux qui garnissent le devant de la bouche naissent des

(*a*) Treviranus, *Ueber den innern Bau der Arachniden*, p. 15, pl. 5, fig. 45 (1812).
— Dugès, *Arachnides de l'Atlas du Règne animal*, pl. 2, fig. 8.
— Blanchard, *Op. cit.*, pl. 13 et 14.

(*b*) Blanchard, *Op. cit.*, pl. 36, fig. 11 et 12.

(*c*) Treviranus, *Vermischte Schriften, Anat. und Physiol. Inhalts*, t. I, pl. 4, fig. 24.
— Tulk, *On the Anatomy of* Phalangium opilio (*Ann. of nat. Hist.*, 1843, t. XII, p. 324, pl. 5, fig. 31).
— Leydig, *Ueber das Nervensystem der Afterspinne* (*Archiv für Anat.*, 1862, p. 196).

(*d*) Van der Hoeven, *Recherches sur l'hist. nat. des Limules*.
— Gegenbauer, *Anatomische Untersuchungen einer Limulus* (*Abhandl. der naturforschende Gesellsch. zu Halle*, 1858, t. IV).
— Owen, *Lectures on the comp. Anat. of the invertebrate Animals*, 1855, p. 309. — *Anat. of the King Cab*, pl. 2 (*Trans. of the Linn. Soc.*, 1873).

(*e*) Alph. Milne Edwards, *Recherches sur l'anat. des Limules* (*Ann. des sciences nat.*, 5e série, 1873, t. CLXXIII, article 4, p. 37, pl. 15).

unis directement entre eux sans connectifs distants, de façon à former une masse annulaire dont la portion antérieure constitue le collier œsophagien, et la moitié postérieure est traversée par une série de commissures cylindriques analogues à celle qui passe derrière l'œsophage et unit entre eux les ganglions mandibulaires chez les Crustacés supérieurs, mais en nombre considérable. Postérieurement, ce grand anneau nerveux se continue avec une grosse corde médiane, occupée de distance en distance par des ganglions, et présentant sur la ligne médiane une série de fentes longitudinales dues à la séparation des connectifs.

Tardigrades.

§ 9. — Chez les Tardigrades, que beaucoup de zoologistes considèrent comme devant être rangés aussi dans la classe des Arachnides, mais qui se rapprochent davantage des Annélides, le système nerveux n'est pas concentré comme chez les Animaux dont je viens de parler ; le cerveau est divisé en deux lobes unis par une commissure filiforme et les ganglions post-œsophagiens sont espacés d'anneau en anneau, mais peu nombreux (1).

§ 10.— Le système nerveux des Pentastomes ou Linguatules ressemble sous plusieurs rapports à celui des Arachnides, tout en étant moins parfait. Il existe un collier œsophagien dont la portion antérieure correspondante à celle constituée d'ordinaire

ganglions cérébroïdes situés à la partie antérieure de l'anneau œsophagien ; ceux des pattes-mâchoires proviennent des ganglions qui constituent les parties latérales du même anneau. Les nerfs qui naissent des ganglions espacés le long du cordon médian se rendent aux membres de la région abdominale.

(1) Doyère a fait connaître la disposition du système nerveux de ces singuliers Animaux. On y voit quatre gros ganglions sous-intestinaux réunis par des connectifs paires et dans la tête des ganglions paires très-écartés entre eux (a). Les observations récentes de M. Greef confirment celles de Doyère en tout ce qui est essentiel (b).

(a) Doyère, *Mém. sur les Tardigrades* (*Ann. des sciences nat.*, 2e série, 1840, t. XIV, p. 343, pl. 17, fig. 1).

(b) Greef, *Ueber das Nervensystem der Bärenthierchen* (*Archiv für mikroskopische Anatomie*, 1865, t. I, p. 181, pl. 4, fig. 1).

par les ganglions cérébroïdes ne forme qu'une mince bande transversale, et dont la portion postérieure résultant de la coalescence de plusieurs paires de ganglions donne naissance postérieurement à une paire de longs cordons placés sur les côtés du corps (1).

Système nerveux des Annélides.

§ 11. — Le système nerveux des Annélides est constitué d'après le même plan général que celui des Animaux articulés; chez toutes les espèces qui réalisent la forme typique de la classe, la partie principale se compose d'une double série de ganglions disposés par paires, reliés entre eux par des commissures et des connectifs, et formant autour de la portion antérieure du tube digestif un anneau appelé collier œsophagien ; toujours aussi la chaîne ganglionnaire sous-intestinale est très-longue et s'étend jusqu'à l'extrémité postérieure des corps. Mais cet appareil présente dans ses caractères secondaires une multitude de variations dont les unes dépendent du degré plus ou moins grand de coalescence entre les parties paires, ou entre les éléments appartenant à des zoonites ou segments différents, les autres d'inégalités dans le développement relatif de ces éléments, ou de la présence d'un nombre plus ou moins considérable de ganglions accessoires. Il est aussi à noter que ces modifications

(1) Les Pentastomes ou Linguatules, que l'on classait jadis parmi les Helminthes, mais que l'on doit rapprocher des Animaux articulés inférieurs, particulièrement des Acariens, ont un système nerveux viscéral aussi bien que le système nerveux général dont j'ai parlé ci-dessus (a). Pour plus de détails relatifs à la disposition de ce dernier appareil, je renverrai aux ouvrages généraux d'anatomie comparée et à divers mémoires spéciaux sur la structure des Pentastomes (b).

(a) Blanchard, *Recherches sur l'organisation des Vers* (*Voyage en Sicile*, t. III, p. 318, pl. 25, fig. 1 *b* et 1 *c*). — *Op. cit.* (*Ann. des sciences nat.*, 3e série, t. VIII, p. 128 et t. XII, p. 43.

(b) Cuvier, *Anat. comp.*, t. III, p. 374.

— Miram, *Beitr. zur Anat. des* Pentastoma (*Nova Acta Acad. nat. Curios.*, 1835, t. XVII, et *Ann. des sciences nat.*, 2e série, t. VI).

— Deesing, *Monogr. der Gattung* Pentastoma (*Ann. der Wiener Museum*, t. I, p. 1).

— Owen, *On the Anat. of* Linguatula tænioïdes (*Trans. Zool. Soc.*, 1835, t. I).

— Van Beneden, *Recherches sur l'organisation et le développement des Linguatules* (*Mém. de l'Acad. de Belgique* et *Ann. des sciences nat.*, 1849, 3e série, t. XI, p. 319).

se rencontrent d'espèce à espèce ou de genre à genre dans une même famille, et qu'elles ne paraissent avoir que peu d'importance zoologique, car elles ne fournissent aucun caractère constant pour la distinction des groupes naturels.

La coalescence des ganglions cérébroïdes est rarement portée aussi loin que chez les Animaux articulés, et souvent on distingue dans la portion du système nerveux qui est située en avant de l'œsophage deux ou trois paires de ganglions, quelquefois davantage. Ainsi chez les Aphrodites et les Néréides, où la coalescence médiane est complète ou presque complète dans toute la portion sous-intestinale du système nerveux, on trouve dans la région frontale, indépendamment de la masse ganglionnaire cérébroïde dont naissent les nerfs des yeux et des antennes, une paire de ganglions occupant la partie antérieure du collier œsophagien et fournissant des nerfs aux cirres tentaculaires dont les côtés de la tête sont garnis (1).

(1) Dans le système nerveux de l'*Aphrodita aculeata* décrit par Pallas et quelques autres anatomistes (*a*), puis étudié plus attentivement par M. de Quatrefages, le cerveau est faiblement quadrilobé, et les ganglions latéraux qui y sont annexés sont très-petits (*b*).

Chez les Néréides, la coalescence des deux moitiés de la portion sous-intestinale du système nerveux est complète, mais les ganglions latéraux du cerveau sont un peu plus éloignés de l'agrégat cérébroïde principal qui est bilobé, et donne naissance aux nerfs optiques et aux nerfs des antennes (*c*). La disposition de ces parties est à peu près la même chez les Néréidiens dont M. de Quatrefages a formé le genre *Johnstonia* (*d*), et chez les Polynoés (*e*).

Chez les Nephthys, il y a une séparation plus marquée entre les divers centres nerveux appartenant à la région antérieure de la tête et correspondant au cerveau des autres Annélides (*f*).

Du reste, j'incline à croire que les complications dans le groupe des ganglions cérébroïdes dont je viens de parler ne dépendent pas d'une augmentation réelle dans le nombre de

(*a*) Pallas, *Miscellanea Zoologica*, pl. 7, fig. 13.

(*b*) Quatrefages, *Mém. sur le système nerveux des Annélides* (*Ann. des sciences nat.*, 3e série, 1850, t. XIV, p. 362, pl. 8, fig. 3).

(*c*) Quatrefages, *loc. cit.*, pl. 6, fig. 1.

(*d*) Quatrefages, *loc. cit.*, pl. 8, fig. 1.

(*e*) Quatrefages, *loc. cit.*, pl. 9, fig. 1.

(*f*) Quatrefages, *loc. cit.*, pl. 9, fig. 2.

Chez d'autres Annélides errantes, par exemple les Nérédiens désignés par M. de Quatrefages sous le nom de Malacocères, les deux lobes cérébroïdes principaux, très-petits et retenus entre eux seulement par une commissure filiforme, sont fort éloignés des ganglions céphaliques latéraux et le volume de ceux-ci est plus considérable. Il est aussi à noter que les deux moitiés du système nerveux sous-intestinal sont nettement séparées entre elles, et que les deux ganglions d'une même paire ne sont unis que par une commissure filiforme (1).

L'écartement entre les deux moitiés du système nerveux est porté beaucoup plus loin chez plusieurs Annélides sédentaires, notamment chez les Serpules et les Sabelles (2).

La coalescence sérialaire ou longitudinale des ganglions

ces centres nerveux, mais seulement de ce que la paire de ganglions qui suit le cerveau, et qui d'ordinaire est située derrière l'œsophage, s'est avancée et manque de commissure, en sorte que le collier œsophagien, au lieu d'être fermé en arrière par ces ganglions ou leurs dépendances, est constitué postérieurement par la commissure des ganglions de la paire suivante, et latéralement par les connectifs qui relient ceux-ci aux ganglions de la paire précédente logés sur les côtés de la région frontale.

La coalescence médiane de la chaîne sous-intestinale ne s'observe pas seulement chez les Annélides supérieures dont il vient d'être question; elle existe aussi chez les Lombrics (*a*) et les Naïs (*b*).

(1) Ces commissures sont même assez longues dans la partie antérieure de la double chaîne ganglionnaire ainsi constituée (*c*).

(2) Cet écartement des deux moitiés de la chaîne ganglionnaire a été observé d'abord chez les Sabelles (*d*). Dans la région antérieure du corps, la distance qui sépare entre eux les deux ganglions d'une même paire est très-considérable, et leur commissure est constituée par un cordon nerveux transversal proportionnellement allongé et fort grêle. Les ganglions cérébroïdes, quoique moins éloignés l'un de l'autre, sont reliés entre

(*a*) Morren, *De Lumbrici terrestris Historia naturali necnon anatomia tractatus*, 1829, pl. 18 et 19.

— Quatrefages, *Annélides de l'Atlas du Règne animal* de Cuvier, pl. 1 *c*, fig. 2.

— Udekem, *Mém. sur les Lombriciens* (*Mém. de l'Acad. de Belgique*, t. XXXV, pl. 3, fig. 1).

— Vaillant, *Anat. des Périchæles* (*Ann. des sciences nat.*, 1868, 5e série, t. X, p. 232).

— Perrier, *Recherches pour servir à l'histoire des Lombriciens* (*Nouv. Arch. du Muséum*, 1872, t. VIII, pl. 3, fig. 50).

(*b*) Udekem, *Hist. nat. du* Tubifex *des ruisseaux* (*Acad. de Belgique*, mém. Corson, t. XXVI, pl. 1, fig. 4 et 8).

(*c*) Quatrefages, *loc. cit.*, pl. 10, fig. 1.

(*d*) Wagner, *Einige Bemerkungen über Sabella* (*Isis*, 1832, p. 657, pl. 14).

sous-intestinaux n'est que peu prononcée chez les Annélides chétoptodes, mais chez les Hirudinées elle est en général très-évidente dans les parties de la chaîne qui correspond aux ventouses (1), et quelquefois elle se manifeste sur d'autres points, par exemple, chez le Branchellion (2).

eux par une commissure médiane filiforme (*a*).

Chez les Serpules (*b*), il y a coalescence des ganglions cérébroïdes, mais dans la région antérieure du corps, l'écartement entre les deux séries de ganglions post-œsophagiens est encore plus grand que chez les Sabelles.

Chez les Hermelles, les deux chaînes ganglionnaires sont distinctes dans la région postérieure du corps, mais elles sont confondues en une corde noueuse impaire et médiane dans la portion antérieure ou thoracique du corps (*c*).

(1) Chez la Sangsue médicinale, le système nerveux se compose : 1° d'un cerveau uni à une masse ganglionnaire post-œsophagienne de façon à former avec elle un gros collier œsophagien ; 2° d'une série de 23 ganglions médians très-petits et unis entre eux par un double connectif fort grêle ; 3° d'un ganglion terminal, notablement plus gros que les précédents (*d*) ; 4° de divers ganglions additionnels logés dans l'épaisseur des ventouses. Il est aussi à remarquer que le premier ganglion post-œsophagien résulte de la coalescence de deux paires de centres nerveux, et que le ganglion terminal paraît être constitué par plusieurs centres analogues (*e*).

Le nombre des ganglions isolés dont se compose la chaîne sous-intestinale varie un peu suivant les genres (*f*), et chez les Branchiobdelles il est réduit à dix (*g*).

Chez la Clepsine, la masse ganglionnaire terminale (*h*) est constituée par les représentants de sept paires de ganglions confondus entre eux, mais reconnaissables aux pertuis médians qui correspondent aux espaces compris entre les connectifs (*i*).

(2) Dans la première masse ganglionnaire post-œsophagienne, on dis-

(*a*) Quatrefages, *Op. cit.*, pl. 10, fig. 3.

(*b*) Quatrefages, *Op. cit.*, pl. 10, fig. 5.

(*c*) Quatrefages, *Op. cit.*, pl. 10, fig. 4.

(*d*) Thomas, *Mém. pour servir à l'hist. nat. des Sangsues*, 1806, pl. 3, fig. 1.
— Moquin-Tandon, *Monographie de la famille des Hirudinées*, p. 62 et suiv., pl. 8, fig. 10, 11, 12.
— Brandt et Ratzeburg, *Med. Zool.*, t. II, pl. 29 B, fig. 1-4.

(*e*) Quatrefages, *Sur les Lombrics et les Sangsues* (*Ann. des sciences nat.*, 3e série, 1852, t. XVIII, p. 169 et *Atlas du Règne animal* de Cuvier, ANNÉLIDES, pl. 1 *c*, fig. 1, 1 *a* et 1 *b*.

(*f*) Voyez Moquin-Tandon, *Op. cit.*, p. 65.
— Quatrefages, *Note sur le système nerveux des Albiones* (*Ann. des sciences nat.*, 3e série, 1800, t. XVIII, p. 332, pl. 9).
— Vaillant, *Contrib. à l'étude anatomique du genre* Pontobdelle (*Ann. des sciences nat.*, 1870, 5e série, t. XIII, art. 5, p. 20, pl. 9, fig. 1).

(*g*) Odier, *sur le Branchiobdelle* (*Mém. de la Soc. d'hist. nat. de Paris*, 1825, t. I, p. 78).

(*h*) Budge, *Clepsina bioculata* (*Verhandl. des naturhistorischen Vereins des Rheinland*, 1849, pl. 2, fig. 20).

(*i*) Baudelot, *Observ. sur la structure du système nerveux de la Clepsine* (*Ann. des sciences, nat.*, 5e série, 1865, t. III, p. 132, pl. 2, fig. 6').

Il est aussi à noter que chez les Animaux de cette classe, le névrilème des connectifs est parfois pourvu de fibres musculaires, disposition qui donne à ces cordons la faculté de se contracter dans divers sens (1)

Les ganglions accessoires ou de renforcement qui se trouvent souvent sur le trajet des nerfs périphériques de la chaîne sous-intestinale sont parfois en très-grand nombre, et chez quelques Annélides, ils acquièrent un tel développement qu'ils constituent de chaque côté du corps une série non moins remarquable que la série médiane formée par les ganglions sous-intestinaux. Ce mode d'organisation existe chez les Pléiones (2), et à un moindre degré chez les Néréides, les Phyllodocés, les Serpules, etc. (3).

tingue un nombre considérable de ganglions agrégés. M. de Quatrefages en compte seize, et à l'extrémité postérieure de la chaîne on trouve un agrégat analogue ; la pénultième masse est composée d'au moins trois paires de ganglions intimement unis entre eux ; mais dans la portion moyenne de la chaîne, les ganglions sont isolés comme d'ordinaire (*a*).

(1) Ce phénomène a été souvent observé chez les Sangsues ainsi que chez les Lombrics (*b*), et l'explication en a été donnée par les observateurs histologiques micrographes modernes.

(2) Chez la Pléione caronculée, la portion antérieure de la chaîne ganglionnaire sous-intestinale est séparée en deux parties qui se confondent avec le collier œsophagien et sont très-écartées entre elles ; mais dans le reste de son étendue, ce système est représenté par une série ganglionnaire unique formant sur la ligne médiane un cordon impair. Les ganglions accessoires situés sur le trajet des troncs nerveux qui partent de chaque ganglion, sont réunis entre eux par des branches anastomotiques longitudinales dont la disposition est analogue à celle des connectifs ordinaires, et il en résulte de chaque côté du corps une chaîne ganglionnaire accessoire (*c*).

(3) Chez les Serpules, etc., ces ganglions accessoires sont rudimen-

(*a*) Leydig, *Anat. über Branchellion und Pontobdella* (*Zeitschr. f. wissensch. Zool.*, 1851, t. III, p. 318).

— Quatrefages, *Mém. sur le Branchellion* (*Ann. des sciences nat.*, 3e série, 1852, t. XVIII, p. 317, pl. 7 et 8).

(*b*) Mandl, *Mouvements observés dans certains filets du système nerveux chez les Sangsues* (*Comptes rendus de l'Acad. des sciences*, 1846, t. XXIII, p. 683).

— Walter, *Mikroskop. Studien über den Centralnervensystem wirbelloser Thiere*, 1863.

— Leydig, *Bau der thierischen Körper*, p. 150, 1864.

(*c*) Grube, *De Pleione caruncululata Dissertatio Zootomica*, 1837, fig. 1 et 2.

Le système ganglionnaire viscéral est plus complexe chez les Annélides que chez les Animaux articulés. C'est particulièrement autour de la portion antérieure du tube digestif organisée en façon de trompe que ces petits centres nerveux se multiplient ; mais leur mode d'arrangement varie trop pour qu'il me paraisse utile d'en parler ici (1), et je me bornerai à ajouter que parfois la complication de cet appareil est extrême, chez les Néréides, par exemple (2).

taires et ne forment pas sur les côtés du corps une chaîne continue (*a*). On les trouve aussi chez diverses Hirudinées (*b*), où ils sont souvent constitués par une seule cellule nerveuse (*c*).

(1) C'est surtout dans les mémoires de M. de Quatrefages que la composition et le mode d'arrangement du système nerveux viscéral des Annélides ont été décrits avec détail et figurés avec soin (*d*), mais l'existence de cet appareil ganglionnaire avait été constatée précédemment par Stannius chez les Amphinomes, par Grube chez les Eunices, et par quelques autres naturalistes (*e*).

(2) Chez le *Nereis regia*, une paire de nerfs se détache de la partie latérale du collier œsophagien un peu en avant des ganglions post-œsophagiens de la première paire, et se porte en avant dans l'épaisseur de la trompe, ainsi que le font d'autres branches nerveuses venant du cerveau ou des parties adjacentes du collier et, au point de réunion de la portion membraneuse de la trompe avec sa portion dentifère, les ramuscules fournis par ces troncs longitudinaux s'anastomosent entre eux de façon à constituer un anneau qui présente d'espace en espace des ganglions dont partent d'autres nerfs. Ceux-ci forment un réseau autour de la base des crochets ou dents qui avoisinent l'extrémité de la trompe, et aux angles des mailles constituées par ce réseau se trouvent d'autres ganglions beaucoup plus gros que les précédents. Enfin, ce système se continue ensuite dans la portion interne de la trompe sous la forme de troncs nerveux longitudinaux qui se dichotomisent successivement et présentent le long de leurs branches, aussi

(*a*) Quatrefages, *Mém. sur le système nerveux des Annélides* (*Ann. des sciences nat.*, 3e série, 1850, t. XIV, pl. 10, fig. 5).

(*b*) Bibiena, *De Hirudine sermones quinque* (*Comment. Instit. Bonon*, 1791, t. VII, pl. 3, fig. 6).
— Bruch, *Ueber das Nervensystem des Blutegels* (*Zeitschr. für wissensch. Zool.*, 1849, t. I, p. 164).
— Quatrefages, *Note sur le système nerveux des Albiones* (*Ann. des sciences nat.*, 3e série, 1852, t. XVIII, p. 334).
— Faivre, *Op. cit.* (*Ann. des sciences nat.*, 4e série, 1856, t. VI, p. 51).
— Vaillant, *Contrib. à l'étude anatomique du genre Pontobdelle* (*Ann. des sciences nat.*, 1870, 5e série, t. XIII, art. no 5, p. 23, pl. 8, fig. 2).

(*c*) Baudelot, *Op. cit.*, pl. 2, fig. 7.

(*d*) Quatrefages, *Sur le système nerveux des Annélides* (*Ann. des sciences nat.*, 3e série, 1844, t. II, p. 81, pl. 1). — *Mém. sur le système nerveux des Annélides* (même recueil, 1850, t. XIV, p. 329, pl. 6 à 10).

(*e*) Stannius, *Ueber den innern Bau der Amphinome* (*Isis*, 1831, p. 985).
— Grube, *Zur Anat. und Physiol. der Kiemenwürmer*, 1838, pl. 2.

§ 12. — Quant à la structure intime du système nerveux des Annélides, je ne m'y arrêterai que peu, car les indications présentées dans la leçon précédente suffisent pour en donner une idée générale. Je dois ajouter cependant que souvent on distingue dans un même ganglion deux groupes de cellules distincts, situés l'un au devant de l'autre, et des fibres longitudinales dépendantes des connectifs qui s'entrecroisent en passant d'une moitié de la chaîne à l'autre moitié, disposition qui rappelle l'entrecroisement de certains faisceaux de la moelle épinière des Animaux vertébrés, dont nous aurons à nous occuper dans une prochaine leçon (1).

§ 13. — En résumé, nous voyons donc que, sauf les détails d'une importance secondaire qui varient beaucoup dans la classe des Annélides, le système nerveux de ces Animaux offre pres-

bien que sur le tronc, des séries de petits ganglions. Il y a aussi beaucoup de petits ganglions sur les ramifications des nerfs des autres parties de la trompe, en sorte que le nombre total de ces centres nerveux est très-considérable (*a*).

La disposition du système nerveux viscéral est également fort remarquable chez les Nephthys (*b*). Chez les Eunices, il se compose principalement d'une série médiane de ganglions impaires (*c*).

(1) La structure microscopique du système nerveux des Annélides a été l'objet de plusieurs publications dont la plupart ont spécialement pour objet les Hirudinées (*d*).

(*a*) Quatrefages, *Op. cit.*, t. XIV, pl. 7.

(*b*) Quatrefages, *Op. cit.*, pl. 9, fig. 3.

(*c*) Quatrefages, *Sur le système nerveux des Annélides* (*Ann. des sciences nat.*, 3ᵉ série, 1844, t. II, pl. 2, fig. 1).

— Faivre, *Observ. histologiques sur le grand sympathique de la Sangsue médicinale* (*Ann. des sciences nat.*, 4ᵉ série, 1855, t. IV, p. 249).

(*d*) Ehrenberg, *Op. cit.* (*Mém. de l'Acad. de Berlin*, 1834, p. 605).

— Helmholtz, *De fabrica systematis nervosi evertebratorum*, 1842.

— Quatrefages, *Op. cit.* (*Ann. des sciences nat.*, 3ᵉ série, 1844, t. II, pl. 2, fig. 7 et 8).

— Will, *Ueber die Structur der Ganglien und den Ursprung der Nerven bei wirbellosen Thieren* (Müller's *Archiv*, 1844, p. 76).

— Bach, *Ueber das Nervensystem des Blutegels* (*Zeitschr. für wissensch. Zool.*, 1848, t. I, p. 164, pl. 12).

— Leydig, *Zur Anat. von Piscicola* (*Zeitschr. für wissensch. Zool.*, 1849, t. I, p. 103). — *Ueber das Nervensystem der Anneliden* (*Arch. für Anat.*, 1862, p. 90).

— Faivre, *Études d'histologie comp. du système nerveux chez quelques Annélides* (*Ann. des sciences nat.*, 4ᵉ série, 1856, t. V, p. 337 et t. VI, p. 16).

— Baudelot, *Op. cit.* (*Ann. des sciences nat.*, 5ᵉ série, t. III, p. 127, pl. 2.

— Walter, *Op. cit.*

— Rorie, *On the Anat. of the nervous System in* Lumbricus terrestris (*Quart. Journ. of microsc. Science*, 1863, new series, t. III, p. 106).

que partout les mêmes caractères; mais sous ce rapport il y a cependant une exception remarquable dont nous devons la connaissance à M. Blanchard. Chez le Malacobdelle, Animal qui ressemble beaucoup aux Sangsues, mais qui en diffère par plusieurs particularités essentielles : les ganglions cérébroïdes sont extrêmement écartés entre eux, mais la portion sous-intestinale du système n'est représentée que par deux cordons nerveux rejetés sur les côtés du corps et offrant de distance en distance des ganglions rudimentaires dépourvus de commissures, en sorte qu'il n'y a pas de collier œsophagien (1).

Un mode de conformation analogue du système nerveux se trouve chez les Péripates, Animaux qui se rapprochent des Annélides errantes plus que de tout autre Annelé (2).

Géphyriens.

§ 14. — Le système nerveux des animaux vermiformes, dont M. de Quatrefages a proposé de former la classe des Géphyriens, ressemble beaucoup à celui des Lombriciens, mais est plus dégradé. Ainsi chez les Echiures on trouve, à l'extrémité antérieure du corps, un ganglion cérébroïde, qui est relié à un cordon médian sous-intestinal par une paire de connectifs constituant un collier œsophagien ; mais les renflements ganglionnaires de la portion post-œsophagienne de cet appareil

(1) Les ganglions cérébroïdes sont tout à fait latéraux, et le mince cordon commissural qui les relie entre eux passe sur la portion antérieure du canal digestif. Les deux cordons qui représentent la portion sous-intestinale du système nerveux sont également très-éloignés de la ligne médiane (a).

(2) Le cerveau du Péripate iuliforme se compose de deux gros ganglions qui, se touchant sur la ligne médiane, donnent naissance aux nerfs optiques, antennaires, et se continuent postérieurement avec une paire de cordons longitudinaux placés sur les côtés du tube digestif, lesquels ne présentent que des traces de ganglions rudimentaires, et paraissant être dépourvus de commissures (b). Ce mode d'organisation du système nerveux a été constaté aussi par M. Blanchard, chez une autre espèce du même genre (c).

(a) Blanchard, *Mémoire sur l'organisation d'un animal appartenant au sous-embranchement des Annelés* (*Ann. des sciences nat.*, 1845, 3e série, t. IV, p. 369, pl. 18, fig. 1-5).

(b) Milne Edwards, *Note sur le Peripate iuliforme* (*Ann. des sciences nat.*, 2e série, 1842, t. XVIII, p. 127).

(c) Blanchard, *Recherches sur l'organisation des Vers* (*Voyage en Sicile*, t. III, p. 64, pl. 1, fig. 2).

sont à peine marqués, disposition qui paraît être en rapport avec l'absence d'appendices locomoteurs (1).

Némertiens, etc.

§ 15. — Le mode d'organisation du système nerveux qui vient de nous être offert par les Malacobdelles et les Péripates se rapproche beaucoup de celui qui existe chez les Némertiens et chez les Planariées.

En effet, chez les Némertiens ce système est réduit à une paire de ganglions cérébroïdes, reliés entre eux par des fibres transversales et donnant naissance à une paire de cordons qui occupent les côtés du corps et s'étendent jusqu'à son extrémité postérieure, mais ne fournissent, chemin faisant, que des ramuscules très-grêles ; du reste, les fibres commissurales constituent deux faisceaux situés l'un au-dessus de l'autre au-dessus du tube digestif, de façon à compléter le collier œsophagien (2).

(1) Ces petits renflements ganglionnaires, qui avaient échappé aux recherches de Goodsir et Forbes, ont été aperçus par M. de Quatrefages ; ils donnent chacun naissance à une paire de nerfs qui se portent transversalement en dehors (*a*).

Chez la Bonellie, le système nerveux consiste aussi en un long cordon médian étendu de la bouche à l'anus et fournissant de chaque côté un grand nombre de nerfs. D'après M. Schmarda, on y trouverait, comme d'ordinaire, des ganglions et un collier œsophagien (*b*). Mais M. Lacaze-Duthiers n'a pu découvrir aucune trace soit de ces centres nerveux, soit d'une commissure céphalique réunissant les deux branches antérieures du système (*c*).

Chez les Sipuncles, le collier œsophagien est bien constitué, ainsi que le cordon longitudinal sous-intestinal. M. Krohn y a trouvé un ganglion terminal (*d*).

(2) Les ganglions cérébroïdes sont gros, divisés en deux lobes et remarquables par leur couleur tantôt rou-

(*a*) Goodsir and Forbes, *On the nat. Hist. and Anat. of* Thalassema *and* Echiurus (*Edinb. new phil. Journ.*, 1841, t. XX, p. 369).

— Quatrefages, *Mém. sur l'Échidné de Gartner* (*Ann. des sciences nat.*, 3e série, 1847, t. VII), p. 332, pl. 6).

(*b*) Schmarda, *Zur Naturgesch. der Adria* (*Mém. de l'Acad. de Vienne*, 1852, t. IV, 2e partie, p. 117.

(*c*) Lacaze-Duthiers, *Recherches sur la Bonellie* (*Ann. des sciences nat.*, 1858, 4e série, t. X, p. 83 et suiv., pl. 4, fig. 2).

(*d*) Delle Chiaje, *Memorie sulla Storia e notomia degli Animali senza Vertebre del Regno di Napoli*, t. I, pl. 5, fig. 6.

— Grube, *Versuch einer Anatomie der* Sipunculus nudus (Müller's *Archiv*, 1837, p. 244, pl. 10, fig. 6 et pl. 7, fig. 1).

— Krohn, *Ueber das Nervensystem des* Sipunculus nudus (Müller's *Archiv*, 1839, p. 348).

— Blanchard, *Op. cit.* (*Ann. des sciences nat.*, 1849, 3e série, t. XII, p. 57). — *Atlas du Règne animal*, Zooph., pl. 22, fig. 1 *a* et 2.

Chez les Planaires, les deux ganglions cérébroïdes situés assez loin en avant de l'orifice buccal sont fort rapprochés l'un de l'autre, et les deux cordons nerveux qui en partent postérieurement sont grêles (1); quelquefois cependant on distingue, vers l'extrémité postérieure de chacun d'eux, une série de petits ganglions (2), mais ils paraissent être complétement dépourvus de commissures.

Chez les TRÉMATODES, les Douves ou Fascioles, par exemple, la conformation du système nerveux est essentiellement la même que chez les Planaires, mais les ganglions cérébroïdes sont très-réduits (3).

geâtre, tantôt jaune suivant les espèces; plusieurs naturalistes se sont mépris au sujet de leur nature et les ont décrits comme étant des vaisseaux. M. de Quatrefages, puis Rathke et d'autres naturalistes les ont fait bien connaître (*a*).

(1) Dugès et la plupart des naturalistes de son temps ne distinguent pas ces ganglions des réservoirs sanguins dans l'intérieur desquels ils sont logés (*b*); et malgré les observations de M. Baer, de M. Ehrenberg et de Schultze, il restait à ce sujet (*c*) beaucoup d'incertitude jusqu'au moment où M. de Quatrefages publia, sur l'organisation des Planaires, un travail spécial dont les principaux résultats ont été confirmés par des recherches ultérieures (*d*).

(2) Notamment chez la grande Planaire terrestre du Chili, ou *Polycladus Gayi*, dont M. Blanchard a fait l'anatomie (*e*).

(3) Le système nerveux des Distomes, observé d'abord par Mehlis

(*a*) Quatrefages, *Sur les Némertes* (*l'Institut*, 1841, t. IX, p. 427). — *Mém. sur la famille des Némertiens* (*Ann. des sciences nat.*, 3e série, 1846, t. VI, p. 276, pl. 8, fig. 1, 2, 3; fig. 1, pl. 14).
— Rathke, *Beiträge zur vergl. Anat.* (*Neueste Schrift der Naturforschergesellsch. in Danzig*, 1842).
— Frey et Leuckart, *Beitr. zur Kenntniss wirbelloser Thiere*, 1847, p. 72, pl. 1, fig. 14 et 15.
— Schultze, *Beiträge zur Naturgesch. der Turbellarien*, 1851. — *Zoologische Skizzen* (*Zeitsch. für wissensch. Zool.*, 1852, t. IV, p. 177).
— Kieferstein, *Untersuchungen über niedere Seethiere* (*Zeitschr. für wissensch. Zool.*, 1863, t. XII, p. 78, pl. 5).
— Schmarda, *loc. cit.*
— Carmichel Smith, *On the Structur of the British Nemertians* (*Trans. of the Roy. Soc. of Edinburgh*, 1868, t. XXV, p. 356, pl. 6, fig. 1, etc.).
(*b*) Dugès, *Rech. sur les Planaires* (*Ann. des sciences nat.*, 1re série, 1828, t. XV, p. 146).
(*c*) Quoy et Gaimard (Observations inédites citées par Dugès dans sa *Physiol. comparée*, t. I, p. 76).
— Bær, *Beiträge zur Kenntniss der niedern Thiere* (*Nova Acta Acad. nat. Curios.*
— Ehrenberg (*Mém. de l'Acad. de Berlin* pour 1835).
— Schultze, *De Planarium vivendi ratione et structura*, 1836.
(*d*) Quatrefages, *Mém. sur quelques Planaires marines* (*Ann. des sciences nat.*, 3e série, 1845, t. IV, p. 172, pl. 2, fig. 2 *b*, pl. 6, etc.).
— Blanchard, *Rech. sur les Vers* (*Ann. des sciences nat.*, 3e série, 1847, t. VIII, p. 145, pl. 8, fig. 1 c).
(*e*) Blanchard, *Rech. sur l'organisation des Vers* (*Voyage en Sicile*, t. III, pl. 1, fig. 1 *c*).
— *Historia de Chili por* C. Gay, ANNELIDOS, pl. 3, fig. 1.

Chez les Vers de la classe des *Cestoïdes*, tels que les Ténia, le système nerveux est tout à fait rudimentaire, il n'est représenté que par une paire de très-petits ganglions dont partent antérieurement les nerfs des ventouses, et en arrière une paire de nerfs latéraux.

Nématoïdes. § 16. — Il y a encore beaucoup d'obscurité au sujet de la constitution du système nerveux chez les Vers de la classe des Nématoïdes. Chez les Ascarides et les Filaires, on trouve à la partie antérieure du corps un anneau comparable au collier œsophagien, mais dans lequel les cellules nerveuses paraissent être disséminées plutôt que réunies de façon à constituer des ganglions de forme ordinaire, et il en part des cordons longitudinaux ; mais les anatomistes ne sont d'accord ni sur le nombre, ni sur le mode de distribution de ces nerfs, et dans l'état actuel de nos connaissances, il ne me paraît pas utile d'insister davantage sur leur étude (1).

et quelques autres helmintologistes (*a*), a été étudié avec beaucoup de soin par M. Blanchard, non-seulement chez la Douve du foie, mais aussi chez le Distome lancéolé, le Brachylème cylindrique, le B. varié, les Amphistomes, les Tristomes, etc. (*b*).

(1) Les filaments longitudinaux que les anatomistes de la première moitié du siècle actuel considéraient comme constituant le système nerveux des Ascarides et de quelques autres Vers de la même classe (*c*) paraissent être, soit des brides fibreuses appartenant au système musculaire sous-cutané, soit des vaisseaux dépendant de l'appareil irrigatoire, et jusque dans ces derniers temps, on pouvait se demander si les Nématoïdes sont pourvus d'un système nerveux ou en manquent (*d*). M. Blanchard a décrit le collier œsophagien et y a aperçu deux paires de petits renflements gangliformes ; il a décrit aussi un petit ganglion situé près de l'extrémité postérieure de l'un des cordons

(*a*) Mehlis, *Observ. anat. de Distomate*, p. 13.

(*b*) Blanchard, *Op. cit.* (*Ann. des sciences nat.*, 3ᵉ série, t. VIII, p. 282 et suiv., pl. 10, 11, 12, etc., et *Voyage en Sicile*, t. III, pl. 4, fig. 1 *d*).

(*c*) Cloquet, *Anat. des Vers intestinaux*, p. 24, pl. 1, fig. 2.

— Otto, *Ueber das Nervensystem der Eingeweiden Würmer* (*Gesellsch. naturforsch. Freunde zu Berlin*, 1814, t. VIII, pl. 5).

— Meissner, *Beiträge zur Anat. und Physiol. der Gordiaceen* (*Zeitschr. für wissensch. Zool*, 1856, t. VII, p. 20, pl. 1, fig. 2, etc.).

(*d*) Walter, *Beiträge zur Anat. und Physiol. von* Oxyuri (*Zeitschr. für wissensch. Zool.*, 1857, t. VIII, p. 181, pl. 5, fig. 13, etc.).

Je dois ajouter que chez quelques uns des représentants les plus inférieurs du type réalisé par les Animaux annelés, on ne découvre aucune trace de nerfs (1).

§ 17. — En résumé, nous voyons donc que dans le sous-embranchement des Vers le système nerveux affecte trois formes principales; tantôt il est constitué par deux longues séries de ganglions paires qui sont réunis entre eux par des commissures transversales, de façon à former sous l'intestin une chaîne simple ou double, occupant la région médiane du corps; d'autres fois les deux moitiés sont complétement indépendantes et rejetées sur les côtés du corps, excepté dans la région céphalique, où elles sont unies par les parties commissurales du collier œso-

longitudinaux en connexion avec cet anneau circumbuccal (*a*). Mais les observations de M. Schneider et des autres histologistes qui se sont occupés de ce sujet depuis une dizaine d'années, tendent à établir que la structure du système nerveux des Ascarides est beaucoup plus complexe qu'on ne le supposerait. En effet, indépendamment du collier œsophagien et des nerfs qui en partent antérieurement, il y a chez ces Vers six cordons longitudinaux d'apparence nerveuse, savoir : un cordon méso-dorsal, une paire de cordons latéraux, une paire de cordons submédians et un cordon ventral (*b*); enfin il y a beaucoup de cellules ganglionnaires disséminées le long de ces cordons. Mais ces organites élémentaires ne sont pas réunis en groupes assez nettement délimités pour constituer des ganglions bien caractérisés (*c*).

M. Marion a trouvé que chez les Nématoïdes marins non parasites, le système nerveux ressemble beaucoup à celui décrit par M. Blanchard chez les Strongles et les Ascarides (*d*).

(1) Par exemple, chez les Anguillules (*e*).

(*a*) Eberth, *Untersuchungen über Nematoden*, 1863.

(*b*) Blanchard, *Rech. sur les Vers* (*Ann. des sciences nat.*, t. XI, p. 144, pl. 6, fig. 3 *a* et 3 *b*. — *Voyage en Sicile*, t. III, pl. 18, fig. 1 *b*).

(*c*) Schneider, *Ueber die Muskeln und Nerven der Nematoïden* (*Archiv für Anat. und Physiol.*, 1860, p. 224). — *Beiträge zur Anat. der Nematoden* (*Op. cit.*, 1863, p. 1, pl. 1). — *Monographie der Nematoden*, 1866, p. 222, pl. 19, fig. 5, etc.).

(*d*) Wedl, *Ueber das Nervensystem der Nematoden* (*Sitzungsbericht der Wiener Akad.*, 1855, t. XVII, p. 298).

— Leuckart, *Bericht für* 1859.

— Bastian, *On the Anatomy and Physiol. of the Nematoïds parasiti and free* (*Philos. Trans.*, 1866, p. 565.

— Bütschli, *Zur Kenntniss der Nervensysteme der Nematoden* (*Archiv für mikroskopische Anat.*, 1873, t. X, p. 74).

— Marion, *Recherches anat.* (*Ann. des sciences nat.*, 5ᵉ série, t. XIII, art. nº 14, p. 61, pl. 1, fig. 2, etc.).

(*e*) Perez, *Rech. sur l'Anguillule terrestre* (*Ann. des sciences nat.*, 5ᵉ série, 1866, t. VI, p. 187).

— Bastian, *Monograph on the* Anguillulidæ (*Trans. Linn. Soc.*, 1866, t. XXV, p. 83).

phagien; enfin il peut se composer d'un collier œsophagien dont les cellules ganglionnaires sont plus ou moins éparses et de plusieurs cordons longitudinaux, dépourvus de centres nerveux bien délimités.

CENT UNIÈME LEÇON

Système nerveux des Malacozoaires ; Molluscoïdes ; Mollusques ; Acéphales ; Gastéropodes ; Ptéropodes ; Céphalopodes.

Disposition générale.

§ 1. — Les lois qui semblent avoir régi la conformation générale et même les variations secondaires du système nerveux des Animaux annelés, paraissent avoir présidé aussi à la constitution de cet appareil dans l'embranchement des MALACOZOAIRES. Même chez les membres les plus dégradés de ce groupe composant la classe des Bryozoaires, il existe des centres nerveux qui affectent la forme de ganglions, et si l'on fait abstraction des Molluscoïdes où le système ainsi constitué est réduit à un état rudimentaire, on peut poser en règle que cet appareil est généralement binaire et à peu près symétrique ; que ses ganglions sont groupés de façon à correspondre les uns à la face dorsale du canal digestif, les autres à la face ventrale de ce tube, et que ces parties associées à leurs commissures et à leurs connectifs constituent un anneau nerveux analogue au collier œsophagien des Annelés ordinaires. On peut ajouter que les principales modifications que ce système nous offre chez les divers Mollusques sont explicables par des différences dans les degrés de rapprochement de ces centres nerveux, et rappellent par conséquent les effets produits par la coalescence croissante des ganglions chez les Animaux annelés (1). Enfin de même que chez ceux-ci il peut y avoir, indépendam-

(1) Serres fut le premier à signaler cette cause de variation dans le mode de conformation du système nerveux des Mollusques et à en tenir compte afin de ramener à un type unique le mode d'organisation de ces Animaux (*a*).

(*a*) Serres, *Anat. comp. du cerveau dans les quatre classes des Animaux vertébrés*, t. II, p. 19 et suiv. (1826).

ment des centres nerveux qui ne manquent presque jamais, un nombre plus ou moins grand de ganglions additionnels. Mais à côté de ces traits de ressemblance on remarque, dans le système nerveux des Mollusques, des particularités importantes qui distinguent nettement ces animaux des Entomozoaires.

Les centres nerveux que j'appelle *ganglions essentiels*, parce qu'ils existent chez tous les Mollusques bien constitués et qu'il est utile de les distinguer collectivement des ganglions accessoires dont l'existence est très-variable, sont au nombre de trois paires. L'une de ces paires est située au-dessus du canal digestif et correspond aux parties désignées sous les noms de *cerveau*, ou de *ganglions cérébroïdes*, chez les Animaux annelés. Les deux autres paires sont situées au-dessous de ce tube, l'une en avant, l'autre en arrière, et je les appelle, à raison de leur position, *ganglions sub-buccaux* et *ganglions sous-intestinaux*. Les deux ganglions d'une même paire sont réunis entre eux par une commissure affectant la forme d'un cordon transversal, ou soudés directement l'un à l'autre, et les ganglions cérébroïdes sont reliés d'une part aux ganglions sous-intestinaux, d'autre part aux ganglions sub-buccaux par des connectifs paires qui passent sur les côtes du tube digestif et constituent ainsi deux anneaux comparables au collier œsophagien des Animaux annelés, un anneau postérieur, ou *grand collier*, et un anneau antérieur, ou *petit collier ;* mais ces ganglions inférieurs ne sont pas réunis en chaîne longitudinale comme dans l'embranchement des Entomozoaires, et la double série longitudinale de ganglions sous-intestinaux, ou post-œsophagiens de ces divers Animaux, n'est représentée chez les Mollusques que par les ganglions inférieurs de la paire postérieure.

Il est aussi à noter que d'ordinaire les ganglions sont colorés en jaune ou en rouge, tandis que les nerfs sont blanchâtres. Le névrilème est très-résistant (1).

(1) La résistance de cette gaîne et la mollesse de la substance nerveuse

Tuniciers.

§ 2. — Chez la plupart des Molluscoïdes, ce système de ganglions n'est représenté que par un seul centre nerveux qui paraît correspondre aux ganglions cérébroïdes des Mollusques proprement dits ; car, dans la famille des Biphores, il est placé au-dessus du canal alimentaire, et il est en relation directe avec l'organe rudimentaire qui tient lieu de l'appareil visuel (1). La position de ce ganglion est à peu près la même chez les autres Tunicies ; il est situé entre la bouche et l'ouverture cloacale (2).

Jusque dans ces dernières années, on n'avait aperçu aucune trace de système nerveux chez les Bryozoaires. Mais récemment on a constaté chez beaucoup de ces animaux l'existence d'un ganglion placé du côté anal de l'œsophage, et chez quelques espèces on en a vu partir des filaments qui se rendent dans les tentacules

incluse sont telles qu'on peut injecter ces organes à la façon des vaisseaux, circonstance qui a induit Poli en erreur relativement à leur nature. Ainsi que je l'ai déjà dit, cet anatomiste les a pris pour des vaisseaux lymphatiques (*a*).

(1) Effectivement on ne découvre chez les *Salpa* qu'un seul centre nerveux. Il est situé à la région dorsale du corps sur la ligne médiane, à peu de distance de l'ouverture buccale, et, par conséquent, au-dessus de la grande cavité pharyngienne qui loge la branchie et qui est entourée de bandes musculaires. La tache oculiforme repose immédiatement sur ce ganglion unique dont la forme est arrondie, et dont le bord donne naissance à un grand nombre de nerfs qui sont disposés symétriquement et vont, en rayonnant, se distribuer aux parois de la cavité pharyngienne ou chambre respiratoire (*b*).

(2) Chez les Ascidies, le système nerveux est encore plus réduit et ne paraît consister qu'en un très-petit ganglion situé entre les deux orifices de la cavité qui est en même temps respiratoire et digestive. Chez les Ascidies simples, on en voit partir quelques filets nerveux (*c*); mais chez les Ascidies composées, ces branches sont peu distinctes (*d*). Ce ganglion occupe la même position chez les Pyrosomes (*e*).

(*a*) Poli, *Testacea utriusque Siciliæ*, 1791.

(*b*) Voyez les figures que j'en ai données dans l'*Atlas du Règne animal* de Cuvier, MOLLUSQUES, pl. 121, fig. 2 *a* et 2 *b*.

(*c*) Cuvier, *Mém. sur les Ascidies*, pl. 3, fig. 2 (*Ann. du Muséum*, t. II).
— Savigny, *Mém. sur les Animaux sans vertèbres*, 2e partie, pl. 10, fig. 2, etc.

(*d*) Milne Edwards, *Observ. sur les Ascidies composées*, p. 55, pl. 2, fig. 1 *j* (*Mém. de l'Acad. des sciences*, t. XVIII, 1841).

(*e*) Savigny, *loc. cit.*, pl. 22, fig. 1 *a*.

circumbuccaux (1). Il paraît y avoir aussi, chez divers Bryozoaires marins, un autre ganglion dont les relations seraient des plus remarquables. En effet, cet organite, situé à la partie inférieure du corps, est en relation avec un réseau fibullaire et une bande d'apparence nerveuse qui s'étend entre tous les individus dont se compose la colonie constituée par bourgeons reproducteurs nés sur une même souche (2). Ces animaux agrégés seraient donc reliés entre eux par leur sytème nerveux aussi bien que par leur système tégumentaire. Quelques auteurs désignent sous le nom de *système nerveux colonial* cet appareil commun à tout un groupe d'individus, mais je dois ajouter que tous les zoologistes ne considèrent pas la nature nerveuse de la

(1) M. Allmann a trouvé chez presque tous les Bryozoaires d'eau douce, dont il a eu l'occasion d'étudier la structure, un ganglion jaunâtre situé près de la bouche, du côté où s'ouvre l'anus. Il a vu que chez les Cristatelles, les Lophiopes et les autres Bryozoaires à deux lobes tentaculifères, ce ganglion donne naissance à une paire de cordons nerveux dont les branches se distribuent aux tentacules et en côtoient les bords dans toute leur longueur (*a*).

(2) La découverte de cette disposition remarquable est due à M. Fritz Müller (de Destero, Brésil). Chez une espèce du genre *Serialaria*, dont les téguments sont d'une grande transparence, il a vu à la base de la cellule tégumentaire de chaque individu un organe gangliforme en connexion avec un réseau irrégulier de filaments grêles et avec une bande d'apparence nerveuse qui s'étend dans toute la longueur du stolon ou base radiciforme dont ces individus naissent par bourgeonnement et qui se divise en deux branches chaque fois que ce stolon se bifurque (*b*). M. Smitt et Claparède ont observé une disposition analogue chez beaucoup de Bryozoaires de nos mers (*c*), qui ont, indépendamment du corps gangliforme basilaire dont je viens de parler, un ganglion œsophagien situé de la même manière que chez les Bryozoaires d'eau douce étudiés par M. Allmann (*d*).

(*a*) Allmann, *A Monograph of the Freshwater Polyzoa*, p. 31, pl. 2, fig. 24 ; pl. 5, fig. 7 ; pl. 9, fig. 7 (*Ray Society*, 1856).

(*b*) Fritz Müller, *Das Colonialnervensystem der Moosthiere, nachgewiesen an* Serialaria Coutinhii (*Archiv für Naturgesch.*, 1860, t. 1, p. 311, pl. 13, fig. 3-5).

(*c*) Smitt, *Om Hafsbryozoernas utveckling och Fettkorppar*, p. 31.

— Claparède, *Beitr. zur Anat. und Entwicklungsgeschichte der Seebryozoen* (*Zeitschr. für wissensch. Zool.*, 1871, t. XXI, p. 156).

(*d*) H. Nitsche, *Beitr. zur Kenntniss der Bryozoen* (*Zeitschr. für wissensch. Zool.*, 1871, t. XXI, p. 431 et suiv.).

bande connective comme étant démontrée d'une manière satisfaisante.

Mollusques acéphales.

§ 3. — Dans la classe des MOLLUSQUES ACÉPHALES les trois paires de ganglions essentiels sont d'ordinaire bien développées, et il y a parfois aussi des ganglions accessoires (1). Elles sont très-éloignées les unes des autres et souvent les deux ganglions d'une même paire sont plus ou moins séparés, quoique reliés entre eux, par une commissure au cordon de communication transversal.

Les ganglions dorsaux ou cérébroïdes des Acéphales (2) sont

(1) Les parties principales du système nerveux des Acéphales ont été décrites et figurées par Poli, mais sous la dénomination de vaisseaux lymphatiques (*a*). J. Rathke en reconnut la nature, et Cuvier redressa formellement l'erreur commise par Poli, mais ne connut que les ganglions cérébroïdes et sous-intestinaux (*b*). Mangili fut le premier à constater l'existence du ganglion antéro-inférieur qu'il nomma *ganglion ventral* (*c*). Plus récemment le système nerveux de ces Mollusques a été étudié par plusieurs anatomistes parmi lesquels je citerai, en première ligne, Blainville, Garner, Duvernoy et M. Blanchard (*d*).

(2) Ce que je dis ici des Acéphales, en général, s'applique particulièrement aux Lamellibranches, car l'anatomie du système nerveux des Brachiopodes n'a pas encore été faite d'une manière satisfaisante. M. Owen en a donné une description sommaire chez les Térébratules ; Hancock l'a mieux étudiée chez les mêmes Animaux et M. Lacaze-Duthiers l'a examinée chez les Thécidies ; mais, dans l'état actuel de nos connaissances, il ne me paraît pas possible d'en déterminer les homologies avec quelque certitude (*e*). D'après Duvernoy le collier œsophagien serait bien caractérisé chez les Térébratules, mais les ganglions cérébroïdes man-

(*a*) Poli, *Testacea utriusque Siciliæ*, 1791.

(*b*) Rathke, *Om Dammuslingen* (*Skrivhtor af Naturhist. Selsk. Kiöbenh.*, 1797, t. IV, p. 139 pl. 9).

— Cuvier, *Leçons d'anat. comp.*, 1800, t. II, p. 310.

(*c*) Mangili, *Nuove ricerche zootomiche sopra alcune specie di Conchili bivalvi*, 1804.

— Blainville, *Manuel de malacologie*.

(*d*) Garner, *On the nervous System of Molluscous Animals* (*Trans. of the Linn. Soc.*, t. II, 1857).

— Duvernoy, *Mém. sur le système nerveux des Mollusques acéphales* (*Mém. de l'Acad. des sciences*, t. XXIV, 1853).

— Blanchard, *Organisation du Règne animal*, MOLLUSQUES.

(*e*) Owen, *On the Anat. of* Terebratula. *Introd. to* Davidson's *British Fossil Brachiopoda*, p. 11, pl. 2, fig. 1 et 2 (*Paleontographical Society for* 1854). — *Lectures on the comp. Anat. of the invertebrate Animals*, 1855, p. 491.

— Hancock, *On the Organisation of Brachiopoda* (*Philos. Trans.*, 1858, p. 845, pl. 51, fig. 10, pl. 62, fig. 11, etc.).

— Lacaze-Duthiers, *Hist. de la Thécidie* (*Ann. des sciences nat.*, 4e série, 1861, t. XV, p. 300, pl. 1, fig. 10).

situés très-près de la bouche; ils sont peu développés et rarement unis directement l'un à l'autre; souvent ils sont rejetés même sur les côtés de l'œsophage, et leur commissure forme alors une anse au-dessus de cette portion du tube digestif (1). Antérieurement chacun d'eux donne naissance à un nerf palléal qui se porte en avant pour se distribuer le long du bord du manteau et à un nerf tentaculaire. Une paire de cordons part de leur bord postérieur pour aller se terminer dans les ganglions sous-intestinaux et constituer ainsi le grand collier œsophagien. Enfin une autre paire de connectifs se détache de leur bord inférieur et les relie aux ganglions subbuccaux ou pédieux. Ces derniers centres nerveux, situés dans la partie antérieure de la masse charnue qui entoure les viscères et constitue le pied de l'animal, sont très-rapprochés l'un de l'autre; mais la distance qui les sépare de la bouche varie beaucoup suivant les espèces, et par conséquent la grandeur du petit collier œsophagien varie également (2). Les nerfs qui partent de ces ganglions se distribuent

queraient complétement (*a*), tandis que Hancock considère ces ganglions comme formant une grosse bande transversale au-dessus de l'œsophage.

(1) La coalescence des ganglions dorsaux ou cérébroïdes est presque complète chez la *Cytherea chione* (*b*).

Le plus ordinairement, ces deux ganglions sont plus ou moins écartés entre eux, mais placés en avant ou au-dessus de la bouche et réunis l'un à l'autre par une commissure filiforme directe et horizontale (*c*).

Chez les Pectens ils sont placés fort bas sur les côtés de l'œsophage, et le cordon commissural qui les unit s'étend en forme d'anse au-dessus de cette portion du tube digestif (*d*).

(2) Ainsi ces ganglions sous-buccaux ou pédieux sont placés très-bas et le petit collier œsophagien est, par conséquent, très-long chez la *Mya arenaria* (*e*), et la Modiole (*f*). Chez la Pinne marine, au contraire, ce collier est très-court (*g*).

(*a*) Duvernoy, *Op. cit.*, p. 50, pl. 8, fig. 6.
(*b*) Duvernoy, *Op. cit.*, pl. 11, fig. 3.
(*c*) Par exemple chez :
— Le Solen ; voyez Blanchard, *Organisation du Règne animal*; MOLLUSQUES ACÉPHALES, pl. 15, fig. 6 et 7.
— Le *Cardium edule*; voyez Duvernoy, *Op. cit.*, pl. 11, fig. 1.
— L'*Anodonta Cygnea*, voyez Carus et Dalton, *Tab. anat. comp. illustr.*, pars. VIII, pl. 2, fig. 3.
(*d*) Voyez Blanchard, *Op. cit.*, pl. 30.
(*e*) Duvernoy, *loc. cit.*, pl. 11, fig. 5.
(*f*) Duvernoy, *loc. cit.*, pl. 6, fig. 7.
(*g*) Duvernoy, *loc. cit.*, pl. 4, fig. 1.

dans le pied. Les connectifs du grand collier sont très-longs ; ils passent sur les côtés de la masse viscérale et vont de la région buccale jusque dans le voisinage de l'anus, où se trouvent les ganglions sous-intestinaux. Ceux-ci, tantôt accolés l'un à l'autre, tantôt confondus en une seule masse, sont appliqués contre la face inférieure du muscle postérieur de la coquille qui passe transversalement sous le rectum (1). Ils sont en général plus gros que les autres ganglions et ils donnent naissance à plusieurs paires de nerfs, dont l'une se recourbe en avant pour côtoyer le bord supérieur de l'appareil branchial et dont les autres irradient dans les parties postérieures et inférieures du manteau.

Une exception importante à la règle commune nous est offerte par les Huîtres et les autres Lamellibranches, chez lesquels la portion antérieure et inférieure de la région abdominale ne se développe pas de façon à constituer la protubérance charnue appelée *pied*. Les ganglions subbuccaux ou antéro-inférieurs font défaut ou n'existent qu'à l'état de vestiges, dépourvus de liens commissuraux, en sorte que le petit collier œsophagien, ou collier antérieur, manque (2). Ces corrélations

(1) Ces ganglions postérieurs sont écartés entre eux et réunis seulement par une commissure filiforme chez la Moule comestible (*a*) et la Pinne marine (*b*).

Ils sont coalescents, mais bien distincts, chez la Pholade (*c*) et chez la plupart des autres Acéphales. Enfin ils sont confondus en une seule masse médiane chez l'Anodonte (*d*).

Chez les Tarets, ces ganglions sous-intestinaux ou branchiaux sont développés d'une manière remarquable ; ils constituent, par leur confluence, une masse nerveuse transversale qui est quadrilobée. Les ganglions cérébroïdes sont moins gros et leur coalescence est complète, enfin les ganglions pédieux sont extrêmement petits ; on trouve aussi, dans le voisinage du cœur, des ganglions accessoires qui sont fort petits (*e*).

(2) Chez les Huîtres, les ganglions sous-intestinaux ou postérieurs placés sous le muscle adducteur des valves sont très-gros et réunis directement

(*a*) Duvernoy, *loc. cit.*, pl. 6, fig. 4.
(*b*) Duvernoy, *loc. cit.*, pl. 4, fig. 1.
(*c*) Blanchard, *loc. cit.*, pl. 2, fig. 2 et 5.
(*d*) Duvernoy, *loc. cit.*, pl. 8, fig. 1.
(*e*) Quatrefages, *Mém. sur le Taret* (*Ann. des sciences nat.*, 3ᵉ série, 1849, t. XI, p. 6, pl. 1, fig. 1 et 6).

entre le développement du pied et celui des ganglions sub-buccaux justifient le nom de *ganglions pédieux*, appliqué à ces centres nerveux par divers anatomistes (1).

Il est aussi à noter que le système nerveux, d'ordinaire symétrique chez les Lamellibranches, est en quelque sorte déformé chez les Anomies, par suite du déplacement de la bouche (2).

Il est également digne de remarque que les nerfs palléaux vont s'anastomoser avec un cordon nerveux marginal, qui suit le bord du manteau et envoie une multitude de ramuscules aux papilles dont ce bord est garni (3). Chez le Pecten, où le bord du manteau porte une série de globes oculiformes, le cordon circumpalléal fournit un nerf à chacun de ces organes (4).

l'un à l'autre sans se confondre. Presque tous les nerfs palléaux partent de leurs bords externe et postérieur. Les nerfs branchiaux naissent près du point d'insertion des connectifs qui constituent le grand collier et qui pénètrent antérieurement dans les ganglions sus-œsophagiens ou cérébroïdes. Ceux-ci sont très-petits et la commissure filiforme qui les unit entre eux est assez longue ; ils donnent naissance à quelques nerfs palléaux, aux nerfs des tentacules labiaux, à quelques filets gastriques et à une paire de cordons nerveux qui se rendent à la partie antérieure des branchies et qui paraissent représenter les connectifs du petit collier (*a*).

(1) Ils sont en général d'autant plus gros que le pied est plus développé. Chez les Dentales, les ganglions pédieux ainsi que les ganglions cérébroïdes sont très-développés, tandis que les ganglions sous-intestinaux sont rudimentaires (*b*).

(2) L'un des ganglions cérébroïdes occupe sa position ordinaire, mais l'autre est rejeté en arrière, vers le milieu du corps de l'Animal, et le connectif qui l'unit aux ganglions sous-intestinaux est beaucoup plus court que le connectif correspondant situé du côté opposé (*c*). Les connectifs qui unissent les ganglions cérébroïdes aux ganglions pédieux sont aussi très-inégaux (*d*).

(3) Duvernoy a décrit et figuré ce nerf circumpalléal chez un grand nombre de Lamellibranches (*loc. cit.*).

(4) Ce cordon présente une série de petits renflements gangliformes dont

(*a*) Brandt et Ratzeburg, *Medicin. Zool.*, t. I, pl. 6.
— Garner, *Op. cit.*
— Duvernoy, *Op. cit.*, p. 55, pl. 1, fig. 1 et 2 ; pl. 7, fig. 1.

(*b*) Lacaze-Duthiers, *Hist. du Dentale* (*Ann. des sciences nat.*, 4e série, 1856, t. VI, p. 362, pl. 13, fig. 1-4).

(*c*) Duvernoy, *Op. cit.*, pl. 1, fig. 3.

(*d*) Lacaze-Duthiers, *Sur l'organisation de l'Anomie* (*Ann. des sciences nat.*, 1854, 4e série, t. II, p. 22, pl. 1, fig. 6).

Quelquefois ce cordon est remplacé par un réseau de filets nerveux offrant de distance en distance des ganglions supplémentaires d'une petitesse extrême. L'Anodonte nous offre un exemple de ce mode d'organisation (1). Enfin on trouve souvent d'autres ganglions microscopiques aux points de bifurcation des nerfs qui se distribuent aux parois des tubes respiratoires constitués par des prolongements du bord postérieur du manteau (2).

§ 4. — Dans la classe des GASTÉROPODES, le système nerveux, tout en offrant les mêmes parties essentielles et la même disposition générale que dans la classe des Acéphales, se complique davantage ; l'asymétrie s'y prononce beaucoup plus et d'ordinaire il se centralise de façon à présenter une apparence très-différente ; mais cette dernière particularité ne se rencontre pas toujours, et afin de bien saisir les analogies qui existent réellement entre les deux types réalisés par ces Mollusques, il me paraît utile de prendre d'abord en considération le mode d'organisation des Carinaires, Gastéropodes nageurs qui se

Gastéropodes.

naissent les filets qui se distribuent soit aux franges ou tentacules marginaux du manteau, soit aux organes oculiformes (*a*) sur lesquels nous aurons à revenir en étudiant l'appareil de la vision.

(1) Duvernoy a donné une très-belle figure de ce réseau circumpalléal (*b*).

(2) Le développement de ces ganglions accessoires est particulièrement remarquable chez les Acéphales dont les tubes respirateurs sont fixés à la coquille par des plaques musculaires, par exemple les Mactres, les Vénus, les Cythérées et les Solens proprement dits. Ils existent aussi chez d'autres espèces où les tubes sont très-forts, sans s'insérer ainsi à la coquille, par exemple chez les Pholades et les Myes ; mais chez d'autres espèces dont le mode d'organisation est à peu près le même, surtout chez les Solenécurtes, ils font défaut (*c*). Parfois il y a aussi de petits ganglions accessoires sur le trajet des nerfs qui partent des ganglions cérébroïdes pour se répandre dans le muscle marginal du manteau. M. Blanchard a constaté ce mode d'organisation chez les Solens (*d*). Il peut s'en trouver également dans d'autres parties.

(*a*) Grube, *Ueber Augen bei Muscheln* (Müller's *Archiv*, 1840, p. 24, pl. 3, fig. 1 et 2).

(*b*) Duvernoy, *loc. cit.*, pl. 8, fig. 1.

(*c*) Blanchard, *Observ. sur le système nerveux des Mollusques acéphales* (*Ann. des sciences nat.*, 3e série, 1845, t. III, p. 321, pl. 42, fig. 1 et 2). — *Organisation du Règne animal*, ACÉPH., pl. 2, fig. 2-5.

(*d*) Blanchard, *Syst. nerveux* (*Ann. loc. cit.*, pl. 12, fig. 1).

prêtent singulièrement bien à ce genre d'étude, car, en raison de la transparence de leurs téguments, on peut voir très-distinctement toutes leurs parties intérieures sans avoir recours à des dissections.

Les centres nerveux sont plus nombreux chez la Carinaire que chez les Acéphales ; mais, de même que chez ceux-ci, les ganglions des différentes paires sont très-éloignés entre eux. Les ganglions cérébroïdes sont très-gros et confondus en une masse impaire, mais symétrique, qui est logée dans la région frontale à quelque distance au-dessus de l'œsophage, très-près des yeux et de la base des tentacules. Chacun d'eux se subdivise en plusieurs lobules, dont un, situé latéralement, se trouve à la base du nerf optique correspondant ; un lobule antérieur donne naissance aux nerfs tentaculaires et auditifs ainsi qu'à d'autres branches destinées aux téguments de la région céphalique ; les lobules postérieurs fournissent d'autres nerfs cutanés ; enfin, on voit partir des ganglions cérébroïdes trois paires de connectifs très-grêles et fort longs, dont l'une se dirige en avant et en bas, une seconde en bas et en arrière, et la troisième en arrière et en haut. La première de ces paires de cordons passe sur les côtes de l'œsophage et va aboutir à une paire de petits ganglions situés à quelque distance l'un de l'autre, mais réunis entre eux par une commissure filiforme placée transversalement sous la partie antérieure du tube digestif et appliquée contre le bulbe charnu de la bouche. Cet ensemble de ganglions avec leurs connectifs et leurs commissures constitue donc un collier œsophagien antérieur, analogue au petit collier des Acéphales, et les ganglions post-buccaux paraissent correspondre aux ganglions désignés chez ces derniers Mollusques sous le nom de ganglions pédieux. Les ganglions auxquels vont aboutir les connectifs postéro-inférieurs sont placés sous le tube digestif, très-loin du cerveau et au-dessus de la base de la nageoire ventrale ; ils sont distinctement binaires, mais réunis directement entre eux sur la ligne médiane, et ils complètent par conséquent le second collier œsophagien, et pour cette raison, ainsi qu'à cause de leur position, on les considère généralement comme les homologues des ganglions sous-intestinaux des Acéphales(1). Ils sont formés chacun de trois lobules arrondis portant divers nerfs. Les lobules de la première paire correspondent à l'extrémité des connectifs dont je viens de parler ; ceux de la seconde paire, situés en arrière des précédents, donnent naissance aux nerfs de la nageoire caudale, et ceux de la troisième paire, situés au-dessous des précédents, fournissent les nerfs de la nageoire ventrale. Les connectifs postéro-supérieurs qui partent du bord postérieur des ganglions cérébroïdes longent en dessus le tube digestif, et se rendent à une paire de petits *ganglions abdominaux* accolés à la masse viscérale, près de la base des branchies, et reliés aux ganglions sous-intestinaux par les connectifs postérieurs dont il a déjà été question. Enfin, un ganglion inférieur situé près de l'anus termine ce système et se trouve relié aux précédents par une paire de cordons nerveux (2).

Chez les Gastéropodes marcheurs, le système nerveux est

(1) On les désigne souvent sous le nom de *ganglions pédieux* parce qu'ils fournissent les principaux nerfs du pied, mais cela n'implique pas que les anatomistes les aient considérés comme les homologues des ganglions subbuccaux des Acéphales, parties auxquelles le nom de *ganglions pédieux* a été également appliqué.

(2) Par l'effet de la courbure de la portion postérieure de l'intestin en avant, ces ganglions, de même que les ganglions abdominaux, se trouvent placés au-dessous de cette partie du canal digestif ; mais, en réalité, leurs relations avec ce tube sont les mêmes que celles des ganglions cérébroïdes, et l'anneau constitué par les connectifs qui les unissent à ceux-ci ne constitue pas un collier œsophagien. Pour plus de détails à ce sujet, je renverrai au mémoire dans lequel j'ai décrit le système nerveux des Carinaires et aux observations publiées quelques années après, sur le même sujet, par Souleyet (*a*). Les figures qui en avaient

(*a*) Milne Edwards, *Sur l'organisation de la Carinaire* (*Ann. des sciences nat.*, 2ᵉ série, 1842, t. XVIII, p. 323, pl. 11, fig. 1-6).
— Souleyet, *Voyage de la Bonite*, ZOOL., t. II, p. 320, pl. 22, fig. 1, etc.

beaucoup plus concentré, et les ganglions correspondant à ceux que nous venons de trouver dans la région ventrale ou dans le voisinage de l'anus sont groupés autour de l'œsophage; mais on rencontre, sous ce rapport, des variations nombreuses suivant les genres.

Ainsi chez les Aplysiens, où les ganglions cérébroïdes sont représentés par une masse unique de forme quadrilatère et où les ganglions buccaux sont réunis directement l'un à l'autre, les ganglions post-œsophagiens ou sous-intestinaux sont très-écartés entre eux et réunis seulement par des commissures filiformes; mais ils sont fort rapprochés des ganglions cérébroïdes, en sorte que le grand collier œsophagien est très-étroit; enfin, les ganglions viscéraux ne forment qu'une seule masse qui est placée fort loin en arrière et reliée aux ganglions sous-œsophagiens par une paire de connectifs filiformes (1).

Chez le Colimaçon, la coalescence est moins complète entre les deux ganglions cérébroïdes, mais elle est portée très-loin entre les ganglions sous-œsophagiens (2). Il en est à peu près de même chez beaucoup d'autres Gastéropodes, tandis qu'au

été données précédemment sont très-incomplètes (*a*).

Le système nerveux des Firoles est constitué de la même manière (*b*). Chez les Atlantes il y a plus de centralisation (*c*).

(1) Le système nerveux des Aplysies a été très-bien représenté par Cuvier. Cet anatomiste signala l'existence de ganglions qui correspondent probablement au ganglion anal de la Carinaire, mais il n'en indiqua pas les connexions avec les autres ganglions. Le petit collier œsophagien, ou collier antérieur, est beaucoup plus long que le collier principal (*d*).

(2) Le système nerveux du Colimaçon, décrit sommairement par Swam-

(*a*) Poli, *Testacea utriusque Siciliæ*, t. III, pl. 44, fig. 4 et 5.

(*b*) Lesueur, *Characters of a new Genus* (*Journ. of the Acad. of Nat. Sciences of Philadelphia*, 1817, t. I, pl. 2, fig. 4).

— Huxley, *On the Morphology of* Cephalous Mollusca *as illustrated by the Anatomy of certain Heteropoda and Pteropoda* (*Philos. Trans.*, 1852, pl. 2).

— Leuckart, *Zoologische Untersuchungen*, drittes Heft, 1854, p. 17, pl. 1, fig. 1-12.

— Gegenbauer, *Untersuchungen über Pteropoden und Heteropoden*, 1855.

(*c*) Huxley, *Op. cit.*, pl. 3.

(*d*) Cuvier, *Mém. sur le genre Aphysia*, pl. 3, fig. 1 (*Ann. du Muséum*, 1802, t. II).

— Delle Chiaje, *Memorie sulla Storia e notomia degli Animali senza vertebre del Regno di Napoli*, t. I, pl. 5, fig. 1.

— Carus et Dalton, *Tab. anat. comp. illustr.*, pars. VIII, pl. 2, fig. 4 et 5.

contraire, chez les Doris, les Tritonies et la plupart des autres Nudibranches, ces derniers ganglions, très-éloignés l'un de l'autre et réunis par des cordons commissuraux très-longs, remontent sur les côtes de l'œsophage de façon à aller s'unir directement aux ganglions cérébroïdes (1).

Il est également à noter que le mode de lobulation des ganglions cérébroïdes varie, et que parfois le nombre des tubérosités plus ou moins marquées qui en résulte est plus grand que dans le cerveau des Carinaires où j'ai signalé précédemment cette sorte de centralisation de la substance nerveuse à la base de certains nerfs.

Des particularités plus importantes nous sont offertes par les centres nerveux qui correspondent aux trois ganglions de la région abdominale de la Carinaire dont il a été déjà question sous les noms de ganglions abdominaux et de ganglion anal, mais qui se trouvent reportés en avant dans le voisinage immédiat du

merdam, a été étudié avec plus de soin par Cuvier (*a*), et par un grand nombre d'autres naturalistes (*b*). Il présente chez divers Mollusques de la même famille de nombreuses modifications d'une importance secondaire; on en peut juger en comparant entre elles les figures anatomiques données par plusieurs malacologistes (*c*).

(1) On doit à Alder et Hancock des recherches nombreuses et approfondies sur la conformation du système nerveux chez ces Mollusques. Les observations de ces auteurs furent d'abord consignées dans une série d'articles détachés insérés dans le recueil intitulé *Annals and Magazine of Natural History*, mais on les trouve réunies dans le beau volume sur les Nudibranches de la Grande-Bretagne que ces naturalistes firent paraître en 1844 dans les publications de la *Society de Ray*.

(*a*) Swammerdam, *Biblia Naturæ*, t. I, p. 134, pl. 6, fig. 1.

— Cuvier, *Mém. sur la Limace et le Colimaçon*, p. 32, pl. 2, fig. 3, etc.

(*b*) Moquin-Tandon, *Hist. nat. des Mollusques terrestres et fluviatiles de France*, t. I, p. 98 et suiv., pl. 1 et suiv.

— Benny, *The terrestrial Air breathing Mollusks of the United States*, vol. 1, p. 239 et suiv., pl. 16, etc.

— Wyman, *On the anatomical Structur of* Glandina truncata (*Boston Journ. of nat. Science*, 1843, t. IV). — *Anat. of* Tebennophorus carolinensis (*Op. cit.*).

(*c*) Lawson, *On the gen. Anat., Histol. and Physiol. of* Limax maximus (*Quart. Journ. of microsc. Science*, 1863, new series, t. III).

— Fischer et Crosse, *Études sur les Mollusques terrestres et fluviatiles de l'Amérique centrale*, pl. 3, 4, 8, 9, etc. (*Mission scientifique au Mexique*, 1870).

— Sicard, *Sur les ganglions cérébroïdes du* Zonites algirus (*Comptes rendus de l'Acad. des sciences*, 1873, t. LXXVII, p. 275).

collier œsophagien. M. de Lacaze-Duthiers a publié récemment un travail très-étendu sur cette portion du système nerveux des Gastéropodes (1), et il pense que sa conformation est caractéristique du groupe naturel constitué par ces Mollusques (2). Effectivement, il est toujours asymétrique, tandis que les autres centres nerveux offrent constamment une symétrie bilatérale (3).

(1) Lorsqu'on veut comparer les observations de M. de Lacaze-Duthiers à celles de ses devanciers sur le même sujet, il faut tenir grand compte des changements que cet auteur a jugé utile de faire dans la nomenclature anatomique. Il suppose le Mollusque Gastéropode suspendu verticalement par la tête en face de l'observateur et, par conséquent, il appelle antérieur ce que l'on désigne communément comme étant inférieur, et il appelle inférieur ce que l'on considère d'ordinaire comme étant postérieur. D'après cette hypothèse, les ganglions cérébroïdes deviennent le *centre nerveux postérieur ou post-œsophagien*, et le ganglion situé entre l'œsophage et le pied charnu sur lequel l'Animal rampe, c'est-à-dire le centre nerveux sous-œsophagien ou pédieux, devient le *centre nerveux antérieur*. Dans ce travail les analogues des ganglions que j'avais appelés *labiaux* sont désignés sous le nom de *ganglions stomato-gastriques* (a).

(2) L'asymétrie de cette portion du système nerveux existe en effet chez les Prosobranches et les Hétéropodes, ainsi que chez les Pulmonés ; mais, chez les Opisthobranches, les ganglions qui sont groupés autour de l'œsophage sont tous disposés symétriquement (b).

(3) M. de Lacaze distingue dans cette portion du système nerveux cinq petits ganglions qui sont réunis par des connectifs de façon à constituer une chaîne transversale en forme d'anse dont les bouts, dirigés en avant, bifurquent pour aller s'anastomoser, de chaque côté de l'œsophage, d'une part avec le ganglion cérébroïde correspondant, d'autre part avec le ganglion sous-œsophagien placé au-dessous. Les ganglions de la première paire ne fournissent pas de nerfs ; ceux de la seconde paire me paraissent être les analogues des ganglions abdominaux

(a) Lacaze-Duthiers, *Du système nerveux des Mollusques gastéropodes pulmonés aquatiques* (*Arch. de zool. expérim.*, 1872, t. I, p. 437).

(b) Par exemple chez :

— Les Éolides ; voyez Souleyet, *Op. cit.*, pl. 24 A, fig. 15-17 et pl. 24 B, fig. 1.

— Le Janus ; voyez Blanchard, *Sur l'organisation des Opisthobranches* (*Ann. des sciences nat.*, 3e série, 1849, t. XI, pl. 4, fig. 1).

— Le Fionia ; voyez Bergh, *Contrib. to a Monogr. of the Genus* Fionia. Copenhagen, 1859.

— Le Tritonie ; voyez Alder and Hancock, *Op. cit.*, pars. II, pl. 1, fig. 9.

— Le Gastéroptère ; voyez Souleyet, *Op. cit.*, pl. 26, fig. 4, 16 et 17.

— Le Pleurobranche orange ; voyez Lacaze (*Ann. des sciences nat.*, 4e série, 1859, t. II, p. 275, pl. 11 et 12).

— L'Ombrelle ; voyez G. Moquin-Tandon, *Rech. anat. sur l'Ombrelle* (*Ann. des sciences nat.*, 5e série, 1870, t. XV, pl. 26).

D'autres ganglions, d'une importance secondaire, se développent parfois sur le trajet de certains nerfs. Ainsi, chez les Éolidiens, les nerfs tentaculaires offrent beaucoup (1) d'autres particularités d'une importance secondaire qui se rencontrent dans la conformation du système nerveux de divers Gastéropodes ; mais elles n'offrent pas assez d'intérêt pour que nous nous arrêtions ici (2).

Chez les Ptéropodes, le système nerveux est constitué à peu près de la même manière que chez les Gastéropodes (3).

de la Carinaire et le ganglion médian représente le ganglion anal. Ce naturaliste a donné de très-bonnes figures, non-seulement de ces ganglions, mais de toutes les parties du système nerveux des Limnées, des Physes et des Planorbes (*loc. cit.*, pl. 17 à 20). Je citerai également à ce sujet les observations de quelques autres anatomistes (*a*).

(1) Hancock et Embleton ont signalé l'existence de ces petits centres nerveux chez les Éolides et les désignent sous le nom de *ganglions olfactifs* (*b*). M. Blanchard les a observés dans le genre *Janus* (*c*), et M. de Lacaze chez les Pleurobranches (*d*). Delle Chiaje a trouvé une multitude de très-petits points gangliformes sur le trajet des nerfs qui se ramifient dans l'épaisseur du voile frontal de la Thethys leporine (*e*), et plus récemment M. Bergh en a observé un nombre considérable chez les Glaucus (*f*).

(2) La disposition des parties principales du système nerveux a été décrite et figurée chez un grand nombre de Gastéropodes par Cuvier et les successeurs de ce naturaliste éminent; mais, en général, ces auteurs ne donnent que peu de détails sur les parties accessoires de l'appareil ganglionnaire (*g*).

(3) Souleyet, dont les travaux sur l'anatomie des Mollusques sont très-utiles à consulter (*h*), a fait voir que chez les Ptéropodes nus le système nerveux présente à peu près les mêmes caractères que chez les Gastéropodes, les ganglions cérébroïdes étant accolés l'un à l'autre sur la ligne médiane et étant réunis par des connectifs avec

(*a*) Van Beneden, *Mém. sur le* Limneus glutinosus (*Exerc. zootomiques*, 1839, p. 30, pl. 7, fig. 12).
— Bert, *Système nerveux de la Patelle* (*l'Institut*, 1862, n° 1508).

(*b*) Hancock and Embleton, *On the Anat. of Eolis* (*Ann. of Nat. Hist.*, 1849, 2e série, t. III, p. 187, pl. 5).

(*c*) Blanchard, *Op. cit.* (*Ann. des sciences nat.*, 3e série, t. XI, p. 79, pl. 4, fig. 1).

(*d*) Lacaze, *Op. cit.* (*Ann. des sciences nat.*, 4e série, 1859, t. XI, pl. 12, fig. 3).

(*e*) Delle Chiaje, *Descr. e notomia degli animali invertebrati della Sicilia citeriore*, pl. 47, fig. 1.

(*f*) Bergh, *Anatomiske Bidrag til Kundskab om Æolidine*, 1864, pl. 7, fig. 1.

(*g*) Cuvier, *Mém. pour servir à l'hist. et à l'anat. des Mollusques*, 1817 (extraits des *Ann. du Muséum*, 1802 à 1808).
— Delle Chiaje, *Op. cit.* et 3e volume de Poli.
— Claparède, *Cyclostomatis elegantis anatome.* Dissert. Berlin, 1857, p. 10, pl. 1, fig. 7.
— Hancock, *On the Anat. of* Doridopsis (*Trans. Linn. Soc.*, 1866, t. XXV, p. 200, pl. 20).

(*h*) Souleyet, *Voyage autour du monde sur la* Bonite; Zool., t. II, 1852.

Céphalopodes.

§ 5. — Dans la classe des CÉPHALOPODES, ce système se complique davantage (1). C'est chez les Poulpes, les Seiches et les

les ganglions pédieux et les ganglions viscéraux, de façon à constituer un collier œsophagien étroit (*a*), tandis que, chez les Ptéropodes testacés, les ganglions cérébroïdes sont séparés entre eux par une commissure filiforme très-longue, de façon à être rejetés sur les parties latérales et inférieures de l'œsophage où ils s'accolent directement aux ganglions pédieux et abdominaux (*b*). L'étude histologique des ganglions des Ptéropodes a fourni aussi divers résultats dignes d'attention (*c*).

(1) Les premières notions sur le système nerveux des Céphalopodes sont dues à Swammerdam; Monro, Scarpa et Tilesius s'en sont occupés à leur tour (*d*), mais c'est à Cuvier que l'on doit le premier travail approfondi sur ce sujet (*e*). Delle Chiaje l'a étudié à son tour, mais il a commis beaucoup d'erreurs, et les descriptions faites par Férussac et d'Orbigny n'ont rien ajouté à ce que l'on savait antérieurement (*f*). Le travail de Garner, déjà cité, a au contraire contribué utilement aux progrès de nos connaissances sur l'anatomie du système nerveux de la Seiche (*g*), et les recherches de M. Owen sur l'organisation du Nautile ont une importance majeure (*h*). Il convient de citer aussi des observations faites par Blainville, la description du système nerveux de la Seiche par M. Brandt et les recherches de M. Van Beneden sur le système nerveux de l'Argonaute (*i*). Enfin M. Chéron a fait une étude approfondie et comparative de l'ensemble de ce système

(*a*) Par exemple chez :

— Les Clios; voyez Souleyet, *Op. cit.*, p. 283, pl. 15 *bis*, fig. 10 et fig. 16 à 19.

— Le Pneumoderme; voyez Souleyet, *Op. cit.*, pl. 15, fig. 29 à 38.

(*b*) Par exemple chez :

— Les Hyales; voyez Van Beneden, *Exercices zootomiques*, p. 34, pl. 3, fig. 7. — Souleyet, *Op. cit.*, pl. 9, fig. 4 et fig. 20 à 24.

— Les Cléodores; voyez Souleyet, *Op. cit.*, pl. 10, fig. 22 à 26.

— La Cymbulie; voyez Van Beneden, *Op. cit.*, pl. 1, fig. 9 et 10. — Souleyet, *Op. cit.*, pl. 15 *bis*, fig. 38-40.

(*c*) Gegenbauer, *Untersuchungen über Pteropoden und Heteropoden*, 1855.

— Stuart, *Ueber das Nervensystem von* Cresus acicula (*Zeitschr. für wissensch. Zool.*, 1871, t. XXI, p. 317, pl. 24 A.).

(*d*) Swammerdam, *Biblia Naturæ*, t. II, pl. 52, fig. 2.

— Monro, *The Structure and Physiology of Fishes*, 1784, p. 65.

— Scarpa, *Anatomicæ Desquisitiones de auditu et olfactu*, 1789, pl. 4, fig. 7-11.

— Tilesius, *Ueber Gehirn und Nervensystem des Tintenwurmes* (Isenflamm's *Beitr. Zerglied.*, 1800, t. I, p. 204).

(*e*) Cuvier, *Mém. sur les Céphalopodes* (*Mém. pour servir à l'hist. des Mollusques*, 1817).

(*f*) Delle Chiaje, *Descrizione e notomia degli Animali invertebrati della Sicilia citeriore*, t. I, pl. 29-31).

— Férussac et d'Orbigny, *Hist. naturelle des Céphalopodes g. Argonaute*, pl. 1, fig. 1.

(*g*) Garner, *Op. cit.* (*Trans. of the zool. Soc.*, t. II).

(*h*) Owen, *Mem. on the pearly* Nautilus, 1832. — *Ann. des sciences nat.*, 1833, t. XXVIII, pl. 3, fig. 4 et 5.

(*i*) Blainville, art. SEICHES (*Dict. des sciences nat.*, 1827, t. XLVIII, p. 273).

— Brandt et Ratzeburg, *Medicin. Zool.*, t. II, pl. 32, fig. 16.

— Van Beneden, *Mém. sur l'Argonaute* (*Mém. de l'Acad. de Belgique*, t. XI, et *Études zootomiques*, pl. 4).

— Carus et Dalton, *Tabulæ anatomian comp. illustr.*, pars. VIII, pl. 2, 1853.

autres Dibranchiens qu'il atteint le plus haut degré de perfectionnement, et c'est par conséquent chez ces Mollusques que son étude offre le plus d'intérêt.

Le centre nerveux cérébroïde et les autres parties constitutives du collier œsophagien sont logés dans la cavité du cartilage crânien (1), et entourés d'une tunique membraneuse. Le cerveau, ou portion dorsale de cet agrégat, est développé d'une manière remarquable et se compose de deux parties bien distinctes : l'une supérieure, l'autre inférieure et séparée de la précédente par un sillon.

Cuvier a comparé la portion supérieure au cervelet des Animaux vertébrés, et a réservé le nom de cerveau proprement dit pour désigner la portion inférieure. La première ne donne naissance à aucun nerf ; la seconde en fournit plusieurs, dont les plus importants sont les nerfs optiques. Latéralement cette portion de l'encéphale est liée aux centres nerveux sous-œsophagiens par deux connectifs ou rubans verticaux, très-courts et très-rapprochés, mais bien distincts entre eux et correspondant aux cordons constitutifs du petit

chez les principaux types de l'ordre des Céphalopodes dibranchiaux, et s'est occupé de la structure intime ainsi que des questions morphologiques (*a*). Des recherches histologiques analogues ont été publiées plus récemment par plusieurs autres micrographes (*b*).

(1) Cette capsule cartilagineuse dont j'ai déjà eu l'occasion de parler (*c*), et dont la surface extérieure donne insertion aux muscles des bras, est complétée en avant et en arrière par une expansion fibreuse traversée par l'œsophage, l'artère aorte, etc. Elle loge dans l'épaisseur de ses parois les organes auditifs et, de chaque côté, elle est en connexion avec une lame cartilagineuse qui soutient l'œil. Chez les Poulpes sa cavité communique en arrière avec le sinus veineux péritonéal et en avant avec le sinus circumbuccal qui, chez tous les Céphalopodes, fait partie du système veineux (*d*).

(*a*) Chéron, *Rech. pour servir à l'hist. du système nerveux des Céphalopodes dibranchiaux* (*Ann. des sciences nat.*, 5e série, 1866, t. V, p. 5, pl. 1 à 5).

(*b*) Owsjannikow et Kowalewsky, *Ueber das Centralnervensystem und das Gehörorgan des Cephalopoden* (*Mém. de l'Acad. des sciences de Saint-Pétersbourg*, 1868, t. II, pl. 5).

— Trincheso, *Memoria sulla Struttura del Systema nervosi dei Cefalopodi*, 1868.

(*c*) Voyez tome X, p. 163.

(*d*) Voyez tome III, p. 167.

et du grand collier œsophagien des Mollusques inférieurs. Ils aboutissent à une masse ganglionnaire beaucoup plus volumineuse que le cerveau et résultant de la coalescence intime de trois paires de centres nerveux unis entre eux sur la ligne médiane, aussi bien que dans la direction longitudinale, mais reconnaissables au mode de groupement de leurs éléments organiques. Les lobes antérieurs, ainsi constitués et désignés par Cuvier sous le nom de *ganglions en patte-d'oie*, donnent naissance aux nerfs des bras ou tentacules circumbuccaux, et me paraissent être les homotypes des ganglions pédieux ou subbuccaux des Acéphales qu'il ne faut pas confondre avec les ganglions pédieux des Gastéropodes. Les lobes de la paire moyenne et de la paire postérieure correspondent à ces derniers et fournissent les nerfs de l'entonnoir, du manteau, etc. (1), ainsi qu'une paire de grands nerfs abdominaux qui se rendent aux branchies et présentent à la base de chacun de ces organes un ganglion spécial.

La structure intime de l'encéphale ou agrégat ganglionnaire circumœsophagien de ces Mollusques est très-complexe. On y distingue une substance grise constituée par des noyaux et par une matière granuleuse, et une substance blanche contenant une grande quantité de fibres et de cellules nerveuses; mais les particularités qu'offre le mode de distribution de ces parties ne présentent pas assez d'importance pour nous arrêter ici (2).

Les ganglions accessoires sont nombreux et très-remarquables; les uns appartiennent au système musculaire, d'autres aux organes des sens, et il en est aussi qui sont propres au système viscéral. Parmi ceux de la première catégorie, je citerai d'abord une paire de gros *ganglions palléaux* situés latéra-

(1) Les nerfs acoustiques, sur l'origine desquels je reviendrai en traitant des organes auditifs, se détachent aussi des lobes moyens de la masse nerveuse sous-œsophagienne.

(2) Voyez tome II, page 76.

lement à la surface intérieure de l'espèce de bourse constituée par le manteau et servant de chambre respiratoire (1). Ces ganglions, que Cuvier a décrits sous le nom de *ganglions étoilés*, sont reliés aux lobes postéro-inférieurs de l'agrégat circum-œsophagien par les cordons nerveux dont j'ai déjà fait mention. De nombreux nerfs en partent et vont se distribuer dans l'épaisseur du manteau (2).

Les nerfs des bras, au nombre de quatre paires chez les Poulpes, présentent chacun, après leur sortie des ganglions en patte-d'oie, un renflement ganglionnaire dont part des deux côtés un cordon anastomotique qui se rend au ganglion adjacent, et il résulte de cette disposition un anneau nerveux qui entoure la base de l'appareil tentaculaire et se trouve logé dans l'épaisseur des muscles dont cette partie de la tête se compose. Les troncs nerveux accompagnent ensuite l'artère du bras, fournissent latéralement des branches aux ventouses dont ces appendices sont garnis et présentent au point d'origine de ces branches une série d'éléments ganglionnaires (3). Chez les Argonautes, ces cellules constituent même des ganglions bien

(1) M. Chéron en a fait une étude attentive (*a*).

(2) Les nerfs palléaux naissent des angles latéro-postérieurs des ganglions sous-œsophagiens et se portent de la tête au manteau en longeant le bord du pilier postérieur de la bourse à la base duquel se trouve le ganglion étoilé. Chez les Poulpes et les autres Céphalopodes dont le manteau ne s'élargit pas latéralement pour constituer une nageoire, chacun de ces nerfs pénètre en entier dans le ganglion correspondant (*b*), mais, chez les Seiches et les Calmars (*c*), ils se divisent en deux branches dont l'une se rend au ganglion et l'autre passe à côté, puis s'unit à une branche anostomotique provenant de ce centre nerveux et va ensuite se distribuer dans la nageoire.

(3) Cuvier a très-bien représenté la disposition générale de ces nerfs (*d*), mais les ganglions situés à leur base, chez les Poulpes et les Elédons (*e*), avaient échappé à son attention.

(*a*) Chéron, *Op. cit.* (*Ann. des sciences nat.*, 5e série, t. V).
(*b*) Chéron, *loc. cit.*, pl. 1, fig. 2.
(*c*) Chéron, *loc. cit.*, pl. 4, fig. 31.
— Chéron, *loc. cit.*, pl. 3, fig. 25 et pl. 4, fig. 30.
(*d*) Cuvier, *Mém. pour servir à l'hist. des Mollusques*, pl. 1, fig. 4.
(*e*) Chéron, *loc. cit.*, pl. 2, fig. 16.

caractérisés, en sorte que le long de chaque nerf tentaculaire il existe une longue série de petits ganglions (1). Chez les Seiches et les Calmars, où il y a une paire de bras surnuméraires, le nombre des nerfs brachiaux est de dix, mais les nerfs additionnels qui appartiennent aux longs bras sont dépourvus de ganglions.

De chaque côté du cerveau on trouve un gros ganglion situé sur le trajet du nerf optique, immédiatement après son passage à travers le cartilage crânien. La structure intime de ce centre nerveux est fort remarquable, ainsi que nous le verrons quand nous étudierons l'appareil de la vision. Une autre paire de petits ganglions sensitifs repose sur les ganglions optiques et se trouve sur le trajet de nerfs cérébraux particuliers qui vont aboutir à une cavité cutanée; ils ont été considérés par M. Chéron comme étant des nerfs olfactifs (2).

L'appareil ganglionnaire viscéral est également très-compliqué.

Les grands nerfs viscéraux que nous avons vus partir de la portion inférieure et postérieure du centre nerveux circum-œsophagien (3), pour se rendre à la base des branchies et longer ensuite le bord interne de ces organes, présentent sur

(1) Cette particularité a été constatée par M. Van Beneden à qui l'on doit une description détaillée du système nerveux de l'Argonaute (*a*).

(2) Les ganglions sus-mentionnés ne sont pas les seuls qui se trouvent dans la région céphalique et, pour plus de détails à ce sujet, je renverrai au travail de M. Chéron déjà cité. J'ajouterai seulement que cet auteur considère les ganglions sus-pharyngiens des Seiches comme étant les représentants d'une paire de centres nerveux qui, chez les Poulpes, entrent dans la composition du cerveau.

(3) Ces nerfs sont écartés entre eux dès leur naissance chez la Poulpe (*b*), mais chez la Seiche ils sont accolés l'un à l'autre de façon à simuler un tronc unique (*c*), et chez les Calmars leur coalescence se continue très-loin (*d*).

(*a*) Van Beneden, *Exercices zootomiques*, p. 10 et suiv., pl. 2, fig. 2 et 3, pl. 4, et *Mém. de l'Acad. de Belgique*, t. XXI.

(*b*) Chéron, *Op. cit.*, pl. 1. fig. 2.

(*c*) Chéron, *Op. cit.*, pl. 2, fig. 16.

(*d*) Chéron, *Op. cit.*, pl. 3, fig. 25.

leur trajet plusieurs ganglions dont les plus importants sont situés dans le voisinage du cœur, et sont reliés entre eux par un filament commissural (1). D'autres ganglions constituent un système stomatogastrique ; les uns sont situés sous le pharynx et adhèrent à la masse charnue du bec, d'autres sur les côtés de l'estomac (2).

Chez les Nautiles, le système nerveux est moins développé et moins concentré, mais du reste ne diffère que peu de celui des Céphalopodes Acétabulifères ou Dibranchiaux (3).

(1) Chez les Poulpes cette branche anastomotique transversale est extrêmement grêle et difficile à découvrir ; mais, chez les Seiches, elle est très-forte (*a*).

(2) M. Brandt fut le premier à appeler l'attention sur cette portion stomato-gastrique du système nerveux des Céphalopodes (*b*). Pour plus de détails à ce sujet, je renverrai au mémoire de M. Chéron.

(3) Le cerveau du Nautile ne présente pas de trace du lobe supérieur qui existe chez les Céphalopodes dibranchiaux, et il a la forme d'une bande transversale à peine renflée ; les ganglions en patte d'oie sont parfaitement distincts des ganglions sub-œsophagiens postérieurs dont naissent les nerfs palléaux, et par conséquent les deux colliers œsophagiens sont séparés entre eux en dessous aussi bien que latéralement (*c*).

(*a*) Chéron, *Op. cit.*, pl. 2, fig. 16, n° 13.

(*b*) Brandt, *Remarques sur les nerfs stomato-gastriques ou intestinaux dans les animaux invertébrés* (*Ann. des sciences nat.*, 2e série, t. V, p. 145).

(*c*) Owen, *Op. cit.* (*Ann. des sciences nat.*, 1re série, t. XXVIII, pl. 3, fig. 4). — *Lectures on the comp. Anat. of invertebrate Animals*, p. 584, fig. 215.

CENT DEUXIÈME LEÇON.

Système nerveux des Animaux vertébrés. — Sa division en système cérébro-spinal et système sympathique ou ganglionnaire. — Axe cérébro-spinal considéré dans son ensemble. — Ses tuniques. — Nerfs qui en partent. — Ses divisions principales. — Leur disposition générale.

Disposition générale.

§ 1. — La distinction que nous avons déjà eu l'occasion de faire entre les parties du système nerveux qui sont affectées au service de la vie de relation et celles qui appartiennent aux organes de la vie végétative est plus marquée et plus importante chez les Animaux vertébrés dont l'étude va maintenant nous occuper que chez les Mollusques ou les Animaux annelés. Ces deux appareils physiologiques, quoique reliés l'un à l'autre, diffèrent beaucoup entre eux et constituent d'une part le système dit cérébro-spinal; d'autre part le système grand sympathique ou système ganglionnaire. Pour le moment nous ne nous occuperons que du système cérébro-spinal ainsi nommé, parce que sa partie centrale est constituée par un axe nerveux dont la partie antérieure est appelée *cerveau* et la portion post-céphalique est appelée *moelle épinière* (1).

La position de cet axe, dont naissent tous les nerfs des organes locomoteurs et sensitifs, caractérise nettement l'embranchement des Vertébrés. Toujours il est logé en totalité du côté dorsal du tube digestif et par conséquent il n'existe jamais un anneau nerveux analogue au collier œsophagien que nous avons rencontré chez les Mollusques et les Animaux annelés.

Je rappellerai que chez l'embryon en voie de formation, l'axe cérébro-spinal ainsi disposé est le premier appareil physiologique spécial dont le tracé se dessine, et que par consé-

(1) M. Owen désigne cette partie centrale du système nerveux des Vertébrés sous le nom de *myélencéphale* (*a*), et M. Robin l'appelle *névraxe* (*b*).

(*a*) Owen, *On the Anat. of the Vertebrates*, t. I, p. 266.
(*b*) Robin et Littré, *Dictionnaire de médecine*, p. 1029.

quent dès son origine, l'Animal vertébré porte le cachet indicatif de la grande division zoologique à laquelle il appartient; jamais il ne réalise le type organique propre à l'Animal rayonné, à l'Animal annelé ou à l'Animal mollusque, et l'on ne saurait donc le considérer comme le produit du perfectionnement d'un Invertébré quelconque. En effet, la ligne primitive que nous avons vue apparaître au début du travail embryogénique des Animaux supérieurs est le fondement du système cérébro-spinal, et cette ligne ne manque ni chez les Poissons et les Batraciens, ni chez les Reptiles, les Oiseaux et les Mammifères, tandis qu'elle n'existe jamais chez l'embryon d'un Invertébré quelconque (1).

Jadis beaucoup d'auteurs pensaient que le système ganglionnaire des Invertébrés était représenté chez les Vertébrés par les ganglions situés sur le trajet des nerfs viscéraux et constituant avec ces cordons l'appareil désigné sous le nom de *système du grand sympathique*; que par conséquent l'axe cérébro-spinal des Vertébrés et ses dépendances était un système surajouté à un système ganglionnaire commun à tous les Animaux et n'avait pas d'analogue chez les Invertébrés. Mais cette idée était en désaccord flagrant avec les relations anatomiques des deux centres nerveux, et à raison des fonctions de ces foyers ainsi qu'en considération de leur position dans l'organisme, il est évident que l'un et l'autre des deux systèmes existent chez les Invertébrés aussi bien que chez les Vertébrés, et que le système ganglionnaire constitutif du collier œsophagien et de ses dépendances chez les premiers a pour représentant chez les seconds le système cérébro-spinal, seulement ce système n'est pas disposé de la même manière dans les deux grandes divisions zoologiques formées par ces Animaux.

D'autres naturalistes guidés par des idées théoriques non

(1) Voyez tome IX, pages 455 et suiv.

moins dépourvues de bases solides ont pensé que, pour le système nerveux, de même que pour les autres parties de l'organisme il y a partout unité de plan et unité de composition, et que pour retrouver chez l'Insecte ou chez tout autre Invertébré le mode de constitution observé chez le Vertébré, il suffirait de supposer l'animal comme étant couché tantôt sur le ventre, tantôt sur le dos, ou plutôt de considérer la région appelée sternale chez les Invertébrés comme étant le représentant de la région nommée dorsale chez les Vertébrés, renversement qui placerait la chaîne ganglionnaire sous-intestinale des premiers dans la même position que celle occupée par la moelle épinière chez les seconds.

Au premier abord cette hypothèse pouvait sembler plausible, mais en examinant les choses de plus près on vit qu'elle ne faisait disparaître aucune des différences essentielles qui existent entre les systèmes nerveux du Vertébré et de l'Invertébré, car les rapports anatomiques entre le tube digestif et le cerveau se trouveraient alors intervertis. Chez le Vertébré ce centre nerveux, pour occuper la position des ganglions cérébroïdes de l'Invertébré, devrait se trouver non du même côté du corps que la moelle épinière, mais du côté opposé, c'est-à-dire sous la gorge, là où est logé le larynx ; ou bien le canal digestif, au lieu de suivre son trajet ordinaire, aurait traversé la moelle allongée pour aller s'ouvrir à la nuque. Il demeure donc bien démontré que le plan général d'après lequel le système nerveux est constitué chez les Vertébrés n'est pas le même que celui réalisé par le système nerveux des Invertébrés, et que chez les premiers la disposition des centres nerveux n'est jamais analogue à celle qui est caractérisée par l'existence de l'anneau nerveux connu sous le nom de *collier œsophagien* (1).

Axe cérébro-spinal.

§ 2. — Le principal centre nerveux ou axe cérébro-spinal

(1) L'idée de la généralisation d'un plan organique uniforme aux deux grandes divisions du règne Animal au moyen de l'hypothèse du renverse-

des Vertébrés, placé de la sorte tout entier du même côté du tube digestif, côté qui constitue la région dorsale du corps, y occupe la ligne médiane et repose sur la tige rachidienne constituée soit par la notocorde (1), soit par la portion basilaire du corps des vertèbres réunies en colonne (2). La symétrie binaire y est partout manifeste, mais les deux moitiés dont il se compose sont étroitement unies entre elles dans presque toute son étendue, et de chaque côté on en voit partir une série de nerfs sensitifs ou excitateurs des mouvements volontaires qui sont disposés par paires et se répètent mutuellement d'une manière plus ou moins complète.

Amphyoxus.

Chez le représentant le plus dégradé du groupe naturel constitué par les Vertébrés, l'*Amphioxus* ou Branchiostome, Animal que l'on pourrait appeler un *Subvertébré*, l'axe cérébro-spinal présente le même mode de conformation dans toute sa longueur et affecte partout la forme d'une corde étendue en ligne droite de l'extrémité antérieure à l'extrémité postérieure du corps (3).

Vertébrés ordinaires.

§ 3. — Chez les Vertébrés ordinaires cette uniformité de structure n'existe jamais et, dès la première période de son existence chez l'embryon, le névraxe ou axe cérébro-spinal se

ment du corps indiqué ci-dessus, appartient à l'auteur d'une note anonyme que nous savons être l'illustre physicien Ampère (a). Elle fut adoptée avec empressement par Geoffroy Saint-Hilaire ainsi que par les disciples de ce naturaliste. D'autres anatomistes cherchèrent à expliquer les différences qui existent entre un Céphalopode et un Vertébré en supposant le premier recourbé sur lui-même tandis que le second serait étendu en ligne droite. Mais Cuvier, en s'appuyant sur des considérations de l'ordre de celles indiquées ci-dessus, montra l'insuffisance de ces vues théoriques (b).

(1) Voyez tome X, page 273.

(2) Voyez tome X, page 281.

(3) L'axe cérébro-spinal de cet Animal, étudié successivement par

(a) *Considérations philosophiques sur la détermination du système solide et du système nerveux des Animaux articulés* (*Ann. des sciences nat.*, 1824, 1re série, t. II, p. 295 ; t. III, p. 199 et p. 453).

(b) Cuvier, *Considérations sur les Mollusques et en particulier sur les Céphalopodes* (*Ann. des sciences nat.*, 1830, 1re série, t. XIX, p. 241).

développe et se complique dans sa portion antérieure plus que dans le reste de son étendue et présente ainsi deux portions bien distinctes, appartenant l'une à la tête et désignée sous le nom général d'*encéphale*, l'autre au tronc ou région rachidienne et appelée *moelle épinière* (1).

Enveloppes de l'axe cérébro-spinal.

§ 4. — L'axe cérébro-spinal est logé tout entier dans l'espèce de gaîne solide, parfois cartilagineuse, mais ordinairement osseuse, qui est formée par la boîte crânienne et le long canal pratiqué dans l'intérieur de la colonne vertébrale. En étudiant le squelette, nous avons déjà eu l'occasion de nous occuper de cet étui protecteur, et ici je me bornerai à dire que les nerfs en sortent en partie par des trous ménagés à la base du crâne, en partie par des lacunes existantes entre les vertèbres et appelées trous de conjugaison (2). Intérieurement cette chambre céphalo-rachidienne, très-dilatée en avant et tubulaire dans le reste de son étendue, est tapissée par une membrane de

Rathke, Goodsir, J. Müller, M. Kölliker et M. de Quatrefages (*a*), est logé dans une gaîne fibreuse qui est située au-dessus de la corde dorsale et qui représente le canal rachidien des Vertébrés ordinaires. Son extrémité antérieure est arrondie et en arrière il s'atténue progressivement pour finir en pointe; un petit canal longitudinal en occupe le centre, et au niveau de chacune des paires de nerfs qui en partent latéralement, il présente un léger renflement que M. de Quatrefages compare à un centre ganglionnaire. Les nerfs de la première paire sont des nerfs optiques qui restent indivisés. Les autres nerfs, également simples à leur origine, se divisent bientôt en branches qui se ramifient dans les muscles et le système tégumentaire.

(1) M. Owen substitue à cette expression le nom de *mylédon* (*b*), qui en effet serait préférable si la nomenclature anatomique était à faire; mais elle existe, et lorsqu'on change sans nécessité les noms on augmente en général les difficultés de l'étude.

(2) Voyez tome X, p. 285.

(*a*) Rathke, *Bemerkungen über den Bau des* Amphioxus lanceolatus, 1841.
— Goodsir, *On the Anatomy of* Amphioxus (*Edinburgh Roy. Soc. Trans.*, 1844, t. XV, p. 247).
— J. Müller, *Ueber den Bau und Lebenserch. des* Amphioxus lanceolatus, 1844.
— Kölliker, *Ueber das Geruchsorgan des* Amphioxus (Müller's *Archiv für Anat. und Phys.*, 1843, p. 32, pl. 2, fig. 5 A).
— Quatrefages, *Mém. sur le système nerveux et l'histologie du Branchiostome ou* Amphioxus (*Ann. des sciences nat.*, 1845, 3e série, t. IV, p. 214, pl. 10 et 11).
(*b*) Owen, *Anat. of Vertebrates*, t. I, p. 271.

texture fibreuse qui est comparable à du périoste et qui constitue pour la totalité de l'axe nerveux une première tunique appelée *dure-mère*. Chez les Vertébrés supérieurs, cette membrane n'est pas seulement appliquée contre les parois de la gaîne osseuse qui la renferme, elle se prolonge intérieurement sous la forme de replis et constitue ainsi des espèces de cloisons partielles qui s'interposent entre diverses parties de l'encéphale et les empêchent de presser les unes sur les autres (1).

Une autre tunique membraneuse appelée *pie-mère* est appliquée directement sur la substance nerveuse de l'axe cérébro-spinal ; elle adhère à sa surface et en suit toutes les anfractuosités, de façon que souvent elle s'y enfonce plus ou moins profondément et tapisse les cavités creusées dans sa profondeur. Ces prolongements intérieurs sont désignés par les anatomistes sous le nom d'*ependymes* (2). Périphériquement la pie-mère est en continuité de substance avec le névrilème ou avec la tunique externe des nerfs céphalo-rachidiens. En général, elle est transparente et incolore, mais chez quelques Animaux elle est fortement colorée (3). Enfin elle est riche en vaisseaux sanguins (4).

(1) Par exemple : 1° la cloison médiane et verticale qui sépare entre eux les hémisphères cérébraux et qui, à raison de sa forme, a été appelée la *faux du cerveau*.

2° La cloison transversale qui est placée entre le cerveau et le cervelet et qui a reçu le nom de *tente du cervelet*. Ainsi que nous l'avons vu précédemment, celle-ci s'ossifie en partie chez plusieurs Mammifères (*a*).

Chez les Oiseaux, les cloisons encéphaliques sont peu développées, et chez les Vertébrés à sang froid, elles manquent complétement.

Il est aussi à noter que chez les Poissons la dure-mère contient souvent des matières pigmentaires. Ainsi chez beaucoup de Cyprins et de Cottes elle est ponctuée de noir, et chez les Perches, les Brochets etc., elle est d'un brillant métallique.

(2) La plupart des auteurs considèrent certains de ces prolongements comme étant en grande partie des dépendances de l'arachnoïde et leur donnent le nom d'*arachnoïde intérieure*, mais ils appartiennent en réalité à la pie-mère (*b*).

(3) Chez les Maigres, par exemple, elle est colorée en jaune orangé.

(4) Les anatomistes ne sont pas

(*a*) Voyez tome X, p. 324.

(*b*) Robin, art. ARACHNOÏDE du *Dictionnaire de médecine*, etc.

Dans l'espace compris entre la pie-mère et la dure-mère se trouve du tissu conjonctif qui est souvent condensé de façon à constituer une tunique membraniforme appelée *arachnoïde* (1). Chez les Mammifères on y distingue même deux feuillets en relation, l'un avec la dure-mère, l'autre avec la pie-mère, de façon que cette enveloppe devient comparable aux poches séreuses que nous avons déjà rencontrées autour de divers viscères : la plèvre et le péricarde par exemple (2).

Enfin les mailles de cette trame ou les cavités qui y correspondent sont remplies d'un liquide séreux ou de matières grasses qui servent non-seulement à lubrifier les surfaces contiguës, mais à égaliser les pressions auxquelles l'appareil peut être exposé (3).

Les trois tuniques de l'axe cérébro-spinal sont souvent désignées sous le nom commun de *méninges*.

d'accord sur l'existence de vaisseaux lymphatiques dans cette membrane. Fohman en décrit (*a*), mais M. Sappey pense qu'ils y font complétement défaut (*b*).

(1) Chez les Oiseaux, la couche arachnoïdienne est rudimentaire et ne constitue pas une tunique membraneuse bien caractérisée.

Chez les Mammifères, elle est bien constituée et elle circonscrit diverses cavités occupées par le liquide céphalo-rachidien.

Chez les Poissons, l'espace correspondant à ces lacunes est souvent très-considérable, l'encéphale n'occupant qu'une petite portion de la cavité crânienne. Chez quelques Animaux de cette classe, la graisse qui en remplit les mailles constitue une masse compacte ; chez le Thon et l'Esturgeon par exemple.

(2) Bichat fut le premier à appeler l'attention des anatomistes sur cette analogie entre l'arachnoïde et les membranes séreuses.

(3) Ce liquide appelé *céphalo-rachidien* n'a pas échappé à l'attention de Galien, et quelques anatomistes du XVIIe et du XVIIIe siècle, tels que Willis, Vieussens et Cotugno (*c*), en ont parlé plus ou moins longuement, mais c'est Magendie qui en a fait l'étude la plus approfondie, bien que cet expérimentateur ait commis, au sujet de son rôle physiologique, des erreurs graves rectifiées

(*a*) Fohmann, *Mém. sur les vaisseaux lymphatiques de la peau, des membranes muqueuses*, etc. 1833.

— Arnold, *Anat.*, t. II, p. 618.

(*b*) Sappey, *Traité d'anat. descriptive*, t. II, p. 775 et t. III, p. 32.

(*c*) Willis, *Opera omnia Anatom. cerebri*, chap. XI et suiv.

— Vieussens, *Nevrologia universalis*.

— Cotugno, *De Ischiade nervosa Commentarius*, Naples, 1764 (Sandifort, *Thesaurus dissertationum*, t. II, p. 407).

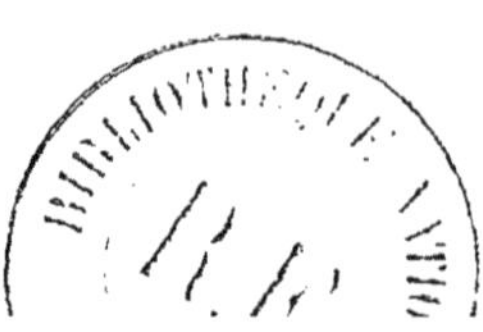

Nerfs.

§ 5. — Les nerfs appartenant au système cérébro-spinal sont tous en continuité de substance avec le névraxe dont ils tirent leur origine(1), et ainsi que je l'ai déjà dit, chacun d'eux se compose d'une multitude de fibres longitudinales indépendantes les unes des autres (2). Or, une division du travail physiologique dont l'existence n'a pas été bien démontrée chez les Animaux invertébrés devient évidente dans les fonctions remplies par ces fibres; les unes sont affectées uniquement au service de la sensibilité, d'autres ont la faculté de transmettre aux muscles les excitations déterminées par la volonté, et parmi les premières il en est qui sont douées d'une sensibilité spéciale, tandis que la plupart ne possèdent que la sensibilité ordinaire. Dans presque tous les nerfs du système cérébro-spinal, les fibres excito-motrices et les fibres sensitives sont intimement mêlées,

ultérieurement par Longet (*a*). On ne l'a examiné que chez un petit nombre de Mammifères, et Lassaigne l'a trouvé composé d'eau (dans la proportion d'environ 98, 5 pour 100) tenant en dissolution un peu d'albumine et d'autres matières animales, du chlorure de sodium, du carbonate de soude, des phosphates, etc. (*b*). C'est l'accumulation de ce liquide en quantité anormale dans les cavités de l'encéphale qui constitue l'état pathologique connu sous le nom d'*hydrocéphalie* ou *hydropisie du cerveau*.

Dans la boîte crânienne des Poissons, ce liquide est ordinairement chargé de matières grasses ou remplacé par une substance gélatineuse.

(1) Il ne faut pas confondre l'origine apparente des nerfs avec leur origine réelle. La première, qui était la seule connue des anciens anatomistes, est le point d'émergence de ces conducteurs nerveux, c'est-à-dire le point où ils quittent l'axe cérébro-spinal pour se rendre aux organes dont ils dépendent ; l'origine réelle est située plus ou moins profondément dans cet axe, là où les fibres constitutives des nerfs sont unies aux cellules nerveuses dont elles sont en quelque sorte des émanations.

(2) Ces fibres, comme je l'ai déjà dit, sont presque toujours pourvues d'une couche médullaire ; mais chez les Lamproies, elles sont réduites au cylindre d'axe revêtu de sa gaîne membraneuse, mode d'organisation qui est général chez les Animaux invertébrés (*c*).

(*a*) Magendie, *Recherches physiologiques et cliniques sur le liquide céphalo-rachidien*, 1842. — Longet, *Mém. sur les troubles qui surviennent dans l'équilibre, la station et la locomotion des Animaux après la section des parties molles de la nuque*, 1845.

(*b*) Voyez Magendie, *Op. cit.*, p. 48.

(*c*) Leydig, *Op. cit.*, p. 202.

mais dans le voisinage du point d'union de ces conducteurs avec la moelle épinière, elles se séparent et constituent des faisceaux distincts, qui à raison de leur position chez l'Homme, sont appelés *racines antérieures* et *racines postérieures*. Ces racines forment donc de chaque côté deux séries parallèles (1).

Nerfs rachidiens.

Les nerfs rachidiens, c'est-à-dire ceux qui se rattachent à la moelle épinière, sont très-nombreux; chacun des segments du corps qui correspond à une vertèbre, à l'exception des derniers dont l'état est plus ou moins rudimentaire, est pourvu d'une paire de ces organes. Chez l'Homme, on en compte 31 paires; chez le Crapaud leur nombre est réduit à 7 paires, tandis que, chez les Serpents, il s'élève parfois à plus de 300.

Les racines antérieures de ces nerfs se composent de fibres seulement; mais les racines postérieures sont pourvues d'un ganglion (2). Chez les Poissons où leur structure est moins

(1) Les Lamproies et les autres Poissons de l'ordre des Cyclostomes font exception à cette règle; les racines dorsales manquent ou plutôt ne sont pas distinctes des racines motrices (*a*). M. Hyrtl a signalé l'existence de la même disposition chez le Lépidosiren (*b*); quelques-uns des premiers nerfs rachidiens présentent une anomalie analogue chez divers Reptiles; enfin chez certains Poissons, on a observé à cet égard des variations individuelles (*c*).

(2) Chez la plupart des Poissons, ces ganglions sont situés en dehors de la colonne vertébrale (*d*), et souvent les deux racines restent séparées entre elles dans une étendue considérable de leur trajet (*e*). Chez quelques Animaux de cette classe, ces ganglions sont au contraire renfermés dans le canal rachidien; par exemple, chez la Brême et la Bellone vulgaire. Chez les Vertébrés supérieurs, ils sont logés dans les trous de conjugaison ou dans l'intérieur du canal rachidien.

Chez les Grenouilles, les racines des nerfs rachidiens sont recouvertes, à leur sortie, d'une substance spongieuse contenant de la matière crétacée.

(*a*) Desmoulins et Magendie, *Anat. du système nerveux des Animaux vertébrés*, t. II, p. 476 (1825).
— J. Müller, *Neurologie der Myxinoïden*, p. 29 (1840).

(*b*) Hyrtl, *Lepidosiren paradoxa Monographie*, p. 49.

(*c*) Stannius, *Ueber das peripherischen Nervensystem der Dorsch.* Gadus Callarius (Müller's *Archiv*, 1842, p. 359).

(*d*) Par exemple chez la Morue, où cette disposition a conduit Swan à méconnaître l'existence des ganglions rachidiens (Voyez Stannius et Siebold, *Manuel d'anat. comp.*, t. II, p. 65).

(*e*) Par exemple chez la Raie; voyez Swan, *Illustrations of the comp. Anat. of the Nervous System*, pl. 11.

difficile à étudier que chez les Mammifères, les cellules constitutives de ces centres nerveux accessoires sont bipolaires et se trouvent sur le trajet des fibres. Mais chez les Mammifères, et plus particulièrement chez l'Homme, elles paraissent être pour la plupart unipolaires, juxtaposées aux fibres nerveuses et reliées à celles-ci par des branches anastomotiques très-grêles (1). Souvent deux ou plusieurs nerfs voisins, entremêlant leurs fibres sur un point de leur trajet, y forment un *plexus* dans lequel ils semblent se confondre ; mais chaque fibre y conserve son individualité et reste continue dans toute sa longueur (2).

(1) Les histologistes sont partagés d'opinion au sujet de la structure intime de ces ganglions. M. Robin a constaté que chez les Poissons, les fibres (ou tubes nerveux) qui y pénètrent se rendent chacune au noyau d'une cellule nerveuse, et que ce même noyau donne naissance à une fibre efférente. Il pense que chez tous les Vertébrés il en est de même (*a*), mais M. Kölliker assure que chez les Mammifères, il n'y a aucune connexion entre les fibres afférentes (ou sensibles) et les cellules ganglionnaires, et que celles-ci ne sont en relation directe qu'avec une seule branche, laquelle est efférente. Ce seraient donc des cellules unipolaires (*b*).

(2) Ce mode d'entrelacement est particulièrement remarquable dans la portion basilaire des nerfs rachidiens qui se rendent aux membres et qui constituent ainsi deux paires de plexus appelés *plexus brachial* et *plexus lombaire*.

C'est chez les Mammifères que le plexus brachial est le plus développé ; il est constitué par les quatre derniers nerfs cervicaux et par le premier nerf dorsal. Chez les Oiseaux, il résulte de l'enchevêtrement des fibres de trois paires de nerfs, et chez les Batraciens anoures, il n'est représenté que par deux paires de ces cordons (*c*). Le plexus lombaire se confond souvent avec le plexus sacré qui y fait suite, et il existe, dans chacune des classes, beaucoup de variations dans le nombre des nerfs rachidiens qui prennent part à sa formation (*d*).

Une disposition très-singulière a été constatée dans le mode de distribution des branches dorsales des nerfs rachidiens chez divers Poissons. Chacun de ces nerfs se divise en trois branches principales dont une descendante ou ventrale, les deux autres ascendantes. Or, l'une de ces dernières, l'antérieure, provient de deux racines spinales et va directement à la portion

(*a*) Robin, *Structure des ganglions nerveux des Vertébrés* (*l'Institut*, 1847, t. XV, p. 75). — R. Wagner, *Neue Untersuch. über den Bau und die Endigung der Nerven und die Struktur der Ganglien*, 1847.

(*b*) Kölliker, *Traité d'histologie*, p. 416.

(*c*) Desmoulins et Magendie, *Anat. du syst. nerveux*, t. II, p. 491, pl. 5, fig. 5.

(*d*) Cuvier, *Leçons d'anatomie. comp.*, t. III, p. 246.

Nerfs de la Tête.

Les nerfs de la tête (1) sont placés moins régulièrement, et ainsi que nous le verrons plus tard, ils diffèrent beaucoup entre eux par leurs propriétés physiologiques. Les anatomistes les désignent tantôt par des numéros d'ordre, d'après les positions relatives de leurs points d'émergence de l'axe cérébro-spinal (2), tantôt d'après leurs fonctions ou d'après quelques particularités dans leur mode de distribution. Ceux des deux premières paires (en comptant d'avant en arrière) sont les nerfs olfactifs et les nerfs optiques ; on rencontre ensuite des nerfs qui vont aux muscles des yeux (3), les nerfs dits trijumeaux qui vont

correspondante de la nageoire dorsale, tandis que l'autre (c'est-à-dire la branche postérieure) vient de la racine spinale sensitive seulement, et va s'unir à la branche antérieure du nerf rachidien suivant. La portion terminale des nerfs dorsaux qui pénètre dans la nageoire impaire supérieure est donc constituée par des fibres provenant de deux paires de nerfs rachidiens (*a*).

(1) Cette distinction entre les nerfs rachidiens et les nerfs crâniens n'est ni aussi importante, ni aussi absolue qu'on le suppose communément. Ainsi les nerfs hypoglosses ou nerfs crâniens de la 12e paire ne naissent pas toujours dans la tête, et lorsque l'encéphale est peu développé, la portion du myélaxe dont ils proviennent peut se trouver logée dans la région cervicale du canal vertébral, ainsi que cela se voit chez les Batraciens.

(2) Jadis on considérait le point d'émergence d'un nerf comme étant son point d'origine, mais on sait maintenant que souvent ces organes cheminent plus ou moins loin dans l'axe cérébro-spinal avant de rencontrer les cellules dont ils naissent et que la manière dont ils s'en dégagent varie suivant les Animaux observés. Par conséquent, les numéros d'ordre employés en anatomie humaine n'ont que peu d'utilité en anatomie comparée. Il est aussi à noter que les auteurs ne comptent pas toujours de la même façon, et que les uns réunissent sous un même numéro des nerfs que d'autres distinguent; ainsi les nerfs pneumogastriques que l'on appelait jadis nerfs de la 8e paire sont devenus, dans les traités d'anatomie humaine publiés depuis une cinquantaine d'années, les nerfs de la 10e paire.

(3) En anatomie humaine, on les distingue sous les noms de nerfs moteurs oculaires communs (ou de la 3e paire); nerfs pathétiques (ou de la 4e paire) et nerfs moteurs oculaires externes (ou de la 6e paire) ; les nerfs de la 5e paire étant les nerfs trijumeaux. Je reviendrai sur le mode de distribution de ces nerfs lorsque je traiterai de l'appareil de la vision.

(*a*) Par exemple, chez la Perche ; voyez Cuvier et Valenciennes, *Hist. des Poissons*, t. I, pl. 6, fig. V.
— La Morue ; voyez Swan, *Op. cit.*, pl. 7.
— La Truite ; voyez Vogt, *Anat. des Salmonés*, pl. M, fig. 16.

à la face (1), les nerfs faciaux ou nerfs de la septième paire

(1) Le NERF TRIJUMEAU ou nerf trifacial présente à peu près le même mode de conformation chez tous les Vertébrés (*a*), excepté les Poissons où sa structure est plus complexe. A son origine il se compose de deux racines : l'une antérieure, très-petite et simple ; l'autre très-grosse et portant un ganglion qui est appelé *ganglion de Gasser* et logé dans la cavité crânienne.

Ainsi que son nom l'indique, le nerf trijumeau est divisé en trois branches principales. La branche supérieure appelée *nerf ophthalmique* naît du ganglion de Gasser, traverse la fente sphénoïdale, pénètre dans l'orbite et s'y met en connexion avec le système ganglionnaire, ainsi que nous le verrons en étudiant le grand sympathique ; enfin elle se distribue au front, au nez et à diverses parties de la région orbitaire.

La branche moyenne du trijumeau constitue le nerf maxillaire supérieur ; elle naît, comme le nerf ophthalmique, du ganglion de Gasser et elle sort du crâne par le trou rond ou par un orifice analogue, puis traverse la fosse sphéno-maxillaire, s'engage sous le plancher de l'orbite et débouche dans la région jugale par le trou sous-orbitaire. Chemin faisant, ce nerf donne naissance à des branches anastomotiques dont il sera question ultérieurement, et fournit un rameau orbitaire ainsi que les nerfs dentaires supérieurs ; enfin dans la région sous-orbitaire de la face, il distribue des filets aux lèvres et aux parties adjacentes.

Le nerf maxillaire inférieur est formé en partie de fibres venant du ganglion de Gasser comme celles des deux autres branches, en partie des fibres qui constituent la petite racine du trijumeau. Il sort du crâne par le pertuis qui donne passage au nerf maxillaire supérieur, ou par le trou ovale, et se divise ensuite en diverses branches dont les unes se distribuent dans la région temporale au muscle masséter, au muscle buccinateur, etc., tandis que d'autres concourent à la formation du nerf lingual. Il pénètre ensuite dans l'intérieur de la mâchoire inférieure, fournit des rameaux aux dents adjacentes et va se

(*a*) Par exemple chez :

— L'Homme ; voyez les ouvrages d'anatomie descriptive, tels que le *Traité* de Sappey, t. III, fig. 505 et suiv.

— Le Chien ; voyez Swan, *Op. cit.*, pl. 30, fig. 1 et 2.

— Le Cheval ; voyez Chauveau, *Anat. comp. des Animaux domestiques*, fig. 182.

— Le Bœuf ; voyez Swan, *Op. cit.*, pl. 30, fig. 3 ; pl. 32, fig. 3.

— Le Fourmilier ; voyez Pouchet, *Mém. sur le grand Fourmilier*, pl. 14, fig. 4.

— Le Canard ; voyez Jacobson, *De quinto nervorum pari Animalium*. Dissert. inaug., Regiomonti, 1818, pl. 2, fig. 3.

— Le Corbeau ; voyez Bonsdorff, *Symbolæ ad Anat. comp. nervorum Animalium vertebratorum* (*Acta Soc. Scien. Fennicæ*, 1852, t. III, pl. VI).

— La Grue ; voyez Bonsdorf, *loc. cit.*, pl. 10.

— L'Oie ; voyez Swan, *Op. cit.*, pl. 22, fig. 1-4.

— Le Cygne ; voyez Carus, *Tab. anat. comp. illustr.*, pars. IX, t. V, fig. 16.

— Le Chelonia midas, le Crocodile, le Lézard, etc. ; voyez C. Vogt, *Beiträge zur Nevrologie der Reptilien*, pl. 1 à 4 (*Nouveau mémoire de la Soc. helvétique des sciences nat.*, 1839, t. III).

— Les Serpents ; voyez Vogt, *Zur Neurologie von* Python tigris (Müller's *Archiv*, 1839, p. 42, pl. 3, fig. 1-3).

— Le Crapaud et autres Batraciens ; voyez Fischer, *Amphibiorum nudorum Neurologiæ Specimen primum*, 1842, pl. 1-3.

qui se distribuent dans la même région que les précédents (1), les nerfs auditifs, les nerfs glosso-pharyngiens, les nerfs pneumogastriques ou nerfs vagues, les nerfs accessoires et les nerfs hypoglosses. Trois de ces paires ressemblent aux nerfs

terminer au dehors, dans le menton et la lèvre inférieure (*a*).

Chez l'Eléphant, le nerf maxillaire inférieur présente, près de l'origine du nerf lingual, un petit centre ganglionnaire qui semble être un démembrement du ganglion de Gasser (*b*).

Chez les Crocodiles, le ganglion de Gasser est représenté par deux ganglions bien distincts dont l'un appartient exclusivement à la branche ophthalmique tandis que l'autre est commun aux deux branches maxillaires (*c*).

Chez les Poissons les nerfs de la cinquième paire donnent naissance à des branches qui correspondent aux nerfs ophthalmiques, maxillaires supérieurs et maxillaires inférieurs des autres Vertébrés; mais leurs racines ne sont pas disposées de la même manière que chez ces Animaux, et ils fournissent d'autres branches primaires. Ainsi chez les Poissons osseux on en voit partir, dans l'intérieur du crâne, une branche ascendante qui s'unit à une branche du nerf pneumogastrique et, après sa sortie au dehors, envoie des nerfs aux nageoires pectorales et ventrales, puis longe la nageoire dorsale, s'anastomose avec les nerfs intercostaux et se prolonge postérieurement jusque dans la région caudale. Une autre branche du trijumeau constitue chez les Cyprins un nerf récurrent qui concourt à la formation du nerf latéral. Pour plus de détails sur le nerf trijumeau des Poissons, je renverrai aux ouvrages cités ci-dessous (*d*).

(1) Le NERF FACIAL se distribue aux muscles sous-cutanés de la face et de la région auriculaire; aussi est-il plus ou moins rudimentaire chez les Reptiles et les Oiseaux où ces muscles manquent, ou ne sont que peu développés, et c'est chez les Mammifères qu'il est le mieux constitué. Là il sort de la cavité crânienne avec le nerf acoustique par le conduit auditif interne, puis s'engage dans l'aqueduc de Fallope et sort au dehors par le trou stylo-mastoïdien pour aller gagner le

(*a*) Pour plus de détails sur la disposition des nerfs trijumeaux, je renverrai aux traités d'anatomie comparée ainsi qu'à divers mémoires dont j'aurai à faire mention lorsque je parlerai des anastomoses de ces nerfs avec le système ganglionnaire.

(*b*) Bazin, *Notes sur l'anat. comp. du système nerveux*, pl. 1 (*Mém. de la Soc. des sciences physiques et nat. de Bordeaux*, 1861).

(*c*) Fischer, *Die Gehirnnerven der Saurier, anat. Untersuchungen* (*Naturwissensch. Verein in Hamburg*, 1852, t. II, pl. 3, fig. 5.

(*d*) Weber, *De aure et auditu hominis et Animalium*, 1820, p. 36.

— Desmoulins et Magendie, *Anat. du système nerveux des Animaux vertébrés*, t. II, p. 355, pl. 1 à 12, 1825.

— Cuvier, *Histoire nat. des Poissons*, t. I, pl. 6, fig. 5.

— Buchner, *Mém. sur le système nerveux du Barbeau*, p. 13, fig. 1. etc. (*Mém. de la Soc. d'histoire nat. de Strasbourg*, t. II, 1837.

— Swan, *Illustrations of the comp. Anat. of the nervous System*, pl. 7 et 8.

— Stannius, *Die peripherische Nervensysteme der Fische*, 1849, p. 20, pl. 1, etc.

— Baudelot, *Étude sur l'anat. comp. de l'encéphale des Poissons* (*Mém. de la Soc. d'hist. nat. de Strasbourg*, t. VI, 1869).

rachidiens par leur mode d'origine, car on trouve à leur base un ganglion analogue à celui qui appartient aux racines postérieures de ces derniers. Ce sont les nerfs glosso-pharyngiens (1),

bord parotidien de la mâchoire inférieure où il se divise en deux branches principales. Pendant ce trajet, il donne naissance à plusieurs branches anastomotiques dont nous aurons à nous occuper lorsque nous étudierons le système grand sympathique, et il s'anastomose avec les nerfs crâniens adjacents; il fournit aussi le nerf dont il a été question ci-dessus sous le nom de *corde du tympan*, et il envoie un filet au muscle de l'étrier. A sa sortie du rocher il fournit des nerfs à la région auriculaire postérieure, aux muscles digastrique, stylo-glossse et glosso-pharyngien. L'une de ses branches terminales traverse la glande parotide et va se répandre dans les muscles sous-cutanés de la région auriculaire antérieure, du front, des paupières et de la portion naso-sous-orbitaire de la face. L'autre branche terminale, moins grosse que la précédente, envoie ses filets aux muscles des lèvres, du menton et de la région sus-hyoïdienne. Elles forment dans ces diverses parties de la face des plexus très-remarquables.

Le nerf facial est moins développé chez les Singes, chez le Chien (*a*) et chez la plupart des Mammifères inférieurs; mais sa branche nasale acquiert de très-grandes dimensions chez le Cochon (*b*) et surtout chez l'Éléphant, où elle se distribue aux muscles de la trompe (*c*). Ce nerf acquiert aussi beaucoup d'importance chez les Cétacés, où les muscles de l'évent jouent un rôle important dans le mécanisme de la respiration (*d*).

Chez les Poissons cartilagineux, le nerf facial est bien développé; mais chez les Poissons osseux, il ne paraît être représenté que par une branche qui à sa base est accolée au trijumeau et qui se rend aux muscles de l'appareil operculaire (*e*).

(1) Le ganglion du nerf glosso-pharyngien appelé ganglion pétreux ou ganglion d'*Andcresch* est placé près du trou déchiré postérieur, orifice que traverse ce nerf. Nous y reviendrons en parlant du système grand sympathique.

Chez l'Homme (*f*), le nerf glosso-pharyngien sort du crâne par le trou dont je viens de parler et se recourbe en avant pour aller gagner la base de la langue. Dans sa portion basilaire, il est relié au système ganglionnaire ainsi qu'aux nerfs facial et pneumogastrique. Ses principaux filets terminaux se distribuent à la membrane muqueuse de la portion postérieure de la langue et de l'arrière-bouche, ainsi que nous le verrons plus en détail quand nous étudierons l'appareil du goût.

Le nerf glosso-pharyngien ne pré-

(*a*) Swan, *Op. cit.*, pl. 30, fig. 2.
(*b*) Swan, *Op. cit.*, pl. 31, fig. 1.
(*c*) Shaw; voyez Ch. Bell, *The Nervous System of the Human Body*, 1830, p. 84.
(*d*) Bourjot, *Sur le mécanisme de la respiration nasale chez les Cétacés souffleurs* (*Mém. de l'Acad. des sciences, Sav. étr.*, t. V).
(*e*) Stannius, *Das peripherische Nervensystem der Fische*, p. 60.
(*f*) Wyman, *Anat. of the Nervous System of Rana pupiens*, pl. 2, fig. 2 (*Smithsonian Institution*, 1853).

les nerfs trijumeaux, et les nerfs pneumogastriques (1).

Conformation générale de l'axe cérébro-spinal.

§ 6. — L'axe cérébro-spinal présente, quant à ses caractères secondaires, des différences très-importantes chez les divers Animaux vertébrés; le nombre, le volume, la forme et le mode d'arrangement de ses parties constitutives varient beaucoup, mais on y retrouve partout un même plan général, certaines parties dont l'existence est constante, et entre ces parties des relations fixes.

Toujours il est constitué par un assemblage des deux tissus nerveux désignés sous les noms de *substance grise* et de *substance blanche*. La première est en grande partie composée de cellules, tandis que l'autre ne consiste qu'en fibres nerveuses. Elles sont intimement unies entre elles (2), quoique bien

sente aucune particularité importante à noter, soit chez les autres Mammifères (*a*), soit chez les Oiseaux (*b*) et les Reptiles (*c*).

Chez les Poissons, il est représenté par une branche du pneumogastrique.

(1) Les NERFS PNEUMOGASTRIQUES ont des connexions si intimes avec le grand sympathique, qu'il me paraîtrait prématuré d'en étudier ici l'anatomie; je reviendrai sur ce sujet dans une des leçons suivantes.

Le NERF GRAND HYPOGLOSSE, ou nerf de la douzième paire, sort du crâne par le trou condylien antérieur, s'anastomose avec le pneumogastrique, les nerfs cervicaux et le grand sympathique, puis distribue ses branches aux muscles de la région hyoïdienne, etc., enfin se termine dans les muscles de la langue (*d*). Il est plus développé chez les Carnassiers, les Ruminants et les Rongeurs que chez l'Homme (*e*). Chez les Oiseaux, il est très-grêle (*f*). Chez les Reptiles, son mode de distribution varie (*g*), et il est confondu à sa base avec le pneumogastrique (*h*).

(2) Voyez ci-dessus page 154.

(*a*) Par exemple chez le Cheval ; voyez Chauveau, *Op. cit.*, fig. 185.

(*b*) Par exemple chez la Cigogne ; voyez Bischoff, *Commentatio de nervi accessorii Willisii Anat. et Physiol.*, 1832, pl. 3, fig. 1.

— Chez le Corbeau ; voyez Bonsdorff, *Op. cit.* (*Acta Soc. Fennicæ*, t. III, p. 6).

(*c*) Mayer, *Annalecten für vergl. Anat.*, pl. 7, fig. 12-14.

— Vogt, *Op. cit.* (*Nouv. Mém. de la Soc. helvétique des sciences nat.*, 1839, t. III).

(*d*) Par exemple chez l'Homme ; voyez Sappey, *Op. cit.*, t. III, fig. 536.

(*e*) Par exemple chez le Renard ; voyez Swan, *Op. cit.*, pl. 33.

— Chez le Cheval ; voyez Chauveau, *Op. cit.*, fig. 185.

(*f*) Par exemple chez l'Oie ; voyez Swan, *Op. cit.*, pl. 23, fig. 1.

(*g*) Comparez ce nerf chez :

— La Tortue ; voyez Bojanus, *Anatome Testudinis Europeæ*, pl. 23, fig. 105.

— Le Sauvegarde ; voyez Fischer, *Die Gehirnnerven der Saurier*, pl. 1.

— Le Boa constrictor ; voyez Swan, *Op. cit.*, pl. 18, fig. 2.

(*h*) Bischoff, *Op. cit.*

— Fischer, *Op. cit.*, pl. 3, fig. 5.

distinctes l'une de l'autre, et elles forment deux ou plusieurs couches superposées. La substance grise est répartie en un certain nombre d'amas ou *centres nerveux* disposés par paires, en séries longitudinales, et comparables aux ganglions de la chaîne nerveuse d'un Animal invertébré. Ces amas reposent sur la substance blanche, et celle-ci en les reliant entre eux et en les mettant en relation avec les nerfs périphériques, constitue en quelque sorte la charpente de l'appareil, charpente que l'on peut comparer à l'assemblage des connectifs et des commissures de la chaîne ganglionnaire dont je viens de parler.

En effet, théoriquement et en faisant abstraction des dispositions dont l'importance est secondaire, on peut se représenter cet appareil comme étant formé :

1° D'une charpente basilaire constituée par deux bandes longitudinales et parallèles de substance blanche dont les fibres sont en relation directe, d'une part avec les nerfs périphériques, d'autre part avec les divers amas de substance grise ou foyers nerveux (1) ;

2° D'une charpente accessoire constituée par des fibres conjonctives et reliant entre eux soit les deux moitiés de chaque portion de l'appareil, soit des foyers nerveux différents ;

(1) Les recherches de Deiters, corroborées par celles de M. Boddaert, tendent à établir que chaque cellule nerveuse est en relation avec les fibres constitutives des nerfs périphériques par deux sortes de prolongements ; savoir : 1° un prolongement non ramifié qui se continuerait directement avec le cylindre d'axe d'une de ces fibres et qui serait toujours unique (*connectif du cylindre axe* de Boddaert) ; 2° plusieurs prolongements ramifiés dont les dernières divisions iraient s'unir latéralement à des cylindres d'axe provenant d'autres centres (*prolongements de protoplasme* Deiters ; *partie inomorphe de la cellule nerveuse* Bodd.). M. Kölliker adopte ces résultats (a).

(a) Boddaert, *Recherches sur l'histologie de la moelle épinière* (*Bull. de l'Acad. de Belgique*, 1865, 2ᵉ série, t. XIX, p. 58).
— Kölliker, *Op. cit.*, p. 362.

3° D'une série d'amas de substance grise dont l'un, entouré par la substance blanche, s'étend dans toute ou presque toute la longueur de l'axe cérébro-spinal, et peut être appelé le *myélaxe*, et dont les autres occupent la périphérie et la portion antérieure de la charpente basilaire commune et y forment avec elle le groupe d'organes spéciaux désignés sous le nom d'*encéphale.*

Les parties essentielles de l'encéphale sont les mêmes chez tous les Vertébrés; partout elles sont rangées dans le même ordre sérialaire, et leur forme primitive est identique chez tous ces Animaux. Toujours, chez l'embryon très-jeune, l'encéphale d'abord simple, en apparence, se divise en trois régions séparées entre elles par des rétrécissements : une portion antérieure ou *prosencéphale*, une portion moyenne ou *mésencéphale* et une portion postérieure ou *épiencéphale* (1). Chez tous les Vertébrés, pendant la première période du travail embryogénique, le mésencéphale grandit plus rapidement que les autres parties de l'encéphale, et en se développant il ne donne naissance qu'à une seule paire de vésicules nerveuses appelées *lobes optiques* parce que les nerfs optiques partent de leur portion antéro-inférieure. L'épencéphale et le prosencéphale, au contraire, se subdivisent constamment : le premier se partage en deux portions dont l'une deviendra le cervelet, l'autre le bulbe rachidien ou moelle

(1) Les trois dilatations primordiales de l'encéphale sont faciles à observer chez le Poulet et ont été décrites par les embryologistes du commencement du siècle actuel sous les noms de *cellule cérébrale antérieure* (ou *prosencéphale*), de *cellule cérébrale moyenne* (ou *mésencéphale*) et *cellule cérébrale postérieure* (ou *épiencéphale*). La seconde de ces parties, comme je viens de le dire, reste indivise et constitue les lobes optiques; mais la cellule antérieure ne tarde pas à se diviser en deux parties que M. Bäer a appelées *cerveau antérieur* et *cerveau intermédiaire*. Les hémisphères cérébraux ou cerveau proprement dit et les corps striés se forment aux dépens de la première de ces subdivisions; les *couches optiques* aux dépens de la seconde; enfin la cellule postérieure se partage d'une manière analogue en deux parties dont l'une antérieure, appelée arrière-cerveau, devient le *cervelet*, et la deuxième correspond à une portion de la moelle allongée.

allongée; le second se fractionne davantage. C'est d'elle qu'on voit naître les organes désignés sous les noms de corps pinéal (1), de glande pituitaire (2), de couches optiques, de corps striés (3), de lobes cérébraux et de lobes olfactifs ou *rhinencéphales*.

Les lobes cérébraux, les corps striés et les couches optiques sont des organes pairs qui forment par leur réunion la portion de l'encéphale appelée communément le *cerveau*. Chez les Poissons, ces parties ne se différencient que peu ou point, et chez les Batraciens ainsi que chez quelques Reptiles, les couches optiques ne se distinguent pas nettement des corps striés; mais chez tous les Vertébrés supérieurs, elles sont toujours bien caractérisées.

Le corps pinéal, petit lobe impair et médian, est toujours placé du côté dorsal du névraxe, entre le cerveau et les lobes optiques. Enfin le corps pituitaire, prolongement vasculaire plutôt que nerveux, est également impair et médian; il est suspendu sous la partie postérieure du prosencéphale.

En résumé, nous voyons donc que si l'on procède d'avant en arrière, on rencontre successivement dans l'axe cérébro-spinal bien constitué :

1° Les lobes olfactifs ou rhinocéphiques;

2° Les lobes cérébraux ou hémisphères du cerveau ;

3° Les corps striés;

4° Les couches optiques ;

5° Le corps pituitaire;

(1) Ainsi nommé parce que les anthropotomistes l'ont comparé à une pomme de pin; beaucoup d'auteurs, à l'exemple de Galien, le désignent sous le nom de *conarium*, parce qu'il est de forme plus ou moins conique; enfin on l'appelle aussi *glande pinéale*.

(2) Ou *glande pituitaire*, appelée aussi *appendice sus-sphénoïdal* par Chaussier; *hypophyse* par Sœmmerring; *hypoaria* par M. Owen.

(3) Les corps striés, les couches optiques et les lobes optiques constituent les trois paires de centres nerveux que quelques auteurs appellent les *ganglions du cerveau*.

6° Le corps pinéal;

7° Les lobes optiques appelés *tubercules quadrijumeaux* chez les Mammifères;

8° Le cervelet;

9° Le bulbe rachidien ou moelle allongée;

10° La moelle épinière ou corde rachidienne.

Quatre de ces segments de l'axe cérébro-spinal sont en relation directe avec les nerfs périphériques et peuvent être considérés comme en étant l'origine; ce sont la moelle épinière, la moelle allongée, les lobes optiques et les lobes olfactifs. Le cerveau et le cervelet ne donnent naissance à aucun nerf, mais tous ces organes sont reliés au cordon rachidien par l'intermédiaire des faisceaux fibreux qui émanent de leur base.

Pendant que cette forme primordiale se réalise chez l'embryon du Vertébré, l'axe cérébro-spinal se creuse en dessus par suite du relèvement des bords de l'expansion lamelleuse qui le constitue ou de la prolongation de la cavité ainsi formée dans l'épaisseur des parties adjacentes. Il en résulte du côté dorsal une gouttière longitudinale qui bientôt se ferme en dessus dans la plus grande partie de sa longueur et donne ainsi naissance à un canal longitudinal qui est tubulaire dans toute sa portion rachidienne ainsi que sur quelques points de la région céphalique, mais affecte dans l'intérieur de la plupart des lobes encéphaliques la forme d'excavations désignées par les anatomistes sous le nom de *ventricules*.

Toutes ces cavités communiquent entre elles, et l'une des fosses ainsi constituées, celle creusée dans la moelle allongée et appelée le *quatrième ventricule*, reste toujours béante de façon que l'ensemble du système communique avec l'extérieur.

Enfin les deux moitiés de l'axe cérébro-spinal ainsi conformé sont reliées entre elles dans la majeure partie de leur longueur, soit par coalescence, soit par le moyen de bandes transversales appelées *commissures*.

Modifications secondaires.

§ 7. — Le plan général du système nerveux, réalisé de la sorte chez le très-jeune embryon, dans les cinq classes de l'embranchement des Vertébrés, ne se modifie que peu chez les Batraciens et chez les Poissons les plus inférieurs qui appartiennent à l'ordre des Cyclostomes ; mais chez tous les autres représentants du même type zoologique primaire, il cesse bientôt d'offrir cette uniformité et à mesure que le développement de l'embryon avance, il se diversifie de plus en plus suivant les classes et les familles auxquelles appartiennent les êtres en voie de formation.

C'est chez les espèces les plus perfectionnées en organisation que les particularités acquises de la sorte sont les plus nombreuses et les plus importantes. Enfin, c'est toujours dans la portion céphalique de l'axe cérébro-spinal que les modifications sont les plus grandes et les plus variées (1).

Les modifications secondaires introduites ainsi dans la consti-

(1) Dans un travail important, mais dont la lecture a été rendue difficile par suite de l'emploi d'une nomenclature particulière, Natalis Guillot a très-bien exposé les caractères généraux du système nerveux des Vertébrés. Il appelle *appareil fondamental* la base constante de l'axe cérébro-spinal chez tous ces Animaux, partie dont émanent directement tous les nerfs périphériques ; *appareil secondaire*, l'ensemble des commissures qui relient entre elles diverses parties de l'appareil fondamental ; enfin *appareil tertiaire*, les parties complémentaires qui existent chez certains Vertébrés supérieurs, mais font défaut chez les Vertébrés inférieurs, et par conséquent ne sont pas des éléments nécessaires du système. L'appareil fondamental se compose d'une stratification continue de substance blanche et d'un certain nombre d'amas ou centres de substance grise, dont l'un, étendu longitudinalement en forme de colonne, appartient essentiellement à la moelle épinière, et dont les autres logés dans la tête et sans relation directe avec les origines nerveuses sont en rapport avec l'extrémité antérieure des stratifications fondamentales de substance blanche et constituent avec elles le cervelet, les lobes optiques et un groupe de stratifications cérébrales au nombre de trois paires que cet anatomiste désigne sous des numéros d'ordre ; la première masse formant les hémisphères du cerveau, les masses de la seconde paire les corps striés, et les masses de la troisième paire, les couches optiques (*a*).

(*a*) Natalis Guillot, *Exposition anatomique de l'organisation du centre nerveux dans les quatre classes d'Animaux vertébrés*, 1854 (*Acad. de Belgique, Mém. couronné*, t. XVI).

tution de l'axe cérébro-spinal peuvent dépendre de plusieurs causes parmi lesquelles je citerai en première ligne : le développement inégal de ses diverses parties constitutives, circonstance qui a souvent pour effet de déterminer non-seulement des différences très-grandes dans le volume d'organes qui primitivement étaient semblables entre eux, mais aussi le chevauchement des uns sur les autres et même une sorte d'invagination par suite de laquelle certains lobes, au lieu de rester visibles à l'extérieur du système, peuvent se trouver cachés dans la profondeur des lobes adjacents.

Volume relatif de l'encéphale.

§ 8. — La grandeur de l'encéphale considérée relativement au volume total du corps ou relativement au volume des autres parties du système nerveux, notamment de la moelle épinière, varie beaucoup. Chez les Poissons, chez les Batraciens et même chez les Reptiles, il est très-petit; chez les Mammifères et chez les Oiseaux, au contraire, il est grand. Pour s'en convaincre, il suffit d'un simple coup d'œil jeté sur cette partie de l'organisme dans les cinq classes de Vertébrés. Mais lorsqu'on veut bien apprécier la valeur de ces différences, il ne faut pas s'en tenir aux résultats bruts obtenus par la comparaison du poids de l'encéphale au poids total du corps (1), il faut considérer cette proportionnalité dans ses relations avec l'âge et la taille des Animaux aussi bien qu'avec le rang zoologique de ces êtres (2).

(1) Haller s'est appliqué à réunir quelques données à ce sujet, et Cuvier a publié une liste assez longue d'Animaux chez lesquels les poids relatifs du cerveau et du corps avaient été constatés (*a*). Des observations analogues ont été publiées plus récemment par plusieurs auteurs (*b*).

(2) Les différences dans le poids de l'encéphale ne correspondent pas toujours rigoureusement aux différences existantes dans son volume, car

(*a*) Haller, *De partium corporis humanis*, t. VIII, p. 7 et suiv. — *Élém. physiol.*, t. IV, p. 8.
— Cuvier, *Leçons d'anat. comp.*, t. III.
— Sims, *On Hypertrophy and Atrophy of the Brain* (*Medico-Chirurg. Trans.*, 1835, t. XIX, p. 353 et suiv.).

(*b*) Parchappe, *Recherches sur l'encéphale*, 1836.
— Leuret, *Anat. comp. du système nerveux*, t. I, p. 420.
— Anderson, *Sketch of the comp. Anat. of the Nervous System*, p. 27.

Lorsqu'on compare entre elles des espèces animales dont la nature ne diffère que peu, mais dont le volume varie beaucoup, on observe d'ordinaire que le poids relatif de l'encéphale diminue à mesure que le poids total de l'organisme augmente (1). Ainsi, anatomiquement, les Ruminants ne diffèrent que fort peu les uns des autres ; mais ainsi que chacun le sait, le Bœuf est beaucoup plus gros que le Mouton ; or le poids de l'encéphale varie entre 1/750 et 1/860 du poids total chez le premier, tandis qu'il est d'environ 1/350 chez le second. Parmi les Rongeurs le rapport est de 1 à 290 chez le Castor, 228 chez le Lièvre, 138 chez le Rat surmulot, 43 chez la Souris, 28 chez le petit Rat des champs. Dans le genre *Equus* on observe des différences du même ordre ; ainsi la proportion est de 1/254 chez l'Ane, tandis que chez les Chevaux, il varie entre 1/400 et 1/700.

Des relations analogues existent chez les Oiseaux, entre la taille des Animaux et la grandeur de leur encéphale. Ainsi le poids du cerveau n'est que de 1/1200 du poids du corps chez l'Autruche tandis qu'il est de 1/360 chez l'Oie, de 1/257 chez le

sa densité n'est pas toujours exactement la même ; mais les erreurs déterminées par cette circonstance sont si faibles qu'on peut les négliger. Dans l'espèce humaine, la densité du cerveau comparée à celle de l'eau peut varier entre 1,013 et 1,055 (*a*), et elle paraît diminuer un peu dans la vieillesse (*b*), ce qui dépend probablement d'une augmentation dans la proportion de matières grasses. La pesanteur spécifique de l'encéphale paraît être un peu plus élevée chez les individus affectés de maladies mentales que chez ceux dont l'état est normal (*c*).

(1) Cette prépondérance relative de l'encéphale chez les Animaux de petite taille n'avait échappé à l'attention ni de Haller ni de Cuvier (*d*); mais elle a été particulièrement bien mise en évidence par M. Alex. Brandt, à l'occasion de ses recherches sur la capacité crânienne chez la Rhytina comparée au Dugong et au Lamantin (*e*).

(*a*) Parchappe, *Op. cit.*, p. 67.

(*b*) Sœmmerring, *De corporis humanis fabrica*, t. V, p. 40.

— Desmoulins, *De l'état du système nerveux sous les rapports de volume et de masse dans le marasme* (*Journal de physique*, 1820, t. XC, p. 442, etc.).

(*c*) Leuret et Mitivié, *Recherches sur les causes de la folie*.

(*d*) Haller, *Elementa physiologiæ corporis humani*, t. IV, p. 8.

— Cuvier, *Leçons d'anat. comp.*, t. III, p. 77.

(*e*) Al. Brandt jun., *Sur le rapport du poids du cerveau à celui du corps chez différents Animaux* (*Bull. de la Soc. des naturalistes de Moscou*, 1867, n° 4).

Canard, de 1/74 chez la Sarcelle, de 1/48 chez le Chouas, de 1/24 chez la Linotte, et de 1/12 chez la Mésange à tête bleue.

Je citerai aussi des exemples analogues fournis par la classe des Reptiles : chez la grande Tortue de mer la proportion est 1 : 5688, tandis que chez la Tortue de terre qui est de très-petite taille, ce rapport est comme 1 : 2240.

Chez la Carpe, elle s'élève parfois à 1/560.

Chez le Thon, elle tombe à 1/37 440 (1).

Il en résulte que pour évaluer la supériorité relative des types zoologiques sous le rapport de la masse de leur encéphale, il faut tenir grand compte de la taille et comparer entre eux, autant que faire se peut, des Animaux dont le volume ne diffère que peu. Or, en procédant de la sorte, on trouve que la supériorité des Vertébrés à sang chaud sur les Vertébrés à sang froid se prononce de la manière la plus nette (2), et qu'à égalité de poids, non-seulement les premiers l'emportent de beaucoup sur les seconds, mais que l'Homme est mieux partagé que tout autre Mammifère (3).

Je reviendrai sur ce sujet lorsque je traiterai des fonctions du

(1) Ces rapports résultent de pesées faites par Cuvier (*a*); mais il ne faut pas oublier qu'il peut y avoir à cet égard des variations très-considérables chez les différents individus d'une même espèce.

(2) Ainsi chez les Poissons, lors même que ces Animaux sont de petite taille, le poids de l'encéphale comparé au poids du corps est inférieur à ce que l'on trouve chez les Mammifères de grande taille.

M. Owen estime à 1 3000 du poids du corps le poids de l'encéphale des Poissons (les lobes olfactifs non compris); mais il me paraît y avoir dans cette évaluation quelque faute d'impression, car l'auteur que je viens de citer ajoute que la proportion entre ces deux termes était comme 1 à 1500 chez une Lamproie, 1 à 842 chez une Vaudoise, 1 à 805 chez une Carpe, et il ne cite aucune autre détermination (*b*). Il est aussi à noter que les nombres donnés par M. Owen concordent parfaitement avec ceux obtenus par les pesées faites par Anderson (*c*).

(3) Considéré d'une manière absolue, l'encéphale de l'Homme est plus volumineux que celui de la Femme, mais proportionnellement à la masse

(*a*) Owen, *Anat. of Vertebrates*, t. I, p. 286.

(*b*) Anderson, *Sketch of the comp. Anat., of the Nervous System*, p. 18, 1837.

système nerveux, et ici je me bornerai à ajouter que chez les Animaux de même classe il y a souvent, indépendamment des différences en rapport avec la taille, de très-grandes inégalités sous le rapport du volume de l'encéphale. Ainsi dans la classe des Mammifères, le cerveau, toutes choses égales d'ailleurs, est beaucoup plus petit chez les Rongeurs et les Insectivores que chez les Carnassiers, et chez ces derniers il est beaucoup moins volumineux que chez les Quadrumanes.

Si les Animaux supérieurs en se développant réalisaient successivement les divers types organiques observés chez les Animaux inférieurs du même embranchement lorsque ceux-ci sont arrivés à leur état parfait, la part du poids total du corps représentée par le poids de l'encéphale serait d'autant plus petite que l'individu en voie de formation serait plus jeune. Mais il en est tout autrement ; d'ordinaire même, l'encéphale est d'autant plus prédominant dans l'organisme que le développement de celui-ci est moins avancé.

En effet, le système nerveux central du Vertébré se développe plus rapidement que les autres parties de l'économie, mais sa croissance se ralentit ou s'arrête plus tôt. Chez le très-jeune embryon, l'encéphale constitue à lui seul la majeure partie de la masse du corps ; mais bientôt la marche du travail organogénique devient plus rapide dans les autres appareils, et à mesure que l'individu approche du terme de sa croissance, ceux-ci deviennent de plus en plus prépondérants, en sorte que l'encéphale,

du corps la différence est en sens inverse. Ainsi les pesées comparatives faites par J. Reid ont donné en moyenne 1/37,5 chez l'Homme et 1/35 chez la Femme (a) ; d'autres observations faites par Peacock et par Dieberg ont donné à peu près les mêmes résultats (b).

(a) Reid, *Tables of the Weights of some of the most important Organs of the Body at different Periods of Life* (*Edinburgh and London Monthly Journal of Med. Sc.*, 1843, t. III, p. 295).

(b) Peacock, *Weights of some of the Organs of the human Body* (*Edinb. Month. Journ.*, 1848, t. VII, p. 101).

— Dieberg, *Das Gewicht des Körpers und seiner Organe* (Casper's *Vierteljahrsschrift*, 1864, t. XV, p. 1).

tout en continuant de grossir diminue de volume comparativement au volume total du corps (1).

Différence dans a conformation de l'encéphale.

§ 9. — D'autres différences qui paraissent avoir plus d'importance que n'en aurait le volume de l'encéphale dépendent :

1° De l'étendue plus ou moins grande de la surface de jonction entre la substance grise et la substance blanche, étendue

(1) Ainsi Wenzel estime que chez le Poulet, la masse de l'encéphale comparée à celle du corps est d'environ 1/28 au 8e jour de l'incubation ; 1/51 au moment de l'éclosion, tandis que ce rapport serait comme 1 est à 400 chez la Poule adulte (*a*).

Burdach assigne les proportions suivantes au cerveau humain (*b*) :

Chez l'embryon au cinquième mois, environ	1/8 du poids du corps.
Chez le fœtus à terme.	1/10
Chez l'homme adulte	1/40

Chez l'enfant la croissance de l'encéphale est si rapide pendant les premières années, que Wenzel a pu croire qu'à l'âge de 6 ou 7 ans, cette partie de l'encéphale avait atteint son maximum de développement (*c*); mais cette opinion n'est pas fondée et la croissance du cerveau ne s'arrête complétement qu'entre 30 et 40 ans.

En effet M. Broca, en discutant les observations recueillies par Wagner (*d*), a fait voir que, chez l'Homme, le poids absolu de l'encéphale est un peu plus élevé entre 30 et 40 ans qu'entre 20 et 30 et diminue ensuite progressivement de la manière suivante :

De 31 à 40 ans.	1410 grammes.
41 à 50	1391
51 à 60	1340
61 et au delà.	1326

Pour les Femmes, le poids moyen du cerveau est de 1262 grammes entre 30 et 40 ans, et ne diminue pas notablement pendant la période décennale suivante ; enfin il ne descend qu'à 1236 entre 50 et 60 ans (*e*).

D'après les mêmes données statistiques, ainsi que d'après les faits recueillis par Sims, le poids du cerveau serait un peu plus grand entre 11 et 21 ans qu'entre 21 ans et 30 ans (*f*). Mais le nombre des faits enregistrés n'était pas suffisant pour donner de bonnes moyennes, et M. Broca pense que cette irrégularité apparente dans la marche de la croissance de l'encéphale peut être attribuée à l'introduction de quelques cas anormaux (*g*); je ferai remarquer cependant que le même écart a été observé chez les femmes.

(*a*) Wenzel, *De penitiori Structura cerebri hominis et Brutorum*, tab. v. (1812).

(*b*) Burdach, *Traité de physiologie*, t. III, p. 387.

(*c*) Wenzel, *Op. cit.*, p. 266.

(*d*) R. Wagner, *Vorstudien zu einer wissenschaftl. Morphologie und Physiologie des menschlichen Gehirns*. Erste Abth., p. 39 et suiv. (1850).

(*e*) Broca, *Sur le volume et la forme du cerveau suivant les individus et suivant les races* (*Bull. de la Soc. d'anthropologie de Paris*, 1871, t. II, p. 153 et suiv.).

(*f*) Sims, *Op. cit.* (*Med. Chir. Trans*, t. XIV).

(*g*) Broca, *loc. cit.*

qui, à volumes égaux, peut varier beaucoup suivant que cette surface est plane ou plissée;

2° De la coalescence de parties primitivement séparées entre elles et demeurant distinctes chez certains Animaux;

3° Du remplissage partiel ou de l'oblitération de cavités par suite de l'épaississement de leurs parois;

4° De la multiplicité des fibres intrinsèques qui relient entre elles les diverses parties de l'axe cérébro-spinal et constituent l'appareil commissural (1);

5° De la multiplication et de l'individualisation de plus en plus prononcées des foyers de substance grise;

6° De la prédominance de certaines parties de l'encéphale sur les parties voisines, et plus particulièrement la prédominance du cerveau sur le reste de l'encéphale;

7° De l'adjonction de parties nouvelles et spéciales aux parties communes et essentielles, où de l'avortement de quelques-unes de ces dernières.

Divers degrés de perfectionnement.

§ 10. — Le perfectionnement de l'axe cérébro-spinal atteint des degrés très-différents chez les divers Vertébrés et peut porter tantôt sur une partie de ce système, tantôt sur une autre; en sorte que chez certains Animaux, tel organe nerveux peut être mieux constitué que chez d'autres espèces qui cependant sont supérieures aux premières sous le rapport du mode de constitution d'une autre partie du même appareil. Cependant on peut dire d'une manière générale que le système nerveux est moins perfectionné chez les Batraciens que chez la plupart des autres Animaux vertébrés; que sous ce rapport il existe de grandes différences parmi les Poissons, ainsi que

(1) Dans les ouvrages sur l'anatomie de l'Homme ou des autres Vertébrés, on comprend sous la dénomination de *commissures* non-seulement les faisceaux de fibres qui unissent entre elles les parties similaires du système nerveux qui sont situées des deux côtés de la ligne médiane, mais aussi les faisceaux longitudinaux ou obliques qui sont comparables à ce que j'ai appelé les connectifs chez les Animaux invertébrés.

chez les Reptiles ; que, chez les Oiseaux, ce système est plus perfectionné que chez les Vertébrés à sang froid ; et qu'il est mieux constitué dans la classe des Mammifères que dans aucun autre groupe zoologique ; enfin que de Mammifère à Mammifère, il présente sous ce rapport des différences très-considérables et que l'Homme est de tous les êtres animés le plus favorisé à cet égard.

Ces indications sommaires me paraissent suffisantes pour donner une idée générale du mode de constitution du système nerveux dans l'ensemble de l'embranchement des Vertébrés ; mais les notions acquises de la sorte ne peuvent satisfaire ni l'anatomiste ni le physiologiste, et il me paraît nécessaire de faire maintenant une étude plus attentive de chacune des principales parties dont ce système se compose. Il faut les examiner aux diverses périodes de leur développement aussi bien que chez l'individu adulte (1) et noter les particularités qu'elles présentent dans les différents groupes zoologiques. Dans la prochaine leçon, j'aborderai cette étude, et je m'occuperai d'abord de la moelle épinière parce que c'est une partie dont la connaissance nous est nécessaire pour bien comprendre la structure de l'encéphale.

(1) Vers la même époque, Tiedemann, en Allemagne, et Serres, en France, rendirent de grands services à l'anatomie comparée en étudiant le mode de développement du système nerveux chez les Vertébrés supérieurs, et en comparant les états transitoires de ce système chez ces Animaux aux formes définitives des parties correspondantes chez les Vertébrés inférieurs (*a*). Mais ainsi que nous aurons souvent l'occasion de le voir dans les leçons suivantes, les Animaux supérieurs ne réalisent à aucune période de leur existence le mode d'organisation définitif d'une espèce inférieure.

(*a*) Tiedemann, *Anat. und Bildungsgeschichte des Gehirns*, 1816. — *Anat. du cerveau*, trad. par Jourdan, 1823.

— Serres, *Anatomie comparée du cerveau dans les quatre classes des Animaux vertébrés*, 2 vol., 1824.

CENT-TROISIÈME LEÇON.

Suite de l'étude anatomique de l'axe cérébro-spinal. — Moelle épinière. — Moelle allongée. — Parties spéciales de l'encéphale. — Cervelet. — Lobes optiques ou tubercules quadrijumeaux. — Corps pinéal. — Corps pituitaire. — Prosencéphale. — Couches optiques. — Corps striés. — Lobes cérébraux. — Lobes olfactifs.

Conformation générale de la moelle épinière.

§ 1. — La moelle épinière, quelquefois plus ou moins aplatie (1), mais ordinairement de forme à peu près cylindrique, est divisée en deux parties symétriques par des sillons longitudinaux profonds ou *scissures* qui occupent la ligne médiane, et qui sont situées, l'une sur sa face dorsale, l'autre sur sa face ventrale. Les racines des nerfs qui s'en détachent latéralement forment de chaque côté deux séries parallèles, et y tracent d'autres lignes appelées *sillons collatéraux*, en sorte que cette espèce de corde nerveuse se trouve subdivisée, de chaque côté, en trois bandes longitudinales : une supérieure ou dorsale, une inférieure ou ventrale, et une intermédiaire ou latérale. D'ordinaire, son diamètre varie suivant la grosseur des nerfs qui en partent, et comme les nerfs des membres sont plus forts que ceux des autres parties du corps, on observe, en général, un renflement de la moelle épinière dans la région correspondante, d'une part aux membres abdominaux, d'autre part aux membres thoraciques (2).

(1) Chez les Poissons de l'ordre des Cyclostomes, la moelle épinière a la forme d'un ruban épais, un peu concave en dessus et très-élastique (*a*).

(2) Serres a fait remarquer qu'il existe chez l'embryon des Vertébrés une concordance parfaite entre l'apparition de ces élargissements de la moelle épinière et le développement des membres. Ainsi, chez le Poulet, la moelle épinière est d'abord uniformément cylindrique ; mais vers le sixième jour, quand les membres inférieurs commencent à se former, le renflement lombaire apparaît, et deux jours plus tard, lorsque les ailes, dont la formation est plus tardive, commencent à se constituer, on voit le diamètre de la moelle augmenter dans la région cervico-thoracique ; puis à mesure que ces membres grandissent, les différences de diamètre entre ces portions élargies de la moelle épinière et les portions adjacentes augmentent. Des relations

(*a*) Desmoulins et Magendie, *Op. cit.*, t. I, p. 177.

Lorsque l'une des paires de membres manque ou n'existe qu'à l'état rudimentaire, le renflement correspondant fait également défaut, et chez les Animaux apodes, le diamètre de la moelle épinière est uniforme. Ces renflements sont très-marqués chez les Mammifères et chez les Oiseaux. Ils le sont encore davantage chez les Tortues, où les nerfs de la région dorsale sont extrêmement réduits (1), et chez quelques Poissons, il y a même une protubérance gangliforme à la base de chacun des nerfs de la nageoire pectorale (2). Mais il y a d'autres Animaux de la même classe où ces nageoires sont non moins grandes, et où cepen-

analogues ont été observées chez l'embryon de divers Mammifères (*a*).

(1) La différence est très-considérable entre la grosseur de la moelle épinière dans les régions correspondantes à l'origine des nerfs des membres et dans la région intermédiaire, où les parties sensibles du système tégumentaire ainsi que le système musculaire font défaut (*b*), et ce fait montre que le renflement dont il est ici question est en rapport, non pas avec les dimensions de la partie correspondante du corps, comme Serres le pensait (*c*), mais avec le développement des organes moteurs et sensitifs.

(2) Chez plusieurs espèces de Trigles, on voit à la face supérieure de la partie antérieure de la moelle épinière cinq ou six paires de renflements ganglionnaires (*d*), et, chez les Pleuronectes, il y a même un nombre plus considérable de ces tubérosités (*e*). Un mode de conformation analogue a été signalé chez le Poisson-Lune (*f*) mais n'y est pas visible quand l'organe est à l'état frais (*g*). C'est probablement par suite d'altérations analogues que Cuvier a été conduit à admettre l'existence de renflements de ce genre chez la Baudroie (*h*). Quant aux légers élargissements que l'on aperçoit de distance en distance dans la moelle épinière de l'Anguille; ils paraissent être dus seulement à la rétraction de cet organe (*i*).

Il est aussi à noter qu'un mode de conformation analogue, mais transitoire, a été constaté chez l'embryon de quelques Poissons. Ainsi, chez la Palée,

(*a*) Serres, *Op. cit.*, t. II, p. 124.

(*b*) Ex. : la Tortue d'Europe; voyez Bojanus, *Anat. Test.*, pl. 21, fig. 84.

(*c*) Serres, *Op. cit.*, t. II, p. 110.

(*d*) Par exemple chez la *Trigla adiciltica;* voyez Arsaky, *De Piscium cerebro et medulla spinali*, pl. II, fig. 21.

— Le Perlon ou *T. hirundo;* voyez Desmoulins et Magendie, *Anat. du système nerveux*, t. II, pl. 7, fig. 3.

— La Trigle lyre; voyez Desmoulins, *Op. cit.*, pl. 7, fig. 2.

(*e*) Par exemple chez la Plie; voyez N. Guillot, *Op. cit.*, pl. 3, fig. 28 et 31.

(*f*) Arsaky, *Op. cit.*, pl 3, fig. 10.

(*g*) Vulpian, *Leçons sur la physiologie du système nerveux*, p. 315.

(*h*) Cuvier, *Anat. comp.*, 2e édit., t. III, p. 170.

— Owen, *Anat. of Vertebrates*, t. I, p 272.

(*i*) Leuret et Gratiolet, *Anat. comp. du système nerveux*, pl. 2.

dant la moelle épinière ne présente dans la région correspondante aucun élargissement (1). La portion postérieure de cette corde nerveuse s'atténue graduellement, et vers le bout elle devient tout à fait filiforme; mais chez les Poissons, où la nageoire caudale est très-développée, on remarque souvent un élargissement subterminal en forme de ganglion (2).

Primitivement, la moelle épinière s'étend de la cavité du crâne à l'extrémité postérieure de la colonne rachidienne; chez la plupart des Vertébrés inférieurs, elle conserve toujours cette disposition, et tous ses nerfs en partent sous un angle presque droit pour sortir du canal vertébral et se répandre au dehors; mais d'autres fois, pendant le développement de l'embryon, elle s'allonge moins que sa gaîne osseuse, et semble alors remonter de plus en plus dans ce canal, ce qui oblige les nerfs de sa portion subterminale à s'infléchir en arrière pour gagner leurs trous de sortie, et ces nerfs forment alors autour de son extrémité postérieure un faisceau longitudinal appelé *queue-de-cheval*, au milieu duquel l'axe cérébro-spinal continue à être représenté par un filament grêle auquel les anciens anatomistes donnaient le nom de *ligament coccygien*. Ce phénomène coïncide ordinairement avec l'atrophie plus ou moins complète de la portion caudale du rachis, et chez les Mammifères, ainsi que chez les Batraciens, la queue-de-cheval est d'autant plus développée que cette portion coccygienne est plus réduite (3). Ainsi

M. Vogt a vu qu'au moment où les nageoires pectorales commencent à se développer, les cornes latérales de la moelle épinière présentent une série de renflements tuberculeux correspondant à l'origine des nerfs propres à ces organes; mais que ces petits mamelons ne tardent pas à disparaître (*a*).

(1) Notamment les Exocèles (*b*).

(2) Ce ganglion caudal se rencontre chez beaucoup de Poissons osseux. Il est très-développé chez les Cyprins (*c*), et les Sandres ou *Lucioperca* (*d*).

(3) Serres a fait à ce sujet des obser-

(*a*) Owen, *Anat. of the Vertebrates*, t. I, p. 291.

(*b*) Leuret et Gratiolet, *Op. cit.*, t. II, p. 160, pl. 2.

(*c*) Weber, *Knoten und unpaarer Faden, mit dem sich das Rückenmark bei einigen Fischen endigt* (Meckel's *Archiv*, 1827, p. 316, pl. 4, fig. 28 et 29).

(*d*) Carus et Dalton, *Tab. anat. comp. illustr.*, pars VIII, pl. 4, fig. 8.

chez les espèces anoures, telles que l'Homme, certaines Chauve-Souris, les Grenouilles et les Crapauds, elle atteint son maximum (1); chez les Animaux à courte queue, tels que le Lièvre ou le Sanglier, la moelle épinière se prolonge davantage, et chez les espèces dont la queue est très-longue et très-puissante, elle se continue fort loin dans l'intérieur de cet appendice (2). Les Monotrèmes nous offrent un exemple remarquable de ces relations entre le mode de terminaison de la moelle épinière et le développement de la région caudale du corps. En effet, chez l'Ornithorhynque, dont la queue est grande et puissante, l'axe cérébro-spinal s'étend jusqu'aux vertèbres sacrées, tandis que chez l'Echidné, dont la queue est rudimentaire, il s'arrête au milieu de la région dorsale (3). Chez le Poisson-Lune, dont le

vations intéressantes (a). Chez l'embryon humain il existe, jusque vers le troisième mois de la vie intra-utérine, une queue bien caractérisée, et pendant cette période, la moelle épinière se prolonge dans le sacrum jusqu'au coccyx; mais du troisième au quatrième mois, la queue disparaît et la moelle épinière remonte alors peu à peu au niveau de la deuxième vertèbre sacrée; à la naissance elle correspond à la troisième vertèbre lombaire, et plus tard elle ne dépasse pas la deuxième vertèbre lombaire. Du reste ce raccourcissement de la moelle épinière est plutôt apparent que réel, car la portion subterminale de ce cordon ne cesse pas d'exister; seulement elle est comme étirée et transformée en un filament grêle, auquel les anatomistes ont donné le nom de *ligament coccygien*. Ce ligament impair placé au milieu des nerfs de la queue-de-cheval est fixé au coccyx par son extrémité inférieure, et contient un prolongement de la substance nerveuse de l'axe cérébro-spinal. Pour plus de détail à ce sujet, je renverrai aux ouvrages récents sur l'anatomie descriptive de l'Homme (b). M. Jacubowitch a étudié la structure du filament terminal de la moelle épinière chez divers Mammifères (c).

(1) Ces changements dans la moelle épinière pendant la métamorphose du Têtard en Grenouille ont été très-bien observés et figurés par M. Wyman chez le *Rana pipiens* (d).

(2) Par exemple, chez l'Écureuil (e).

(3) Chez l'Echidné, la queue-de-che-

(a) J. Wyman, *Anat. of the Nervous System of* Rana pipiens (*Smithsonian Contributions*, octobre, t. V).

(b) Serres, *Anat. comp. du cerveau*, t. II, p. 116.

(c) Voyez Sappey, *Op. cit.*, t. III, p. 156.

(d) Jacubowitch, *Études sur la structure intime du cerveau et de la moelle épinière* (*Ann. des sciences nat.*, 1869, 4e série, t. XII, p. 198).

(e) Voyez A. F. de Gumoens, *De Systemate nervorum sciurii vulgaris*. Dissert. inaug., Berne, 1852, pl. 1, fig. 1.

corps est brusquement tronqué en arrière, la moelle épinière dépasse à peine la région céphalique (1); mais chez d'autres Animaux de la même classe, elle est également très-raccourcie, sans que la région caudale soit moins développée que d'ordinaire, par exemple chez la Baudroie (2).

Les sillons médians qui séparent entre eux les deux moitiés de la moelle épinière sont en général étroits et très-profonds. Le *sillon ventral* (3), tapissé par un repli de la pie-mère, loge les vaisseaux sanguins qui vont se distribuer dans l'intérieur de cette corde (4). Son fond est occupé par une lame de substance blanche qui réunit entre elles les deux moitiés de l'organe et porte le nom de commissure blanche.

val est par conséquent remarquablement longue (*a*), tandis que chez l'Ornithorhynque elle est à peine caractérisée.

(1) Arsaky a constaté cette disposition remarquable de la moelle épinière de l'*Orthagoriscus* ou *Tetraodon mola*, dont le canal vertébral n'est occupé que par la queue-de-cheval (*b*). La moelle épinière est aussi très-courte chez le Diodon (*c*).

(2) Chez la Baudroie, la moelle épinière est aussi très-courte (*d*); elle s'étend jusqu'au niveau de la douzième vertèbre, et se continue ensuite sous la forme d'un filament analogue au ligament coccygien au milieu du faisceau des nerfs qui constituent la queue-de-cheval.

(3) D'ordinaire on désigne cette ligne sous le nom de *sillon antérieur*, parce que chez l'Homme, dont le corps est vertical, elle occupe la face antérieure de la moelle épinière ; mais en anatomie comparée il est difficile de conserver cette expression, parce que le corps des Animaux vertébrés étant presque toujours placé horizontalement, la partie du myélaxe qui est antérieure chez l'Homme devient inférieure. Cela met beaucoup de confusion dans les descriptions, et je crois préférable de substituer à ces expressions basées sur des rapports variables, des noms dont la signification ne peut donner lieu à aucune équivoque. C'est pour cette raison que j'appelle *sillon tergal*, *face tergale*, *racines tergales*, etc., les parties cérébro-spinales qui sont postérieures chez l'Homme et supérieures chez les Vertébrés ordinaires, mais toujours dorsales ; *sillon ventral*, *racines ventrales*, etc., les parties qui sont *antérieures* chez l'Homme et *inférieures* chez les Quadrupèdes, etc.

(4) Chez les Oiseaux, ce sillon est peu marqué.

(*a*) Owen, *Marsupialia* (Todd's *Cyclopedia of Anat. and Physiol.*, t. III, p. 385, fig. 185).
(*b*) Arsaky, *Op. cit.*, pl. 3, fig. 9 et 10.
(*c*) Owen, *Anat. of Vertebrates*, t. I, p. 272, fig. 171.
(*d*) Voyez Leuret et Gratiolet, *Anat. comp. du système nerveux*, pl. 2.

Le sillon tergal (1) est ordinairement très-étroit dans la plus grande partie de son étendue (2); mais dans le voisinage de l'encéphale, il s'évase beaucoup et constitue une sorte de gouttière profonde appelée *quatrième ventricule*. Chez les Oiseaux il s'évase de la même façon dans la région lombaire, et forme ainsi une fosse particulière qui est désignée communément sous le nom de *sinus rhomboïdal*, mais que je préfère appeler le *ventricule lombaire* (3). Le fond du sillon tergal est formé par la portion médiane de la substance grise qui occupe l'axe de la moelle épinière, et qui s'étend d'une moitié de la corde à l'autre, disposition à raison de laquelle les anatomistes donnent à cette partie le nom de *commissure grise* (4). Chez les Poissons, elle est cachée par suite de la coalescence des couches de substance blanche qui bordent latéralement le sillon dorsal (5).

(1) Sillon postérieur chez l'Homme, sillon supérieur chez la plupart des Vertébrés.

(2) Chez l'Homme, les deux lèvres de ce sillon linéaire sont tellement serrées l'une contre l'autre que plusieurs anatomistes ont révoqué en doute ou nié son existence (*a*); mais il est en réalité très-profond et s'enfonce jusqu'à la substance grise centrale (*b*). Dans les premiers temps de la vie embryonnaire, il se confond même avec le canal central, qui est alors une gouttière ouverte dans toute sa longueur. Tiedemann a constaté cette disposition chez un embryon humain parvenu à sa neuvième semaine. L'écartement des bords de cette gouttière persiste plus dans la région lombaire que dans la région dorsale, et il en résulte une fosse temporaire analogue au sinus rhomboïdal des Oiseaux.

(3) Le sinus rhomboïdal occupe le milieu du renflement pelvien de la moelle épinière (*c*) et loge une masse blanchâtre d'aspect gélatineux, qui dépend de la pie-mère (*d*). Il constitue un des caractères anatomiques de la classe des Oiseaux.

(4) Cette désignation est mauvaise, car il faudrait réserver le nom de *commissure* pour les faisceaux des fibres nerveuses qui relient entre eux des centres de substance grise, et ici la réunion est une conséquence de la continuité de cette dernière substance.

(5) N. Guillot a insisté sur l'existence de la substance blanche au fond

(*a*) Vicq d'Azyr, *Sur la moelle épinière* (*Œuvres*, t. VI, p. 205).

(*b*) Huber, *De medulla spinalis. Comment. Göttingensis*, 1741.
— Keuffel, *De medulla spinalis*. Dissert. inaug., Halle, 1810. — *Uebes das Rückenmark* (Reil's *Archiv*, t. X, p. 123.

(*c*) Ex. : le Pigeon ; voyez Carus et Dalton, *Op. cit.*, pl. 6, fig. 7.

(*d*) Leydig, *Kleinere Mittheilungen zur thierischen Gewebelhiere* (Müller's *Archiv für Anat.*, 1854, p. 334).

Le centre de la moelle épinière est occupé par une cavité qui est pratiquée au milieu de la substance grise. Ce canal est d'un calibre relativement considérable chez les jeunes embryons de tous les Vertébrés; mais, par les progrès du travail organogénique, il se rétrécit peu à peu et il peut même s'oblitérer complétement. Chez les Poissons, les Batraciens, les Reptiles et les Oiseaux, il reste toujours perméable (1), et son diamètre est généralement en raison inverse de l'épaisseur de la couche circonvoisine de substance grise. Il ne se rétrécit que peu chez les Mammifères inférieurs, tels que les Lapins (2), les Rats et les autres Rongeurs, et il reste dilaté chez les Carnassiers; mais chez les Singes, tels que les Mandrils et les Papions adultes, on n'en trouve que des vestiges, et chez l'Homme, il est souvent fermé en totalité ou en majeure partie (3). Sa

du sillon dorsal et appelé ces *bandes axe des stratifications postérieures* (*a*).

(1) Pour mettre ce canal en évidence chez tous ces Animaux, il suffit de faire une section transversale de la moelle épinière et d'en détacher ensuite des disques ou rondelles. N. Guillot l'a très-bien représenté chez diverses espèces (*op. cit.*, pl. 4 à 8).

Quelques anatomistes ont décrit ce canal comme étant tantôt simple, d'autrefois triple (*b*), erreur qui dépend de ce que parfois on l'a confondu avec les deux grosses veines adjacentes (*c*).

(2) Voyez N. Guillot, *op. cit.*, 11, fig. 152 et 153.

(3) Chez l'embryon humain, au troisième mois, le diamètre du canal central de la moelle épinière est au moins égal à celui qui persiste chez les Rongeurs; mais du cinquième au sixième mois, son calibre diminue beaucoup, et au septième mois on n'en trouve que des vestiges; enfin, du huitième au neuvième mois, il est en général complétement oblitéré (*d*); quelquefois, cependant, on en a trouvé des traces chez l'adulte (*e*), circonstance qui explique les divergences d'opinions au sujet de son existence dans l'espèce humaine.

La plupart des anatomistes de la Renaissance, notamment Étienne, Colombus et Malpighi (*f*), en firent mention, tandis que son existence fut révo-

(*a*) N. Guillot, *Op. cit.*, p. 71, pl. 4, fig. 49.

(*b*) Blasius, *Anatome contracta*, p. 280.
— Gall, *Système nerveux*, t. I, p. 39.
— Foville, *Traité de l'Anat., de la Physiol. et de la Pathol. du système nerveux*, t. I, p. 280.

(*c*) Voyez Kölliker, *Op. cit.*, fig. 185.

(*d*) Tiedemann, *Anat. du cerveau*, pl. 1, fig. 8.
— Serres, *Op. cit.*, t. II, p. 105.

(*e*) Sappey, *Op. cit.*, t. III, p. 192.

(*f*) C. Stephanius, *De Dissectione partium*, 1545, p. 341.
— Colombus, *De re anatomica*, 1559, p. 191.
— Malpighi, *Opere omnia*, t. II, p. 119.

surface interne est tapissée d'une couche de tissu épithélique vibratile (1).

Le *myélaxe* ou couche basilaire de substance grise occupe toute la longueur de la moelle épinière, et y repose sur la portion correspondante de la charpente fondamentale, constituée par la substance blanche qui l'entoure complétement. Il y forme une colonne centrale qui commence dans le filet terminal et se prolonge antérieurement dans l'encéphale. Mais cette espèce de tige n'est pas cylindrique; elle s'étend latéralement dans l'épaisseur de chacune des moitiés de cet organe et s'y épaissit beaucoup, de façon à présenter trois parties bien distinctes : l'une médiane (2) et deux latérales. Puis chacune des espèces d'ailes, constituées par ces parties latérales, se subdivise en deux cordes ou bandes longitudinales qui s'avancent en divergeant et se dirigent obliquement, l'une en dehors et en avant ou en bas, l'autre en dehors et en arrière ou en

quée en doute par d'autres auteurs (*a*), et Serres, tout en admettant sa présence chez l'embryon, pensait qu'il s'oblitérait complétement par les progrès de l'âge (*b*); mais Stelling et beaucoup d'autres observateurs ont bien constaté qu'il ne disparaît que partiellement (*c*).

J'ajouterai que, d'après Stilling, le canal central du névraxe s'ouvrirait postérieurement à l'extrémité du renflement lombaire dans le sillon postérieur chez l'Homme et dans le sillon antérieur ou inférieur chez les autres Mammifères.

(1) M. Hannover a vu ce mouvement ciliaire chez des Têtards et de jeunes Grenouilles. La présence de cils vibratiles dans le canal central de la moelle épinière a été constatée aussi chez les Vertébrés supérieurs par M. Kölliker ainsi que par plusieurs autres observateurs (*d*).

(2) M. Kölliker distingue sous les noms de *noyau gris central* ou *filament central de l'épendyme* la couche de substance grise qui entoure directement le canal de la moelle épinière (*e*).

(*a*) Meckel, *Manuel d'anat.*, trad. par Jourdan, t. II, p. 605.
(*b*) Serres, *Op. cit.*, t. II, p. 105.
(*c*) Stilling et Wallach, *Rückenmark*, p. 23, fig. 445.
— Clarke, *Structur of the spinal Chord* (*Philos. Trans.*, 1850, p. 608, pl. 20 à 24).
— Lenhossek, *Central Nervensystem*, p. 16, pl. 1, fig. 1 (*Mém. de l'Acad. de Vienne*, t. X, 1858).
(*d*) Hannover, *Recherches microscopiques sur le système nerveux*, p. 28 (1844).
— Kölliker, *Traité d'histologie*, p. 349.
(*e*) Kölliker, *Traité d'histologie*, p. 336.

haut, en sorte que sur une section transversale de la moelle épinière, l'aire de la substance grise est cruciale et présente de chaque côté deux prolongements, appelés en anatomie humaine *cornes antérieures* et *cornes postérieures*, mais qu'en anatomie comparée, il est préférable de désigner sous les noms de *cornes ventrales* et de *cornes tergales*, afin d'éviter les équivoques résultant des variations dans la position du corps des Animaux observés. Du reste, la forme de ces prolongements latéraux du myélaxe varie beaucoup, non-seulement suivant les espèces, mais aussi suivant les régions de la moelle épinière où la section a été pratiquée (1). Il est également à noter que l'épaisseur relative de la couche superficielle constituée par la substance blanche et le diamètre du myélaxe varie dans les différentes régions de la moelle épinière, et que la substance grise est plus développée que la substance blanche au niveau du renflement lombaire, tandis que le contraire a lieu au niveau du renflement cervical (2). L'examen microscopique de la substance de la moelle épinière, combiné avec l'emploi de divers réactifs dont les histologistes font usage, permet d'y constater l'existence d'éléments anatomiques très-variés.

§ 2. — La structure intime de la moelle épinière est très-difficile à étudier ; depuis une huitaine d'années, elle a été l'ob-

(1) Ces différences dépendent en partie de la grosseur relative des cornes antérieures et postérieures, et en partie de la coalescence plus ou moins grande de la portion basilaire des deux expansions de la même paire.

L'aspect général de ces coupes a été indiqué par Vicq-d'Azyr et ses successeurs (*a*). Natalis Guillot l'a représenté chez un grand nombre d'Animaux (*b*).

(2) Les différences dans le développement relatif de la substance blanche et de la substance grise, dans les différentes parties de la moelle épinière de l'Homme, ont été constatées avec soin par Stilling et très-bien mises en évidence par M. Farabœuf à l'aide de courbes graphiques (*c*).

(*a*) Vicq d'Azyr, *Œuvres*, t. VI, p. 207.

(*b*) N. Guillot, *Op. cit.*, pl. 4 et suiv.

(*c*) Farabœuf, Art. MOELLE ÉPINIÈRE (ANATOMIE) du *Dictionnaire encyclopédique des sciences médicales*, 2ᵉ série, t. VIII, p. 279, fig. 4, 1864.

jet de recherches nombreuses, et beaucoup de lumière a été répandue sur ce sujet (1). Mais nos connaissances me paraissent être en réalité moins avancées que ne le pensent la plupart des histologistes ; ceux-ci sont en désaccord entre eux sur une multitude de points importants, et plusieurs des questions les plus intéressantes à résoudre n'ont reçu encore aucune réponse. Je ne parlerai donc que brièvement de ce sujet (2), ne

(1) Avant l'époque indiquée ci-dessus, Rolando avait fait quelques remarques intéressantes sur la structure intime de la moelle épinière (*a*) ; mais ce sont surtout les travaux de M. Stilling et des émules de cet anatomiste qui ont puissamment contribué aux progrès de nos connaissances à ce sujet (*b*). Du reste, tous ces auteurs paraissent avoir trop généralisé les résultats de leurs observations et avoir été trop guidés par des idées théoriques dans l'interprétation des faits particuliers qu'ils avaient constatés.

(2) M. Kölliker, qui est un des meilleurs observateurs parmi ceux qui se sont appliqués spécialement à l'étude de la structure intime du système nerveux, déclare formellement que dans l'état actuel de la science, aucune des questions fondamentales relatives aux connexions des divers éléments

(*a*) Rolando, *Recherches anatomiques sur la moelle allongée*, 1822 (*Mem della R. Acad. delle Scienze di Torino*, t. XXIX). — *Ricerche anatomiche sulla Struttura del Midollo spinale*, 1824 (*Dizion. period. di Medizina*).

— Ehrenberg, *Beobachtung einer angekannten Structur des Seelenorgans*, 1836.

— Valentin, *Ueber den Verlauf und die letzten Enden der Nerven* (*Nova Acta, Acad. nat. Curios.*, 1836, t. XVIII).

— Remak, *Observ. anat. et microsc. de Syst. nerv. Strutura*, 1838.

(*b*) Stilling et Wallach, *Untersuchungen über die Textur des Rückenmarks*, 1842.

— Stilling, *Ueber die* Medulla oblongata, 1843. — *De Medulla spinalis textura*. Dorpat, 1852. — *Neue Untersuchungen über den Bau des Rückenmarks*, 1859.

— J.-L. Clarke, *Researches into the Structur of the spinal Chord* (*Philos. Trans.*, 185', p. 607, pl. 20 à 25). — *On the Structur of the* Medulla oblongata (*Philos. Trans.*, 1858, p. 231, pl. 18 à 22). — *Further Researches on the Grey Substance of the spinal Chord* (*Philos. Trans.*, 1859, p. 437, pl. 19 à 22). — *Researches on the Development of the spinal Chord in Man Mammolia and Birds* (*Philos. Trans.*, 1862, p. 911).

— Schroder van der Kolk, *Anatomisch physiologisch Onderzoek over het fijnire Zamenstel en de Werking van het Ruggenmerg*, 1854 (*Akad. van Wetenschappen*, t. II). — *Overhet fijnere Zamenstel en de Werking van het verlengde Ruggenmerg*, 1858 (*Op. cit.*, t. VI). — *On the Minute Struct. and Functions of the spinal Chord and* Medulla oblongata (*New Sydenham Soc.*, 1859).

— Bratsch et Ranchner, *Zur Anat. des Rückenmarks*. Erlangen, 1854.

— Kuppfer, *De Medulla spinalis in Ranis textur*. Dissert., Dorpat, 1845.

— Metzler, *De Medulla spinalis avium textura*. Dissert., Dorpat, 1854.

— Bidder et Kuppfer, *Untersuchungen über die Textur des Rückenmarks*, 1857.

— Lenhossek, *Neue Untersuchungen über den feinern Bau des centralen Nervensystems des Menschen* (*Denkschr. der Wiener Akad.*, t. X, 1858).

— Jacubowitch, *Études sur la structure intime du cerveau et de la moelle épinière* (*Ann. des sciences nat.*, 1859, 4e série, t. XII).

— Dean, *Microsc. Anat. of the Lumbar Enlargement of the spinal Chord* (*American Acad.*, 1861).

— Gerlach, *Zur Anat. des menschlichen Rückenmarks* (*Medizin. Centralblatt*, 1867, nº 24).

— Stieda, *Centralnervensyst. der Vögel u. Säugethiere* (*Zeitsch. f. wissensch. Zool.*, 1869, t. XIX).

— Golgi, *Revista clinica di Bologna*, 1871.

— Boll, *Die Histologie und Histogenese der nervosen Centralorgane*, 1873.

m'arrêtant que sur les résultats qui paraissent bien établis et qui offrent une importance considérable.

La substance blanche ou périphérique de la moelle épinière se compose uniquement de fibres nerveuses mêlées à des vaisseaux sanguins et à du tissu conjonctif disposé de façon à constituer entre les parties précédentes un système de petites cloisons très-multipliées. Ces fibres, composées chacune d'un cylindre-axe revêtu d'une couche de myéline ou substance médullaire, sont disposées en faisceaux. Les unes sont longitudinales, les autres transversales ou obliques, et il est aussi à noter qu'elles sont en partie intrinsèques, c'est-à-dire appartenant complétement à cet organe, en partie extrinsèques, c'est-à-dire venant du dehors ou s'y rendant, et par conséquent concourant à la formation d'autres instruments physiologiques, des nerfs rachidiens, par exemple.

Les fibres longitudinales forment la masse principale de la moelle épinière, et sont logées entre des prolongements centripètes du tissu conjonctif en relation avec la pie-mère (1) ; leur nombre augmente d'arrière en avant, et près de la surface elles sont toutes à peu près parallèles entre elles; mais plus profondément elles s'entrecroisent obliquement, leur diamètre diminue (2), et elles paraissent se rendre successivement dans

histogéniques de cet appareil n'ont reçu une solution satisfaisante et qu'il serait plus que téméraire de se prononcer à cet égard (*a*).

(1) Les trabécules secondaires qui partent de ces expansions radiaires constituent une trame de soutènement qui sépare entre elles les fibres et qui se prolonge dans le myélaxe, où il est difficile de les distinguer du réticulum.

(2) Chez les Poissons, on trouve dans la partie profonde de la moelle épinière deux ou plusieurs fibres remarquablement grosses, que l'on désigne souvent sous le nom de *fibres de Müller* (*b*). Chez le Brochet, elles ont 1/11 de millimètre (*c*).

(*a*) Kölliker, *Éléments d'histologie*, p. 359.

(*b*) J. Müller, *Vergl. Neurologie der Myxinoiden*, p. 8 (Extrait des *Mém. de l'Acad. de Berlin* pour 1838).

— Owsjannikow, *Disquisit. microscopicæ de medullæ spinalis textura, imprimis in Piscibus*. Dorpat, 1854.

(*c*) Mauthner, *Untersuchungen über den Bau des Rückenmarks der Fische* (*Sitzungsbericht der Wiener Akad.*, 1859, t. XXXIV, p. 31).

la colonne centrale constituée par la substance grise. Dans chaque moitié de la moelle épinière, elles forment deux faisceaux ou *funicules* principaux : l'un ventral, inférieur chez les Quadrupèdes, et antérieur chez l'Homme ; l'autre tergal, occupant les parties latérale et dorsale de l'organe. Les deux faisceaux ventraux sont séparés entre eux par le sillon ventral, et limités du côté externe par le *sillon collatéral antérieur* (ou inférieur), lequel correspond aux points d'insertion de la rangée des racines ventrales ou motrices des nerfs rachidiens. Les faisceaux supérieurs sont compris entre ces lignes et le sillon tergal ; mais chacun d'eux est divisé en deux cordes longitudinales par le sillon collatéral postérieur ou supérieur qui correspond à l'insertion des racines sensitives des mêmes nerfs. Enfin, dans la portion cervicale de la moelle épinière et même dorsale, le faisceau postérieur (ou supérieur) est subdivisé en deux cordons dont l'interne très-mince occupe le bord du sillon tergal et a été appelé le *funicule accessoire* ou *grêle* (1).

Les fibres transversales de la substance blanche sont constituées en grande partie par les racines des nerfs rachidiens. Celles venant des racines antérieures ou inférieures s'enfoncent directement entre les faisceaux longitudinaux et vont gagner la corne ou corde ventrale du myélaxe. Elles y pénètrent en divergeant, et lorsque nous étudierons la structure intime de cette colonne centrale, nous verrons comment elles s'y comportent. Les fibres qui dépendent des racines sensitives des nerfs rachidiens se dirigent aussi vers la corne correspondante du myélaxe, et y plongent. Chacune des branches cruciales de cette colonne

(1) Chez l'Homme, le sillon intermédiaire postérieur qui sépare entre eux le funicule accessoire ou marginal du cordon postérieur et la portion principale du même cordon s'effâce dans la région dorsale ; mais chez divers Mammifères, tels que les Cynocéphales et les Chiens, ce funicule marginal est distinct dans les trois régions de la moelle épinière et paraît y être représenté par autant de portions placées bout à bout sans être continues entre elles (*a*).

(*a*) Gratiolet, *Anat. du système nerveux*, t. II, p. 20 et suiv.

de substance grise est donc reliée à la racine nerveuse adjacente, et elle semble même aller au-devant d'elle. D'autres fibres transversales ou obliques appartiennent au système commissural.

§ 3. — Le myélaxe nous présente une structure beaucoup plus complexe. On y aperçoit au microscope : 1° des cellules nerveuses qui diffèrent entre elles par leur volume, leur forme et leur mode de groupement ; 2° des fibrilles qui sont aussi de diverses sortes ; 3° une matière interstitielle en partie amorphe ou granuleuse, en partie très-finement réticulée ; 4° des vaisseaux sanguins et du tissu conjonctif.

Les vaisseaux sanguins y sont plus abondants que dans la substance blanche ; mais ils n'offrent rien d'important à noter ; du tissu conjonctif les accompagne, et les filaments qui en partent pour se répandre dans la substance nerveuse sont souvent très-difficiles à distinguer de ceux appartenant à la matière intermédiaire ou *neuroglie*.

Les histologistes sont très-partagés d'opinion au sujet de la nature de cette dernière substance qui joue un rôle considérable dans la constitution du myélaxe, surtout chez les Vertébrés inférieurs. Elle se compose d'une multitude de corpuscules arrondis de grosseur variable, mais toujours très-petits, qui sont engagés dans une matière amorphe, au sein de laquelle on aperçoit des trabécules rameux d'une finesse extrême, réunis en façon de réticulum toujours très-mou, et dont la consistance est parfois gélatineuse. La plupart des anatomistes de l'Allemagne, à l'exemple de M. Bidder et des autres micrographes de Dorpat, pensent que ce tissu intermédiaire, dans les mailles duquel se trouvent les fibres et les cellules ganglionnaires, n'est que de la substance conjonctive analogue à celle dont se compose la pie-mère et le névrilème ; mais Gratiolet, Stilling et d'autres observateurs, dont l'autorité, en pareilles questions, n'est pas moins grande, la considèrent comme étant en partie de nature nerveuse (1). M. Robin, qui en a fait une étude particulière, partage cette manière de voir et s'appuie non-seulement sur les caractères anatomiques du réticulum, mais aussi sur le mode d'origine de la matière amorphe chez l'embryon. En effet, cet auteur a reconnu qu'elle ne dérive pas de la portion du blastoderme qui fournit le tissu conjonctif et provient du même fonds organogénique que les fibres et les cellules nerveuses. J'ajouterai que diverses considérations physiologiques dont il serait trop long de rendre compte ici me disposent en faveur de cette dernière opinion.

(1) Cette partie de la moelle épinière qu'il est difficile de distinguer de la trame interfibrillaire de la substance blanche, a été étudiée par Keuffel et par un grand nombre d'autres anatomistes (*a*), mais sa structure intime n'est que très-imparfaitement connue. Le réticulum de la substance grise contient indubitablement des trabécules de tissu conjonctif, et la plupart des auteurs allemands le considèrent comme étant formé uniquement de cette substance (*b*). D'autres observateurs non moins habiles soutiennent, au contraire, qu'il est essentiellement de nature nerveuse (*c*) et leur opinion me paraît mieux fondée ; car la part attribuable à cet élément histologique dans la constitution du myélaxe de divers Vertébrés inférieurs (*d*) est si grande, qu'il me paraît difficile de supposer que ce soit de la substance conjonctive seulement. Indépendamment de l'espèce de trame constituée par le tissu conjonctif, il paraît y avoir, dans la substance hétérogène, appelée *névroglie*, un entrelacement de fibrilles appartenant probablement aux prolongements rameux des cellules nerveuses, des granulations et peut-être aussi des cellules spéciales d'une petitesse extrême ; mais tout cela est encore fort obscur (*e*).

(*a*) Keuffel, *Ueber das Rückenmark* (Reil's *Archiv für die Physiol.*, 1811, t. X, p. 123).

(*b*) Virchow, *Ueber das granularte Ansehen der Wandungen der Gehirnventrikel* (*Zeitschr. für Psychiatrie*, 1846, t. III, p. 242). — *Pathologie cellulaire*, p. 228.

— Kölliker, *Histologie*, p. 349.

— Ranvier, *Sur les éléments conjonctifs de la moelle épinière* (*Comptes rendus de l'Acad. des sciences*, 1873, t. LXXVII, p. 1299).

(*c*) Henle, *Traité d'anat. générale*, t. II, p. 228.

— Gratiolet, *Structure de la moelle épinière* (*L'Institut*, 1852, t. XX, p. 272).

— Robin, *Anat. et physiol. cellulaire*, p. 329 et suiv., 1873. — *Analyse de quelques travaux* (*Journal de l'anat. de l'Homme et des Animaux*, 1874, p. 100).

(*d*) Metzler, *De Medulla spinalis avium textura*, Dissert. inaug. Dorpat, 1855, p. 17.

— Kuppfer, *De Medulla spinalis textura*. Dorpat, 1861.

— Stieda, *Ueber das Rückenmark von* Esox lucius. Dissert. inaug. Dorpat, 1854.

— Traugott, *Beitr. zur feinern Anat. des Rückenmarks von Rana temporaria*. Dissert. inaug. Dorpat, 1861.

(*e*) Walther, *Eine neue Methode der Untersuchung des Centralnervensytem* (*Med. Centralblatt*, 1867).

— Gerlach, *Op. cit.* (*Med. Centralblatt*, 1867).

Les cellules nerveuses, appelées communément cellules ganglionnaires, sont les éléments organogéniques les plus remarquables du myélaxe. Ainsi que je l'ai déjà dit, elles varient beaucoup entre elles par leur volume, par leur forme, par la disposition des prolongements qui en partent et par leur position. Elles tendent à former des agglomérations ou groupes plus ou moins distincts, disposés en traînées longitudinales que M. Clarke, auteur de très-bons travaux sur ce sujet, appelle : *colonnes vésiculaires*. Les plus importants de ces groupes sont, dans chaque moitié du myélaxe :

1° La *colonne vésiculaire postérieure* qui occupe la moitié du col de la corne tergale, et qui a été désignée par M. Kölliker sous le nom de *colonne de Clarke*.

2° La colonne intermédiaire latérale (1) qui se trouve à la face externe du myélaxe, près de la base de la corne tergale.

3° La colonne antéro-interne placée au sommet de la corne antérieure (ou ventrale).

4° La colonne antéro-externe située dans le sommet de la même corne, mais plus en arrière.

A raison de leurs relations anatomiques ainsi que de leur conformation, on distingue communément les cellules nerveuses de la moelle épinière en *cellules dites motrices*, et en *cellules dites sensitives* ; M. Jacubowitsch a cru pouvoir caractériser aussi une troisième sorte de cellules nerveuses auxquelles il réserve plus particulièrement le nom de cellules ganglionnaires (2),

(1) *Tractus intermedio lateralis*, de Clarke.

(2) Il y a évidemment des différences considérables entre les grosses cellules multipolaires et les cellules dites *sensitives*, mais la classification de ces organes en trois catégories, proposée par M. Jacubowitsch, est trop arbitraire pour être utile (*a*), et a été repoussée par la plupart des anatomistes (*b*).

(*a*) Jacubowitsch, *Études sur la structure intime du cerveau et de la moelle épinière* (*Ann. des sciences nat.*, 1859, 4e série, t. XII, p. 189).

(*b*) Stilling, *Op. cit.*

— Dean, *Microsc. Anat. of the Lumbar Enlargement of the spinal Chord*, p. 2.

— Kölliker, *Histologie*, p. 368.

et M. Kölliker croit nécessaire de multiplier encore davantage ces catégories histologiques (1); mais les passages entre les formes extrêmes sont si graduels que dans l'état actuel de nos connaissances, les classifications de ce genre n'offrent que peu d'utilité.

Je me bornerai donc ici à donner quelques indications succinctes au sujet de la conformation de ces organites.

Les cellules appelées motrices se font remarquer par leur grosseur et par la multiplicité de leurs branches rameuses. Dans l'espèce humaine, leur diamètre varie entre 67 et 137 millièmes de millimètre ; elles sont en général polyédriques ; leur noyau réticulaire est gros, et les prolongements qui partent de leur pourtour sont souvent au nombre de 6 à 8 ; parfois il y en a même davantage, et les ramifications de ces branches sont nombreuses. Enfin, ces cellules se trouvent principalement dans les cornes ventrales du myélaxe.

Les cellules dites sensitives sont beaucoup plus petites, et généralement fusiformes ou arrondies ; elles paraissent avoir moins de branches que les précédentes, et elles se trouvent principalement dans les cornes tergales du myélaxe. M. Kölliker distingue aussi dans cette portion de la substance grise de la moelle épinière, des cellules en général fusiformes ou triangulaires et d'une teinte jaunâtre qui se trouvent dans la substance gélatineuse, et des cellules nettement arrondies qui forment la *colonne de Clarke* (2). Dans l'état actuel de la science il est impossible de bien caractériser toutes les variétés que l'on aperçoit ; mais je suis persuadé qu'on arrivera à constater dans ces organites des différences beaucoup plus nombreuses que celles signalées aujourd'hui, et que ces différences concorde-

(1) M. Kölliker distingue parmi ces cellules cinq variétés principales ; mais il a soin d'ajouter que dans l'état actuel de nos connaissances, on ne peut les classer d'une manière satisfaisante (a).

(2) *Op. cit.*, p. 241.

(a) Kölliker, *Op. cit.*, p. 340.

ront avec des particularités dans leurs propriétés physiologiques.

Les branches ou prolongements qui partent de ces cellules sont de deux sortes, les unes sont des fibrilles cylindriques qui restent simples dans la portion de leur trajet, où l'observateur peut les suivre, et qui ressemblent beaucoup au cylindre d'axe des nerfs périphériques (1) ; les autres se ramifient beaucoup et se résolvent bientôt en filaments d'une ténuité extrême qui s'entremêlent et échappent à la vue. Il y a lieu de penser que les premières sont en continuité avec les nerfs rachidiens, et que les secondes sont des fibres conjonctives servant à relier les diverses cellules nerveuses entre elles, ou à mettre les nerfs en communication avec des cellules dont ils ne proviennent pas. Mais l'observation de ces parties présente des difficultés telles que la démonstration de ces liaisons n'a pu être donnée d'une manière satisfaisante que dans un très-petit nombre de cas, et les généralisations qui ont été tirées de ces faits particuliers me semblent prématurées. Il me paraît indubitable que des connexions directes entre ces organes doivent exister; mais est-ce par contiguïté ou par continuité de substance? La question n'est pas résolue.

Les fibres contenues dans le myélaxe sont dépourvues de substance médullaire ou corticale, et proviennent en grande partie des nerfs rachidiens. Celles qui appartiennent aux racines antérieures et qui pénètrent, comme je l'ai déjà dit, dans la corne antérieure ou ventrale, passent d'abord dans un groupe de grosses cellules rameuses disposées en traînée longitudinalement et constituant l'amas que M. Kölliker appelle la colonne cellulaire interne. Beaucoup d'entre elles, ou d'autres fibrilles qui y sont mêlées et qu'on n'en peut distinguer, se recourbant ensuite en avant, contribuent à la formation de la commissure

(1) Ces filaments simples appelés *prolongements de Deiters* s'épaississent en avançant et, à quelque distance de leur point d'origine, on les voit souvent se revêtir d'une couche de myéline.

blanche, et se rendent dans la moitié opposée du myélaxe en s'entrecroisant avec leurs congénères dont la direction est inverse. D'autres fibres provenant des mêmes racines, se dirigent directement en arrière et vont se perdre dans un réseau inextricable qui occupe la partie la plus profonde des cornes ventrales. Enfin, les fibres radiculaires externes de ces cornes se recourbent en dehors et se rendent en partie dans le groupe de cellules qui occupe la partie latérale du myélaxe, en partie dans les cordons latéraux de la substance blanche où elles se recourbent en avant.

Les fibres appartenant aux racines sensitives ou tergales se dirigent aussi vers la corne correspondante de substance grise; mais leur mode de distribution est plus complexe. Elles se répartissent d'abord en deux faisceaux dont l'un est interne, l'autre externe. Ce dernier pénètre dans un amas de substance gélatineuse qui occupe le sommet arrondi de la corne tergale, et qui y forme un renflement appelé *tête* de cette corne. Là, ce faisceau se divise en un grand nombre de faisceaux secondaires isolés qui s'écartent entre eux, puis s'incurvent et se rapprochent de nouveau en affectant une disposition analogue à celle des méridiens d'une sphère. Ces fibres s'enfoncent ensuite dans la substance grise adjacente et y suivent des directions différentes; les unes se rendent dans la portion ventrale du myélaxe, dans les commissures ou dans le groupe de cellules nerveuses situé à la partie interne de la colonne tergale, près de la portion centrale ou médiane du myélaxe, et constituent la traînée appelée *colonne de Clarke*. On a pu suivre quelques-uns de ces filaments grêles jusque dans les cordes latérales de la substance blanche. D'autres fibres radiculaires externes se recourbent de façon à devenir longitudinales et se dirigent soit en avant, soit en arrière (1). Enfin, le faisceau interne côtoie en dedans le

(1) Elles constituent les *faisceaux longitudinaux* de fibres signalées dans les cornes postérieures, par MM. Clarke, Kölliker et autres (*a*); mais beaucoup

renflement constitué par la substance gélatineuse, et se dissémine ensuite dans la substance grise, où le trajet de quelques-unes de ces fibrilles a pu être suivi jusque dans les commissures et dans les parties basilaires des cornes ventrales.

On voit aussi dans le myélaxe beaucoup de fibres qui ne paraissent ni provenir des nerfs rachidiens, ni s'y rendre ; telles sont la plupart de celles qui, venant des commissures, se portent vers les portions latérales de l'appareil en divergeant dans tous les sens.

Il est très-probable que les cellules nerveuses du myélaxe sont reliées entre elles par l'intermédiaire d'une partie des branches qu'on en voit partir (1), et que d'autres fibres les mettent aussi en communication directe avec les nerfs rachidiens, mais il est si difficile de suivre une même fibre dans une portion un peu notable de son trajet, que la démonstration de ces anastomoses n'a pu être donnée que dans un petit nombre de cas particuliers. Il y a également lieu de penser que des communications analogues existent entre les racines sensitives des nerfs rachidiens et les racines des nerfs moteurs ; que ces

d'entre elles sont disséminées sans ordre appréciable dans la substance grise.

La plupart des fibres longitudinales du myélaxe sont très-fines ; mais chez les Poissons quelques-unes d'entre elles sont parfois remarquablement grosses.

(1) Aujourd'hui presque tous les anatomistes pensent que les cellules nerveuses du myélaxe sont reliées entre elles par des branches anastomotiques, et plusieurs observateurs ont décrit et figuré ces fibres conjonctives (*a*) ; mais d'autres micrographes sont d'avis que la démonstration du fait laisse beaucoup à désirer (*b*).

(*a*) Clarke, *Researches on the spinal Chord* (*Philos. Trans.*, 1850, p. 614, pl. 25, fig. 15), — *Quarterly Journ. of microsc. Science*, 1860.

— Gratiolet, *Op. cit.* (*L'Institut*, 1852, p. 272). — *Note sur la structure du système nerveux* (*Comptes rendus de l'Acad. des sciences*, 1853, t. XLI, p. 956).

— Schroder van der Kolk, *Bau der med. Spin.*

— Dean, *Microsc. Anat. of the Lumbar Enlargement of the spinal Chord*, p. 5, pl. 2, fig. 4, (Nova Acad., 1861, t. VIII).

— Stilling, *Sur la structure de la cellule nerveuse* (*Comptes rendus de l'Acad. des sciences*, 1853, t. XLI, p. 899).

(*b*) Kölliker, *Op. cit.*, p. 361 et suiv.

— Gsell, *Beitr. zur feiner Anat. des menschl. Rückenmarks*, 1860.

— Vulpian, *Leçons sur le système nerveux*, p. 338.

communications sont établies par l'intermédiaire de certaines cellules (1); enfin, que toutes ces racines sont mises en relation anatomique avec l'encéphale par l'intermédiaire des fibres longitudinales de la substance blanche de la moelle épinière (2);

(1) Les recherches de Deiters tendent à prouver que ces cellules nerveuses donnent naissance à des prolongements de deux sortes, savoir : 1° Un filament simple qui serait en continuité directe avec le cylindre d'axe d'une fibre à contour foncé ; 2° plusieurs filaments rameux, dont les branches deviennent extrêmement fines et s'anastomosent latéralement avec des fibrilles nerveuses ou des cylindres d'axe provenant d'autres sources (*a*). Les relations anatomiques de la cellule avec les fibres constitutives des nerfs rachidiens seraient donc de deux sortes : les unes directes, les autres anastomotiques. Ces vues ont été corroborées par les observations de M. Boddaert et de quelques autres anatomistes (*b*) ; elles s'accordent aussi en partie avec les propositions émises précédemment par M. Remak (*c*).

(2) Jadis beaucoup d'anatomistes considéraient les fibres de la substance blanche de la moelle épinière comme étant toutes en continuité directe avec les fibres constitutives des nerfs rachidiens, et admettaient par conséquent que chacune de ces dernières fibres se prolongeait sans interruption jusque dans l'encéphale, soit qu'elle vint de cet organe pour aller gagner la périphérie du corps, soit qu'en suivant une marche inverse elle se rendit des nerfs au cerveau. Dans cette hypothèse, la couche blanche de la moelle épinière ne serait en quelque sorte que l'assemblage en une seule botte des divers faisceaux partiels formés par les fibres constitutives des nerfs rachidiens, et le nombre des fibres longitudinales contenues dans l'extrémité céphalique du névraxe serait la somme des nombres représentant les fibres de chacun des nerfs post-céphaliques. L'augmentation progressive du nombre des fibres longitudinales dans la substance blanche de la moelle, depuis la région caudale jusque dans la cavité crânienne, augmentation qui était bien constatée, fournissait des arguments en faveur de cette manière de voir, et afin de jeter plus de lumière sur ce sujet, quelques anatomistes cherchèrent à comparer directement le nombre des fibres blanches existant dans la portion cervicale du névraxe et le nombre des fibres contenues dans la totalité des nerfs en connexion avec la portion des cordes rachidiennes situées en arrière ou au-dessus du point observé. M. Kölliker a cru pouvoir conclure de ses recherches, que le premier de ces deux nombres est au moins égal au second (*d*); mais M. Stilling, ainsi que

(*a*) Deiters, *Untersuchungen über Gehirn und Rückenmark*, 1865.

(*b*) Boddaert, *Recherches sur l'histologie de la moelle épinière* (*Bulletin de l'Acad. de Belgique*, 1865, 2ᵉ série, t. XIX, p. 58, pl. 2 et 3).

— Schultze, ap. Deiters, *Op. cit.*, Préface, p. XIV.

— Kölliker, *Op. cit.*, p. 362.

(*c*) Remak, *Op. cit.*

(*d*) Kölliker, *Op. cit.*, p. 360.

mais j'incline à croire que ces connexions ne sont en général ni aussi directes ni aussi simples qu'on le suppose communément. Du reste, ce sont là des questions qu'on ne peut discuter utilement qu'en tenant compte des propriétés physiologiques de cet appareil complexe, et par conséquent, il serait prématuré de nous en occuper en ce moment (1).

d'autres observateurs, sont arrivés à un résultat contraire, et du reste ces évaluations ne présentent pas aujourd'hui l'intérêt que l'on y attachait à l'époque où ces travaux furent entrepris, car on sait non-seulement que les fibres longitudinales du névraxe ne conservent pas partout le même diamètre, mais aussi que certaines d'entre elles, simples dans une partie de leur trajet, se subdivisent partout ailleurs (a).

Nous avons vu ci-dessus que les fibres radiculaires des nerfs passent entre les faisceaux de la substance blanche sans s'y mêler et plongent dans la substance grise où il est impossible de les suivre très-loin. Quelques auteurs pensent que les unes se perdent dans le myélaxe, tandis que d'autres contribueraient directement à la formation de la substance blanche ; mais M. Lenhossek soutient qu'elles ne contribuent en rien à la constitution de cette couche superficielle de la moelle épinière : il ajoute que les fibres longitudinales de celle-ci, beaucoup plus fines que les fibres radiculaires des nerfs, semblent provenir de la surface des colonnes de substance grise. Stilling affirme aussi qu'aucune fibre radiculaire ne s'élève directement vers l'encéphale. J'ajouterai que la discussion des faits recueillis par ses prédécesseurs et les résultats fournis par les observations qui lui sont personnelles, ont conduit M. Vulpian à considérer la substance grise de la moelle épinière comme formant une série de segments distincts communiquant d'une part avec les racines des nerfs correspondants d'autre part avec les segments adjacents ainsi qu'avec l'encéphale, tant par contiguïté de substance que par des fibres commissurales dont une partie constituerait l'écorce blanche de la corde rachidienne (b). Des observations récentes de M. Pierret sur la structure des faisceaux postérieurs de la moelle épinière corroborent ces vues théoriques (c).

(1) D'après l'ensemble des faits les mieux constatés, je suis disposé à croire que les cellules du myélaxe sont à la fois le point d'origine des fibres nerveuses périphériques et le point de terminaison des fibres rachidiennes qui viennent de l'encéphale. Ce serait donc en quelque sorte des relais physiologiques, et toutes, ou du moins la plupart, seraient aussi reliées entre elles par l'intermédiaire des branches

(a) Lenhossek, *Mém. sur la structure intime de la moelle épinière* (*Ann. des sciences nat.*, 1857, 4e série, t. VII, p. 262).

(b) Vulpian, *Leçons sur le système nerveux*, p. 348, 1866.

(c) Pierret, *Observ. anat. et pathol. sur les faisceaux postérieurs de la moelle épinière* (*Archives de physiologie*, 1873, t. V, p. 534).

Moelle allongée.

§ 4. — La portion antérieure du névraxe que l'on désigne sous les noms de BULBE RACHIDIEN ou de MOELLE ALLONGÉE, est plus ou moins renflée ; elle donne naissance à tous les nerfs céphaliques, excepté à ceux des deux premières paires, et elle diffère de la moelle épinière proprement dite, par plusieurs particularités importantes. Elle n'en est séparée par aucune ligne de démarcation précise, et toutes les parties constitutives de celle-ci s'y continuent, mais elles y affectent certaines dispositions spéciales et s'y associent à des parties nouvelles.

Conformation générale.

Ainsi le sillon tergal s'y dilate peu à peu et y donne naissance à une fosse médiane analogue au sinus rhomboïdal que nous avons rencontré dans la région lombaire chez les Oiseaux. Cette cavité, désignée communément sous le nom de *quatrième ventricule* (1), se prolonge dans l'encéphale, où elle va constituer, comme nous le verrons bientôt, l'*aqueduc de Sylvius ;* elle est triangulaire ou de forme rhomboïdale, et en arrière (ou en bas, chez l'Homme, considéré dans la position verticale), elle se continue avec le canal central dont l'embouchure a été désignée sous le nom de *calamus scriptorius*.

rameuses qu'on en voit partir. Mais il est douteux que ces relations soient établies d'une manière aussi simple que M. Owsjanikow et quelques autres histologistes le supposent. D'après ses observations sur la structure intime de la moelle épinière des Lamproies, M. Owsjanikow admet comme démontré que certaines cellules émettent au moins quatre branches, dont une passe directement entre les fibres longitudinales de la substance blanche pour se rendre dans la racine sensitive du nerf correspondant, une seconde se rend à la racine antérieure ou motrice du même nerf, une troisième se dirige longitudinalement vers le cerveau, et une quatrième se porte transversalement dans la moitié opposée du myélaxe, en concourant à la formation des commissures ; quelquefois il y aurait aussi un cinquième filet qui se rendrait à une cellule spéciale, située entre les filets larges décrits par Müller (a).

(1) Souvent les zootomistes l'appellent *sinus rhomboïdal*, mais cela donne lieu à une confusion regrettable, car ainsi que nous l'avons déjà vu, on a donné le nom de *sinus rhomboïdal* au sinus lombaire de la moelle épinière des Oiseaux.

(a) Owsjannikow, *Op. cit.*

Chez l'Homme, on remarque dans le sillon médian ventral (ou antérieur) une autre particularité: c'est l'entrecroisement d'un certain nombre de rubans de substance blanche qui se détachent de l'une des moitiés de la moelle épinière pour aller obliquement s'enfoncer dans l'autre moitié de cet organe (1). Mais cette disposition n'a pas toute l'importance que l'on y attache communément, car le passage des fibres d'une moitié de la corde rachidienne dans l'autre moitié a lieu dans toute la longueur de la portion post-céphalique de l'axe cérébro-spinal, et l'entrecroisement dont il vient d'être question ne présente son caractère spécial qu'à cause de l'isolement des faisceaux de fibres obliques qui passent ainsi de droite à gauche et de gauche à droite (2).

Au-dessus de cet entrecroisement ou dans une portion correspondante de la moelle allongée, on voit sur les côtés du sillon médian une paire de renflements allongés qui semblent sortir de cette fente et qui s'élargissent en s'avançant vers l'encéphale. Ces éminences, à raison de leur forme chez l'Homme, sont désignées sous le nom de *pyramides antérieures ;* superficiellement, elles sont séparées l'une de l'autre par un prolongement du sillon médian ; mais plus profondément, elles sont réunies par une bandelette étroite appelée *raphé*, et constituée essentiellement par des fibres entrecroisées qui vont obliquement de la moitié droite

(1) La découverte de cette disposition organique ne date que de 1709 ; elle est due à un médecin italien nommé Mislichelli (*a*). Malgré les observations de Pourfour-du-Petit, de Duverney et de plusieurs autres anatomistes, cet entrecroisement fut nié par beaucoup d'auteurs, tels que Morgagni, Haller et Rolando.

(2) N. Guillot a publié des observations intéressantes à ce sujet; il n'a aperçu ni chez d'autres Mammifères, ni chez aucun Vertébré inférieur des bandelettes entrecroisées comme chez l'Homme (*b*). L'entrecroisement des fibres entre les deux moitiés du bulbe a été étudié d'une manière plus approfondie par M. L. Clarke (*c*).

(*a*) Mislichelli, *Dell' Apoplessia*, 1709.
(*b*) N. Guillot, *Op. cit.*, p. 196.
(*c*) Clarke, *Op. cit.* (*Philos. Trans.*, 1858, p. 236.)

du bulbe dans la moitié gauche, et *vice versa* (1). Chacune d'elles est formée en majeure partie de fibres longitudinales dont les unes viennent des faisceaux entrecroisés, et par conséquent, se relient à la moitié opposée de la moelle épinière, et dont quelques autres paraissent être en continuité directe avec la colonne postérieure de la moelle épinière du même côté. Supérieurement (ou antérieurement lorsque le corps est horizontal, comme chez la plupart des Vertébrés), les fibres longitudinales de ces pyramides s'avancent vers la base du cerveau; chez les Mammifères, elles se cachent pendant une partie de leur trajet dans l'épaisseur de la protubérance annulaire ; mais chez les autres Vertébrés, elles restent à découvert, et quoi qu'il soit à cet égard, elles constituent dans la cavité crânienne les parties désignées sous le nom de *pédoncules cérébraux*.

Un peu plus en dehors, mais encore sur la face ventrale de la moelle allongée, se trouvent une autre paire d'éminences appelées *olives* ou *corps olivaires*, et au côté externe de ces saillies les cordons latéro-postérieurs du névraxe constituant les renflements dits *corps restiformes* ou *pyramides latérales*. La majeure partie de ce système de fibres longitudinales se recourbe ensuite en arrière (ou en haut quand l'axe cérébro-spinal est horizontal), et constitue les *pédoncules cérébelleux*.

Il importe également de noter l'existence d'un faisceau de fibres longitudinales qui est désigné sous le nom de *faisceau intermédiaire* ou de faisceau respiratoire, et qui est logé profondément entre les corps restiformes et les corps olivaires; inférieurement, ce faisceau s'atténue beaucoup et se confond avec les fibres de la colonne latérale de la moelle épinière; mais supérieurement, il devient bien distinct, et après s'être

(1) Cet entrecroisement des fibres dans le raphé a été très-bien représenté par M. Clarke (a). Nous y reviendrons en parlant des fibres arciformes.

(a) Clarke, *Op. cit.* (*Philos. Trans.*, 1858, pl. 17, fig. 34.)

entrecroisé avec son congénère au niveau de la paroi inférieure du quatrième ventricule, il va gagner les couches obliques et les corps striés.

Les funicules accessoires ou marginaux des colonnes tergales (1) qui bordent latéralement le quatrième ventricule présentent aussi un élargissement que l'on appelle généralement les *pyramides postérieures;* mais la conformation de cette partie de la moelle allongée varie beaucoup chez les Vertébrés inférieurs, et pour s'en rendre bien compte, il faut examiner attentivement la structure intérieure du bulbe rachidien en prenant d'abord comme exemple l'Homme ou tout autre Vertébré supérieur.

Structure intime.

Ainsi que je l'ai déjà dit, le myélaxe se prolonge de la moelle épinière dans le bulbe pour aller ensuite gagner l'encéphale; mais la substance grise qui le constitue, au lieu d'être complétement enveloppée par la substance blanche périphérique comme dans sa portion rachidienne, se montre à découvert sur les parois du quatrième ventricule, par suite de la non-occlusion du canal central, du côté dorsal, et de l'écartement des colonnes postérieures. Ce revêtement correspond par conséquent à la portion médiane du myélaxe, qui, au lieu d'être tubulaire et très-étroit, s'étale en forme de couche. Les expansions latérales du myélaxe ou cornes s'y retrouvent aussi; mais les cornes de la paire ventrale diminuent rapidement de volume (2), tandis que celles de la paire tergale, rejetées sur les côtés, prennent un développement considérable. Un réseau très-élégant de fibres blanches longitudinales le divise en deux portions (3) dont l'externe, correspondant au renflement arrondi en forme de tête mentionné précédemment, se prolonge

(1) Voyez ci-dessus, page 268.

(2) Elles paraissent se résoudre peu à peu en un réseau par l'interposition de fibres longitudinales, disposées en faisceaux de grosseurs variées (*a*).

(3) Ce réseau fait suite à celui situé

(*a*) Clarke, *loc. cit.*, p. 240, fig. 11.

jusque vers la surface latérale du bulbe où elle constitue une petite éminence appelée *tubercule cendré* (1).

D'autres amas ou *noyaux* de substance grise sont logés au milieu des fibres du bulbe et peuvent être rangés en deux catégories : les uns étant en connexion directe avec les racines des nerfs qui naissent de cette portion de l'axe cérébro-spinal, les autres indépendants de ces racines et situés sur le trajet des faisceaux qui vont de la moelle épinière vers le cerveau.

Parmi ces derniers, je citerai en première ligne le *corps dentelé* ou noyau des éminences olivaires (2), couche de substance grise qui est festonnée d'une façon très-remarquable, et

sur le côté de la corne postérieure dans la moelle épinière, mais il est beaucoup plus développé et se prolonge entre la portion basilaire et la portion céphaloïde ou aile externe de la corne. M. Clarke l'a étudié chez les Oiseaux et les Poissons aussi bien que chez les Mammifères (*a*).

(1) Rolando fut le premier à signaler l'existence de ces tubercules situés au sommet du sillon qui sépare entre eux les cordons antérieurs et postérieurs de la moelle allongée, et à constater leur relation avec la bande de substance grise logée dans la partie latérale de la moelle épinière (*b*). Cette éminence a été considérée comme étant propre à l'Homme; mais on l'aperçoit chez d'autres Mammifères(*c*). Du reste, sa présence ou son absence dépend seulement du degré de développement de la partie correspondante du myélaxe.

(2) Les corps dentelés ou festonnés n'avaient pas échappé à l'attention de Prochaska et de quelques autres anatomistes anciens. Rolando s'en est occupé plus attentivement (*d*); mais c'est à Stilling et à ses successeurs qu'on est redevable des meilleures observations sur leur structure. Les circonvolutions qu'ils offrent chez l'Homme sont très-nombreuses, et sur les tranches du bulbe rachidien employées pour l'étude de la structure intime de cet organe, leur aspect varie beaucoup, suivant la hauteur à laquelle la section a été faite. Stilling appelle *noyaux accessoires des olives* des portions de cet amas de substance grise qui sont plus ou moins séparées du noyau principal. M. L. Clarke a donné de très-bonnes figures des corps dentelés, non-seulement chez

(*a*) *Op. cit.* (*Philos. Trans.*, 1858, p. 240, pl. 16, fig. 19, etc.)

(*b*) Rolando, *Recherches anatomiques sur la moelle*, p. 22 (*Mém. de l'Acad. de Turin*, t. XIX).

(*c*) Par exemple chez le Chat; voyez Clarke, *Op. cit.* (*Philos. Trans.*, 1858, p. 233, pl. 12, fig. 6).

(*d*) Prochaska, *De Structura nervorum*, p. 88, pl. 1, fig. 3-5.

— Rolando, *Recherches anat. sur la moelle allongée*, p. 14, pl. 1 à 9 (*Mém. de l'Acad. de Turin*, t. XXIX).

qui encapuchonne pour ainsi dire l'extrémité externe d'un faisceau transversal de fibres disposées en gerbe (1).

Chacune des pyramides postérieures renferme aussi un groupe spécial de cellules nerveuses, et une autre paire de ces noyaux de substance grise occupe l'intérieur des corps restiformes (2).

Les foyers ou noyaux de substance grise, que j'appellerai radiculaires, parce qu'ils donnent naissance à des nerfs, jouent aussi un rôle très-important dans la constitution du bulbe rachidien. Sous les bords du quatrième ventricule, du côté dorsal de la base des cornes tergales, on en voit trois paires dont partent les nerfs hypoglosses (3), pneumogastriques et acoustiques.

Les noyaux hypoglossiens sont situés de chaque côté de la ligne médiane, et font suite aux colonnes vésiculaires antéro-internes de la moelle épinière ; ils contiennent beaucoup de grosses cellules radiées, et les racines nerveuses qui en partent se dirigent obliquement en bas et en dehors pour sortir du bulbe à sa partie latérale et inférieure.

Les noyaux pneumogastriques, situés au-devant des précédents, sont très-rapprochés du canal central à la partie inférieure du bulbe ; mais ils s'écartent de la ligne médiane à mesure que la cavité du quatrième ventricule s'élargit, et bientôt ils occupent le milieu de la paroi latérale de cette fosse.

l'Homme (*a*), mais aussi chez divers quadrupèdes (*b*). Les photographies publiées par M. Dean sont également très-utiles à consulter (*c*). Chez les Oiseaux, le noyau gris des olives est petit et lamelleux (*d*).

(1) Ces fibres transverses passent d'un côté du bulbe et constituent par conséquent une commissure spéciale pour les noyaux des corps olivaires (*e*).

(2) M. L. Clarke a trouvé ces noyaux particuliers chez tous les Mammifères, et il en a signalé aussi l'existence chez les Oiseaux.

(3) Voyez ci-dessus, page 244.

(*a*) L. Clarke, *Remarks on the intimate Structur of the Brain, etc.* (*Philos. Trans.*, 1857, pl. 16, fig. 28 à 32.)

(*b*) Ex. : le Mouton ; voyez Clarke, *loc. cit.*, pl. 17, fig. 36.

(*c*) Dean, *On the Grey Substance of the* Medulla oblongata, 1863 (*Smithsonian Institution*, n° 173).

(*d*) Ex. : la Poule ; voyez Clarke, *loc. cit.*, pl. 13, fig. 18.

(*e*) Lenhossek, *Op. cit.*, pl. 2, fig. 2.

Ils sont reliés aux noyaux des pyramides postérieures par une sorte d'éperon. Les racines des nerfs pneumogastriques partent de leur face externe et se portent directement en dehors.

Les noyaux auditifs ne se montrent pas aussi bas que les précédents, et sont placés entre les noyaux pneumogastriques et les noyaux des pyramides postérieures avec lesquels ils sont en connexion; en s'élevant, ils grossissent rapidement et plongent dans les corps restiformes ainsi que dans le bord postérieur de la tête de la corne adjacente (1). Les cellules dont paraissent partir les fibres radiculaires des nerfs faciaux (2) sont situées aussi dans ce groupe.

Supérieurement, c'est-à-dire vers la partie encéphalique du bulbe, ces trois noyaux se confondent de plus en plus en une seule masse qui contient aussi les cellules dont naissent les nerfs glosso-pharyngiens (3).

On distingue sous le nom de *noyau latéro-antérieur* un autre groupe de cellules situées sur les côtés de la colonne latérale du bulbe près des olives, et en rapport avec le nerf accessoire de Willis (4) qui, en continuant sa route, va se perdre dans le sommet de la corne antérieure.

Enfin, il existe aussi dans la portion du myélaxe qui avoisine l'aqueduc de Sylvius des groupes de cellules dont naissent les nerfs des muscles moteurs du globe oculaire.

Les fibres nerveuses du bulbe sont également très-nom-

(1) Ce sont les racines des nerfs auditifs qui constituent au fond du quatrième ventricule les stries blanches convergentes désignées sous le nom de *barbes du calamus scriptorius*, par les anciens anatomistes.

(2) Voyez ci-dessus, page 242.

(3) Voyez ci-dessus, page 243.

(4) Les nerfs spinaux ou accessoires de Willis se détachent de la partie latérale de la moelle épinière et de la portion adjacente de la moelle épinière par une série de racines le long du sillon collatéral postérieur. Ils remontent jusque dans le crâne et en sortent par les trous déchirés postérieurs; ils s'unissent ensuite au plexus gangliforme des pneumogastriques, envoient des branches au pharynx ainsi qu'au larynx, et vont se terminer dans les muscles sterno-mastoïdiens et trapèze ou dans d'autres muscles de la

breuses, et leur mode de distribution est fort complexe. J'ai déjà parlé de celles appartenant aux systèmes longitudinaux qui, de la moelle épinière, vont au cervelet et au cerveau, et sans le secours de figures anatomiques, il me serait impossible de décrire d'une manière intelligible le trajet de toutes celles dont la direction est transversale ou oblique ; mais il est nécessaire de signaler l'existence d'un système de fibres conjonctives dites *arctiformes*, qui embrassent latéralement le bulbe, passent en partie d'un côté au côté opposé, et relient entre eux la plupart des noyaux vésiculaires logés dans cette portion de l'axe cérébro-spinal (1). Enfin, d'autres faisceaux qui s'entrecroisent

même région (*a*). Chez les Vertébrés ovipares (*b*), ces nerfs se confondent plus ou moins complétement avec les pneumogastriques dont il sera question dans une prochaine leçon.

(1) Les fibres arctiformes constituent divers faisceaux transversaux et relient les parties antérieures et postérieures de chaque moitié du bulbe. Les unes sont superficielles, les autres profondes. Les premières, en sortant des colonnes postérieures et des corps restiformes, constituent une large bande qui contourne la surface de la substance gélatineuse adjacente, et parvenue à la colonne latérale, se divise en bandelettes, lesquelles se joignent aux fibres de la couche profonde et forment avec elles un plexus derrière les olives. D'autres fibres appartenant au même système contournent les éminences olivaires ainsi que le devant des pyramides et gagnent le sillon antérieur où elles contribuent à former le raphé, puis pénètrent dans la moitié opposée du bulbe. De nombreuses cellules sont logées dans les mailles constituées par ces faisceaux de fibres transverses. Pour plus de détails à ce sujet, je renverrai à la description et aux figures publiées par M. L. Clarke, ainsi qu'à l'ouvrage de Stilling et aux observations de Meynert (*c*). A l'extérieur, les fibres arctiformes se montrent principalement entre le tubercule central et l'éminence olivaire, située au-dessus (*d*).

(*a*) Par exemple chez l'Homme ; voyez Binder, *Tractatus de connexu inter nervum vaguum et accessorum Willisii*, pl. 1, etc.

— Le Chien ; voyez Bischoff, *Commentatio de nervi accessorii Willisii*, pl. 2, fig. 1.

(*b*) Par exemple chez la Cigogne ; voyez Bischoff, *Op. cit.*, pl. 3, fig. 1.

— Les Tortues ; voyez Bojanus, *Anat. Testudinis Europææ*, pl. 21, 22, 23.

— Les Crocodiles, les Lézards, etc. ; voyez Bischoff, *Op. cit.*, pl. 5.

— Le Crapaud ; voyez Fischer, *Amphibiorum nudorum neurologiæ, specimen primum*, 1843, t. 1, fig. 1.

— La Carpe ; voyez Bischoff, *Op. cit.*, pl. 6, fig. 1.

(*c*) Clarke, *Op. cit.* (*Philos. Trans.*, 1858, p. 232 et 250 ; pl. 12, fig. 6 et suiv.).

— Stilling, *Disquisitiones de structura et fonctionibus cerebri.*

— Meynert, *Vom Gehirne der Säugethiere* ; voyez Stricker, *Handbuch der Lehre von den Geweben*, 1868.

(*d*) Voyez Sappey, *Anat. descriptive*, t. III, p. 140, fig. 477.

avec les précédents partent de la couche de substance grise qui occupe le fond du quatrième ventricule, et vont en divergeant gagner les fibres arctiformes surperficielles dans les corps restiformes. Les fibres arctiformes sont faciles à apercevoir dans les cinq classes de Vertébrés, mais c'est chez l'Homme que leur mode d'arrangement paraît être le plus compliqué.

Je noterai également ici qu'un faisceau de fibres obliques, appelé *pédoncules des corps olivaires*, sort de l'espèce de bourse constituée par le noyau de ces corps, et les relie à la substance grise qui occupe le fond du quatrième ventricule près de la ligne médiane, et qui fait suite aux cornes ventrales de la moelle épinière.

Chez les Poissons, le bulbe rachidien se complique parfois beaucoup plus (1). Ainsi, chez les Torpilles, la portion du plancher du quatrième ventricule occupée par les noyaux pneumogastriques se développe de façon à constituer une paire de grands lobes qui font saillie au-dessus des parties adjacentes de l'axe cérébro-spinal, et dépassent en volume non-seulement le cervelet, mais aussi les lobes optiques et le cerveau. La portion des bords latéraux du ventricule qui correspond à l'origine des nerfs trijumeaux se développe aussi d'une manière remarquable, et affecte la forme d'un gros cordon reployé plusieurs fois sur lui-même (2).

(1) Pour plus de détails à ce sujet, je renverrai au mémoire de M. Baudelot qui a étudié avec beaucoup de soin les connexions de cette partie de l'axe cérébro-spinal avec les nerfs correspondants (*a*).

(2) Cette portion du système nerveux de la torpille, en rapport avec l'appareil électrique de ce Poisson, a été très-bien décrite et figurée par Savi (*b*).

Les foyers de substance grise en rapport avec les racines des nerfs trijumeaux sont également très-développées chez la plupart des autres Plagiostomes où ils forment de chaque côté de la moelle allongée, dans les points correspondants aux corps restiformes,

(*a*) Baudelot, *Étude sur l'anat. comparée de l'encéphale des Poissons*, p. 16 et suiv. (*Mém. de la Soc. d'histoire nat. de Strasbourg*, t. VI, 1869).

(*b*) Dans l'ouvrage de Matteucci intitulé *Traité des phénomènes électro-physiologiques des Animaux*, p. 293, pl. 3, fig. 1-5.

Cervelet.

§ 5. — En pénétrant dans la chambre crânienne, une partie des fibres de l'axe cérébro-spinal se relève de chaque côté du quatrième ventricule et s'enfonce dans une masse de substance grise qui forme avec elle la portion postérieure de l'encéphale ou CERVELET (1).

Batraciens.

Chez les Batraciens, cet organe est presque toujours rudimentaire, et affecte la forme d'une petite bande étendue transversalement en manière de voûte au-dessus de l'extrémité de ce ventricule, dont la partie antérieure, transformée ainsi en canal, a reçu le nom d'*aqueduc de Sylvius* (2). Dans l'em-

un gros lobe diversement plissé (*a*). Un mode de conformation analogue existe chez les Chimères (*b*) et chez quelques Poissons osseux, tels que les Loches et les Harengs (*c*). D'autre fois ces amas de substance grise, au lieu de faire saillie au dehors, produisent dans l'intérieur du quatrième ventricule des protubérances plus ou moins grosses. Chez la Morue, ils se rencontrent sur la ligne médiane de façon à oblitérer en partie le *calamus* et à constituer sous le cervelet une commissure dite restiforme. Chez les Carcharias, cette commissure est tellement développée qu'elle simule un cervelet accessoire (*d*). Les lobes pneumogastriques sont remarquablement gros chez quelques Poissons osseux, tels que la Carpe (*e*).

(1) L'anatomie du cervelet a été l'objet de plusieurs travaux spéciaux portant principalement sur l'Homme. Je citerai ici les recherches de Reil et de Rolando (*f*).

(2) La bande transversale qui représente le cervelet chez les Batraciens inférieurs est si petite qu'elle a échappé à l'attention de quelques naturalistes. Ainsi M. Calori révoque en doute l'existence de cet organe chez l'Axolotl (*g*), et Configliachi de même que Rusconi ne l'ont pas aperçu chez la Sirène (*h*), où il est cependant bien caractérisé (*i*).

(*a*) Par exemple chez la *Raya batis*; voyez Busch, *De Selachiorum et Ganoidcorum Encephalo*. Dissert. inaug., Berlin, 1858, pl. 1, fig. 1.
— Le Squale Renard ; voyez Leuret et Gratiolet, *Anat. comp. du système nerveux*, pl. 2.
— Baudelot, *Op. cit.*, p. 24.

(*b*) N. Guillot, *Op. cit.*, pl. 4, fig. 36 et 37.

(*c*) Busch, *Op. cit.*, pl. 2, fig. 7.

(*d*) Owen, *Anat. of Vertebrates*, t. I, p. 276, fig. 172.

(*e*) Owen, *Anat. of Vertebrates*, t. I, p. 279, fig. 184.

(*f*) Reil, *Untersuchungen über den Bau des kleinen Gehirns im Menschen* (*Archiv für die Physiologie*, 1807, t. VIII et t. IX), trad. en anglais par Mayo (*Anatomical and physiol. Commentaries*, 1822).
— Rolando, *Osservazioni sul Cervelleto* (*Mém. della R. Acad. di Torino*, t. XXIX, 1823).

(*g*) Calori, *Sull' anatomia del Axolotl*, p. 21, pl. 1, fig. 4 (Extrait des *Mém. de l'Acad. de Bologne*, 1852.

(*h*) La partie de l'encéphale que ces auteurs désignent sous le nom de *cervelet* est la portion postérieure des lobes optiques (Configliachi et Rusconi, *Del Proteo anguino*, pl. 4, fig. 4, 6).

(*i*) Vaillant, *Anat. de la Sirène lacertine* (*Ann. des sciences nat.*, 1863, 4e série, t. XIX, p. 319, pl. 9, fig. 1-3).

bryon, à une période peu avancée du travail organogénique, le cervelet présente un mode de conformation analogue chez tous les Vertébrés (1), et il reste à peu près dans le même état chez quelques Poissons, tels que les Cyclostomes et les Esturgeons (2). Il ne se développe aussi que peu chez les Reptiles inférieurs, mais chez les autres Animaux du même embranchement il se renfle beaucoup en dessus et constitue un lobe médian

Poissons.

Chez ce dernier Pérennibranche, ainsi que chez le Ménobranche, il consiste en un arc très-mince, surbaissé et échancré sur la ligne médiane (*a*). Le cervelet n'est guère plus développé chez les Tritons (*b*) ; mais chez la Grenouille, il s'épaissit un peu plus (*c*).

Le *Menopoma* fait exception à la règle ordinaire : son cervelet affecte la forme d'un gros lobe reployé en arrière, au-dessus du quatrième ventricule (*d*).

(1) Tiedemann, Serres et quelques autres anatomistes ont trouvé que chez l'embryon humain, le cervelet se montre d'abord sous la forme de deux petites lamelles qui s'élèvent des bords de la portion du sillon central de l'axe cérébro-spinal destinée à devenir plus tard l'extrémité antérieure du quatrième ventricule, et qui se recourbent en dedans pour se joindre entre elles sur la ligne médiane. Vers le troisième mois de la vie intra-utérine, elles constituent ainsi une petite masse étroite placée transversalement, en manière de pont, au-dessus de cette cavité et en continuité antérieurement avec la base des lobes optiques. Des transformations analogues ont été observées chez d'autres Mammifères (*e*).

(2) Chez quelques Cyclostomes, notamment la Lamproie ou *Petromyzon fluviatilis*, cette partie de l'encéphale ne manque pas (*f*), mais est si peu développée que quelques anatomistes lui refusent le nom de cervelet et préfèrent l'appeler commissure du quatrième ventricule (*g*). Chez les Bdellostomes et les Myxines, le cervelet est plus développé et lobiforme (*h*). Le cervelet n'est constitué que par une bandelette transversale, peu épaisse, chez le Polyptère (*i*) et chez le Lepidosiren (*j*).

(*a*) Mayer, *Analecten für vergl. Anat.*, pl. 7, fig. 6.
(*b*) Carus, *Tab. anat. comp. illustr.*, pars. VIII, pl. 5, fig. 1.
(*c*) Carus, *Op. cit.*, pl. 5. fig. 2.
(*d*) Mayer, *Op. cit.*, pl. 7, fig. 5.
(*e*) Tiedemann, *Anat. du cerveau*, p. 159, pl. 1, fig. 3, pl. 2, etc.
— Serres, *Anat. comparée du cerveau*, t. I, p. 89 et suiv.
— Reichert, *Der Bau des menschlichen Gehirns*, t. I, pl. XI.
(*f*) Duméril, *Mém. sur l'anat. des Lamproies*, p. 37, 1812.
— Serres, *Op. cit.*, pl. 11, fig. 224.
— J. Müller, *Bau des Gehörorganes bei den Cyclostomen*, pl. 3, fig. 3 (*Mém. de l'Acad. de Berlin* pour 1837).
(*g*) Desmoulins et Magendie, *Anat. du système nerveux*, t. I, p. 181, pl. 6, 2.
(*h*) J. Müller, *loc. cit.*, pl. 2, fig. 8 et 11.
(*i*) J. Müller, *Ueber die Ganoiden*, p. 24, pl. 2, fig. 5-7.
(*j*) Owen, *On Lepidosiren annectens* (*Trans. Linn. Soc.*, t. XVIII, p. 330, pl. 27, fig. 3).

qui se prolonge plus ou moins loin en arrière au-dessus du ventricule sous-jacent, et acquiert souvent des dimensions très-considérables. Chez quelques Poissons, non-seulement il cache complétement cette fosse, mais il chevauche aussi en avant au-dessus des lobes optiques (1). Chez la plupart de ces Animaux, il est arrondi ou ovoïde, symétrique (2) et lisse, mais parfois sa surface est creusée de sillons (3). Enfin, il est aussi à noter que d'ordinaire il est creux, et que le *ventricule cérébelleux* ainsi constitué débouche inférieurement dans le prolongement antérieur du quatrième ventricule (4).

(1) Le cervelet est remarquablement grand chez les Raies du genre Pastenague ou *Trygon;* non-seulement il s'y prolonge postérieurement de façon à recouvrir la totalité ou la majeure partie du quatrième ventricule, mais il s'avance au-dessus des lobes optiques, de façon à atteindre le bord postérieur du cerveau (*a*).

(2) Chez les Pleuronectes, dont la tête est déformée, le cervelet est rejeté sur le côté et, chez les Requins, sa forme est asymétrique (*b*).

(3) C'est principalement chez les Plagiostomes que le cervelet présente des plicatures; d'ordinaire elles sont rangées transversalement (*c*), mais parfois leur disposition est irrégulière (*d*).

D'autres fois un sillon profond divise le cervelet en deux lobes situés l'un au devant de l'autre (*e*) et chez divers Squales une dépression cruciale le partage en deux paires de lobules (*f*) ou même en huit petits renflements mamiliformes (*g*).

Enfin chez le Céphaloptère, Poisson de la famille des Raies, le cervelet est divisé en une multitude de lobules dont la surface est plissée d'une manière irrégulière (*h*). Il couvre en dessus les lobes optiques ainsi que le bulbe rachidien.

Chez le Thon, le cervelet est aussi strié en travers et très-grand; il se prolonge antérieurement au-dessus des lobes optiques et d'une portion du cerveau (*i*).

(4) Chez quelques Poissons la cavité ventriculaire dont le cervelet est toujours creusé dans le jeune âge, s'oblitère par les progrès du développement. Ainsi ce lobe encéphalique est solide chez la Tanche, chez l'Orphie ou Bélone vulgaire et chez l'Anguille commune (*j*).

(*a*) Busch, *Op. cit.*, pl. 1, fig. 6.
(*b*) Par exemple chez le Squale Marteau; voyez Arsaky, *Op. cit.*, pl. 3, fig. 4.
(*c*) Par exemple chez le Squale Milandre ou *Galeus;* voyez Busch, *Op. cit.*, pl. 3, fig. 1.
(*d*) Par exemple chez le Requin (*Carcharias*); voyez Arsaky, *Op. cit.*, pl. 8, fig. 4.
(*e*) Owen, *Op. cit.*, t. I, p. 283, fig. 187.
(*f*) J. Müller, *Bau des Gehörorganes bei den Cyclostomen* (*Mém. de l'Acad. de Berlin*, 1837).
(*g*) Par exemple chez la Baudroie.
(*h*) Ex.: l'Emissole (*Mustella vulgaris*); voyez Busch, *Op. cit.*, pl. 2, fig. 1.
(*i*) Panceri et L. de Sanctis, *Sopra alcune organi della* Cephaloptera Giorna, pl. 2, fig. 1 et (Extrait des *Actes de l'Acad. Ponteniana*, t. IX, 1869).
(*j*) *Anat. of Vertebrates*, t. I, p. 275.

Reptiles.

§ 6. — Le cervelet ne présente chez les Reptiles que peu de particularités importantes à noter; chez la plupart des Ophidiens et des Sauriens proprement dits il est très-petit (1); chez les Chéloniens, il acquiert des dimensions plus considérables, et s'étend en arrière au-dessus d'une portion notable du quatrième ventricule (2). C'est chez les Crocodiliens qu'il se développe le plus, mais il affecte toujours la forme d'un lobe simple et peu élevé; sa surface est lisse; il ne chevauche pas sur les lobes optiques, et son intérieur est creusé d'une cavité qui communique avec le quatrième ventricule (3).

Oiseaux.

Chez les Oiseaux, le cervelet est plus développé que chez les Reptiles (4), et présente un mode de conformation analogue à celui que nous avons déjà rencontré chez divers

(1) Chez les Couleuvres (*a*) et les Lézards (*b*), le cervelet est très-petit et faiblement arrondi en arrière. Chez le Boa, il s'allonge un peu plus au-dessus du quatrième ventricule (*c*).

(2) Par exemple chez la Tortue bourbeuse (*d*).

(3) Chez le Crocodile, le cervelet est divisé en deux lobes par un repli transversal, et sa portion antérieure s'élève beaucoup derrière les lobes optiques (*e*). Chez l'Iguane, le cervelet chevauche en dessus de ces lobes et s'étend jusqu'au bord postérieur des hémisphères cérébraux (*f*).

(4) Lorsque le cervelet commence à se développer, il ressemble beaucoup à celui d'un Batracien ou d'un Reptile inférieur. Ainsi chez le Poulet au huitième jour de l'incubation, il ne consiste encore qu'en une bande très-mince étendue transversalement en manière de pont au-dessus de l'extrémité antérieure du quatrième ventricule. Peu à peu il se renfle en dessus et latéralement, se prolonge en arrière au-dessus du ventricule sous-jacent et tend à s'insinuer entre les deux lobes optiques; au seizième jour de l'incubation il cache la presque totalité du quatrième ventricule, mais sa surface est encore lisse comme chez les Reptiles supérieurs. Au vingtième jour il présente au contraire un certain nombre de sillons transversaux, et en s'avançant jusqu'au bord postérieur du cerveau repousse sur les côtés les deux lobes optiques (*g*).

(*a*) Leuret et Gratiolet, *Anat. comp. du système nerveux*, pl. 2

(*b*) N. Guillot, *Op. cit.*, pl. 6, fig. 81 et 82.

(*c*) Swan, *Illustr. of the comp. Anat. of the nervous System*, pl. 18, fig. 1.

(*d*) Bojanus, *Anat. Testudinis Europææ*, pl. 21, fig. 85 et 92.

(*e*) Serres, *Op. cit.*, pl. 5, fig. 119.

— Carus, *Op. cit.*, pars. VIII, pl. 5, fig. 20.

(*f*) Carus, *Op. cit.*, pars. VIII, pl. 5, fig. 15 et 17.

(*g*) Serres, *Op. cit.*, pl. 1, fig. 5-8.

— Owen, *Anat. of Vertebrates*, t. II, p. 118, fig. 39, 41 et 42.

Poissons cartilagineux, mais il se perfectionne davantage, car les replis transversaux qu'il présente en grand nombre sont plus profonds, et la distinction devient plus marquée entre la substance grise corticale et la substance blanche qui, après avoir tapissée en dedans le ventricule cérébelleux, réduit même cette cavité à l'état d'une simple fissure, et s'enfonce dans chacun des feuillets séparés entre eux par les sillons transversaux dont je viens de parler (1). Il en résulte que si l'on y pratique d'avant en arrière une section verticale, on voit sur la tranche des ramifications analogues à celles dont j'aurai bientôt à parler sous le nom d'*arbre de vie* (2). Il est aussi à noter que souvent le grand lobe impair ainsi constitué présente de chaque côté une sorte d'excroissance qui simule les lobes latéraux du cervelet des Mammifères, mais qui reste toujours rudimentaire (3).

§ 7. — Le cervelet atteint son plus haut degré de développement chez les Mammifères. Là, le ventricule dont il est toujours creusé chez l'embryon, et dont l'existence est permanente Mammifères.

(1) Cette disposition de la substance blanche du cervelet est très-rare chez les Poissons.

Le tronc de l'arbre est représenté par la substance blanche qui tapisse le ventricule cérébelleux, cavité qui affecte la forme d'une grande fente verticale (*a*).

(2) Tous ces replis convergent de chaque côté vers la base du cervelet, et leur nombre est en général plus élevé chez les grands Oiseaux que chez les espèces de petite taille; mai il n'y a rien de constant à cet égard, et il y a même des variations individuelles très-fréquentes. Serres a compté huit de ces replis transversaux chez le Moineau, le Pinson, le Chardonneret, etc.; neuf chez le Roitelet; dix chez la Fauvette, le Rossignol et le Canard musqué; douze chez le Canard commun, la Bondrée, le Pigeon, le Coq et l'Aigle, l'Autruche, etc.; seize chez le Casoar et le Fou de Bassan.

(3) Ces parties sont à peine visibles chez la Poule, le Canard, l'Oie, le Moineau, etc., mais elles sont très-distinctes chez la Perdrix, le Pigeon, l'Hirondelle, les Perroquets, les Oiseaux de proie, la Cigogne, l'Autruche et le Casoar (*b*). Leur position varie un peu suivant que les lobes optiques sont plus ou moins rejetés en bas et sur les côtés.

(*a*) Meckel, *Anat. des Gehirn der Vögel* (*Deutsches Archiv für die Physiol.*, 1816, t. II, pl. 1, fig. 1).

(*b*) Serres, *Op. cit.*, t. II, p. 368.

chez les Oiseaux et les Reptiles aussi bien que chez les Vertébrés anallantoïdiens, disparaît peu à peu; les lobes latéraux, qui manquent complétement chez tous les Vertébrés à sang froid, et qui sont à peine représentés par quelques vestiges chez les Oiseaux, acquièrent une grande importance; enfin, le système commissural se complète par le développement d'un faisceau de fibres transversales qui unissent entre eux ces deux lobes, en passant au-dessous de la moelle allongée, et en y constituant une sorte de sangle désignée sous les noms de *pont de Varole*, de *protubérance annulaire* ou de *mésocéphale* (1).

Il est aussi à noter que, dans la classe des Mammifères, le cervelet se plisse beaucoup plus que chez les Oiseaux, et que même la plicature secondaire des lobes ou lobules ainsi produits est souvent compliquée au point de produire une confusion extrême dans le mode de groupement des feuillets résultant de ce froncement.

Les lobes latéraux du cervelet sont peu développés chez les Ornithorhynques et les autres Mammifères les plus inférieurs (2); mais chez les espèces plus perfectionnées, ils deviennent de plus en plus gros comparativement au lobe médian, et ils finissent même par prédominer tellement qu'ils constituent la

(1) D'après Rapp, le pont de Varole manquerait chez les Dauphins (*a*), mais il y est très-bien caractérisé (*b*), ainsi que chez le Marsouin (*c*).

(2) Chez l'Ornithorhynque, les lobes latéraux du cervelet sont très-petits et le lobe médian fort gros; tous sont striés en travers d'une manière assez régulière (*d*).

Le lobe moyen du cervelet est aussi très-développé chez les Insectivores (*e*) et les Chauves-Souris (*f*). Chez les Rongeurs, il prédomine moins sur les lobes latéraux (*g*).

(*a*) Rapp, *Die Cetaceen*, p. 116.
(*b*) Serres, *Op. cit.*, pl. 12, fig. 234.
— Owen, *Op. cit.*, t. III, p. 91, fig. 60.
(*c*) Leuret et Gratiolet, *Op. cit.*, pl. 12, fig. 3.
(*d*) Voyez Carus, *Tab. anat. comp. illustr.*, pars. VIII, pl. 7, fig. 20.
(*e*) Meckel, *Ornithorhynchi paradoxi* (*Descriptio anatomica*, pl. 7, fig. 3).
(*f*) Ex. : le Hérisson; voyez Leuret et Gratiolet, *Op. cit.*, pl. 3.
(*g*) Ex. : le Vespertilio murinus; voyez N. Guillot, *Op. cit.*, pl. XI, fig. 166.

presque totalité de l'organe, et que le lobe médian est réduit à l'état d'une petite protubérance désignée en anatomie humaine sous le nom d'*éminence vermiforme*. En effet, les *hémisphères du cervelet* de l'Homme et des Quadrupèdes supérieurs sont constitués en entier par les lobes latéraux (1).

Le développement de la protubérance annulaire est proportionné au volume relatif des hémisphères du cervelet. Chez l'Homme elle est fort large et très-épaisse; ses fibres propres constituent deux couches bien distinctes, entre lesquelles passent les faisceaux longitudinaux dont se composent les pédoncules cérébraux. Il est aussi à noter que ces fibres, en s'entrecroisant sur la tige médiane, y constituent un raphé qui divise cette commissure en deux parties. Latéralement ces fibres contribuent pour beaucoup à la formation des *pédoncules du cervelet*, colonnes courtes et grosses qui relient cet organe à la moelle allongée (2). Ainsi que je l'ai déjà dit (3), ces pédoncules sont formés aussi en partie par des fibres venant du bulbe rachidien (4), et ils sont complétés en avant par un autre groupe de fibres qui vont du cervelet aux lobes optiques et aux parties adjacentes du cerveau (5). Bientôt l'ensemble du faisceau ainsi constitué se trouve pour ainsi dire encapuchonné par la substance grise qui occupe la surface du cervelet, et il constitue au milieu de cet organe une masse de substance blanche

(1) Les hémisphères ou lobes latéraux sont également fort développés chez l'Éléphant (*a*) et chez les Cétacés (*b*).

(2) Le groupe de fibres appartenant à la protubérance annulaire occupe les parties latérales et inférieures des pédoncules du cervelet, appelées *pédoncules cérébelleux moyens* dans les ouvrages sur l'anatomie de l'Homme.

(3) Voyez ci-dessus, page 280.

(4) Ils constituent les parties appelées en anatomie humaine les *pédoncules cérébelleux inférieurs* ou *processus cerebelli ad medullam*.

(5) Ce sont les pédoncules cérébelleux supérieurs ou *processus cerebelli ad testes* (Haller).

(*a*) Ex.: le Lapin, l'Agouti, le Castor, le Rat, etc.; voyez Leuret et Gratiolet, *Op. cit.*, pl. 3.

(*b*) Ex.: le Marsouin; voyez Leuret et Gratiolet, *Op. cit.*, pl. 12, fig. 1.

appelée *noyau* ou *centre médullaire* (1). Enfin, la portion supérieure ou dorsale de ce noyau (2) se divise en branches qui, à leur tour, se subdivisent en rameaux et en ramuscules, et chacune des irradiations centrifuges ainsi constituées semble pousser devant elle la substance grise périphérique de façon à lui faire former au dehors autant de saillies foliacées dont le groupement est déterminé par le mode de division de ces prolongements entre lesquels la pie-mère s'enfonce. Leur nombre s'accroît par les progrès du développement et varie beaucoup suivant les espèces. Chez l'Homme, quelques sillons simples commencent à se montrer dans le cinquième mois de la vie intra-utérine, mais bientôt après ils se multiplient rapidement, et lorsque le cervelet est arrivé à son état parfait, on en compte environ 700 (3) réunis en 12 à 15 groupes autour d'autant de prolongements primaires du noyau central, et formant ainsi des lobules plus ou moins bien délimités.

Les pédoncules antérieurs (ou supérieurs) du cervelet sont unis entre eux par une expansion très-mince de substance nerveuse qui provient de la portion basilaire du lobe moyen, et qui se continue antérieurement sur la base des lobes optiques. Elle est connue sous le nom de *valvule de Vieussens* (4), et elle constitue, avec les pédoncules adjacents, le plafond du quatrième ventricule. Le lobe cérébelleux moyen repose sur sa

(1) On distingue de chaque côté du cervelet, dans la profondeur de ce noyau de substance blanche, près du pédoncule, une partie ovoïde délimitée par une membrane jaunâtre et irrégulièrement festonnée, qui a reçu le nom de *corps rhomboïdal* (Vieussens), de *corps dentelé ou festonné* (Vicq-d'Azyr), et d'*olive cérébelleuse* (Cruveilhier).

(2) Portion qui devient postérieure quand le corps est vertical, comme chez l'Homme.

(3) Malacarne en évalue le nombre à 700 ou 800; Chaussier pense que ce nombre varie entre 600 et 700 (*a*).

(4) Ainsi nommée en l'honneur d'un anatomiste de Montpellier, Raymond Vieussens, qui publia en 1684 un ouvrage important sur le système ner-

(*a*) Malacarne, *Tavola anatomica*, 1803.
— Chaussier, *Exposition sommaire de la structure des différentes parties de l'encéphale*, 1807.

face antérieure (1), et, se recourbant ensuite en arrière, puis en bas, revient presque à son point de départ, de façon à recouvrir la portion béante du ventricule dont je viens de parler, et à se terminer près de la face postérieure de la valvule, en y formant une saillie appelée *luette*, à raison de sa ressemblance avec l'appendice médian du voile du palais situé au fond de la bouche (2).

Lobes optiques.

§ 8. — Le MÉSENCÉPHALE ou portion moyenne de l'encéphale, situé immédiatement en avant du cervelet, est constitué inférieurement par les colonnes antérieures de la moelle épinière qui, en s'avançant vers le cerveau, prennent le nom de pédoncules cérébraux, et supérieurement par les LOBES OPTIQUES qui occupent la seconde division primaire de la cavité crânienne chez l'embryon (3). Le canal central du myélaxe qui, dans la région cérébelleuse, forme le quatrième ventricule, se continue entre ces lobes et le plancher représenté par les pédoncules cérébraux; il y constitue chez les Vertébrés inférieurs une dilatation que j'appellerai le *ventricule optique;* mais chez les Mammifères, il y devient très-étroit et forme le passage connu sous le nom d'*aqueduc de Sylvius*. En avant, il

veux (*Neurologia universalis*). La partie dont il est ici question a été appelée *velum interjectum* par Haller, et lame médullaire moyenne du cervelet par Vicq-d'Azyr.

(1) Ou face supérieure lorsqu'il s'agit de l'Homme.

(2) Dans les traités d'anatomie humaine, on appelle *éminence vermiforme inférieure* la portion du lobe cérébelleux moyen qui se recourbe ainsi au dessus du quatrième ventricule, et on a donné le nom de *valvules de Tarin* à deux expressions membraniformes de substance nerveuse qui s'étendent de la *luette*, constituée par l'extrémité de ce lobe, aux parties adjacentes du bord inférieur des hémisphères du cervelet. Ce mode de conformation est très-bien représenté dans une figure donnée par Hirschfeld, et reproduite par M. Sappey (*a*).

(3) Chez l'Homme et les autres Mammifères, cette portion moyenne de l'encéphale est très-étroite comparativement au cerveau et au cervelet, circonstance qui lui a valu le nom d'*isthme de l'encéphale*.

(*a*) Hirschfeld, *Traité et iconographie du système nerveux*, 1865. — Sappey, *Op. cit.*, t. III, p. 114, fig. 463.

va déboucher dans le troisième ventricule ou ventricule cérébral médian, dont un prolongement dorsal pénètre dans le *corps pinéal*. J'aurai bientôt à revenir sur l'étude de cet appendice; mais j'en signale ici l'existence, parce qu'il se trouve toujours entre les lobes optiques et le cerveau, en sorte que sa position peut nous aider à reconnaître ces parties de l'encéphale, quelles que soient les variations de forme et de volume qu'elles offrent chez les divers Vertébrés. Or, ce caractère n'est pas inutile, car il y a eu pendant longtemps beaucoup d'incertitude relativement à ces déterminations anatomiques, et je crois devoir prémunir les étudiants contre une erreur dans laquelle l'illustre Cuvier est tombé à ce sujet, lorsqu'il a considéré les lobes optiques des Poissons comme étant les hémisphères cérébraux de ces animaux (1).

Chez l'embryon de tous les Vertébrés, les lobes optiques acquièrent un volume considérable longtemps avant que le cervelet n'ait commencé à se distinguer des autres parties de l'encéphale; mais les progrès qu'ils font ultérieurement varient beaucoup suivant les classes.

Poissons.

C'est chez les Poissons que ces lobes acquièrent le volume le plus considérable (2); souvent ils sont beaucoup plus gros

(1) Les parties de l'encéphale des Poissons que Cuvier, dans ses *Leçons d'anatomie comparée* (1re éd., t. II, p. 166), a décrit sous le nom de *cerveau*, sont les homologues des tubercules quadrijumeaux des Mammifères et des lobes optiques des Oiseaux, etc. Dans son ouvrage sur les Poissons, il plaida encore en faveur de cette détermination, mais il consentit à ne pas considérer la question comme tranchée et remplaça pour la désignation de ces parties de l'encéphale le mot *cerveau* par l'expression *lobes creux* (a). Natalis Guillot a insisté avec raison sur la constance des relations anatomiques entre les lobes optiques, le corps pinéal et le cerveau; le corps pinéal est toujours situé en avant des lobes optiques et en arrière du cerveau. Or, les lobes creux des Poissons sont placés derrière le corps pinéal (b).

(2) Chez l'Amblyopsis, petit poisson qui habite les eaux souterraines

(a) Cuvier et Valenciennes, *Hist. nat. des Poissons*, t. I, p. 421, pl. 6, fig. 7-9.

(b) N. Guillot, *Exposition anatomique de l'organisation du centre nerveux dans les quatre classes d'Animaux vertébrés*, 1844.

que le cerveau, et s'élèvent davantage ; un sillon longitudinal plus ou moins profond les divise en deux tubercules ovoïdes (1), dont la partie antérieure et inférieure est en continuité directe avec le nerf optique correspondant (2). A sa partie supérieure le ventricule creusé dans l'intérieur de chaque lobe ainsi constitué est séparé de son congénère par une cloison, en prolongation du sillon médian dont je viens de parler, mais il communique librement avec cette cavité vers sa partie inférieure. Enfin, le plancher du ventricule intermédiaire formé de la sorte présente d'ordinaire deux ou plusieurs renflements qui s'élèvent dans l'intérieur des lobes optiques, mais qu'il ne faut pas confondre avec ces lobes : car, au lieu d'être superposés au canal central du myélaxe, ils sont placés entre cette cavité et les pédoncules cérébraux. Souvent ces éminences sont au nombre de six et quatre d'entre elles, placées par paire de chaque côté de la ligne médiane, affectent la forme de tubercules bijumeaux (3), tandis que les deux autres, situées latéralement, contournent les premières et constituent une paire de bourrelets arqués (4). Il est aussi à noter que, chez quelques Poissons appartenant à la

de la grande caverne du Kentucky et qui est aveugle, les lobes optiques sont tellement réduits qu'ils n'égalent en volume ni le cervelet, ni les lobes cérébraux (*a*).

(1) En général cette dépression linéaire est si profonde que les deux lobes optiques paraissent être simplement adossés l'un à l'autre sur la ligne médiane, si ce n'est au fond du sillon et à son extrémité antérieure où ils sont rattachés l'un à l'autre par une commissure mince et étroite.

(2) Les fibres de substance blanche qui se montrent en grand nombre associées à la substance grise dans les parois de la vésicule constituée par chaque lobe optique convergent vers le nerf optique, dont elles forment les racines ; une autre couche de fibres placée au-dessous des précédentes, partant des couches semi-circulaires, s'élève en éventail à la face interne de la voûte des lobes optiques ; elle a été désignée sous le nom de *membrane radiante* ou de *couronne rayonnante*.

(3) Haller a désigné ces éminences cylindroïdes sous le nom de *tori semicirculares* (*b*).

(4) En général, par leur forme et leur mode de groupement, ces *tuber-*

(*a*) Owen, *Op. cit.*, t. I, p. 275, fig. 175.
(*b*) Haller, *Opera minora*, t. III, p. 198.

petite famille des Mormyres, la portion de l'axe cérébro-spinal située entre le cervelet et les lobes optiques donne naissance à une sorte d'excroissance qui recouvre en dessus la totalité de l'encéphale. Je ne connais rien d'analogue chez aucun autre Vertébré (1).

Batraciens et Reptiles.

Chez les Batraciens et chez les Reptiles, les lobes optiques, toujours vésiculeux, sont adossés directement l'un à l'autre, et complétement à découvert comme chez les Poissons ordinaires; mais, comparativement aux hémisphères cérébraux, ils sont moins développés que chez la plupart de ces Animaux. Chez les Serpents, ils présentent une particularité intéressante. Chacun d'eux est subdivisé en deux portions par un sillon transversal; sous ce rapport, ils ressemblent un peu aux tubercules quadrijumeaux des Mammifères; mais leur portion postérieure ne consiste qu'en une bande étroite, tandis que les lobes antérieurs sont fort gros (2). Une disposition analogue se fait remarquer chez les Crocodiles.

cules optiques (ou *éminences lobées* de M. Baudelot) ressemblent beaucoup aux tubercules quadrijumeaux des Mammifères (*a*), et quelques auteurs les considèrent comme n'étant les représentants; mais ainsi que M. Owen l'a fait remarquer, ils en diffèrent essentiellement par leurs relations anatomiques (*b*). M. Baudelot, qui en a fait une étude très-attentive, pense que ce sont des dépendances du cervelet (*c*).

Chez quelques Poissons, tels que les Spares, les Labres et les Squales, ces tubercules affectent la forme d'un cylindre contourné sur lui-même (*d*).

(1) La masse ainsi constituée est divisée en plusieurs lobes, et ceux de la paire moyenne sont feuilletés. Cette singulière disposition a été étudiée avec soin par M. Marcusen, mais nous ne savons rien de satisfaisant quant à sa signification anatomique et physiologique (*e*). Il me paraît probable qu'elle dépend d'un développement excessif des parties qui, d'ordinaire, constituent les tubercules optiques et restent cachées dans l'intérieur des lobes de même nom.

(2) Cette disposition est très-appa-

(*a*) Cuvier, *Anat. nat. des Poissons*, t. I, p. 428, pl. 6, fig. 9 *d*.

(*b*) Owen, *Anat. of Vertebrates*, t. I, p. 278.

(*c*) Baudelot, *Op. cit.*, p. 41 et suiv. (*Mém. de la Soc. d'hist. nat. de Strasbourg*, t. VI).

(*d*) Par exemple chez le Squale nez; voyez Hollard, *Op. cit.* (*Journal d'anat. de Robin*, 1866, t. III, pl. 8, fig. 3).

(*e*) Marcusen, *Note sur un organe particulier du cerveau des Mormyres* (*Comptes rendus de l'Acad. des sciences*, 1862, t. LIV, p. 35). — *Die Familie der Mormyren, ein anatomisch-zoolomische Abhandlung*, pl. 2, fig. 1-10 (*Mém. de l'Acad. de Saint-Pétersbourg*, 7e série, t. VII, p. 4, 1864).

Oiseaux.

Les lobes optiques des Oiseaux ressemblent beaucoup à ceux des Reptiles supérieurs : ce sont toujours deux gros tubercules arrondis et indivis, qui sont à découvert dans la région moyenne de l'encéphale, et qui sont creusés d'un grand ventricule; mais au lieu d'être en contact l'un avec l'autre sur la ligne médiane, ils sont séparés entre eux par une lame horizontale qui continue en avant la valvule de Vieussens, et qui est recouverte par la portion antérieure du cervelet. C'est donc sur les côtés de l'encéphale, et non en dessus, que ces lobes se montrent à découvert.

Mammifères.

§ 9. — Les lobes optiques des Mammifères ressemblent à ceux des autres Vertébrés pendant la première période du développement de l'embryon, mais bientôt leur croissance, comparée à celle des parties adjacentes de l'encéphale, devient beaucoup moindre, et ils ne tardent pas à être plus ou moins complétement cachés entre le cervelet et le cerveau qui se rejoignent au-dessus d'eux. Chez les Ornithorhynques, les Marsupiaux, et chez quelques Rongeurs, ainsi que chez les Insectivores et Cheiroptères, ils restent encore visibles au dehors; mais chez les Mammifères ordinaires, ils ne le sont plus (1).

rente chez les gros Serpents, tels que le Boa constrictor (*a*).

(1) Cette particularité ne paraît pas avoir autant d'importance qu'on le suppose généralement, car elle n'est constante dans aucune des grandes divisions de la classe des Mammifères. Ainsi chez l'Ornithorhynque, les lobes optiques sont à découvert latéralement entre le cerveau et le cervelet (*b*); tandis que chez l'Echidné, ils sont complétement cachés par ces organes (*c*).

C'est chez les Sarigues que les lobes optiques sont le plus largement à découvert en dessus aussi bien que latéralement (*d*). Chez les Dasyures ils sont encore très-apparents en dessus (*e*). Chez d'autres Marsupiaux, ils sont au contraire complétement ca-

(*a*) Swan, *Illustrations of the comp. Anat. of the nervous System*, pl. 18, fig. 1.
— Owen, *Anat. of Vertebrates*, t. I, p. 291, fig. 188.

(*b*) Clarke, *Notes on the intimate Structur of the Brain* (*Proceed. of the Roy. Soc.*, 1861, t. XI, p. 363).

(*c*) Meckel, *Ornithorhynchi paradoxi Descript. anat.*, pl. 7, fig 6.

(*d*) Owen, Art. MONOTREMATA (Todd's *Cyclopedia of Anat. and Physiol.*, t. III, p. 383, fig. 182).

(*e*) Ex. : l'Opossum ou Sarigue de Virginie; voyez Owen, *On the Brain in Marsupial Animals* (*Philos. Trans.*, 1837, pl. 5, fig. 6).

Du reste, quoi qu'il en soit à cet égard, ils présentent chez tous ces animaux deux caractères qu'on ne rencontre ni chez les Oiseaux ni chez aucun autre Vertébré : la cavité ventriculaire dont ils sont creusés chez l'embryon disparaît par les progrès du développement de l'encéphale, et la communication entre le quatrième ventricule et le ventricule cérébral médian n'a plus lieu que par l'intermédiaire d'un canal étroit situé au-dessous de ces organes et appelé aqueduc de Sylvius. Enfin, ces lobes, au lieu d'être comme d'ordinaire divisés seulement en une paire d'éminences par un sillon médian, sont partagés en deux paires de lobules par suite de l'établissement d'un sillon transversal ; c'est à raison de ce mode de conformation qu'on les a désignés sous le nom de *tubercules quadrijumeaux*. Ceux de la paire postérieure sont appelés éminences *testes*, et ceux de la première paire éminences *nates* (1).

Les nerfs optiques qui naissent des lobes du même nom (2) se réunissent entre eux un peu en avant de ces organes, à la base du cerveau, et s'y entrecroisent avant de sortir de la cavité crânienne pour aller aux yeux.

Prosencéphale. § 10. — Le PROSENCÉPHALE ou région antérieure de l'encéphale, représenté d'abord par une seule dilatation vésiculaire de l'axe cérébro-spinal en voie de développement, se divise

chés; par exemple, chez le Kanguroo (*a*).

Parmi les Rongeurs, je citerai le Mulot (*b*) comme ayant les lobes optiques en partie visibles à l'extérieur de l'encéphale.

Chez les Insectivores (*c*) et chez les Chéiroptères (*d*), ce caractère organique paraît exister constamment, mais à un faible degré.

(1) La structure intime de ces deux parties des lobes optiques est à peu près la même. Ils sont reliés à leurs congénères, ainsi qu'aux parties adjacentes de l'encéphale, par divers systèmes de fibres (*e*).

(2) Mais ils reçoivent aussi de fibres provenant des couches optiques.

(*a*) Owen, *loc. cit.*, pl. 5, fig. 5.
— Owen, *loc. cit.*, pl. 5, fig. 4.
(*b*) Carus, *Tab. anat. comp. illustr.*, pars. VIII, pl. 7, fig. 1.
(*c*) Carus, *loc. cit.*, fig. 4.
(*d*) Ex. : la Taupe ; voyez N. Guillot, *Op. cit.*, pl. 11, fig. 60-65.
(*e*) Ex. : le Vespertilio murinus ; voyez Carus, *loc. cit.*, pl. 7, fig. 10.

bientôt en deux portions que les embryologistes, à l'exemple de M. de Baer, désignent sous les noms de *cerveau intermédiaire* et de *cerveau antérieur*.

Le cerveau intermédiaire, situé immédiatement en avant des lobes optiques qui le dominent, ne grandit que peu et se confond postérieurement dans l'isthme de l'encéphale. Il a pour base le prolongement antérieur des faisceaux inférieurs de la moelle allongée qui prennent le nom de *pédoncules cerébraux*, et vont passer au-dessus de l'entrecroisement des nerfs optiques pour gagner le cerveau antérieur. Toujours il est creusé d'une cavité médiane qui fait suite à l'aqueduc de Sylvius, et qui constitue le troisième ventricule (1). Toujours aussi il donne naissance à deux appendices impairs dirigés en sens contraire, l'un vers le dessus de la tête, l'autre vers la base du crâne, et appelés : le premier, *corps pinéal;* le second, *corps pituitaire*. Enfin, les parties latérales, en se développant, présentent en général une paire de renflements que les anatomistes désignent sous le nom de *couches optiques*.

Corps pituitaire.

Le plancher du ventricule intermédiaire, ou troisième ventricule, descend en forme d'entonnoir entre les pédoncules cérébraux, et constitue ainsi le pédoncule du corps pituitaire, petit organe globuleux qui, dans le jeune âge, est toujours creux, mais dont la cavité s'oblitère souvent par les progrès du développement chez les Mammifères (2).

Par son mode de conformation ainsi que par sa position, le

(1) Chez les Mammifères où la cavité ventriculaire du mésencéphale est réduite à un canal étroit par suite du remplissage des lobes optiques et n'est représentée que par l'aqueduc de Sylvius, le troisième ventricule est bien délimité en arrière et l'embouchure de ce canal s'y montre sous la forme d'un trou auquel les anciens anatomistes donnaient le nom d'*anus ;* mais chez les autres Vertébrés et plus particulièrement chez les Poissons, il se confond supérieurement avec les ventricules des lobes optiques.

(2) Cette partie du troisième ventricule est appelée l'*infundibulum;* elle est garnie d'une couche de substance grise qui se montre au dehors entre les pédoncules cérébraux, en arrière du chiasma des nerfs optiques,

Corps pinéal.

corps pinéal, ou *conarium*, ressemble beaucoup au corps pituitaire. C'est un petit organe pyriforme, placé sur la ligne médiane, relié à la voûte du ventricule intermédiaire par un pédoncule et recouvert par la toile choroïdienne (1). Chez les Ver-

et qui a reçu chez l'Homme le nom de *tuber cinereum*.

Pour s'en former une idée générale, il suffit de consulter les traités d'anatomie descriptive qui sont entre les mains de tous les étudiants (*a*) ou de jeter les yeux sur les figures représentant la section verticale de l'encéphale chez divers Animaux (*b*).

Le corps pituitaire, appelé aussi *glande pituitaire* ou *hypophyse*, est suspendu à l'extrémité de la *tige*, constitué par le bec de l'entonnoir, et il est logé dans une dépression de la dure-mère, qui occupe la partie de la face supérieure du corps du sphénoïde appelée par les anthropotomistes *selle turcique*. Il se compose de deux petits lobes placés l'un devant l'autre. Le lobe postérieur constitué principalement par de la substance grise, est creusé d'une cavité centrale qui communique avec le ventricule médian situé au-dessus par l'intermédiaire du prolongement de l'infundibulum situé dans l'axe de la tige. Chez les Poissons, sa structure est à peu près la même que chez les Mammifères (*c*), mais il est remarquablement développé (*d*) et, de même que chez les autres Vertébrés inférieurs, sa cavité est souvent assez grande; mais chez les Mammifères elle se rétrécit beaucoup ou s'oblitère même complétement, ainsi que cela a ordinairement lieu chez l'Homme pendant la deuxième période de la vie intra-utérine. Le lobe antérieur du corps pituitaire consiste en une petite masse de tissu conjonctif entourant des vaisseaux sanguins, des follicules et quelques cellules nerveuses. Ces deux portions paraissent avoir des origines différentes, et c'est au lobe antérieur, plus ou moins comparable à une glande imparfaite, qu'il faut attribuer ce que les embryologistes ont dit relativement au mode de formation du corps pituitaire.

Rathke considère ce corps comme étant produit en partie par un prolongement cœcal de la membrane muqueuse de la bouche qui, chez le jeune embryon, monterait à travers la base du crâne, pour aller s'unir à l'infundibulum et constituer avec lui cet organe appendiculaire (*e*). M. Reichert, au contraire, en attribue la formation à l'extrémité antérieure de la corde dorsale (*f*). Les observations de M. Vogt ne sont pas favorables à cette opinion (*g*).

(1) On désigne sous ce nom la portion de la pie-mère qui pénètre dans les ventricules du cerveau et qui est très-riche en vaisseaux sanguins.

(*a*) Voyez Sappey, *Op. cit.*, t. III, p. 90, fig. 451.
(*b*) Ex. : le Bœuf; voyez N. Guillot, *Op. cit.*, pl. 15, fig. 204.
(*c*) Baudelot, *Op. cit.*, p. 59.
(*d*) Par exemple chez la Raie commune (*R. batis*); voyez N. Guillot, *Op. cit.*, pl. 5, fig. 59-61.
— Le Congre; voyez N. Guillot, *Op. cit.*, pl. 5, fig. 63-65.
— La Grenouille; voyez N. Guillot, *Op. cit.*, pl. 6, fig. 72-74.
(*e*) Rathke, *Entwickelungsgechichte der Natter*, pl. 7, fig. 7.
(*f*) Reicher, *Das Entwickelungsleben im Wirbelthierreich*, p. 32.
(*g*) Vogt, *Embryologie des Salmonés*, p. 66.

tébrés ovipares, il se montre généralement à découvert à la face supérieure de l'encéphale (1); mais chez les Mammifères, il est caché sous la portion postérieure du cerveau. Sa structure a été étudiée attentivement chez l'Homme, mais les histologistes sont très-partagés d'opinion quant à la nature de cet organe, et, aujourd'hui, plusieurs autres le considèrent comme étant un ganglion lymphatique, tandis que d'autres pensent qu'il est formé principalement de substance nerveuse grise au milieu de laquelle viennent s'épanouir des fibres blanches provenant des couches optiques (2). Intérieurement, il est creusé d'une cavité qui s'oblitère plus ou moins complétement chez l'Homme (3), et renferme souvent des concrétions calcaires, particulièrement chez les vieillards (4).

(1) Plusieurs anatomistes ont pensé que le corps pinéal manquait chez les Poissons, mais N. Guillot en a constaté l'existence chez tous ces Animaux, aussi bien que chez les Vertébrés des autres classes (*op. cit.*, p. 89). Il en a donné des figures chez un grand nombre d'espèces.

(2) La portion arrondie ou conique du corps pinéal qui surmonte ce pédoncule se compose principalement de vésicules qui, d'après M. Kölliker et quelques autres anatomistes, seraient de nature nerveuse (*a*); mais les observations de MM. Liégeois, Clarke, Robin, etc., tendent à établir que ces éléments anatomiques sont analogues à ceux du tissu épithélique adjacent (*b*). Ils sont logés dans des vésicules closes, comparables aux acini des glandes. Enfin, d'après M. Grandry, la portion corticale du conarium est de texture glandulaire, mais sa portion centrale serait constituée par du tissu nerveux (*c*).

(3) Ces concrétions, que Galien avait remarquées, et que l'on appelait jadis le *sable du cerveau*, fournissent à l'analyse chimique du phosphate de chaux et du carbonate de la même base associés à de la matière animale. Elles se développent dans les acini du corps pituitaire, et, en grandissant, elles s'agrégent souvent entre elles de façon à constituer des calculs muriformes. M. Faivre a publié sur leur histoire un travail intéressant (*d*).

(4) Ces fibres constituent de chaque

(*a*) Kölliker, *Traité d'histologie*, p. 395.

(*b*) Liegeois, *Des glandes vasculaires sanguines*. Thèse d'agrégation, 1860.
— Luschka, *Der Hirnhang und die Steissdrüsen*, 1860.
— Clarke, *Notes of Researches on the intimate Structur of the Brain* (*Proceed. of the Roy. Soc of London*, 1861, t. XI, p. 364).
— Hagemann, *Bau des Conarium* (*Arch. für Anat.*, 1872, p. 429).
— Robin, *Dictionn. de médecine*, 1873, p. 1203.

(*c*) Grandry, *Mém. sur la structure de la capsule surrénale*, etc. (*Journal d'anat.* de Robin, 1867, p. 405).

(*d*) Faivre, *Études sur le Conarium*, etc. (*Ann. des sciences nat.*, 1857, 4ᵉ série, t. VII, p. 54).

Ventricule intermédiaire, etc.

Au devant du pédoncule du corps pinéal, le ventricule intermédiaire est fermé en dessus par une petite bandelette transversale appelée *commissure postérieure du cerveau* (1), et plus en avant, par une portion de la pie-mère appelée *toile choroïdienne*. Lorsque la partie postérieure du cerveau ne se développe que peu, le plafond de cette cavité reste apparent à la face supérieure de l'encéphale, et chez quelques Poissons, tels que les Raies, elle y occupe même un espace considérable (2). Mais chez les Mammifères, le cerveau chevauche sur le mésencéphale de façon à la cacher, et la portion antérieure de son plafond se trouve constituée par la portion de l'appareil commissural des hémisphères cérébraux appelée *voûte à trois piliers*. Là, ses parois latérales, formées par les couches optiques, sont très-rapprochées entre elles inférieurement, mais écartées l'une de l'autre vers le haut, et elles laissent entre leur partie supérieure et la voûte dont je viens de parler une longue fente latérale dont la plus grande partie est oblitérée par la toile choroïdienne (3), mais dont la partie antérieure reste béante et constitue les *trous de Monro*, par l'intermédiaire desquels

côté trois petits faisceaux appelés les pédoncules du corps pinéal : ceux de la paire antérieure, nommés aussi *freins* ou *rênes*, forment une anse dont la convexité, située en arrière, correspond à ce corps et dont les branches vont s'appliquer sur la partie supérieure et interne des couches optiques, pour aller gagner les piliers antérieurs du trigone cérébral. Les pédoncules moyens se portent transversalement au dehors et les pédoncules postérieurs descendent presque verticalement.

(1) La commissure antérieure est un cordon de substance blanche qui réunit entre eux les corps striés au-dessous de la base du corps cendré, sous le bec de la voûte à trois piliers. Elle se cache bientôt dans la profondeur des corps striés, mais ne paraît pas y envoyer de fibres, et après l'avoir traversé se recourbe en arrière et en bas pour pénétrer dans la portion inférieure du lobule moyen de l'hémisphère et s'y épanouir sur la paroi externe de la corne inférieure du ventricule latéral.

(2) La conformation de cette partie de l'encéphale chez les Plagiostomes a été très-bien représentée par M. Busch (*a*).

(3) La toile choroïdienne (*b*) con-

(*a*) Busch, *De Selachiorum et Ganoideorum encephalo*. Dissert. inaug. Berlin, 1818.
(*b*) Voyez ci-dessus, page 302.

le ventricule médian communique avec les ventricules latéraux du cerveau. La partie supérieure de la cavité ainsi délimitée s'avance sous la voûte à trois piliers et y forme le *vestibule des ventricules latéraux*.

Il est aussi à noter que les parois latérales du ventricule intermédiaire sont reliées entre elles par une bande transversale appelée *commissure molle*, et que cette cavité se prolonge au-dessous de cette traverse pour aller constituer plus loin le vestibule dont je viens de parler (1).

Couches optiques.

§ 11. — Les couches optiques sont situées au-dessus des pédoncules cérébraux, entre les lobes optiques et les corps striés. Chez les Vertébrés inférieurs, elles sont peu développées et ne se distinguent pas nettement des pédoncules dont je viens de parler. Chez les Poissons, leur existence peut même être révoquée en doute. Chez les Batraciens et chez les Reptiles, elles n'offrent rien d'important à noter; chez les Oiseaux, elles restent très-petites; mais chez les Mammifères elles se

stitue, chez l'Homme (*a*) et les autres Mammifères, une cloison horizontale située dans l'intérieur du ventricule, entre les couches optiques et le trigone. Elle est très-vasculaire et l'on y remarque, de chaque côté, une traînée granuleuse qui a reçu le nom de *plexus choroïdes* et qui se prolonge dans les ventricules latéraux en passant par les trous de Monro. Ces plexus sont composés d'un lacis de vaisseaux sanguins et d'un agrégat de vésicules dont les unes contiennent un liquide opalin et des granules, mais dont les autres logent des concrétions plus ou moins analogues à celles du corps pinéal. On y trouve souvent de petits calculs de cholestérine associée à des sels calcaires et magnésiens, parfois aussi à de la silice (*b*). Pour plus de détails sur la structure intime des plexus choroïdes, je renverrai à un travail intéressant de M. Faivre et à quelques autres publications spéciales (*c*).

(1) Pour plus de détails sur la conformation du troisième ventricule, appelé *ventricule intermédiaire* par Gratiolet, je renverrai à la description que cet anatomiste en a donnée dans le second volume d'un ouvrage sur l'anatomie du système nerveux, dont le premier volume appartient à Leuret (*d*).

(*a*) Voyez Sappey, *Op. cit.*, t. III, p. 85, fig. 449.

(*b*) Harless, *Ueber die Ablängerungen anorganischen Substanzen auf dem Plexus choroidius* (Müller's *Archiv*, 1845, p. 354).

(*c*) Faivre, *Op. cit.* (*Ann. des sciences nat.*, 1857, 4e série, t. VII, p. 85).

(*d*) Leuret et Gratiolet, *Anat. comp. du système nerveux*, 1839-1857.

développent beaucoup, et s'engagent plus ou moins profondément dans les ventricules des hémisphères cérébraux. En général, elles sont d'autant plus grosses que ces derniers lobes sont eux-mêmes plus volumineux (1). Pour en faire l'étude, il est bon de les examiner d'abord là où elles sont le mieux constituées, chez l'Homme, par exemple.

Dans le cerveau humain, les couches optiques affectent la forme de deux gros renflements irrégulièrement ovoïdes, situés sur le côté supérieur et interne des pédoncules cérébraux qu'ils contournent un peu en arrière. Elles sont séparées entre elles postérieurement par les tubercules quadrijumeaux (ou lobes optiques), et se touchent presque par leur extrémité antérieure. Leur surface supérieure, blanche et convexe, fait partie du plancher des ventricules latéraux, et à leur partie postérieure elles offrent deux petites saillies ovoïdes appelées *corps genouillés*. Par leur face externe, elles sont unies aux corps striés, et par leur face interne, ainsi que je l'ai déjà dit, elles contribuent à la formation des parois latérales du troisième ventricule, tandis que sur d'autres points elles se relient aux lobes optiques, ou s'unissent entre elles au moyen de la commissure molle ou commissure grise dont il a déjà été question.

La substance grise, qui en constitue la principale partie, y forme plusieurs foyers plus ou moins distincts, particulièrement chez l'Homme, où M. Luys en a fait, dans ces dernières années, une étude attentive (2).

Chez les Poissons, on voit, à la face inférieure de l'encéphale,

(1) Cuvier a signalé cette relation entre le développement des replis ou circonvolutions des hémisphères cérébraux, et le volume des couches optiques (*a*). Chez le Dauphin, ces parties centrales du prosencéphale sont remarquablement grandes.

(2) On trouve à la partie postérieure de la couche optique, logé profondément entre elle et le pédoncule cérébral, un premier foyer de substance grise appelée *noyau de Stilling* ou *olive supérieure*. Puis plus haut et plus en avant, une série de centres ner-

(*a*) Cuvier, *Anat. comp.*, t. III, p. 100.

Lobes inférieurs.

sur les côtés du pédoncule du corps pituitaire, et par conséquent au-dessous du ventricule médian, une paire de lobes en général très-gros (1), que quelques anatomistes considèrent comme étant les représentants des couches optiques, mais au lieu d'être superposés aux faisceaux constitutifs des pédoncules cérébraux comme le sont les parties désignées sous ce dernier nom, ils sont placés en dessous (2). D'autres anatomistes les assimilent aux corps striés ou aux tubercules mamillaires dont j'aurai

veux mal définis, qui, d'après M. Luys, seraient les points de départ d'autant de faisceaux spéciaux de fibres blanches. Cet anatomiste considère les noyaux postérieurs comme donnant naissance aux racines postérieures du corps pinéal et à une portion des fibres constitutives de la commissure postérieure, bandelettes dont les autres fibres viendraient des noyaux inférieurs ou noyaux de la seconde paire; les noyaux moyens ou de la troisième paire seraient le lieu d'origine des fibres que les couches optiques donnent aux nerfs du même nom; enfin les noyaux antérieurs fourniraient du côté interne les racines antérieures ou *freins* du corps pinéal, du côté externe l'extrémité postérieure de la bandelette demi-circulaire et inférieurement un faisceau qui se rend à l'éminence maxillaire correspondante. Enfin tous ces noyaux seraient en connexion d'une part, avec des fibres des pédoncules cérébraux, d'autre part, avec les fibres rayonnantes des hémisphères (*a*); mais ces distinctions ne sont pas admises sans réserve par tous les anatomistes (*b*).

(1) Chez la plupart des Poissons ces lobes inférieurs, que M. Owen désigne sous le nom d'*hysoaria*, sont bien distincts entre eux, mais chez quelques espèces (*c*), ils sont confluents. D'ordinaire aussi ils sont lisses, mais chez quelques Salmonés leur surface est striée. Ils sont peu développés chez les Plagiostomes; enfin chez quelques Ganoïdes, l'Amia, par exemple (*d*), ainsi que chez le Lepidosiren, ils sont rudimentaires, et chez le Polyptère ils manquent complétement. Souvent ils sont creusés d'une cavité qui communique avec le ventricule médian et vers leur extrémité postérieure; ils sont unis entre eux par des anses fibreuses qui sont appelées *commissura ansulata* (*e*).

(2) Cette détermination, présentée avec doute par Cuvier, mais qui paraît avoir été finalement abandonnée par cet anatomiste (*f*), a été adoptée par N. Guillot.

(*a*) Luys, *Recherches sur le système cérébro-spinal*, p. 198 et suiv., pl. 29, 30, 32, etc.

(*b*) Sappey, *Op. cit.*, t. III, p. 100.

(*c*) Par exemple la Tanche.

(*d*) Franque, *Afferuntur nonnulla ad Amium clebam accuratius cognoscendam*, fig. 6. Dissert. inaug., Berlin, 1847.

(*e*) Gottsche, *Op. cit.* (Müller's *Archiv*, 1835, p. 439).

(*f*) Cuvier, *Anat. comp.*, 1re édit., t. II, p. 167. — N. Guillot, *Op. cit.*

bientôt à parler. Mais aucun de ces rapprochements ne me paraît acceptable (1).

Cerveau antérieur.

§ 12. — Le cerveau antérieur ne constitue chez quelques Poissons qu'une seule masse impaire, chez les Raies et les Squales, notamment; mais, dans l'immense majorité des cas, il ne tarde pas à se diviser en deux lobes séparés plus ou moins complétement entre eux sur la ligne médiane. Chez les Poissons, ces lobes sont d'ordinaire compactes, mais chez quelques Animaux de cette classe (2), ainsi que chez tous les Vertébrés pulmonés, chacun d'eux se creuse d'une cavité intérieure appelée *ventricule latéral* (3), et se subdivise en deux portions principales, dont l'une est le *corps strié* ou *corps cannelé*, l'autre, l'hémisphère ou lobe cérébral proprement dit. D'ordinaire aussi, une paire de lobes olfactifs se développe à la partie antérieure de l'encéphale.

Corps striés.

Les *corps striés* consistent en une paire de gros noyaux gangliformes de substance grise, dans l'épaisseur desquels les

(1) Camper, Vicq d'Azyr, Treviranus, Tiedemann et Avsaky assimilent ces lobes aux tubercules mammilaires des Mammifères (*a*); mais cette opinion, combattue par Cuvier, a été complétement réfutée par Hollard (*b*). Ce dernier anatomiste considère ces organes comme étant les analogues des corps striés. Enfin M. Baudelot est venu, à son tour, combattre cette interprétation, ainsi que les autres rapprochements dont je viens de parler, et montrer que les lobes inférieurs sont constitués essentiellement par des renflements de la matière grise de l'infundibulum (*c*).

(2) Chez les Squales, le lobe impaire qui constitue le cerveau est creusé d'une petite cavité divisée en deux loges par une cloison médiane et se continuant dans les lobes olfactifs; mais chez les Raies il est compacte (*d*). Chez les Poissons osseux les lobes cérébraux sont également pleins, si ce n'est chez le Lépidosté.

(3) Chez les Myxines et les Bdellostomes, les cavités de l'encéphale ne sont représentées que par l'analogue du troisième ventricule et par une fente située entre les pédoncules cérébraux (*e*).

(*a*) Voyez les ouvrages de ces auteurs cités précédemment.

(*b*) Hollard, *Recherches sur la structure de l'encéphale des Poissons* (*Journal de l'anat.* de M. Robin, 1866).

(*c*) Baudelot, *Étude sur l'anat. comp. de l'encéphale des Poissons*, p. 54 et suiv. (*Mém. de la Soc. d'hist. nat. de Strasbourg*, t. VI, 1869).

(*d*) Busch, *Op. cit.*, pl. 1, fig. 4.

(*e*) J. Müller, *Neurologie der Cyclostomen*, p. 8.

fibres terminales des pédoncules du cerveau, après avoir traversé les couches optiques, irradient en se dirigeant vers les hémisphères cérébraux (1). Dans toute leur portion externe, ils sont unis à ces derniers lobes ; mais dans la portion interne de leur région supérieure, ils sont libres et contribuent à former le plancher des ventricules latéraux du cerveau. Associés aux couches optiques, ils constituent au milieu du prosencéphale une sorte de noyau basilaire, de forme arrondie, que quelques anatomistes appellent la *racine du cerveau* (2).

Cerveau proprement dit.

§ 13. — Les lobes cérébraux consistent essentiellement en une paire de lames de substance grise, à la face interne de laquelle s'étend la substance blanche constituée principalement par des fibres venant, les unes des corps striés, les autres des couches optiques (3). Dans leur portion centrale, ces expansions sont unies, comme je viens de le dire, à la face

(1) Chez l'Homme et les autres Mammifères, il résulte de cette disposition une alternance de substance grise et de substance blanche, qui a valu à ces lobes intra-cérébraux le nom de *corps striés* (a) ; mais les stries produites de la sorte ne se montrent pas chez les Oiseaux, les Reptiles, les Batraciens et les Poissons. Dans la classe des Mammifères, leur apparition chez l'embryon est tardive. La portion antéro-inférieure des corps striés se montre à découvert à la base du cerveau de l'Homme et y constitue, entre l'aqueduc de Sylvius et les nerfs optiques, une petite région spéciale, criblée de parties vasculaires et appelée l'*espace perforé de Vicq-d'Azyr*.

La plupart des anatomistes considèrent les fibres nerveuses qui irradient ainsi dans les corps striés comme allant se répandre dans la couche de substance blanche des lobes cérébraux ; mais d'après les observations récentes des histologistes, il y a lieu de croire que les fibres s'y terminent dans les cellules de la substance grise de ces corps, et que ce sont d'autres fibres qui relient ces cellules aux hémisphères du cerveau.

(2) Chez les Requins, on trouve dans l'intérieur des cavités ventriculaires du cerveau des éminences qui peuvent être comparées aux corps striés des Vertébrés pulmonés (b).

(3) Cette stratification n'est pas aussi simple qu'on l'avait d'abord supposé. Baillarger y a distingué chez l'Homme six couches alternatives de substance grise et de substance blan-

(a) Willis, *Cerebri anatome*, 1664.

(b) Kölliker, *Traité d'histologie*, p. 392.

— R. Wagner, *Loc. cit.*, p. 45.

— Kühl, *Beiträge zur zool. und vergleich. Anat.*, p. 53.

externe des corps striés; mais dans leur portion périphérique, surtout du côté dorsal de l'encéphale, elles se prolongent au-dessus de la portion libre de ces organes gangliformes, les enveloppent et constituent ainsi deux espèces de poches qui logent dans leur intérieur le noyau central formé par les corps striés associés aux couches optiques. L'espace laissé libre entre ce noyau et les deux expansions en forme de voûte, dont je viens de parler, constituent les *ventricules latéraux du cerveau*.

Les deux hémisphères sont appliqués l'un contre l'autre, mais laissent entre eux sur la ligne médiane une grande fissure longitudinale dans laquelle, chez les Mammifères et les Oiseaux, s'enfonce un repli de la dure-mère appelé *faux du cerveau* (1).

Un faisceau de fibres blanches disposées transversalement et situées au fond de cette scissure, près des couches optiques, unit les deux hémisphères entre eux, et forme la partie appelée *commissure antérieure du cerveau*.

Les hémisphères cérébraux ainsi constitués ne se dévelop-

che (*a*); et, plus récemment, la structure intime de ces parties a été l'objet de beaucoup d'observations intéressantes (*b*). C'est la couche grise moyenne qui est la plus riche en cellules nerveuses.

Les fibres qui entrent dans la composition des lobes cérébraux sont d'une ténuité extrême et très-difficiles à suivre. Chacune des cellules de la substance grise donne naissance à plusieurs filaments qui souvent se ramifient et qui paraissent relier ces organites élémentaires aux cellules de la substance grise des corps striés des couches optiques et du bulbe rachidien (*c*).

(1) Ce repli n'existe pas chez les Vertébrés à sang froid.

(*a*) Baillarger, *Recherches sur la structure de la couche corticale des circonvolutions du cerveau* (*Mém. de l'Acad. de méd.*, t. VIII, 1840).

(*b*) Berlin, *Beiträge zur Structurlehre der Grosshirnwendungen*, 1858.

— Lockart Clarke, *Notes of Researches on the intimate Structur of the Brain* (*Proceed. of the Roy. Soc.*, 1863, t. XII, p. 716).

— Meynert, *Vom Gehirn der Säugethiere*

— Arendt, *Die Architechomik der Saugethiere* (*Archiv für mikrosk. Anat.*, t. III, 1868-69).

— Cleland, *Quarterly Journ. of med. Science*, p. 127.

— Stieda, *Studien über die Centralnervensystem der Vögel und Säugethiere* (*Zeitschr. für wissensch. Zool.*, 1869, t. XX, p. 81).

— Henle, *Handb. der system. Anat. des Menschen*, t. III.

— Robin, *Cours professé à la Faculté de médecine*, 1871-72.

(*c*) Kölliker, *Traité d'histologie*, p. 396 et suiv.

pent que peu chez la plupart des Poissons, chez les Batraciens et chez les Reptiles (1). Chez les Oiseaux, ils sont plus volumineux et chevauchent postérieurement au-dessus de la portion moyenne des lobes optiques. Chez les Mammifères, ils s'étendent davantage et enveloppent plus complétement le mésencéphale; mais il existe toujours entre la face supérieure de celui-ci et la partie correspondante de leur face inférieure un espace libre, dont l'entrée, dirigée en arrière, a été décrite par Bichat sous le nom de grande *fente du cerveau*, et il est à noter que cet espace communiquerait librement avec les ventricules médians, ainsi qu'avec les ventricules latéraux, s'il n'en était séparé par la toile choroïdienne.

Chez tous les Vertébrés, à l'exception des Mammifères, le cerveau proprement dit ne se compose que des parties que je viens de passer en revue, et les deux hémisphères, à moins d'être coalescents comme chez les Poissons de l'ordre des Plagiostomes (2), ne sont unis entre eux que par la commissure antérieure située vers leur partie inférieure et postérieure. Dans presque toute leur étendue, ils sont, par conséquent, libres à leur face interne, et la scissure médiane qui les sépare s'étend jusqu'à leur base.

Cerveau des Mammifères.

§ 14. — Chez les Mammifères, il en est autrement, car un appareil commissural complémentaire se développe dans la région médiane du cerveau, le long du bord interne de la voûte des ventricules latéraux, et s'étend d'un hémisphère à l'autre

(1) La structure intime des lobes cérébraux des Vertébrés inférieurs a été étudiée chez la Grenouille par M. Hannover (*a*).

(2) Chez le Céphaloptère, la division entre les deux hémisphères du cerveau est indiquée par un léger sillon médian, et chaque lobe est subdivisé en deux portions bien distinctes par un sillon transversal profond qui a été comparé à la scissure de Sylvius (*b*).

(*a*) Hannover, *Op. cit.*, p. 15.

(*b*) Panceri et L. de Sanctis, *Op. cit.*, pl. 2, fig. 1 et 2 (*Atti dell' Academia Ponteriana*, t. IX, 1869).

de façon à intercepter plus ou moins complétement le passage entre le fond de la scissure et la portion du prosencéphale constituée par les corps striés et les couches optiques. La voûte de chacun des ventricules est donc reliée à la voûte intermédiaire constituée par cette partie de l'appareil commissural complémentaire, et cette voûte médiane qui manque chez tous les autres Vertébrés se prolonge d'avant en arrière plus ou moins loin au-dessus du noyau basilaire, formé par les corps striés et les couches optiques, et concourt à circonscrire en dessus le confluent des deux ventricules latéraux restés largement ouverts en dedans par l'effet de l'arrêt opposé de la sorte à la descente du bord interne des fentes ventriculaires vers ce noyau.

Lorsque cette voûte intermédiaire est bien développée, elle se compose de deux parties principales, dont l'une est appelée *corps calleux*, l'autre *trigone cérébral* ou *voûte à trois piliers*.

Corps calleux.

Le corps calleux ou grande commissure cérébrale est une lame épaisse de substance blanche composée de fibres transversales, qui s'enfonce de chaque côté dans le lobe cérébral correspondant, y forme le plafond du ventricule latéral, et va s'y confondre avec les autres parties constitutives des parois de cette cavité. Ainsi que l'a fait remarquer un de nos anatomistes les plus habiles, Foville, sa conformation semble déterminer les principales particularités de forme qui caractérisent le cerveau des différents Mammifères supérieurs; par conséquent elle mérite attention, et pour en faire l'étude, il est utile de prendre pour exemple l'encéphale de l'Homme, car on trouve, dans tous les ouvrages iconographiques sur l'anatomie humaine, des figures propres à faciliter l'intelligence des descriptions.

Son extrémité antérieure très-étroite naît sur les pédoncules cérébraux, en avant de l'infundibulum, et immédiatement au-dessus de l'entrecroisement des nerfs optiques. Il s'élève d'abord presque verticalement entre les deux hémisphères, puis se recourbe en avant, s'enroule en haut et en arrière en forme de *genou*, et continue ensuite sa route d'avant en arrière presque horizontalement, en décrivant une légère courbure immédiatement au-dessous du bord interne des hémisphères. Parvenu au-dessus du mésencéphale, il se recourbe de nouveau vers le bas et se termine par un bord libre qui limite en dessus la grande fente cérébrale. De médiocre largeur dans sa portion moyenne, le corps calleux s'élargit beaucoup vers sa partie postérieure, et là se prolonge latéralement sous la forme de deux ailes qui se dirigent d'abord en bas, de façon à s'enrouler autour de la partie postérieure et latérale du noyau basilaire constitué par les corps striés, puis se recourbent en avant jusque dans le voisinage du point d'origine de cette grande commissure, mais en s'écartant beaucoup de la ligne médiane. Chez la plupart des Mammifères, l'anse postérieure ainsi formée est simple ; mais chez les Singes aussi bien que chez l'Homme, cette expansion se bifurque, et l'on en voit partir un prolongement postérieur qui a la forme d'une corne dirigée horizontalement en arrière. Le corps calleux, à peu près quadrilatère dans sa portion moyenne, présente donc de chaque côté trois branches : une branche antérieure ou frontale, une branche inférieure ou sphénoïdale, et une branche postérieure ou occipitale. Or, chacune de ces branches correspond, comme nous le verrons bientôt, à un prolongement du ventricule latéral, qui affecte la forme d'une corne ; chacun de ces prolongements, entouré par les parois de l'hémisphère, détermine dans celles-ci une saillie plus ou moins distincte, et ce sont ces protubérances confondues entre elles supérieurement, mais assez distinctes en dessous, qui forment les parties désignées par les anatomistes sous les noms de lobule antérieur, de lobule moyen et de lobule postérieur des lobes ou hémisphères cérébraux de l'Homme.

La conformation générale du corps calleux est une conséquence de la divergence de la portion latérale de ses fibres. Dans sa portion moyenne, ces fibres se dirigent directement en dehors et s'étendent en ligne presque droite d'un hémisphère à l'autre; mais celles qui constituent sa partie postérieure se recourbent en arrière de chaque côté, de façon à affecter la forme d'un U majuscule, dont chaque branche se distribue dans la région postérieure ou occipitale de l'hémisphère correspondant. Elles constituent donc une commissure spéciale à cette portion des lobes cérébraux, et son développement chez les divers Mammifères est proportionné au développement de la partie occipitale de ces hémisphères. Plus le cerveau se prolonge en arrière, et se perfectionne par la multiplicité des liens qui relient entre elles ses diverses parties, plus le corps calleux chevauche sur la région intermédiaire de l'encéphale, et plus aussi son bord postérieur s'épaissit (1).

Voûte à trois piliers.

La voûte à trois piliers ou trigone cérébral est une expansion de forme analogue, mais beaucoup plus petite, qui se trouve au dessous du corps calleux et lui est unie postérieurement, mais qui s'en écarte de plus en plus antérieurement, de façon à laisser entre sa face supérieure et la face inférieure de cette grande commissure un espace vide. Cette voûte repose donc sur le plancher du vestibule des ventricules cérébraux constituée, comme nous l'avons déjà vu, par les couches optiques. Latéralement, le trigone est bordé par une paire de bandelettes blanches constituées par des fibres conjonctives qui, de chaque côté, relient la partie antérieure du cerveau intermédiaire au fond du lobule moyen de l'hémisphère ; ces bandelettes, appelées *piliers* de la voûte, naissent très-près de la ligne médiane et partent d'une paire de tubercules appelés *éminences mamillaires* (2), qui sont situés à la base de l'encéphale entre la protu-

(1) Chez l'Homme ce bord, uni à la partie adjacente du trigone, est très-épais et constitue la partie appelée le *bourrelet*.

(2) Les éminences mamillaires, appelées *tubercules des piliers antérieurs de la voûte*, par Santorini, et *tubercules pisiformes*, par Vicq-d'Azyr,

bérance annulaire et l'infundibulum. Parvenues derrière la commissure antérieure du cerveau, les deux bandelettes, réunies entre elles, montent le long du bord antérieur du ventricule intermédiaire, puis se recourbent en arrière et constituent ainsi le *pilier antérieur* de la voûte ; mais un peu plus loin, elles commencent à s'écarter l'une de l'autre, en laissant entre elles un espace triangulaire occupé par la portion médiane de la voûte appelée *lyre*, à raison de la disposition de ses fibres. Ces bandelettes, ou *corps bordants*, prennent alors le nom de piliers postérieurs de la voûte, et, parvenues dans le voisinage du bord correspondant des hémisphères auquel elles s'unissent, on les voit se recourber en bas, puis en avant, comme le fait la branche sphénoïdale du corps calleux pour se terminer dans la portion inférieure du lobule moyen, où leurs fibres concourent à la formation des cornes d'Ammon dont j'aurai bientôt à parler. Leur bord externe est libre dans le point où se trouve le trou de Monro, mais, dans le reste de sa longueur, le plexus choroïde le relie à la partie sous-jacente du noyau basilaire du cerveau.

Les deux voûtes superposées de la sorte sont unies l'une à l'autre sur la ligne médiane par deux lames de substance ner-

sont peu distinctes chez beaucoup de Mammifères inférieurs, et parfois paraissent ne former qu'un seul lobule arrondi, par exemple chez le Cheval (*a*), les Ruminants (*b*) et le Phoque (*c*); mais c'est à tort que Serres les a considérées comme n'existant que chez l'Homme (*d*). Elles sont saillantes au dehors et bilobées, non-seulement chez les Singes (*e*) et les Lémuriens (*f*), mais aussi chez quelques Carnassiers (*g*) et certains Rongeurs (*h*).

(*a*) Leuret et Gratiolet, *Op. cit.*, pl. 11, fig. 2.

(*b*) Voyez Chauveau, *Anat. comp. des Animaux domestiques*, fig. 173.
— Par exemple chez le Mouton ; voyez N. Guillot, *Op. cit.*, pl. 14, fig. 195.
— Le Chevreuil ; voyez Leuret et Gratiolet, *Op. cit.*
— La Girafe ; voyez Owen, *Notes on the Anat. of the Nubian Giraffe* (*Trans. Zool.*, t. II, pl. 44).

(*c*) Leuret et Gratiolet, *Op. cit.*, pl. 11.

(*d*) Serres *Remarques sur l'encéphale des Poissons* (*Comptes rendus de l'Acad. des sciences*, 1854, t. XXXVIII, p. 345

(*e*) Par exemple le Papion ; voyez Leuret et Gratiolet, *Op. cit.*, pl. 15.

(*f*) Par exemple chez le *Lemur nigrifrons* ; voyez Flower, *On the posterior Lobes of the Cerebrum of the Quadrumana* (*Philos. Trans.*, 1862, pl. 3, fig. 12).

(*g*) Par exemple chez le Chat ; voyez N. Guillot, *Op. cit.*, pl. 12, fig. 171.

(*h*) Par exemple le Rat ; voyez Leuret et Gratiolet, *Op. cit.*, pl. 3, fig. 2.

veuse très-minces, disposées verticalement et appliquées l'une contre l'autre. La cloison ainsi formée est nommée *septum lucidum*, et le petit espace que les deux lames constitutives laissent entre elles a été appelé tantôt *premier ventricule* du cerveau (1), tantôt *cinquième ventricule* (2). D'ordinaire, l'espace compris entre la voûte à trois piliers et le corps calleux est moins grand que chez l'Homme, et par conséquent la cloison transparente est moins élevée.

Ventricules latéraux.

Les ventricules latéraux du cerveau sont séparés entre eux par cette cloison transparente. Ils sont limités en dessus par la surface inférieure du corps calleux dont ils épousent la forme, et leur plancher est constitué par la face supérieure de la voûte à trois piliers en dedans, et par la portion interne (ou intraventriculaire) des corps striés plus en dehors. Ils s'enroulent autour du noyau basilaire dont ces corps font partie, et constituent ainsi deux cornes principales dont l'une, dirigée en avant, pénètre dans le lobule antérieur ou frontal de l'hémisphère cérébral, et dont l'autre, dirigée d'abord en arrière et en dehors, se recourbe en bas, puis en avant pour pénétrer dans le lobule moyen. Cette corne, dite sphénoïdale ou inférieure, est simple chez la plupart des Mammifères, mais chez les Singes et chez l'Homme, elle se bifurque avant de se recourber vers le bas, et donne ainsi naissance à une corne postérieure dite *cavité ancyroïde* ou *digitale* qui s'enfonce horizontalement dans le lobule occipital de l'hémisphère. Cette troisième corne du ventricule est plus grande chez les Singes que chez l'Homme, et l'on y remarque le long de sa paroi externe une éminence longitudinale connue des anatomistes sous le nom d'*ergot de Morand* ou de *petit hippocampe* (3).

(1) Par Wenzel.

(2) Par Cuvier.

(3) Morand, anatomiste du XVIIIe siècle, dont la nomenclature a été adoptée en partie dans la plupart des ouvrages modernes sur la structure du cerveau humain, n'a pas été le premier à observer ces particularités

Une éminence analogue, mais plus grande et plus constante dans la classe des Mammifères, se montre à l'intérieur de la corne descendante ou sphénoïdale des ventricules latéraux. Elle en occupe la paroi interne, s'enroule comme elle, et se renfle beaucoup dans sa partie inférieure. A raison de sa forme, les anatomistes l'ont appelée tantôt corne d'Ammon, d'autres fois pied d'Hippocampe. Elle est constituée essentiellement par les fibres du pilier postérieur du trigone, mais sa grande saillie est due en majeure partie à l'existence d'un repli de la face inféro-intérieure du lobule sphénoïdal, en sorte que son volume n'est nullement subordonné au degré de développement de la voûte à trois piliers, et qu'on la rencontre non-seulement chez les Mammifères supérieurs où l'appareil commissural complémentaire est très-perfectionné, mais aussi chez les espèces inférieures où cet appareil est plus ou moins réduit. Proportionnellement aux parties voisines des hémisphères, la corne d'Ammon est même beaucoup plus grosse chez les Marsupiaux et les Rongeurs que chez les autres Animaux de la même classe dont l'encéphale est plus perfectionné.

dans la conformation des ventricules latéraux ; mais il les a mieux décrites que ne l'avaient fait ses devanciers (*a*). Quelques anatomistes ont donné à l'ergot le nom d'*unguis* de *colliculus*, etc.

Tiedemann a avancé que le petit hippocampe ou ergot manque chez les Singes (*b*), et cette partie, ainsi que la corne postérieure des ventricules latéraux, a été considérée par plusieurs anatomistes comme n'existant que chez l'Homme (*c*) ; mais non-seulement leur présence a été constatée chez les Singes (*d*) mais aussi chez plusieurs autres Mammifères (*e*); chez quelques espèces elle sont plus développées que chez l'Homme, par exemple, chez les Cercopithèques et les Ouistitis. Parfois elles manquent dans l'espèce humaine.

(*a*) Morand, *Obs. anat. sur quelques parties du cerveau* (*Acad. des sciences*, 1744, p. 312).

(*b*) Tiedemann, *Icones cerebri Simiarum et quorumdam Mammalium rariorum*, p. 51, 1821.

(*c*) Owen, *On the Characters, principles of Division and primary Groups of the Class Mammalia* (*Proced. of the Linnean Society*, 1858, t. II, p. 20.

(*d*) Cuvier, *Anat. comp.*, t. 3, p. 103.

— Serres, *Anat. comp. du cerveau*, t. II, p. 470.

— Leuret et Gratiolet, *Op. cit.*, t. II, p. 74.

(*e*) Flower, *Op. cit.* (*Philos. Trans.*, 1862, pl. 3, fig. 7).

— Flower, *loc. cit.*, pl. 3, fig. 9.

Appareil commissural chez les Marsupiaux, etc.

Sous le rapport du degré de développement de la voûte intermédiaire du cerveau, il existe, comme en beaucoup d'autres choses, de grandes différences entre les divers Mammifères. Chez les Monotrèmes et les Marsupiaux, ce système est même tellement réduit qu'il ne s'étend que fort peu au-dessus du vestibule des ventricules latéraux, et il est constitué principalement par la voûte à trois piliers; mais le corps calleux ne manque pas complétement, ainsi que le pense M. Owen (1).

Connectifs accessoires.

Les différentes fibres commissurales et connectives dont nous venons d'étudier la disposition, ne sont pas les seules qui servent à relier entre elles les diverses parties constitutives du cerveau chez les Mammifères les plus élevés en organisation.

(1) La voûte commissurale du cerveau présente, chez les Marsupiaux, un mode de conformation particulier ; sur la ligne médiane elle ne se prolonge que fort peu en arrière et la plupart de ses fibres viennent des hippocampes. D'après M. Owen, toutes appartiendraient au plancher des ventricules; il n'y aurait aucune trace de corps calleux et l'appareil tout entier ne consisterait qu'en une voûte à trois piliers (*a*). Ce naturaliste considère la voûte médiane de l'Ornithorhynque, décrite par Meckel (*b*), et celle de l'Echidné (*c*), comme étant aussi l'analogue de la voûte à trois piliers des Mammifères monodelphiens (*d*). Mais les recherches de Leuret sur le Kanguroo (*e*), celles de Mayer et de Pappenheim sur la Sarigue (*f*), et surtout celles de M. Flower sur le Kanguroo, la Thylasine et l'Echidné, ont beaucoup modifié les idées des anatomistes à ce sujet (*g*). En effet, M. Flower a trouvé que l'hippocampe, au lieu d'être comme d'ordinaire limité au plancher de la corne descendante des ventricules latéraux, s'étend supérieurement de façon à tapisser leur paroi interne, et qu'une portion des fibres de la commissure qui en naît, provenant de cette dernière partie des ventricules constitue une couche distincte superposée à celles du trigone, de sorte que ces fibres forment en réalité un corps calleux incomplet (*h*).

(*a*) Owen, *On the Structur of the Brain in Marsupial Animals* (*Philos. Trans.*, 1837, p. 87, pl. 7, fig. 1 et 3 : *Opossum*; pl. 6, fig. 6 et pl. 7, fig. 4 : *Kanguroo*).

(*b*) Meckel, *Ornithorynchi paradoxi descriptio Anatomica*, pl. 7, fig. 4.

(*c*) Owen, Art. MONOTREMATA (Todd's *Cyclopaedia of Anat. and Physiol.*, t. III, p. 382.
— Eydoux, *Note sur l'encéphale de l Échidné* (*Voyage de la* Favorite, t. V, ZOOL., p. 164.

(*d*) Leuret, *Anat. comp. du système nerveux*, t. I, p. 412, 1839.

(*e*) Mayer, *Neue Untersuchungen über den Geleite der Anat. und Physiol.*, 1842, p. 24.

(*f*) Pappenheim, *Note sur l'anat. du Sarigue* (*Comptes rendus de l'Acad. des sciences*, 1847, t. XXIV, p. 186).

(*g*) Huxley, *Elements of comp. Anat.*, p. 86.

(*h*) Flower, *On the Commissures of the cerebral Hemispheres in Marsupialia and Monotremata a compared with those of placental Mammals* (*Philos. Trans.*, 1865, p. 633, pl. 36 à 38).

Ainsi, les faisceaux fibreux désignés sous le nom de *bandelettes demi-circulaires* sont des appareils de cet ordre (1), et il faut ranger dans la même catégorie les fibres qui longent en dedans le bord de l'espèce de sac constitué par la couche grise des hémisphères, et qui partent du chiasma des nerfs optiques, contournent le noyau basilaire en remontant au devant du corps calleux, puis, en s'appliquant sur la face supérieure de cette grande commissure et la contournant latéralement pour aller occuper la lèvre supérieure de la grande fente cérébrale, s'avancer ensuite sur les côtés des pédoncules cérébraux, et aller enfin se perdre à la partie inféro-interne des lobules moyens du cerveau (2).

§ 15. — La forme extérieure du cerveau varie d'une manière notable. Chez les Vertébrés inférieurs, cette partie de l'encéphale constitue d'ordinaire une paire de tubercules arrondis. Elle s'allonge davantage chez les Batraciens et les Reptiles, surtout en arrière, mais ne s'élève que peu. Chez les Vertébrés à sang chaud, le cerveau acquiert plus de hauteur, et ses deux

Hémisphères cérébraux.

(1) Le tænia semi-circulaire est une bandelette de substance blanche qui contourne en dessus le bord externe des couches optiques, et le bord interne des corps striés, pour aller se répandre dans la partie transversale des parois de la corne inférieure du ventricule latéral. Son extrémité plonge dans la substance constitutive de l'extrémité antérieure de ces couches, près de la ligne médiane. D'après les observations de Longet, ses fibres se terminent en partie dans le pilier antérieur de la voûte, en partie dans la substance grise adjacente ; mais M. Luys assure les avoir suivies jusque dans le noyau gris antérieur de la couche optique (*a*). Quoi qu'il en soit à cet égard, cette bandelette demi-circulaire est évidemment une commissure des faisceaux connectifs qui relient la partie antérieure des couches optiques aux parties latéro-inférieures des hémisphères.

Le ruban jaunâtre qui recouvre en partie la bandelette demi-circulaire et que l'on désigne communément sous le nom de *lame cornée*, est une portion épaissie de la première située dans le sillon qui sépare la couche optique du corps strié adjacent. Il serait donc inutile de nous y arrêter ici.

(2) Foville, qui a fait une étude particulière de ce faisceau submarginal, l'appelle *ruban de l'ourelet* (*b*).

(*a*) Luys, *Recherches sur le système nerveux cérébro-spinal*, p. 77 et 201, pl. 30 (1865).
(*b*) Foville, *Anat. du système nerveux*, t. I, p. 448, pl. 3, fig. 4, etc.

moitiés, en pressant l'une contre l'autre, s'aplatissent du côté interne, tandis que le reste de la surface demeure convexe. Il en résulte qu'il ressemble davantage à un sphéroïde qui serait divisé en deux parties par une fente verticale située sur la ligne médiane ; de là le nom d'*hémisphères* employé souvent pour désigner ces lobes ; mais, en réalité, le prosencéphale, considéré dans son ensemble, n'est jamais sphérique ; il est tantôt à peu près ovoïde, d'autres fois beaucoup moins large en avant qu'en arrière. Parmi les Mammifères, on remarque à cet égard des variations nombreuses, et ces particularités ont été étudiées avec soin, soit afin d'étayer ou de combattre des hypothèses physiologiques dont j'aurai bientôt l'occasion de dire quelques mots, soit en vue de la détermination des affinités naturelles existantes entre certains groupes zoologiques (1).

Chez beaucoup de Mammifères, de même que chez les Vertébrés des autres classes, la surface extérieure des hémisphères cérébraux est lisse, ou à peine creusée de quelques sillons superficiels. Ce mode de conformation se rencontre non-seulement chez les Ornithorhynques et chez la plupart des Marsupiaux, mais aussi chez les Rongeurs, les Insectivores et les

(1) Pour préciser les principales différences de formes offertes par les cerveaux des Mammifères, plusieurs anatomistes ont donné l'indication de la longueur, de la largeur et de la hauteur de cette partie de l'encéphale chez un grand nombre d'Animaux (*a*) ; mais ces mesures sont insuffisantes, car elles ne font pas connaître les proportions de la région frontale ou de la région postérieure des hémisphères. Un coup d'œil jeté sur une série de bonnes figures en apprend davantage. Lorsqu'on n'a pas l'occasion d'observer directement l'encephale d'un Animal, on en détermine approximativement la forme par le moulage de la cavité crânienne. Ce procédé a été employé avec avantage par Gratiolet, Lartet et plusieurs autres naturalistes, notamment par M. Gervais (*b*).

(*a*) Cuvier, *Leçons d'anat. comp.*, t. III, p. 85.
— Tiedemann, *Icones cerebri Simiarum*, etc., p. 37 et suiv.

(*b*) Gervais, *Mémoire sur les formes cérébrales propres aux Édentés* (*Nouv. Archives du Muséum*, t. V). — *Mém. sur les formes cérébrales propres aux Marsupiaux* (*loc. cit.*). — *Mém. sur les formes cérébrales propres aux Carnivores* (*Op. cit.*, t. VI).

Cheiroptères; les plis cérébraux font presque entièrement défaut chez quelques espèces de l'ordre des Quadrumanes (1) et chez tous les Mammifères; ils manquent aussi chez l'embryon plus ou moins jeune; mais chez les Carnassiers, les Ongulés, les Cétacés, les Amphibiens, les Quadrumanes et l'Homme, ils se multiplient beaucoup, et les parties intermédiaires de la surface cérébrale, en se renflant, constituent un nombre considérable de *circonvolutions* dont la disposition est parfois des plus complexes. Ce mode de conformation a pour effet d'augmenter beaucoup l'étendue de la couche superficielle de substance grise, dont le cerveau est recouvert, comparée au volume total de cet organe, et puisque la substance grise est l'agent producteur de la puissance nerveuse, nous pouvons prévoir que la multiplicité des circonvolutions sera pour les Animaux un indice de perfectionnement physiologique.

Il eet aussi à noter que dans plusieurs des groupes zoologiques où le cerveau présente d'ordinaire des circonvolutions, ces plis font défaut chez certaines espèces, et que cette particularité se rencontre principalement chez les Animaux de petite taille (2).

Un pli cérébral qui n'existe pas chez quelques Mammifères inférieurs, mais qui acquiert une grande importance chez la plupart des Animaux de la même classe dont l'organisation est plus perfectionnée, a reçu le nom de *scissure de Sylvius*. Il est en rapport avec la partie latérale du cerveau qui entoure l'ex-

(1) Notamment chez les Ouistitis (*a*) et les Saimiris (*b*).

(2) N. Guillot a fait remarquer qu'il existe souvent chez les Mammifères des relations entre le volume du cerveau et le développement des circonvolutions à la surface de cet organe (*c*), et M. Dareste a insisté avec raison sur l'absence très-fréquente de plis chez les espèces de petite taille (*d*); mais l'absence ou la présence des circonvolutions, ainsi que leur mode d'arrangement, dépend du type zoologique bien plus que de la taille.

(*a*) Desmoulins, *Syst. nerveux*, t. I, p. 276.

(*b*) J. Geoffroy-Saint-Hilaire, *Clas. et carac. des Primates* (*C. R. de l'Ac. des sc.*, t. XVI, p. 1242).

(*c*) N. Guillot, *Op. cit.*, p. 280.

(*d*) Dareste, *Mém. sur les circonvolutions du cerveau chez les Mammifères* (*Ann. des sciences nat.*, 1852, 3ᵉ série, t. XVII, p. 34). — *Deuxième mémoire* (*Op. cit.*, 1854, 4ᵉ série, t. XV, p. 73. — *Troisième mémoire* (*Op. cit.*, 1865, t. III, p. 65).

trémité de la corne inférieure des ventricules latéraux, et il dépend du recourbement de la portion terminale du lobule sphénoïdal en avant et en bas, le long de la partie adjacente du lobule antérieur (1).

Les anfractuosités se multiplient beaucoup chez les Carnassiers, les Quadrumanes, les Ongulés ; elles sont remarquablement nombreuses chez les Cétacés ; enfin, chez l'Homme, elles deviennent non-seulement très-complexes, mais aussi très-profondes, et il en résulte que l'étendue de la surface constituée par la couche de substance grise devient, comparativement au volume de ces lobes, extrêmement grande.

La disposition des circonvolutions varie beaucoup chez les divers Mammifères ; parfois elles devient presque inextricable, mais d'ordinaire, le tracé général des sillons qui les séparent entre elles est déterminé par un petit nombre de plis primordiaux dont partent des branches simples ou bifurquées. L'étude comparative de leur forme, de leur direction et de leur mode de groupement a fixé l'attention de plusieurs auteurs et ne doit pas être négligée par les zoologistes qui veulent apprécier les caractères des diverses types Mammaliens ; mais je ne crois pas nécessaire de nous y arrêter ici (2).

Forme générale de l'encéphale.

§ 16. — La forme générale de l'encéphale dépend en ma-

(1) Cette scissure est remarquablement développée chez le Lamentin ; elle s'étend transversalement jusque dans le voisinage de la scissure médiane, de façon à diviser chaque hémisphère en deux portions bien distinctes (*a*).

(2) Gall et les autres physiologistes, qui regardaient les diverses facultés intellectuelles et instinctives comme étant localisées dans autant de parties différentes de l'encéphale et qui attribuaient à chacune des circonvolutions du cerveau des fonctions spéciales, se sont beaucoup occupé du nombre, de la grandeur et de la délimitation de ces plis non-seulement chez l'Homme, mais aussi chez quelques Quadrupèdes (*b*), et j'aurai à parler de leurs observations lorsque je m'occuperai de la physiologie du système nerveux. Considéré au point de vue

(*a*) Murie, *On the Form and Structur of Manatee* (*Trans. Zool. Soc.*, t. VIII, pl. 25, fig. 31-33).

(*b*) Gall et Spurzheim, *Anat. et physiol. du système nerveux en général et du cerveau en particulier*, 4 vol. in-fol. et atlas. 1816-1819.

jeure partie de la forme du cerveau et de la grandeur relative de cet organe, qui tantôt ne s'élève pas au-dessus des lobes adjacents, mais d'autres fois chevauche sur eux de façon à recouvrir les lobes olfactifs en avant, et à cacher les lobes optiques et même le cervelet en arrière. Chez quelques Poissons, tous ces centres nerveux se développent à peu près également et sont placés de la même manière au devant les uns des autres en série horizontale; aucun d'eux ne dépasse notablement en longueur le bulbe rachidien; mais d'ordinaire, les lobes optiques prédominent sur le cervelet ainsi que sur le cerveau, et souvent celui-ci est très-petit comparativement au mésencéphale, aussi bien que d'une manière absolue. Chez les Batraciens et les Reptiles, les lobes cérébraux s'allongent notablement, mais chez aucun Vertébré à sang froid, leur volume, comparé à celui de la moelle épinière ou de l'ensemble des autres parties du système nerveux, n'est aussi grand que chez les Vertébrés à sang chaud. Du reste, il existe à cet égard des différences considérables parmi les Mammifères; et c'est chez l'Homme que le cerveau l'emporte le plus sur le reste de l'axe cérébro-spinal (1).

de l'anatomie descriptive et de la caractérisation des différents groupes naturels, le même sujet a été l'objet de plusieurs publications dont l'une des plus importantes est due à Gratiolet (a).

(1) Cuvier a cherché à préciser ces différences en comparant la largeur du cerveau à la largeur de la moelle allongée, mesurée immédiatement en arrière du pont de Varole (b), et en prenant cette dernière dimension pour unité, il a trouvé que la première était égale à environ :

7 chez l'Homme,
6 chez l'Orang-Outang,
5 chez le Singe macaque,
2,7 chez le chat et le Lapin,
2,6 chez le Cheval et le Bœuf,
2,5 chez le Chevreuil,
1,8 chez la Chèvre,
1,5 chez le Cerf,
1,4 chez le Cochon.

Chez le Dauphin, le cerveau est

(a) Gratiolet, *Mém. sur les plis cérébraux de l'Homme et des Primates*.
— Voyez aussi : Foville, *Op. cit.*, t. I, p. 185 et suiv.
— Owen, *On the Anat. of the Cheetah* (*Trans. Zool. Soc.*, t. I, p. 133, pl. 20). — *Anat. of Vertebrates*, t. III, p. 116 et suiv.
(b) Cuvier, *Leçons d'anat. comp.*, t. III, p. 82.

Les rapports du volume entre le cerveau et le cervelet varient aussi beaucoup de Mammifère à Mammifère : ainsi, chez la Souris le cerveau n'a que le double du volume du cervelet, tandis que chez le Chat il est six fois plus gros, et que chez l'Homme ces deux parties de l'encéphale sont entre elles comme 9 est à 1 ; enfin, chez le Saimiri la proportion est de 14 à 1 (1). Mais un fait qui est peut-être plus important à noter, c'est le développement de plus en plus considérable de la partie postérieure des hémisphères cérébraux chez les Mammifères supérieurs, développement qui a pour conséquence l'extension de ces lobes au-dessus d'une portion de plus en plus grande du cervelet. Chez l'Homme, où cette dernière partie de l'encéphale est très-volumineuse, le cerveau la recouvre cependant complétement, et chez quelques Singes, dont le cervelet est relativement petit, le cerveau se prolonge même notablement plus loin en arrière (2) ; mais chez les Carnassiers une portion plus ou moins grande de la face supérieure du cervelet reste à découvert, et chez les Ruminants le cerveau ne chevauche que peu au-dessus de son bord antérieur. Chez la plupart des Insectivores, des Rongeurs et des Marsupiaux, ainsi que chez les Monotrèmes, la partie postérieure du cerveau ne se développe pas assez pour cacher complétement les lobes optiques ;

treize fois plus large que la moelle allongée. Mais les indications obtenues de la sorte sont insuffisantes pour nous donner une idée exacte des rapports de volume entre ces deux parties de l'axe cérébro-spinal, car la largeur du cerveau n'est pas toujours en rapport avec sa longueur et sa hauteur.

(1) Les proportions indiquées ci-dessus on été données par Cuvier (*op. cit.*, t. III, p. 81). Wenzel estime que le poids du cerveau ne dépasse que peu huit fois le poids du cervelet chez l'Homme adulte, mais que chez l'enfant nouveau-né il est à ce dernier comme 12 est à 1, et que chez le fœtus de sept mois il est comme 14 est à 1. Chez un embryon d'environ cinq mois cet anatomiste trouva que le cervelet ne pesait pas 1/18e du poids du cerveau (*a*).

(2) Par exemple chez le Papion (*b*). Des proportions semblables existent chez l'Enfant (*c*).

(*a*) Wenzel, *Op. cit.*, tab. III.
(*b*) Leuret et Gratiolet, *Op. cit.*, pl. 15, fig. 4.
(*c*) Voyez Leuret et Gratiolet, *Op. cit.*, pl. 19, fig. 2.

la même disposition est portée encore plus loin chez les Oiseaux, les Reptiles et les Batraciens ; enfin, chez beaucoup de Poissons le cerveau laisse même à découvert la partie de l'encéphale qui, à raison de ses rapports avec le troisième ventricule, correspond aux couches optiques.

Enfin, dans une autre leçon, nous verrons quelle peut être l'importance physiologique de ces particularités anatomiques, ainsi que des différences dans le degré de développement de la portion frontale des hémisphères cérébaux ou du mode de plissement de ces lobes.

Lobes olfactifs.

§ 17. — Les lobes olfactifs qui terminent en avant la série des foyers de substance grise ou centres nerveux de l'encéphale, et qui donnent naissance aux nerfs de la première paire, ne se développent que tardivement chez l'embryon, et chez quelques Vertébrés ils manquent (1); mais ils sont plus gros que le cerveau chez certains Poissons, notamment les Lamproies (2). Ils se montrent d'abord sous la forme d'une paire de prolongements de la partie antérieure et inférieure du cerveau, et se creusent d'une cavité en communication avec les

(1) Ces lobes, ainsi que les nerfs olfactifs, manquent chez le Marsouin (*a*), les Dauphins (*b*) et probablement tous les autres Cétacés, à l'exception des Baleines, où ces nerfs existent à l'état rudimentaire (*c*). Chez les Siréniens, ils sont bien développés (*d*). Quelques auteurs citent aussi le *Tetraodon mola* comme étant privé des lobes olfactifs (*e*), mais cela me paraît douteux.

(2) Chez le *Petromyzon marinus*, les lobes olfactifs sont plus développés qu'aucune autre partie de l'encéphale (*f*). Chez le Bdellostome ils sont un peu moins grands, mais ils égalent presque les hémisphères cérébraux et sont non moins volumineux que les lobes optiques (*g*).

(*a*) Leuret et Gratiolet, *Op. cit*, pl. 12, fig. 3.

(*b*) Ex. : le Dauphin commun ; voy. Serres, *Op. cit.*, pl. 12, fig. 234.
— Owen, *Anat. of Vertebrates*, t. III, p. 91, fig. 60.

(*c*) Owen, *Op. cit.*, t. III, p. 146.

(*d*) Ex. : le Lamentin ; Murie, *On the Form and Structur of the* Manatee (*Trans. Zool. Soc.*, t. VIII, p. 182, pl. 25, fig. 33, 34).

(*e*) Notamment chez le *Tetraodon mola ;* voyez Desmoulins et Magendie, *Op. cit.*, t. I, p. 169, pl. 5, fig. I.

(*f*) Müller, *Ueber den eigenthümlichen Bau des Gehörorganes bei den Cyclostomen*, pl. 3, fig. 3 et 4 (*Mém. de l'Acad. de Berlin* pour 1837).

(*g*) J. Müller, *Op. cit.*, pl. 2, fig. 8 et 9 (*Mém. de l'Acad. de Berlin* pour 1837).

ventricules latéraux ; mais par les progrès du développement, ils subissent des changements divers suivant les Animaux auxquels ils appartiennent, et chacun d'eux présente finalement trois parties distinctes : un bulbe terminal, un pédoncule et des racines ou bandelettes connectives (1). Les ventricules olfactifs persistent chez les Batraciens, les Reptiles et les Oiseaux ; mais chez les Mammifères, ainsi que chez la plupart des Poissons, ces cavités disparaissent plus ou moins promptement, et chez l'Animal adulte on n'aperçoit aucune trace de leur existence. Chez les Batraciens, le bulbe olfactif n'est séparé de l'extrémité antérieure du lobe cérébral correspondant que par un léger rétrécissement, de sorte que son pédoncule est à peine indiqué ; mais chez beaucoup de Poissons et chez quelques Mammifères, notamment chez l'Homme, cette espèce de tige basilaire se rétrécit et s'allonge beaucoup. Chez les Poissons, l'allongement du pédoncule peut même être porté si loin que la portion bulbaire des lobes olfactifs se trouve placée à une distance considérable des lobes cérébraux et semble, au premier abord, ne pas faire partie de l'encéphale.

Parfois les deux lobes olfactifs sont intimement unis entre eux sur la ligne médiane (2) ; mais, en règle générale, ils sont parfaitement distincts l'un de l'autre, et souvent, lorsque leur pédoncule est long, ils s'écartent beaucoup de la ligne mé-

(1) Jusque dans ces derniers temps, la plupart des anatomistes qui se sont occupés spécialement de la structure du corps humain ont considéré ces lobes comme étant des nerfs seulement, et les ont désignés sous le nom de nerfs olfactifs ; mais les caractères histologiques de ces organes ne permettent pas de les classer parmi les simples conducteurs de la puissance nerveuse ; la question a été discutée par plusieurs auteurs, et aujourd'hui on est assez généralement d'accord pour regarder la partie intra-crânienne de ces dépendances du névraxe comme étant, chez l'Homme aussi bien que chez les autres Mammifères, des centres nerveux comparables aux lobes olfactifs des Animaux inférieurs (*a*).

(2) Cette coalescence exceptionnelle

(*a*) Serres, *Op. cit.*
— Leuret et Gratiolet, *Op. cit.*, t. II, p. 126 et suiv.

diane (1). Cette disposition est portée au plus haut degré chez les Raies et les Squales, où elle coïncide en général avec un grand développement de la portion bulbaire de ces lobes. La position apparente des lobes olfactifs varie aussi à raison du développement plus ou moins considérable de la région antérieure des lobes cérébraux. Lorsque cette partie des hémisphères ne grandit que peu, les bulbes olfactifs restent ordinairement à découvert en avant de ces organes, mais lorsque cette portion frontale du cerveau se développe beaucoup, elle chevauche au-dessus des lobes olfactifs et peut les dépasser lors même que leur pédoncule est très-long, ainsi que cela se voit chez l'Homme. Du reste, leur volume varie beaucoup ; chez les Poissons, ils sont parfois aussi gros ou même plus gros que le cerveau, mais dans la classe des Mammifères la prédominance des hémisphères devient extrême. Ils sont moins réduits chez les Marsupiaux et les Ongulés que chez les Onguiculés ordinaires.

La base du pédoncule est toujours unie à la partie inférieure du cerveau et se relie aux parties adjacentes de l'encéphale au moyen de deux ou de plusieurs faisceaux de fibres blanches. Chez les Poissons, la disposition de ces bandelettes radiculaires est très-simple : la portion terminale de la moelle allongée qui suit la surface inférieure du prosencéphale et y constitue les pédoncules du cerveau se divise en deux bandelettes dont l'une va se distribuer dans le lobe cérébral, tandis que l'autre

des lobes olfactifs a été constatée chez le *Rana pipiens* ainsi que chez des Crapauds par M. Wyman, et cet auteur en conclut que probablement ces organes naissent, non d'une paire de vésicules fournies par les lobes cérébraux, ainsi que cela est généralement admis par les embryologistes, mais d'une vésicule unique et médiane (a) ; cependant cela est peu probable.

(1) Comme exemples de Poissons osseux ayant les pédoncules des lobes olfactifs excessivement allongés, je citerai la Carpe (b) et l'Able (c).

(a) Wyman, *Anat. of the nervous System of* Rana pipiens, p. 7, pl. 1, fig. 1-9 (*Smithsonian Contributions*, t. V).
(b) Owen, *Op. cit.*, t. 1, p. 275, fig. 178.
(c) Owen, *loc. cit.*, fig. 177.

continue sa route en avant et va constituer la racine principale du lobe olfactif correspondant; une seconde racine est représentée par un petit faisceau de fibres venant de la partie adjacente du cerveau. Chez les Vertébrés supérieurs les connexions du pédoncule olfactif avec les parties voisines de l'encéphale sont plus complexes. Ainsi, chez l'Homme, et mieux encore chez le Cheval et chez les Ruminants, on y distingue, indépendamment d'une prolongation de la substance grise qui s'étend du bulbe jusque dans la base de l'hémisphère, trois racines blanches dont les deux extrêmes s'écartent l'une de l'autre, de façon à circonscrire entre le chiasma des nerfs optiques et l'extrémité inférieure de la scissure de Sylvius un espace triangulaire occupé par de la substance grise (1). Les fibres de la racine externe s'engagent dans la scissure de Sylvius et vont aboutir au noyau de substance grise dont j'ai déjà eu l'occasion de faire mention en parlant du mode de terminaison de la bandelette demi-circulaire sous la base des corps striés (2). Les fibres de la racine interne plongent dans la portion antéro-inférieure des corps striés et paraissent s'y entrecroiser avec celles du côté opposé, de façon à y constituer un petit système commissural spécial (3). La racine intermédiaire est peu développée.

L'extrémité antérieure de chacun des lobes olfactifs (4) donne

(1) Cette partie, appelée *champ olfactif* par Serres, est très-étroite chez l'Homme et les Singes; elle s'allonge beaucoup chez les Carnassiers, et elle devient très-grande chez les Ruminants.

(2) Voyez ci-dessus, p. 317.

(3) M. Luys a suivi ces fibres jusque dans le corps strié du côté opposé, en passant au-dessus de la commissure antérieure du cerveau (*a*).

(4) Au sujet de la structure intime des lobes olfactifs, je renverrai anssi aux publications spéciales citées ci-dessous (*b*).

(*a*) Luys, *Op. cit.*, p. 27.

(*b*) Kölliker, *Élém. d'histol.* p. 961.

— Owsjannikow, *Ueber die feneire Structur der* Lobi olfactorii *der Säugethiere* (Müller's *Archiv für Anat.*, 1860, p. 469).

— Walter, *Ueber den feinen Bau des* Bulbus olfactorius (Virchow's *Archiv*, 1861, t. XXII, p. 241).

— Clarke, *Ueber den Bau des* Bulbus olfactorius, *nach dem englischen Manuscr. in's Deutsche übersetzt* (*Zeitschr. für wissensch. Zool.* 1852, t. XI, p. 31).

naissance à un ou à plusieurs nerfs qui sortent aussitôt de la cavité crânienne pour pénétrer dans les fosses nasales et se répandent dans la membrane pituitaire. Chez l'Homme et presque tous les autres Mammifères, leur nombre est très-considérable et ils traversent des pertuis dont l'os ethmoïde est criblé ; mais chez l'Ornithorhynque ainsi que chez les Oiseaux, ils ne se divisent pas de la sorte, et passent par un orifice simple qui affecte la forme d'une fente. Lorsque nous étudierons l'appareil olfactif, nous examinerons comment ces nerfs s'y comportent.

Résumé.

§18. — En résumé, nous voyons que le système cérébro-spinal des Animaux vertébrés est toujours constitué d'après un même plan général, mais qu'il se développe et se complique de plus en plus à mesure que le type zoologique réalisé par ces êtres se perfectionne ; que cette complication croissante dépend, en partie de la prédominence de plus en plus grande du cerveau sur les autres centres nerveux, et en partie de l'adjonction d'organes spéciaux dont les espèces inférieures sont dépourvues ; enfin que par suite de ces particularités, le caractère secondaire du système nerveux varie suivant les classes dont l'embranchement des Vertébrés se compose.

Ainsi l'encéphale du Mammifère diffère de l'encéphale de tout autre Vertébré par l'existence d'une protubérance annulaire, ou pont de Varole, et d'une commissure étendue entre les deux hémisphères du cerveau au-dessus de leurs ventricules et constituée par le trigone cérébral.

Le corps calleux, qui d'ordinaire s'adjoint à cette voûte, n'existe que dans la classe des Mammifères, et c'est aussi dans cette classe seulement que les lobes cérébraux sont susceptibles de se couvrir de circonvolutions et de chevaucher au-dessus des lobes optiques de façon à les cacher ; enfin ces derniers lobes ne sont pas creusés d'une cavité ventriculaire et sont représentés par les deux paires de protubérances appelées tubercules quadrijumeaux.

L'axe cérébro-spinal de l'Oiseau est caractérisé par l'existence d'un ventricule lombaire. Il n'y a ni pont de Varole, ni corps calleux, ni voûte à trois piliers bien caractérisés ; les lobes optiques sont à découvert, très-écartés entre eux, creux et simples ; le cerveau est toujours la partie prédominante de l'encéphale et s'étend jusqu'au cervelet ; enfin ce dernier organe est grand et plissé transversalement.

Dans la classe des Reptiles, la moelle épinière n'est jamais creusée d'un ventricule lombaire ; l'encéphale ressemble beaucoup à celui des Oiseaux, mais les hémisphères cérébraux sont peu développés ; ils ne s'étendent jamais jusqu'au cervelet ; les lobes optiques sont grands, rapprochés entre eux sur la ligne médiane et entièrement à découvert ; enfin le cervelet, toujours très-simple, est souvent presque rudimentaire.

L'encéphale des Batraciens ressemble beaucoup à celui des Reptiles inférieurs ; le cervelet tout à fait rudimentaire ne s'élève pas en forme de lobe arrondi ; les lobes optiques sont grands, mais ne sont pas aussi développés que le sont les hémisphères cérébraux ; enfin il existe de même que chez les Poissons une paire de lobes inférieurs placés sur les côtés de l'infundibulum.

L'encéphale du Poisson est caractérisé principalement par le grand développement des lobes optiques et des lobules intermédiaires à ces organes et au cervelet, par l'existence des lobes hypoariens et par l'état réduit du cerveau qui tantôt est fort petit, d'autres fois assez volumineux, mais dépourvu de cavités ventriculaires. Chez les représentants les plus inférieurs de ce type zoologique, le cervelet est rudimentaire, mais d'ordinaire cet organe acquiert des dimensions considérables, et il est aussi à noter que souvent les parties de la moelle allongée qui correspondent à la naissance des nerfs trijumeaux et pneumogastriques se développent au point de constituer des éminences lobiformes, disposition qui ne se montre pas ailleurs.

CENT QUATRIÈME LEÇON.

Suite de l'étude anatomique du système nerveux des Vertébrés. — Système ganglionnaire ou grand sympathique et ses annexes.

§ 1. — Nous avons vu, dans une des précédentes leçons, que le système nerveux des Animaux vertébrés ne se compose pas seulement de l'appareil cérébro-spinal dont l'étude vient de nous occuper, mais constitue aussi un appareil affecté au service des organes dont les mouvements ne sont pas soumis à l'empire de la volonté et appelé par Bichat le *système nerveux de la vie organique*.

Caractères généraux du système ganglionnaire des Vertébrés.

On a donné aussi à cette portion du système nerveux les noms de *système ganglionnaire* et de *nerf grand sympathique*, soit à raison de son mode de conformation, soit parce que ses branches relient entre eux divers organes qui, sans être dépendants les uns des autres, peuvent s'influencer mutuellement ; le cerveau, le cœur et l'estomac par exemple.

Effectivement cet appareil consiste en un nombre considérable de ganglions qui sont disséminés dans toute la longueur du corps, mais reliés entre eux par des connectifs ou cordons de communication, qui tous sont rattachés également aux nerfs du système cérébro-spinal par des prolongements comparables à des racines et qui envoient une multitude de branches aux parties de l'économie animale dont les mouvements ne sont pas soumis à la volonté et dont les fonctions ont pour objet l'entretien de la vie végétative ou organique, c'est-à-dire les fonctions de nutrition et de reproduction.

Ganglions.

Les ganglions du système sympathique ressemblent beaucoup par leur structure ainsi que par leur forme à ceux que nous avons vus exister sur les racines postérieures des nerfs rachidiens (1). Ils se composent essentiellement de fibres et de

(1) Voyez ci-dessus, page 238.

cellules nerveuses dont beaucoup sont évidemment multipolaires ou tout au moins bipolaires. Leur volume varie; quelques uns d'entre eux sont souvent d'une petitesse extrême et ils ne sont jamais très-grands (1).

De chacun de ces ganglions partent plusieurs cordons ner-

(1) Ces vésicules, que M. Ehrenberg fut le premier à apercevoir, et qui ont été ensuite étudiées plus attentivement par MM. Valentin, Robin, Wagner, Remak, Kölliker et plusieurs autres histologistes (*a*), ne diffèrent pas notablement des cellules nerveuses des ganglions situés sur les racines postérieures des nerfs rachidiens; elles sont cependant un peu plus petites. Les cellules ganglionnaires bipolaires sont plus faciles à observer chez certains Poissons, les Plagiostomes, la Torpille et la Raie par exemple, que chez la plupart des autres Vertébrés. C'est là que leur existence fut constatée d'abord par Wagner et par M. Robin, puis par MM. Bidder et Reichert. Ce dernier auteur les a vues aussi chez divers Poissons osseux. M. Robin pense que la structure intime de ces ganglions est la même chez les Vertébrés supérieurs, et que chaque cellule ganglionnaire est en continuité avec deux fibres, dont l'une afférente, l'autre efférente (*b*); mais suivant M. Kölliker, les fibres afférentes traverseraient les ganglions sans pénétrer dans les cellules, et celles-ci seraient unipolaires ou peut-être en partie apolaires (*c*). M. Remak au contraire considère les cellules constitutives du ganglion comme étant essentiellement multipolaires (*d*).

Ces divergences d'opinions chez des hommes habiles dans l'emploi du microscope et dans l'art de faire les préparations histologiques prouvent qu'en réalité nous n'avons encore que des notions très-imparfaites touchant les points les plus intéressants de l'histoire anatomique de ces organes nerveux, et explique pourquoi je ne m'y arrête que peu dans ces leçons.

(*a*) Ehrenberg, *Nothwendigkeit einer feineren mechanischen Zerlegung des Gehirns und der Nerven* (Poggendorff's *Annalen*, t. XXVIII, p. 458).
— Wagner, *Handwörterbuch der Physiol.*, t. III, p. 360.
— Valentin, *Nova Acta Acad. nat. Curios.*, t. XVIII, p. 127.
— Wagner, *Neue Untersuchungen über den Bau und die Endiguna der Nerven und die Struktur der Ganglien*. Supplément zu den *Icones physiologicæ*, 1847.
— Bidder und Wolkmann, *Die Selbstständigkeit des sympathischen Nervensystems durch anatomische Untersuchungen nachgewiesen*, 1842.
— Lieberkuhn, *De Structura Gangliorum penitiori*, Berlin, 1849.
— Axmann, *Beitr. zur mikrosk. Anat. und Physiol. des Ganglienncrvensystems*, 1853.
— Beale, *On the Structur and Formation of the so called Apolar, Unipolar and Bipolar Nervecills in the Frog* (*Philos. Trans.*, 1863, p. 543).
— Courvoisier, *Beobacht. über den sympathischen Granzstrang* (*Arch. für mikrosk. Anat.*, 1866, t. II, p. 13).
(*b*) R. Wagner, *Op. cit.*, pl. III, fig. 7.
— Robin et Littré, *Dictionn. de médecine*, p. 1026.
(*c*) Kölliker, *Traité d'histologie*, p. 426.
(*d*) Remak, *Observationes microscopicæ de systematis Nervosi Structura*, 1838. — *Sur les fibres nerveuses ganglieuses* (*Comptes rendus de l'Acad. des sciences*, 1853, t. XXXVI, p. 914). — *Ueber multipolare Ganglienzellen* (*Berlin, Bericht*, 1854, p. 26).

veux qui sont généralement de trois ordres. Les uns sont pédonculaires et mettent les ganglions en communication avec le nerf rachidien ou céphalique correspondant ; d'autres sont connectifs et unissent entre eux les divers ganglions ; enfin ceux du troisième ordre sont les branches efférentes qui se répandent au loin dans l'économie et relient les ganglions aux organes soumis à leur action. Ces derniers ont une grande tendance à se joindre entre eux et à fournir ainsi des *plexus* dont les mailles sont souvent très-serrées et la disposition inextricable. Souvent aussi on trouve au point de rencontre de ces branches anastomotiques un petit ganglion surnuméraire, ainsi que j'ai déjà eu l'occasion de le faire remarquer en parlant des nerfs du cœur (1).

La structure intime de ces cordons nerveux présente quelques particularités. A l'aide du microscope, on y a découvert plusieurs sortes de fibres dont les unes ressemblent beaucoup à celles des nerfs rachidiens et dont d'autres sont plus pâles et plus fines, mais je n'insisterai pas sur ces distinctions, car les histologistes sont loin d'être d'accord sur les caractères essentiels de ces éléments anatomiques (2).

(1) Voyez tome III, p. 5(8.

(2) Les fibres qui entrent dans la composition des nerfs du système ganglionnaire peuvent être rangées en deux classes principales : 1° les tubes nerveux ou fibres à contours foncés ; 2° les filaments d'apparence gélatineuse, appelés *fibres de Remak*.

Les premières ressemblent beaucoup aux fibres constitutives des nerfs du système cérébro-spinal. Elles varient considérablement en grosseur et un peu sous le rapport de leur aspect. Les unes ont de 5 à 13 millièmes de millimètre de large ou même davantage (*a*), les autres, extrêmement fines, n'ont qu'environ 2 à 3 millièmes de millimètre en travers et sont plus pâles que les précédentes, dont le nombre est aussi beaucoup moindre (*b*).

Les filaments d'apparence gélatineuse dont l'existence avait été si-

(*a*) Bidder et Volkmann, *Op. cit.*, 1842, pl. 1 et 2.

(*b*) Robin, *Recherches sur les deux ordres de tubes nerveux élémentaires et les deux ordres de globules ganglionnaires qui leur correspondent* (*Comptes rendus de l'Acad. des sciences*, 1847, t. XXIV).

— Kölliker, *Traité d'histologie*, p. 425.

§ 2. — Toutes les parties du système sympathique sont reliées entre elles aussi bien qu'aux nerfs du système cérébro-spinal et doivent être considérées comme formant un seul appareil ; mais pour en faciliter l'étude anatomique il est utile d'y distinguer trois groupes principaux de ganglions ; savoir : un groupe subrachidien qui est en connexion directe avec les nerfs qui naissent de la moelle épinière ; un groupe splanchnique qui ne communique avec le système cérébro-spinal que par l'intermédiaire des nerfs pneumogastriques et des ganglions dont il vient d'être question ; enfin un groupe céphalique dont les connexions principales avec ce même système résultent d'anastomoses avec les nerfs crâniens de la cinquième paire ou nerfs trijumeaux.

Chez les Poissons et les Batraciens, le système ganglionnaire n'est que peu développé (1) ; chez les Cyclostomes il paraît même manquer complétement ou du moins se confondre avec les nerfs pneumogastriques (2), et c'est chez les Mammifères qu'il atteint son plus haut degré de perfection. C'est donc prin-

gnalée par M. Henle (*a*) sont considérés par M. Remak comme caractéristiques des nerfs ganglionnaires, et effectivement dans quelques parties du système elles sont prédominantes (*b*) ; mais d'autres anatomistes pensent qu'elles ne sont pas de nature nerveuse et sont des dépendances du névrilème ou du tissu conjonctif modifié (*c*).

(1) Quelques auteurs ont cru pouvoir établir en règle générale que le grand sympathique est d'autant moins développé que l'animal occupe un degré plus bas dans l'échelle zoologique (*d*). Desmoulins a cité des faits en désaccord avec cette généralisation (*e*).

(2) Les anatomistes qui ont étudié avec le plus de soin la structure des Cyclostomes n'ont pu découvrir, chez ces Poissons, aucune trace d'un système ganglionnaire assimilable au grand sympathique, et ils s'accordent à considérer les nerfs pneumogastriques comme en tenant lieu (*f*).

(*a*) Henle, *Anat. générale*, p. 180 (*Enclycop. anat.*, t. VII).
(*b*) Remak, *Observationes anat. et microsc. de nervosi systematis structura*, 1838.
(*c*) Valentin, *Ueber die Scheiden der Granglionkugeln* (Müller's *Archiv*. 1839, p. 139, pl. 6). — Kölliker, *Mikrosk. Anat.*, t. II, p. 589 (1850). — *Traité d'histologie*, p. 431.
(*d*) Weber, *Anatomia comparata nervi sympathici*, 1817.
(*e*) Desmoulins et Magendie, *Op. cit.*, t. II, p. 504.
(*f*) Desmoulins, *Op. cit.*, t. II, p. 504 (1835).
— Müller, *Vergleichende Neurologie der Myxinoiden*, p. 29 (1840).
— Stannius, *Manuel d'anat. comp.*, t. II, p. 78.

cipalement chez ces derniers Vertébrés qu'il convient de l'étudier en premier lieu (1).

Ganglions subrachidiens

La portion principale du système sympathique est constituée par le groupe des ganglions que j'ai appelés subrachidiens. Ces centres nerveux sont rangés longitudinalement, en une double série, à la face ventrale de la colonne vertébrale, et ils sont réunis en chaîne par des cordons intermédiaires. Ils représentent ainsi, avec leurs connectifs, deux cordes à nœuds, étendues à droite et à gauche de la ligne médiane, depuis le coccyx jusque dans la région cervicale et appelées par beaucoup d'anatomistes les *troncs du nerf grand sympathique*. Dans le thorax, l'abdomen et même dans la region pelvienne, ces ganglions sont disposés avec assez de régularité : une paire correspond à chaque vertèbre; mais à leur extrémité postérieure les deux chaînes, devenues très-grêles, se confondent, et dans la région cervicale, elles présentent en générale des particularités sur lesquelles j'aurai bientôt à revenir.

Chacun de ces ganglions est relié au nerf rachidien correspondant par une *racine* ou cordon pédonculaire ascendant (2), parfois simple, mais ordinairement double, qui se compose de deux sortes de fibres. Les unes, et ce sont les plus nombreuses, appartiennent au système cérébro-spinal et méritent par conséquent le nom de *fibres afférentes ;* les autres, que l'on pourrait appeler avec raison des *fibres ganglionnaires*, éma-

(1) Pour suivre les détails descriptifs donnés ici, il est utile d'avoir sous les yeux des figures du grand sympathique, et l'on peut avoir recours soit aux nombreuses planches publiées sur cette partie du système nerveux chez l'Homme, soit aux figures des mêmes parties chez quelques autres Mammifères et chez les Oiseaux qui sont dues à Swan (a).

(2) Ou branche postérieure lorsque l'axe du corps est dirigé verticalement, comme chez l'Homme.

Ce pédoncule s'unit au nerf rachidien immédiatement au-dessus du ganglion situé sur la racine postérieure de celui-ci.

(a) Cet auteur a représenté avec soin le système sympathique chez le Papion, l'Ane, le Veau, le Cygne et l'Oie (*Op. cit.*).

nant du ganglion et marchant en sens inverse des précédentes. Ce mode d'organisation est difficile à démontrer par les procédés anatomiques ordinaires. Mais il a été mis en évidence à l'aide d'une méthode particulière d'investigation employée par Waller. Ce physiologiste ayant constaté qu'à la suite de la section d'un nerf rachidien, ces fibres subissaient, dans le tronc ainsi séparé des centres nerveux, certaines altérations, divisa le cordon radiculaire d'un de ces ganglions, et en examinant quelque temps après la structure intime de ces deux tronçons aiusi divisés, il a pu reconnaître dans le bout inférieur les fibres rachidiennes altérées au milieu des fibres ganglionnaires restées dans leur état normal (1).

J'ajouterai que quelques-unes des fibres ganglionnaires qui se trouvent dans ces pédoncules et qui se rendent aux nerfs rachidiens paraissent se continuer dans la portion périphérique

(1) Cette distinction entre les fibres du système rachidien qui se rendent au ganglion et les fibres ganglionnaires qui se rendent aux nerfs rachidiens, avait été admise théoriquement par Wrisberg et par Bichat. Les observations histologiques de MM. Bidder et Volkmann sur le système sympathique de la Grenouille l'établirent sur des bases plus solides (*a*) ; mais chez les Animaux supérieurs, la structure des pédoncules ganglionnaires est si complexe qu'il est très-difficile de suivre une même fibre dans une portion notable de son trajet, à moins d'y avoir imprimé un caractère particulier ainsi que Waller l'a fait (*b*). Je dois ajouter cependant que la plupart des histologistes qui ont fait le plus d'observations à ce sujet (*c*) s'accordent à reconnaître dans les cordons conjonctifs deux sortes de fibres, les unes à contours foncés et d'une finesse extrême, les autres analogues à celles des nerfs rachidiens et que M. Kölliker n'hésite pas à considérer, les premières comme ayant leur origine dans le ganglion, tandis que les autres, en beaucoup plus grand nombre, viendraient du système rachidien (*d*).

(*a*) Bidder et Volkmann, *Selbständigkeit des sympathischen Nervensystems*, 1842.

(*b*) Waller, *Examen des altérations qui ont lieu dans les filets d'origine du nerf pneumogastrique et des nerfs rachidiens par suite de la division de ceux-ci au-dessus de leurs ganglions* (*Comptes rendus de l'Acad. des sciences*, 1852, t. XXXIV, p. 843).

(*c*) Luschka, *Nerven des Wirbelkanals*.

— Rudinger, *Die Verbreitung des Sympathicus in der animalem Rohre*, 1862.

(*d*) Kolliker, *Traité d'histologie*, p. 425.

de ceux-ci et se distribuer ainsi aux organes dans lesquels ces nerfs se terminent (1).

Les branches connectives des ganglions subrachidiens ne se composent pas seulement des fibres anastomotiques qui, nées de cellules multipolaires de l'un de ces centres nerveux, se rendent aux deux ganglions voisins de la même série ; elles sont constituées principalement par des fibres qui proviennent des branches afférentes ou racines du système sympathique et qui traversent un ou plusieurs ganglions pour aller se terminer plus loin.

Les branches des ganglions de la chaîne subrachidienne, auxquelles il convient de réserver le nom de *branches efférentes*, vont se distribuer directement à divers organes de la vie végétative ou se joindre à des ganglions d'un ordre secondaire qui, à leur tour, fournissent les nerfs propres à ces mêmes organes, et qui constituent ce que j'ai appelé précédemment le groupe ganglionnaire viscéral. Chacune d'elles se compose essentiellement d'un faisceau de fibres, provenant en totalité ou en majeure partie des cellules nerveuses du ganglion dont elle dépend ; mais il arrive souvent qu'à leur origine elles se confondent avec le cordon connectif adjacent, de façon à paraître en dériver lorsqu'elles s'en séparent de nouveau. Leurs fibres sont susceptibles de se bifurquer ou même de se ramifier ; quelques-uns de leurs ramuscules s'unissent à des nerfs du système cérébro-spinal qu'ils rencontrent sur leur passage, et, ainsi que je l'ai déja dit, elles ont une grande tendance à s'anastomoser entre elles, de façon à constituer des plexus ; mais parfois plusieurs de ces nerfs, avant de se diviser ainsi, se réunissent pour former un tronc commun. Les *nerfs*

(1) M. Remak décrit ces fibres récurrentes comme se trouvant particulièrement dans la branche inférieure des pédoncules ganglionnaires ; mais M. Kölliker considère les vues de cet auteur comme étant basées sur des hypothèses seulement (*a*).

(*a*) Kolliker, *Op. cit.*, p. 435.

splanchniques (1), dont j'aurai bientôt à parler, sont composés de la sorte. Enfin les rameaux auxquels elles donnent naissance fournissent une multitude de petits filets nerveux dont les uns se rendent aux fibres musculaires lisses des viscères, tandis que les autres constituent la plus grande partie du système des nerfs vaso-moteurs dont j'ai déjà eu l'occasion de signaler l'existence (1).

A l'extrémité antérieure de cette portion moyenne du système sympathique ou groupe subrachidien se trouve une paire de ganglions plus gros que les suivants et appelés, à raison de leur position, les *ganglions cervicaux inférieurs*. Leurs branches efférentes ont des connexions multipliées avec les rameaux adjacents des nerfs pneumogastriques et, ainsi que nous le verrons bientôt, elles jouent un rôle important dans la constitution de la portion splanchnique du système ganglionnaire. Le principal tronc connectif qui émane de chacun de ces centres nerveux pour se diriger vers la tête est en général gros et très-long ; il côtoie le tronc du nerf pneumogastrique ; d'ordinaire il présente vers le milieu de son trajet un petit centre nerveux appelé *ganglion cervical moyen*, et il se termine dans le ganglion cervical supérieur dont nous aurons bientôt à nous occuper. Une autre branche anastomotique analogue s'engage dans le canal situé à la base des apophyses transverses, ya ccompagne l'artère vertébrale et, parvenue dans la cavité du crâne, s'anastomose avec des branches du ganglion cervical supérieur pour concourir à la formation d'un plexus annexé à l'artère basilaire de l'encéphale (3). Chez les Oiseaux, ce cordon accessoire se développe davantage,

(1) En anatomie humaine on désigne sous le nom de *nerfs grands splanchniques* une paire de troncs noueux constitués ainsi par la réunion des branches efférentes des 6e, 7e, 8e, 9e ganglions thoraciques, et l'on appelle *nerfs petits splanchniques* une seconde paire de cordons nés de la coalescence des branches efférentes des trois dernières paires de ganglions thoraciques.

(2) Voyez tome III, page 515 et t. IV, p. 200 et suivantes.

(3) Bourgery a fait une étude atten-

tandis que le cordon satellite de l'artère carotide devient rudimentaire (1).

§ 3. — Les principales branches efférentes de la chaîne ganglionnaire sous-rachidienne, associées aux branches terminales des nerfs pneumogastriques et à un certain nombre de ganglions d'ordre secondaire, constituent la portion splanchnique du système grand sympathique, et cet appareil, à son tour, se subdivise en trois parties principales qui sont intimement liées entre elles, mais méritent d'êtres distinguées à raison de leurs relations anatomiques ; savoir : une portion cardiaque, une portion gastrique et une portion pelvienne. Portion splanchnique.

La portion pelvienne du système grand sympathique constitue le *plexus hypogastrique*, grand réseau à mailles lâches qui a pour racines les branches efférentes des ganglions subrachidiens lombaires et pelviens. Ce plexus (2) envoie une multitude de nerfs aux organes génito-urinaires ainsi qu'à la partie terminale de l'intestin. Il se relie au plexus solaire par l'intermédiaire du réseau qui résulte des anastomoses fréquentes des branches efférentes des ganglions de la région lombaire et qui a reçu le nom de *plexus mésentérique inférieur*. Enfin, on y aperçoit divers ganglions secondaires ; mais tous ces centres nerveux sont très-petits, et c'est chez les Mammifères que

tive de ce cordon cervical accessoire qu'il désigne sous le nom d'*appareil nerveux vertébro-basilaire* (a).

(1) Cette portion carotidienne de la chaîne sous-rachidienne a échappé à l'attention de beaucoup d'anatomistes, mais elle a été très-bien représentée par Bazin et par Swan (b). La portion vertébrale de la même chaîne a été décrite par Weber et par les auteurs plus récents qui se sont occupés du même sujet (c).

(2) Le plexus hypogastrique se subdivise en plusieurs parties suivant les organes dans lesquels il s'étend, et les anatomistes y distinguent ainsi un plexus hémorrhoïdal ou rectal, un plexus vésical, un plexus utérin, etc.

(a) Bourgery, *Mém. sur l'extrémité céphalique du grand sympathique chez l'homme et les Mammifères* (*Comptes rendus de l'Acad. des sciences*, 1845, t. XX, p. 1014).

(b) Bazin, *Thèse sur l'unité propre au système nerveux de la vie animale et à celui de la vie organique*. Paris, 1839, pl. 3.

— Swan, *Illustrations of the comp. Anat. of the nervous System*, pl. 23, fig. 1.

(c) Weber, *Anat. comparata nervi sympathici*, p. 29, pl. 1, fig. 1 (1817).

ce plexus acquiert le plus d'importance, particulièrement chez les femelles, à raison de ses connexions avec l'utérus (1).

Les portions gastrique et cardiaque du système grand sympathique sont disposées de deux manières différentes, suivant que le cœur et l'appareil respiratoire se trouvent dans la région céphalique, ainsi que cela a lieu chez les Poissons, ou sont reportés plus on moins en arrière, comme chez les Vertébrés pulmonés, mais plus particulièrement chez les Mammifères et les Oiseaux, animaux où nous les étudierons d'abord. Elles y forment deux plexus principaux : le plexus épigastrique et le plexus cardiaque qui l'un et l'autre tirent une partie de leurs racines des ganglions cervicaux inférieurs ainsi que des autres ganglions dont nous avons vu naître les nerfs splanchniques (2); mais les branches terminales des nerfs pneumogastriques jouent aussi un grand rôle dans leur constitution. Pour se rendre bien compte de la disposition anatomique de cette portion moyenne du système grand sympathique, il est donc nécessaire de connaître les nerfs crâniens dont je viens de parler.

Nerfs pneumogastriques.

§ 4. — Les nerfs pneumogastriques, ainsi nommés parce

(1) Les nerfs de l'utérus, dont j'ai indiqué l'existence dans une leçon precédente (a), forment dans l'épaisseur des parois de cet organe un plexus qui paraît participer à l'espèce d'hypertrophie temporaire déterminée par la gestation (b), mais pas toujours autant qu'on le suppose généralement (c). Les ganglions situés sur les côtés du col de l'utérus chez la Femme ont été étudiés avec soin dans ces dernières années, mais ils avaient été aperçus précédemment, et leur disposition paraît être variable (d). De petits ganglions secondaires existent aussi dans le plexus nerveux de la vessie urinaire (e).

(2) Voyez ci-dessus, page 337.

(a) Voyez tome IX, page 75.

(b) W. Hunter, *Anat. of the human gravid Uterus*, 1775.

— Tiedemann, *Tabulæ nervorum uteri*, 1822.

— Lee, *On the nervous Ganglia of the Uterus* (*Philos. Trans.*, 1841, p. 269, pl. 26 et 27, et 1846, p. 211.

(c) Snow Beck, *On the Nerves of the Uterus* (*Philos. Trans.*, 1846, p. 213).

(d) Polle, *Die Nervenverbreitung in den weiblichen Genitalen bei Menschen und Säugethieren*, 1865.

(e) Korner, *De Nervis uteri*. Dissert. Breslau, 1863.

— Frankenhäuser, *Die Berwegungsnerven der Gebärmutter* (*Jenaische Zeitschr.*, t. I, p. 36).

— Klebs, *Die Nerven der organischen Muskelfasern* (Virchow's *Archiv*, 1865, t. XXXII, p. 168).

— Kölliker, *Traité d'histologie*, p. 431.

que leurs principales branches se rendent aux poumons et à l'estomac (1), naissent, comme nous l'avons vu précédemment (2), dans l'intérieur du crâne, de centres nerveux situés dans la moelle allongée sur les côtés du plancher du quatrième ventricule, immédiatement au devant des nerfs spinaux ou accessoires de Willis, qui peuvent être considérés comme en étant des dépendances (3). De même que ceux-ci, les pneumogastriques sortent du crâne par le pertuis basilaire appelé *trou déchiré postérieur*, ou par un orifice analogue. Ils sont pourvus d'un ganglion à leur base et y sont toujours plus ou moins intimement unis aux nerfs glosso-pharyngiens au moyen de fibres anastomotiques.

C'est chez les Poissons que les nerfs pneumogastriques atteignent leur plus haut degré d'importance, et chez quelques-uns de ces animaux, ils semblent même remplacer le système grand sympathique. Effectivement chez les Cyclostomes, où l'on n'a pu découvrir aucune trace de chaîne ganglionnaire sous-rachidienne, les nerfs pneumogastriques sont fort gros et, après avoir fourni des branches au pharynx ainsi qu'à l'appareil respiratoire, ils donnent naissance au plexus cardiaque, puis se réunissent en un tronc impair qui longe le tube digestif jusqu'à l'anus et, chemin faisant, donne naissance aux nerfs intestinaux (4). Chez les

(1) Chaussier, qui a introduit plusieurs réformes utiles dans la nomenclature anatomique, substitua cette désignation à celle de *nerfs vagues* (ou errants) que beaucoup d'anciens auteurs leur appliquaient à raison de la manière dont ils s'étendent au loin dans diverses parties de l'organisme.

(2) Voyez ci-dessus, page 283.

(3) Willis, anatomiste célèbre du XVIIe siècle, réunissait sous le nom de *nerfs de la huitième paire* les nerfs glosso-pharyngiens, les nerfs pneumo-gastriques et les nerfs spinaux (a). C'était aller trop loin ; mais, ainsi que Longet le fait remarquer, les nerfs pneumogastriques et spinaux constituent un petit système spécial comparable à ceux formés par chacune des paires de nerfs rachidiens à doubles racines (b).

(4) Pour plus de détails au sujet de la disposition de ces nerfs, je renverrai à l'important travail de J. Müller sur la névrologie des Myxinoïdes.

(a) Willis, *Cerebri anatome nervorumque Descriptio*, 1664.
(b) Longet, *Anat. et physiol. du système nerveux*, t. II, p. 239 (1842).

autres Poissons de même que chez les Vertébrés pulmonés, les nerfs pneumogastriques ne se prolongent pas de la sorte, sous la forme d'un cordon abdominal ; mais dans le voisinage de l'estomac, ils se divisent en une multitude de rameaux anastomotiques qui, en s'unissant aux branches adjacentes du système ganglionnaire, constituent avec elles le plexus épigastrique et ses dépendances.

Chez les Poissons osseux ainsi que chez les Plagiostomes, les pneumogastriques donnent naissance à trois systèmes de branches : un système sous-cutané, un système pharyngien et un système splanchnique. Le premier appartient en propre à ces animaux et aux Batraciens branchifères (1). Il consiste essentiellement en un cordon tantôt simple, tantôt double, qui longe la ligne latérale (2) dans toute l'étendue du corps et va se ramifier dans la nageoire caudale après avoir fourni chemin faisant beaucoup de filets, dont les uns s'anastomosent d'ordinaire avec les nerfs intercostaux, et les autres se distribuent au système tégumentaire et à ses dépendances. On la désigne sous le nom de *nerf latéral* (3).

(1) Pendant fort longtemps les anatomistes pensaient que le nerf latéral n'existait que chez les Poissons (*a*). Mais en 1834, J. Van Deen en constata l'existence chez le Protée (*b*) et plus récemment il a été observé chez le Méonpoma (*c*), les Tritons (*d*) et les têtards de Grenouilles (*e*).

(2) Voyez tome X, page 78.

(3) Chez quelques Poissons osseux, le nerf latéral paraît être simple et superficiel, chez la Truite par exemple (*f*) ; mais en général il est divisé en deux branches, et il présente cette disposition même chez la plupart des espèces où on le croyait simple, par exemple chez le Brochet (*g*) et l'Orphie (*h*). Tantôt les deux branches

(*a*) Cuvier, *Leçons d'anat. comp.*, t. III.

(*b*) J. Van Deen, *Over de Zijdelingsche Taaken der zwervende Zenuwg* (Nervus vagus) *van den* Proteus anguinus (*Tijdschr. voor Natuurlijke Geschiedenis en Physiologie*, 1834, t. I, p. 112, pl. 6, fig. 1 et 2.

(*c*) Meyer, *Analecten für vergl. Anat.*, p. 92, pl. 7, fig. 12 (1835).

(*d*) Kalin, *Ueber den* Ramus lateralis n. vagi *bei niedern Amphibien* (*Froriep's Notizen*, 1836, t. XLVIII). — *Ueber den Nerven* lateralis *der Froschlarven* (*Froriep's*, 1838, t. VII, p. 70).

(*e*) Wyman, *Anat. of the nervous System of Rana pipiens*, p. 36, pl. 2, fig. 9.

(*f*) Agassiz et Vogt, *Anat. des Salmones*, p. 173, pl. M. fig. 18.

(*g*) Owen, *Anat. of Vertebr*. , t. I, p. 306.

(*h*) Par exemple chez l'*Upeneus* ; voyez Stannius, *Op. cit.*, pl. 2, fig. 4.

Le système des branches pharingiennes du pneumogastrique des Poissons se compose principalement des nerfs branchiaux qui longent les arcs branchifères de l'appareil hyoïdien. C'est aussi à ce groupe qu'appartiennent la plupart des nerfs de l'appareil électrique de la Torpille, dont j'aurai à parler bientôt (1).

sont superficielles et marchent à peu près parallèlement à côté l'une de l'autre (*a*) ou en s'écartant d'abord entre elles très-brusquement (*b*); d'autres fois l'une est superficielle tandis que l'autre est profonde et intermusculaire; par exemple chez les Trigles et Scorpènes (*c*). Chez les Raies, le nerf latéral est simple et profond dans la partie du corps correspondant aux nageoires pectorales, mais il devient sous-cutané dans la région caudale (*d*). Quelques auteurs considèrent le nerf latéral comme étant le représentant du nerf accessoire de Willis, d'autres y voient l'homologue de la branche moyenne ou intermédiaire des nerfs rachidiens (*e*).

Souvent un autre nerf qui ressemble beaucoup au nerf latéral résulte de l'anastomose d'une branche ascendante du pneumogastrique et d'une branche récurrente du nerf trijumeau dans l'intérieur de la boîte crânienne (*f*). Un de ses rameaux côtoie la base de la nageoire médiane du dos, tandis qu'une autre branche, après avoir longé en arrière les os en ceinture et avoir fourni des filets à la nageoire pectorale, gagne la base de la nageoire anale et se prolonge jusqu'à la nageoire caudale (*g*). La branche principale est désignée communément sous le nom de nerf dorsal. Au sujet des racines du nerf latéral, voyez aussi un mémoire de Weber (*h*).

Le nerf latéral manque chez les Cyclostomes ou n'est représenté chez quelques-uns de ces Poissons que par un cordon court et grêle dont les racines viennent en partie du pneumogastrique, en partie des nerfs hypoglosse et facial (*i*) et dont l'homologue est le nerf dorsal des Poissons osseux.

(1) La plupart des auteurs décrivent sous le nom de racine antérieure du pneumogastrique un nerf crânien qui est considéré par d'autres anatomistes comme étant l'homologue du glosso-pharyngien et qui constitue le nerf du premier arc branchial. A son extrémité inférieure, ce nerf envoie quelques filets à la portion linguale du système hyoïdien et d'ordinaire, avant de s'engager dans l'appareil respiratoire, il donne naissance à une

(*a*) Stannius, *Die peripherische Nervensyteme der Fische*, pl. 2, fig. 6.

(*b*) Stannius, *Op. cit.*, pl. 2, fig. 4.

(*c*) Par exemple chez les Gades ; voyez Swan, *Op. cit.*, pl. 7, n° 2.

(*d*) Stannius, *Op. cit.*, pl. 3, fig. 1.

(*e*) Swan, *Op. cit.*, pl. 3, p. 11.

(*f*) Baudelot, *Considérations sur le tronc latéral du nerf pneumogastrique sur les Poissons* (*Bull. Soc. d'hist. nat. de Strasbourg*, 1868).

(*g*) Par exemple chez la Perche ; voyez Cuvier, *Hist. des Poissons*, t. I, pl. 6 fig. 5.

(*h*) Par exemple chez le *faux Merlan* ou *Gadus Cœllærias* ; voyez Stannius, *Op. cit.*, pl. 3. fig. 2.

(*i*) Weber, *Ueber vier Längennerven bei einigen Fische* (Meckel's *Archiv. für Anat. und Physiol.*, 1827, p. 303).

Enfin le troisième système de branches fournies par le pneumogastrique naît par un tronc commun qui descend obliquement vers l'estomac, donne, chemin faisant, un filet cardiaque et s'anastomose sur les côtes avec le tronc splanchnique du grand sympathique.

Chez les Reptiles, les Oiseaux et les Mammifères, les pneumogastriques ne donnent pas naissance à un nerf latéral et leurs branches pharyngiennes sont fort réduites, mais leur portion splanchnique acquiert une longueur considérable, et chez les Mammifères particulièrement elle constitue dans la région cervicale une paire de cordons très-remarquables qui parfois sont difficiles à séparer de la portion correspondante de la chaîne sous-rachidienne du grand sympathique à laquelle ils s'accolent.

En sortant du crâne ils donnent naissance à un ganglion, dit *jugulaire*, où pénètrent plusieurs filets du nerf spinal, et deux petites branches anastomotiques provenant, l'une du nerf facial, l'autre du nerf glosso-pharyngien. Immédiatement après ils se résolvent en un *plexus gangliforme* dont partent : 1° un ou plusieurs nerfs pharyngiens; 2° le nerf laryngé supérieur; 3° plusieurs fibres anastomotiques qui se rendent au ganglion cervical supérieur; 4° un tronc principal qui descend le long du cou parallèlement à l'artère carotide et constitue l'un des pédoncules de la portion cardio-gastrique du système ganglionnaire. A la base du cou, ce cordon fournit le nerf récur-

branche antérieure qui se ramifie dans les parois de l'arrière-bouche ainsi que dans les muscles pharyngiens adjacents (*a*). Près de son origine, ce nerf glosso-pharyngien est relié au pneumogastrique par une courte branche anastomotique et il y présente souvent un ganglion bien développé (*b*).

Les trois cordons nerveux qui se distribuent d'une manière analogue aux branchies de la 2e, de la 3e et de la 4e paire, naissent du pédoncule postérieur ou pédoncule spinal du pneumogastrique et sont suivis d'un nerf pharyngien qui, à sa base, est unie au tronc splanchnique.

(*a*) Par exemple chez le Barbeau; voyez Büchner, *Mém. sur le système nerveux du Barbeau*, p. 26, fig. 2 (*Mém. de la Soc. d'hist. nat. de Strasbourg*, t. II).

(*b*) Par exemple chez la Truite; voyez Agassiz et Vogt. *Op. cit.*, pl. M, fig. 18.

rent ou laryngé inférieur ainsi qu'un grand nombre de branches qui concourent à la formation des plexus cardio-pulmonaires. Puis le tronc principal se prolonge jusque dans l'abdomen et là se résout en un grand nombre de branches viscérales dont les unes vont à l'estomac et au foie, les autres à la portion du système ganglionnaire appelée le pexus épigastrique.

§ 5. — Les deux paires de nerfs splanchniques que nous avons vu naître de la portion thoracique du système ganglionnaire sous-rachidien (1) ressemblent beaucoup à la portion cervico-thoracique des nerfs pneumogastriques, et, de même que les branches terminales de ceux-ci, se perdent dans le plexus dont je viens de parler et s'y relient aux ganglions secondaires de la région épigastrique appelés *ganglions semi-lunaires* et *ganglions solaires*.

Ganglions semi-lunaires et solaires.

Le réseau inextricable ainsi formé recouvre la face ventrale de l'aorte et l'artère cœliaque. Il constitue le plexus solaire, et les branches efférentes de celui-ci, affectant également la disposition plexiforme, accompagnent les artères diaphragmatique inférieure, coronaire de l'estomac, hépatique, splénique, et mésentérique supérieure; puis se répandent dans l'épaisseur des parois du tube digestif (2).

(1) Voyez ci-dessus, page 338.

(2) Le nombre des petits ganglions secondaires qui se trouvent disséminés dans le plexus des parois de l'estomac et de l'intestin, non-seulement sous la tunique muqueuse, mais aussi entre les deux couches de fibres musculaires du rectum, est très-grand (*a*).

(*a*) Meissner, *Ueber die Nerven der Darmwand* (Henle und Pfeiffer's *Zeitschr. für rat. Med.*, 1857, N. F., t. VIII, p. 364).

— Remak, *Ueber peripherischen Ganglien in den Nerven des Nahrungsrohrs* (Müller's *Archiv*, 1858, p. 189).

— Billroth, *Ueber das ausgedehnte Vorkommen der Nervenanastomosen in* Tractus intestinalis (Müller's *Archiv*, 1857, p. 148).

— Manz, *Die Nerven und Ganglien des Säugethierdarms*. Dissert., Fribourg, 1859.

— Krause, *Anat. Untersuchungen*, p. 64.

— Kollmann, *Ueber den Verlauf der Lungenmagennerven in der Bauchhöhle* (*Zeitschr. für wissensch. Zool.*, 1869, t. X, p. 413, pl. 33 et 34).

— Auerbach, *Ueber einen* Plexus mesenterius, *einen bisher unbekannten ganglio-nervosen Apparat im Darmkant der Wirbelthiere*. Breslau, 1862.

— Briller et Frey, *Zur Zenntniss der Ganglien in der Darmwand des Menschen* (*Zeitschr. für wissensch. Zool.*, 1862, t. XI, p. 125).

— F. Bidder, *Die* Nervi splanchnici *und das Ganglion* Cœliacum (*Arch. für Anat.*, 1869, p. 472).

Elles contribuent aussi à la formation du plexus rénal, du plexus mésentérique inférieur et d'un plexus très-remarquable qui appartient au capsules surrénales (1). Enfin elles s'anastomosent également avec les branches du plexus pelvien, dont j'ai parlé précédemment (2).

Ce vaste ensemble de réseaux nerveux entremêlés de ganglions secondaires répandus dans la profondeur de tous les organes affectés au service de la vie végétative est donc relié à l'encéphale par l'intermédiaire des nerfs pneumogastriques, de même qu'il se rattache à la moelle épinière par l'intermédiaire des pédoncules de la chaîne ganglionnaire subrachidienne.

La portion du système grand sympathique qui occupe la partie supérieure du thorax, et qui a pour centres principaux les ganglions cervicaux inférieurs dont les branches s'associent à celles des nerfs pneumogastriques, constitue autour des grands vaisseaux sanguins de cette région divers plexus plus ou moins distincts, mais reliés très-intimement entre eux. L'un de ces réseaux nerveux est le *plexus cardiaque* dont j'ai eu occasion de parler dans la première partie de ce cours (3), et dont les ganglions secondaires sont très-nombreux. D'autres fibrilles accompagnent non-seulement les vais-

(1) Les nerfs des capsules surrénales sont extrêmement nombreux et proviennent principalement du ganglion semi-lunaire et du plexus rénal, mais quelques-uns d'entre eux sont fournis par le plexus diaphragmatique et par le nerf pneumogastrique. Ils constituent à la face interne de ces organes une sorte de toile réticulaire et ils plongent ensuite dans leur substance où ils présentent une multitude de cellules ganglionnaires (*a*).

(2) Voyez ci-dessus, page 339.

(3) Voyez tome III, page 508.

(*a*) Bergmann, *Dissert. de Glandulis supra renalis*, 1839.
— Ecker, *Der feinere Bau der Nebennieren*, 1846.
— Virchow, *Zur Chemie der Nebenniere* (*Archiv für pathol. Anat.*, 1857).
— Mœrs, *Ueber den feineren Bau der Nebennieren* (Virchow's *Archiv*, 1864).
— Holm, *Ueber die nervösen Elemente in den Nebennieren* (*Sitzungsbericht der Wiener Acad.*, 1866, t. LIII, 1, p. 314).
— Kölliker, *Élém. d'histol.*, p. 671 (1868).

seaux pulmonaires, mais aussi les branches de l'aorte, et y constituent comme leurs congénères dans les autres parties de l'économie le système des nerfs vaso-moteurs.

Portion céphalique du système ganglionnaire

§ 6. — Le ganglion cervical supérieur qui occupe l'extrémité céphalique de la chaîne ganglionnaire sous-rachidienne est rattaché par des pédoncules radiculaires très-grêles aux nerfs cervicaux des trois premières paires, et, ainsi que je l'ai déjà dit, il est en connexion intime avec le plexus gangliforme des nerfs pneumogastriques. Dans la plupart des ouvrages d'anatomie descriptive, on le considère comme terminant en haut le système grand sympathique. Mais cette manière d'envisager la constitution de ce système n'est pas admissible. En effet ce système ganglionnaire se prolonge dans la région céphalique; il y est très-réduit, mais il y est représenté par une série de petits centres nerveux analogues aux ganglions de la chaîne sous-rachidienne, quoique disposés avec moins de régularité. Ce groupe céphalique est rattaché aux ganglions cervicaux supérieurs par une branche connective homologue des cordons interganglionnaires de la chaîne sous-rachidienne, et toutes ses parties sont reliées aux nerfs trijumeaux. Il se compose principalement de quatre paires de ganglions appelés sphéno-palatins, sous-maxillaires, otiques et ophthalmiques.

Ganglion pétreux.

Le *ganglion pétreux* ou *ganglion d'Andersch* (1), situé sur le trajet du nerf glosso-pharyngien, près de sa sortie du trou

(1) Ce petit ganglion, dont l'existence a été indiquée dans une leçon précédente (*a*) et qui porte le nom de l'anatomiste qui l'a découvert (*b*), est distinct du ganglion situé un peu plus haut sur l'une des racines du nerf glosso-pharyngien (*c*).

(*a*) Voyez ci-dessus page 243.

(*b*) Andernach, *Fragmentum descriptionis nervorum cardiacorum, etc.* (Ludwig, *Scriptores neurol. minores*, t. II, p. 115, 1792).

(*c*) Ehrenritter, *Salzburger med. chir. Zeitung*, 1760, t. IV, p. 319. — Müller, *Ueber das Ganglion oticum Arnoldi* (Meckel's *Arch. für Anat. und Physiol.*, 1832, p. 67).

déchiré postérieur, est relié aussi au grand sympathique, au pneumogastrique, au nerf facial et au nerf trijumeau (1).

Plexus caverneux.

Les branches du ganglion cervical supérieur s'anastomosent également avec les nerfs glosso-pharyngiens et hypoglosses (2). Enfin elles accompagnent l'artère carotide dans le canal osseux que l'une d'entre elles traverse à la base du crâne ; elles y donnent naissance à un filet qui unit ce ganglion au nerf moteur oculaire externe, et elles y forment un lacis dont une portion, logée dans le sinus veineux adjacent, porte le nom de *plexus caverneux* et fournit ensuite des filets satellites aux diverses branches de l'artère sus-mentionnée (3).

Ganglion spléno-palatin.

Le *ganglion sphéno-palatin* est un petit centre nerveux situé dans la fosse ptérygo-maxillaire, qui relie entre eux, à l'aide de filets anastomotiques, le ganglion cervical supérieur, la branche maxillaire supérieure du nerf trijumeau et la portion du nerf facial appelée nerf pétreux. Ses branches efférentes, constituées en partie par des fibres venant directement des trois racines dont je viens de parler, en partie des cellules

(1) Par l'intermédiaire d'une branche appelée *rameau de Jacobson* en l'honneur d'un anatomiste du commencement du siècle actuel qui en a fait une étude attentive, quoique moins complète que celles dues à quelques auteurs plus récents (*a*).

(2) La portion du lacis ainsi constituée qui embrasse l'artère carotide externe présente un petit centre nerveux appelé *ganglion intercarotidien* (*b*).

(3) Le corps pituitaire reçoit un grand nombre de filets nerveux venant du plexus intercrânien du système grand sympathique, et quelques anatomistes le considèrent comme étant un ganglion intermédiaire à ce système et à la portion moyenne de l'encéphale (*c*).

(*a*) Voyez Cuvier, *Rapport sur un mémoire de M. Jacobson, intitulé Descript. anatomique d'un organe observé dans les Mammifères* (*Ann. du Muséum*, t. XVIII, p. 412, 1811).

— Rosenthal, *Ueber das von Jacobson in der Nasenhohle entdeckte Organe* (Treviranus, *Zeitsch. für Physiol.*, t. II, p. 289, 1826.

— Arnold, *Der Kopftheil des vegetativen Nervensystems*, 1831.

— Bendz, *Dissertatio de anastomosi Jacobsonii et ganglio Arnoldi*, 1833.

(*b*) Voyez Sappey, *Op. cit.*, t. III, p. 448.

(*c*) Gall et Spurzheim, *Anat. du système nerveux*, t. I, p. 223.

— Bazin, *Thèse sur l'unité propre du système nerveux*, p. 32.

— Bourgery, *Op. cit.* (*Comptes rendus de l'Acad. des sciences*, 1845, t. 20, p. 1016).

nerveuses du ganglion, se rendent au pharynx, au palais et aux fosses nasales (1).

Ganglion otique.

Le *ganglion otique* (2) situé près de la base du crâne, à côté de la trompe d'Eustache, reçoit une branche du grand sympathique émanant du plexus carotidien, une branche du nerf facial, une branche du glosso-pharyngien et un groupe de fibres venant de la branche maxillaire inférieure du nerf trijumeau.

Ganglion sous-maxillaire.

Le *ganglion sous-maxillaire*, situé près de la base de la langue, à côté de la branche linguale du nerf trijumeau, est mis en connexion avec le reste du système grand sympathique par des filets venant du plexus satellite de l'artère faciale; il reçoit aussi une branche du nerf facial et sa troisième racine est constituée par un prolongement de la corde du tympan; enfin ses branches efférentes se distribuent dans la glande sous-maxillaire.

Ganglion ophthalmique.

Le *ganglion ophthalmique*, dont j'aurai à parler plus longuement lorsque je traiterai de l'appareil de la vue, est logé dans l'orbite derrière le globe de l'œil. Ses branches efférentes se rendent dans cet organe et ses racines viennent : 1° du plexus caverneux du grand sympathique; 2° de la branche nasale du nerf trijumeau; 3° du nerf moteur oculaire commun.

On rencontre chez les divers Vertébrés beaucoup de variation dans la disposition de la portion céphalique du système

(1) Ce ganglion, appelé aussi *ganglion de Meckel* en l'honneur de l'anatomiste à qui la découverte en est due (*a*), a été particulièrement bien étudié par Longet et par M. Prévost dont les recherches ont été faites principalement sur le Chien et le Chat (*b*).

(2) Ou *ganglion d'Arnold*, ainsi nommé en l'honneur de l'anatomiste qui fut le premier à le faire bien connaître (*c*).

(*a*) J. F. Meckel, *Observ. anat. sur un nœud ou ganglion du second rameau de la cinquième paire des nerfs du cerveau nouvellement découvert* (*Mém. de l'Acad. de Berlin*, 1749, t. V).

(*b*) Longet, *Anat. et physiol. du système nerveux*, t. II, p. 120.

— J.-L. Prévost, *Recherches sur le ganglion sphéno-palatin* (*Arch. de Physiol.*, 1868, t. I, p. 7 et 207).

(*c*) Arnold, *Dissertatio inauguralis medica sistens observationes nonnullas neurologicas de parte cephalica nervi sympathici in Homine*. Heidelberg, 1826, fig. 1-3. — *Bemerk. über einige Entdeckungen und Ansichten in der Anatomie* (Treviranus *Zeitschr. für Physiol.*, 1833, t. V, p. 175).

ganglionnaire que nous venons d'étudier chez les Mammifères; mais je ne crois pas devoir insister davantage sur ce sujet, et pour plus de détails, je renverrai aux travaux spéciaux dont il a été l'objet (1).

Résumé.

§ 7. — En résumé, nous voyons donc que tous les nerfs du système cérébro-spinal, à l'exception des nerfs olfactifs, des nerfs optiques, des nerfs pathétiques et des nerfs acoustiques, sont mis directement en communication avec la série de ganglions du système grand sympathique, composés des ganglions faciaux, du plexus gangliforme des pneumogastriques et de la chaîne sous-rachidienne dont le premier anneau est constitué par les ganglions cervicaux supérieurs, et dont l'extrémité postérieure est située à la base de la région caudale. Par conséquent aussi, tous ces nerfs céphalo-rachidiens sont reliés entre eux, non-seulement par l'intermédiaire de l'axe cérébro-spinal, mais aussi par l'intermédiaire du système grand sympathique. Enfin d'autres ganglions que l'on pourrait appeler complémentaires se développent dans diverses parties du système de branches efférentes de la chaîne ganglionnaire sous-rachidienne, et con-

(1) Les principaux travaux relatifs à l'anatomie de cette portion du système nerveux des Mammifères ont eu pour objet l'Homme.

Les connexions des nerfs crâniens avec la portion supérieure du système grand sympathique chez les Oiseaux ont été étudiées avec beaucoup de soin par Bazin et Swan (*a*) ; au sujet de ces anastomoses chez les Reptiles et les Batraciens, je renverrai aux publications citées précédemment, ainsi qu'à quelques autres mémoires spéciaux (*b*).

(*a*) Bazin, *Thèse sur l'unité propre du système nerveux*, 1839 (Aigle, pl. 2. — Autruche, pl. 3 et 4).
— Swan, *Illustrations of the comparative anatomy of the Nervous System*.
— Bonsdorff, *Op. cit.* (*Acta Soc. scien, Fennicæ*, t. III, 1852).
— Bischoff, *Comment. Nervi accessorii Willisii*, 1832.

(*b*) Vogt, *Op. cit.* (*Nouv. Mém. de la Soc. des sciences nat. helvétique*, t. IV, 1840).
— Fischer, *Gehirnnerven der Saurier* (*Naturw. Verein in Hamburg*, t. II. 1852). — *Amphibiorum nudorum Neurologiæ*, 1843.
— Volkmann, *Von dem Bau und die Verrichtungen der Kopfnerven des Frosches* (Müller's *Archiv*, 1838, p. 70).
— Bendz, *Bidrag til den Sammenlignende Anat. af Nervus glossopharyngus, Vagus, accessorius Willisii og hypoglossus hos Reptilierne* (Kjobenhaven, *Danske Vidensk. Selesk.*, 1843, t. X, p. 113).

stituent, pour les organes auxquels ces branches se distribuent, des centres nerveux spéciaux dont le nombre est parfois très-considérable; par exemple, les ganglions semi-lunaires et solaires dans la région épigastrique, les ganglions cardiaques dans le cœur et les ganglions utérins dans l'appareil reproducteur.

Connaissant les principaux traits de l'histoire anatomique du système nerveux dans la totalité du règne animal, nous pouvons aborder maintenant l'étude de ses propriétés physiologiques, et afin de faciliter cette partie de notre tâche, je crois utile d'examiner successivement non pas l'ensemble des fonctions remplies par chacune des principales parties de ce système, mais ces diverses fonctions considérées isolément quels que soient les instruments affectés à leur accomplissement. Ainsi nous nous occuperons d'abord de la sensibilité, puis du rôle du système nerveux dans la production et la coordination des mouvements, soit volontaires, soit réflexes ou sympathiques; enfin nous jetterons un coup d'œil rapide sur les facultés intellectuelles et sur les instincts qui sont aussi du domaine de la physiologie.

CENT CINQUIÈME LEÇON.

De l'excitabilité nerveuse; ses divers modes de manifestation. — De la sensibilité en général. — Rôle des nerfs. — Spécialité physiologique des fibres nerveuses; fonctions des racines postérieures des nerfs rachidiens; découvertes de Charles Bell et de Magendie. — Sensibilité réflexe. — Nerfs crâniens affectés au service de la sensibilité générale. — Rôle de la moelle épinière dans la transmission des impressions sensitives. — Sensibilité spéciale des nerfs de la vue, de l'ouïe, de l'odorat et du goût.

Excitabilité du système nerveux.

§ 1. — La propriété vitale la plus importante et la plus générale du système nerveux est l'*excitabilité*, c'est-à-dire l'aptitude à être tiré de l'état de repos et mis en action par l'influence qu'exercent sur lui des agents extérieurs ou intérieurs appelés *stimulants*, tels que la pression, la chaleur, les vibrations sonores, la lumière ou l'électricité.

L'excitation paraît consister en un changement déterminé dans les relations mutuelles des atomes constitutifs de la substance nerveuse, un mouvement moléculaire, plus ou moins comparable à la vibration d'un corps sonore et produisant à son tour des effets physiologiques qui se manifestent par des contractions musculaires, des sensations ou des phénomènes de l'ordre intellectuel. Le mouvement qui, suivant sa direction constante ou alternante, sa vitesse et probablement d'autres circonstances dont on ne peut encore se rendre bien compte, devient de la force mécanique, des vibrations sonores, de la chaleur, de la lumière et peut-être aussi de l'électricité, semble prendre dans le système nerveux un autre caractère et constituer alors ce que les anciens physiologistes appelaient la puissance nerveuse, et que quelques auteurs modernes préfèrent nommer la *névrilité*. A mesure que nous avancerons dans l'étude des actions nerveuses, nous apprécierons de plus en plus clairement les analogies qui existent entre tous ces phénomènes; en ce moment, il serait prématuré d'insister davantage sur ces ressemblances, mais il m'a paru utile d'y appeler l'attention dès à présent.

Sensibilité.

§ 2. — La *faculté de sentir* est l'aptitude de l'être vivant à avoir conscience des impressions produites sur ses organes soit par des agents extérieurs, soit par l'action que ses parties constitutives exercent les unes sur les autres.

La *sensation* est donc la perception des modifications déterminées ainsi dans l'organisme ; mais dans le langage ordinaire, on entend aussi par *sensibilité* la propriété de transmettre à l'agent physiologique qui les perçoit les effets des impulsions produites de la sorte. C'est même dans cette dernière acception seulement que ce mot est usité, quand on parle d'une partie de l'organisme, et alors il est synonyme d'*impressionnabilité*, tandis qu'appliqué à l'être vivant tout entier, sa signification devient plus large, car il implique la faculté de percevoir les impressions, aussi bien que la faculté de les éprouver. Ce vice de langage est regrettable, mais il est difficile d'y remédier par l'introduction de termes nouveaux, car les mots sont comme les pièces de monnaie : pour être d'un emploi commode, il faut qu'ils aient cours dans le pays où l'on veut s'en servir, et, lorsqu'on parle en français, il faut, autant que possible, ne se servir que d'expressions françaises. Si notre langue était à créer, il y aurait peut-être avantage à appeler *sensitivité* la faculté de déterminer des sensations sous l'influence d'une excitation, et *perceptivité* la faculté de *sentir* ces excitations, c'est-à-dire de les percevoir ; mais, dans l'état actuel des choses, ces néologismes ne contribuent que peu à la clarté du discours.

Excitants de la sensibilité.

§ 3. — La sensibilité peut être mise en jeu de diverses manières : par l'excitation mécanique résultant de la pression exercée sur la partie sensible par un corps étranger résistant et des lésions que cette pression peut déterminer ; par l'excitation physique due à des changements de température, à l'action de la lumière ou à l'action de l'électricité ; par les modifications que certains agents chimiques déterminent dans les tissus constitutifs de ces parties et par d'autres influences analogues. Pour être perçues, les impressions ainsi produites doivent avoir un certain degré d'intensité, et, lorsque cette intensité dépasse certaines limites, la sensation qu'elle provoque devient ordinairement de la *douleur*; enfin presque toujours la douleur provoque à son tour des mouvements particuliers qui permettent à l'observateur d'en reconnaître l'existence. Aussi peut-on à ce signe extérieur distinguer, en général, si une partie excitée est douée de sensibilité ou si elle est insensible (1). Mais pour établir cette distinction avec plus de certitude, il est préférable d'examiner directement, en nous-mêmes, les conséquences d'une excitation mécanique.

Parties insensibles et parties sensibles.

Il suffit de prendre en considération quelques faits très-simples, dont chacun de nous est journellement témoin, pour constater que dans notre organisme il y a des parties sensibles et des parties insensibles. Tout le monde sait que la moindre incision, une simple piqûre, une brûlure légère de la peau déterminent en nous une sensation douloureuse, tandis que nos cheveux et nos ongles, qui sont aussi des parties vivantes, peuvent être coupés ou brûlés sans que nous ayons conscience de ces lésions; il n'en résulte pour nous aucune sensation; ce sont par conséquent des parties non impressionnables, des parties insensibles.

L'épiderme est également dépourvu de sensibilité, et ce ne sont pas seulement les parties les plus extérieures de notre corps qui se montrent inaptes à provoquer des sensations sous l'influence d'excitations mécaniques, physiques ou chimiques:

(1) J'examinerai dans une autre leçon si l'*algestésie*, ou la faculté de recevoir des impressions *dolorifères*, est une propriété physiologique distincte de la *sensibilité tactile* et de la sensibilité qui est excitée par les variations de température et qui est désignée par quelques auteurs sous le nom de *thermestésie*. Ici je m'occuperai principalement de la sensibilité qui se manifeste sous la forme de douleur et que l'on appelle sensibilité générale.

chose qui, au premier abord, doit nous paraître surprenante, notre cerveau est dans le même cas. Dans diverses opérations chirurgicales, on a constaté que cette partie si importante du système nerveux peut être touchée, piquée, incisée, sans que le patient en éprouve une sensation quelconque. La substance de cet organe est complétement insensible, bien qu'elle soit éminemment excitable d'une autre manière, ainsi que nous le verrons bientôt.

Effectivement, la sensibilité n'est pas le seul mode de manifestation de l'action nerveuse ; mise en jeu par des excitations analogues à celles dont résultent des sensations, mais ne donnent lieu à aucune sensation, cette action peut déterminer dans certaines parties de l'organisme des mouvements involontaires que l'on appelle des mouvements réflexes ou sympathiques ; excitée par la volonté, elle peut provoquer des contractions dont ce mobile règle l'emploi ; enfin elle intervient d'une manière nécessaire soit comme puissance productrice, soit comme instrument, dans le développement de phénomènes de l'ordre intellectuel.

§ 4. — La sensibilité est une propriété commune à tous les animaux et dont les végétaux paraissent être dépourvus. Chez la plupart des plantes, on n'aperçoit rien qui y ressemble, et l'excitabilité qui, chez quelques-uns de ces êtres, la sensitive par exemple, détermine des mouvements, n'implique en aucune façon la faculté de sentir, c'est-à-dire de percevoir des impressions, d'en avoir conscience. Cette faculté peut aussi disparaître de l'économie animale, sans que l'être cesse de vivre (1) ; chez quelques animaux des plus inférieurs, elle paraît s'éteindre promptement (2), et chez tous elle ne se mani-

(1) Je reviendrai sur ce sujet en parlant des fonctions du cerveau.

(2) Chez les Eponges à l'état de larves ciliées, il y a des indices de sensibilité, et les mouvements de locomotion paraissent être soumis à l'empire de la volonté ; mais lorsque ces zoophytes sont devenus fixes,

feste que lorsque le travail embryogénique est arrivé à un certain degré d'avancement (1).

Chez les animaux les plus inférieurs, la distinction que je viens d'établir entre les parties sensibles et les parties insensibles de l'organisme ne paraît pas exister, et la faculté de sentir ne semble être l'apanage d'aucun instrument physiologique spécial, car elle peut persister dans tout fragment de l'être séparé du reste du corps. Nous en avons eu des preuves par les expériences de Tremblay sur les Polypes à bras (2). Mais, dans l'immense majorité des cas, la division du travail physiologique s'établit à cet égard comme sous beaucoup d'autres rapports, et la faculté de sentir devient subordonnée à l'action spéciale du système nerveux.

Rôle du système nerveux.

Ainsi, chez tous les animaux où il existe un système nerveux distinct, les parties douées de sensibilité sont toutes pourvues de nerfs, et les parties insensibles n'en offrent aucune trace. Mais ces coïncidences ne suffisent pas pour prouver que la sensibilité des premiers dépende des nerfs, et c'est à la physiologie expérimentale qu'on est redevable de la démonstration de ce fait capital.

Lorsque, sur un animal vivant, on met à nu l'un quelconque des nerfs rachidiens et qu'on l'excite en le piquant ou en le pinçant, on voit que cet organe est d'une grande sensibilité et que l'o-

les traces de sensibilité deviennent si obscures, que l'existence de cette propriété physiologique devient en général douteuse, et que la plupart des zoologistes ne l'admettent pas (*a*).

Lorsque nous étudierons les phénomènes appelés mouvements réflexes, j'aurai l'occasion de revenir sur l'excitabilité des Spongiaires en général et plus particulièrement des Théties (*b*).

(1) Chez l'embryon, les indices de sensibilité ne se montrent qu'à l'époque où les mouvements volontaires commencent.

(2) Voyez tome I, p. 18.

(*a*) Grant, *Observ. sur la structure et les fonctions des Éponges* (*Ann. des sciences nat.*, 1827, 1re série, t. II, p. 171).

(*b*) Audouin et Milne Edwards, *Recherches sur les animaux sans vertèbres faites aux îles Chausey* (*Ann. des sciences nat.*, 1828, 1re série, t. XV, p. 17).

pération détermine une douleur vive. Il est également facile de constater que la section de ce cordon nerveux est suivie immédiatement de la paralysie des parties auxquelles ses branches terminales se distribuent ; les parties dont les filets nerveux naissent en amont de la division, c'est-à-dire de la portion du tronc nerveux restée en connexion avec la moelle épinière, conservent leur sensibilité, mais les parties situées au-dessous de la section sont rendues insensibles, et, elles perdent en même temps la faculté d'exécuter des mouvements volontaires (1). Les deux tronçons du nerf présentent, par suite de l'opération, des différences analogues ; si l'on excite le tronçon inférieur, on provoque des mouvements convulsifs dans les parties auxquelles les branches de ce tronçon se distribuent, mais l'animal ne donne aucun signe de douleur (2) ; au contraire, si l'on pique le tronçon resté en connexion avec l'axe cerébro-spinal, on produit une douleur vive sans déterminer dans les muscles dont je viens de parler, aucune contraction.

(1) Rufus d'Éphèse, médecin grec, qui vivait du temps de Trajan, et Galien, furent les premiers à constater expérimentalement les effets de la compression, de la ligature ou de la section d'un nerf *(a)*. Willis, Haller et beaucoup d'autres physiologistes ont contribué davantage à nous faire connaître le rôle de ces conducteurs ; enfin, ce sujet a été repris de nos jours avec beaucoup de méthode par Flourens *(b)*.

(2) Au premier abord, on pourrait croire qu'il existe à cet égard des exceptions singulières, car dans certains cas on voit que la section d'un nerf détermine une certaine diminution dans le degré de sensibilité de la partie à laquelle il se distribue, sans y détruire cette faculté ; mais cela dépend de ce que les fibres sensitives de cette partie ne se réunissent pas toutes dans le tronc nerveux, qui émane directement d'elle, et qu'une portion plus ou moins considérable de ces fibres se rendent à l'axe cérébro-spinal, en suivant une autre route. On doit à MM. Arloing et Tripier des expériences intéressantes sur ce sujet *(c)*.

(a) Rufus, *Appellationes partium humani corporis*, p. 32.
— Galien, *De locis affectis*, lib. I, cap. 6, etc.

(b) Willis, *De nervorum sectione* (*Ephem. nat. curios.*, 1re année, n° 124).
— Haller, *Mém. sur la nature sensible et irritable du corps animal*, t. I, p. 221 et suiv.
— Flourens, *Recherches experiment. sur les propriétés et les fonctions du système nerveux*, 1824, p. 3 et suiv.

(c) Arloing et Tripier, *Rech. sur la sensibilité des téguments et des nerfs de la main* (*Arch. de physiol.*, 1869, t. II).

Cette expérience entraîne les mêmes conséquences, quel que soit le point où le nerf est divisé, et elle prouve que la faculté de sentir ne réside pas dans les parties sensibles, qu'elle ne réside pas davantage dans les nerfs, mais que les impressions résultant de l'action des excitants sur les organes doués de sensibilité doivent être communiquées à l'axe cérébro-spinal par l'intermédiaire de ces derniers. Les nerfs sont donc des conducteurs de l'excitation qui, produite dans la partie sensible, n'est perçue que dans la partie centrale du système nerveux.

La contre-épreuve nous est fournie par les cas dans lesquels la sensibilité locale, après avoir été perdue par l'effet de la section du nerf, se rétablit au bout d'un temps plus ou moins long ; car on trouve alors les deux bouts du nerf ressoudés l'un à l'autre et la continuité des fibres constitutives de ce cordon conducteur rétablie dans toute sa longueur.

Différents genres de sensibilité.

§ 4. — Chacun sait, par sa propre expérience, que les sensations sont de diverses natures. Indépendamment des différences résultantes de leur degré d'intensité et susceptibles de les rendre tantôt agréables, d'autres fois douloureuses, leur caractère change suivant la cause qui les détermine, et suivant que certaines parties sensibles de l'organisme sont impressionnables par l'action d'agents dont l'influence est nulle ou du moins inaperçue sur d'autres parties. Ainsi lorsque la lumière frappe sur la peau, elle ne produit aucune impression sensitive, tandis que son action sur le fond de notre œil est suivie d'une sensation spéciale ; les vibrations sonores, les odeurs, les saveurs sont aussi des excitants sans influence sur la sensibilité générale dont la surface de notre corps est douée et ne provoquent des sensations qu'à la condition d'agir sur les instruments physiologiques appelés organes de la vue, de l'ouïe, de l'odorat et du goût. Pour le moment, je laisserai de côté ces divers sens locaux et je ne prendrai en considération que la *sensibilité gé-*

nérale, laquelle constitue, lorsqu'elle est perfectionnée, le *tact* ou *sens du toucher*.

Avant d'en aborder l'étude, il est une autre distinction qu'il me semble utile de faire. La sensibilité générale peut être vague ou spécialisée. Dans le premier cas, l'impression sera cause de la douleur dès qu'elle aura atteint un certain degré d'intensité, mais elle ne nous éclaire que peu ou point sur les propriétés organoleptiques de l'agent qui la produit ; dans le second cas, elle nous permet d'apprécier certaines de ces qualités, et de porter des jugements sur la dureté, la forme, l'étendue des corps avec lesquels la partie sensible est en contact ; elle devient alors le sens du toucher et ne peut s'exercer qu'à l'aide d'instruments physiologiques particuliers dont l'intervention n'est pas nécessaire pour la réception des impressions susceptibles de donner naissance aux sensations vagues.

Je m'occuperai d'abord de la sensibilité générale seulement et je renverrai à une autre leçon l'examen du sens du toucher proprement dit.

Sensibilité générale.

§ 5. — Tous les nerfs rachidiens sont sensibles et conducteurs des excitations sensitives reçues par les parties de l'organisme dans lesquelles ils se ramifient. Tous sont aussi aptes à apporter des centres nerveux dont ils dépendent, aux muscles dans lesquels ils se rendent, l'influence de la volonté qui détermine l'action de ces organes. Ils sont par conséquent tout à la fois des nerfs de sensibilité et des nerfs excito-moteurs. Mais les fibres qui constituent ces nerfs à doubles fonctions, ne jouissent pas toutes des mêmes propriétés, et il y a parmi elles une division complète dans le travail physiologique accompli par l'ensemble du faisceau. Certaines d'entre elles ne sont aptes à recevoir et à conduire que les excitations sensitives, tandis que d'autres sont insensibles et ne sont que des conducteurs de la puissance excito-motrice qui fait contracter les muscles soumis à l'influence de la volonté. Dans le tronc du nerf il est impossible de distinguer anatomiquement ces deux sortes de fibres; elles y sont mêlées d'une façon inextricable; mais dans le voisinage immédiat de la moelle épinière où chacun de ces nerfs se divise, comme nous l'avons déjà vu, en deux racines (1), elles se séparent les unes des autres; les fibres affectées au service de la sensibilité constituent la racine dorsale (ou racine postérieure, pour me servir de l'expression employée en anatomie humaine) et les fibres excito-motrices forment la racine antérieure. Ces racines sont donc en réalité des nerfs à fonctions distinctes : la racine ventrale ou antérieure est un nerf excito-moteur ; la racine postérieure ou dorsale est un nerf de sensibilité.

L'existence de nerfs distincts pour le service de la sensibilité et pour celui des mouvements, aurait été devinée par quelques médecins de l'antiquité qui fondèrent leur opinion sur l'observation de certains cas pathologiques dans lesquels il y y avait perte de l'une de ces facultés et conservation de l'autre (2). Cette hypothèse fut reproduite par plusieurs auteurs modernes (3) dont l'un précisa même davantage les idées à ce sujet et attribua aux deux racines des nerfs rachidiens ces rôles distincts ; mais ces vues de l'esprit ne reposaient sur aucun fait probant.

(1) Voyez ci-dessus, p. 238.

(2) Hippocrate confondait sous un même nom les nerfs proprement dits et les tendons ; mais déjà du temps d'Érasistrate, on avait appris à les distinguer, et cet anatomiste enseignait que les nerfs du sentiment et les nerfs du mouvement ne sont pas les mêmes(*a*). C'était aussi l'opinion professée par Galien, et elle était fondée en partie sur le mode de distribution de ces organes, en partie sur les cas pathologiques, dans lesquels la sensibilité est perdue sans qu'il y ait paralysie des organes moteurs, ou *vice versa* (*b*).

(3) A. Walker imagina que les racines antérieures devaient être des nerfs de sensibilité et les racines postérieures des nerfs de mouvement ; le hasard l'avait mal servi, car c'est le contraire qu'il aurait fallu dire (*c*). En 1814, Burdach reproduisit la même idée et essaya de l'étayer par une expérience dans laquelle il coupa sur une gre-

(*a*) Rufus (d'Éphèse), *De partibus corporis humani*, trad. nat.

(*b*) Galien, *de l'utilité des parties*, liv. XVI, chap. II, ; — *Des lieux affectés*, liv. III, chap. XIX, etc. (*Œuvres* Trad. de Daremberg, t. II, p. 161 et 579, etc.).

(*c*) Alex. Walker, *in Arch. of Universal science*, 1809, t. III, p. 172 (*D'après* Longet).

C'est aux expériences de Bell et de Magendie que nous sommes redevables de la démonstration de ce fait, dont l'importance est capitale. Je dis Bell et Magendie parce qu'ici ces deux noms illustres ne doivent pas être séparés (1). Les phy- Fonctions des racines dorsales.

nouille vivante d'abord les racines antérieures, puis les racines postérieures des nerfs rachidiens (*a*).

(1) Charles BELL naquit en Ecosse en 1774 et de bonne heure il commença l'étude approfondie du système nerveux. Étant encore élève à l'Université d'Édimbourg il fut chargé de la partie névrologique du *grand Traité sur l'Anatomie humaine* que son frère aîné, John Bell, publia vers la fin du siècle dernier, et en 1802 il fit paraître sur le cerveau un ouvrage iconographique dont les planches sont de sa main (*b*).

En 1804, Charles Bell se fixa à Londres pour y exercer la chirurgie, et bientôt après il publia sur l'*Anatomie de l'expression en peinture*, un travail remarquable. On voit par sa correspondance que déjà en 1807 il poursuivait avec ardeur des investigations sur l'origine des nerfs cérébraux, et en 1811 (*c*) il communiqua à ses amis, mais sans y donner aucune publicité, un opuscule des plus intéressants contenant l'exposé de ses idées relatives à la constitution du système nerveux. C'est l'œuvre d'un homme de génie; mais les hypothèses non justifiées s'y mêlent trop aux déductions fondées sur l'observation judicieuse des faits. L'idée fondamentale et féconde de Charles Bell est que chaque fibre nerveuse n'a qu'une seule fonction, laquelle est déterminée par la partie de l'encéphale dont elle est une dépendance, et que les cordons nerveux dont les propriétés sont multiples ne doivent la diversité de leurs facultés qu'à la présence de deux ou de plusieurs sortes de fibres réunies en faisceau pour la facilité de la répartition, mais conservant chacune leur individualité physiologique (*d*). Distrait de ses travaux de recherches par des occupations professionnelles, Ch. Bell ne reprit ses investigations sur le système nerveux que quelques années plus tard, lorsqu'il était devenu l'un des propriétaires de l'établissement d'enseignement médical connu à Lon-

(*a*) Burdach, *Bau und Leben des Gehirns*, t. I, p. 134.

(*b*) Ch. Bell, *The Anatomy of the Brain, explained in a Series of Engravings*. 1 vol. in-4°, 1802.

(*c*) *Idea of a new Anatomy of the Brain submitted for the Observations of his Friends by* Ch. Bell, *F.-R.-S.-E.* — L'auteur, en parlant de cet opuscule, y assigne toujours pour date 1811, mais M. Pichot cite une lettre de M. Ward, insérée dans le *Lancet*, et déclarant qu'il possède un exemplaire ayant pour millésime 1809 (A. Pichot, *Sir* Ch. Bell, *Histoire de sa vie et ses travaux*, 250).

(*d*) Je suis convaincu que les écrits de Lamarck n'ont contribué en rien à inspirer cette idée à Charles Bell, mais, pour rendre justice à l'auteur de la *Philosophie zoologique*, je dois ajouter que, dans cet ouvrage publié en 1809, on trouve la même pensée nettement indiquée. Longet en a fait la remarque. Voici en quels termes Lamarck s'exprime à ce sujet : « A l'égard des Animaux qui ont une moelle épinière, il part de toutes les parties de leur corps des filets nerveux d'une extrême finesse qui *sans se diviser ni s'anastomoser vont se rendre au foyer des sensations*..... Quant aux nerfs qui sont destinés au mouvement volontaire, ils partent vraisemblablement d'un autre foyer et *constituent dans le système nerveux un système particulier distinct de celui des sensations*, comme ce dernier l'est du système qui sert aux actes de l'entendement (*Philos. zool.*, t. I, p. 260 et suiv.).

siologistes sont encore très-partagés d'opinion au sujet de leurs droits respectifs à cette grande découverte ; on a beaucoup discuté sur cette question rendue obscure par le peu de publicité donnée aux premiers travaux de Bell et on est arrivé de côté et d'autre à des conclusions trop absolues ; les uns ont été injustes envers Bell, les autres plus injustes encore envers Magendie. J'ai examiné mûrement toutes les pièces du procès et il me paraît évident que le mérite d'avoir fait connaître les

dres sous le nom d'*École huntérienne de Great-Windmill-Street*. Il s'appliqua alors plus particulièrement à l'étude d'un groupe de nerfs qu'il considérait comme préposés à la production des mouvements respiratoires non-seulement dans l'appareil de la respiration, mais dans les autres parties de l'organisme en relation sympathique avec cet appareil. En 1821 il communiqua à la Société royale de Londres un mémoire fort remarquable sur ce sujet, et il est utile de noter ici que presque tout ce que les physiologistes de l'époque disent de la distinction établie par Bell entre les fonctions des différentes sortes de nerfs, s'applique à sa classification des nerfs en deux groupes : les nerfs respirateurs et les nerfs ordinaires qui sont à la fois moteurs et sensitifs. Charles Bell mourut en 1842 (*a*).

MAGENDIE n'avait pas la puissance d'intelligence dont Charles Bell a donné des preuves si éclatantes ; il n'était pas, comme ce physiologiste un esprit méditatif aimant à raisonner sur les faits dont il était témoin, à les analyser et à en tirer des déductions générales; mais il avait d'autres qualités précieuses ; il était essentiellement expérimentateur ; il ne voulait rien admettre sans preuves positives ; il poursuivait, en chasseur infatigable, la découverte de faits nouveaux ; il ne voulait jamais prendre pour guide une idée préconçue et il était convaincu que battre les buissons est le « meilleur moyen de faire lever le » gibier». Sous ce rapport, je le comparerai à Priestley qui, en rendant compte de ses découvertes, semble toujours vouloir prouver qu'il ne les devait qu'au hasard, et de même que ce chimiste éminent, Magendie a fait de la sorte une multitude de conquêtes profitables à la science. Les services qu'il a rendus à la physiologie me semblent même plus grands que ceux dont elle est redevable à Charles Bell, car personne autant que Magendie n'a contribué à donner à l'étude des phénomènes de la vie la rigueur, la solidité désirables et à nous détourner de l'emploi des hypothèses qui, toutes séduisantes qu'elles puissent paraître au premier abord, ne sont que rarement l'expression de la vérité.

Magendie naquit en 1783 et mourut en 1855 (*b*).

(*a*) Pour plus de détails biographiques sur Ch. Bell, je renverrai à une notice très-intéressante publiée dans la *Bibliothèque contemporaine* par M. Amédée Pichot (*Op. cit.*, 1858).

(*b*) Voyez Flourens, *Éloge historique de François Magendie* (*Acad. des sciences*, 1858).

fonctions spéciales des racines antérieures et postérieures des nerfs rachidiens n'appartient tout entier ni à l'un ni à l'autre de ces deux investigateurs. Bell fut le premier à expérimenter sur ces racines, et il constata que la racine antérieure est un nerf excito-moteur, tandis que la racine postérieure ne remplit pas le même rôle ; mais il n'arriva à aucun résultat au sujet des propriétés sensitives de l'une ou de l'autre.

Travaux de Ch. Bell et de Magendie.

En effet, vers 1809, guidé par des idées théoriques fort justes relativement à la localisation de chacune des propriétés des nerfs dans des fibres particulières en connexion avec des parties différentes de l'axe cérébro-spinal et voulant obtenir de nouvelles preuves de cette diversité dans leur mode d'action, Bell ouvrit le canal vertébral d'un animal vivant et constata qu'en irritant mécaniquement l'une des racines d'un nerf rachidien, on provoque des contractions dans les muscles correspondants, tandis qu'en agissant de la même façon sur l'autre racine, on ne détermine aucun mouvement ; il vit également que si la racine postérieure ayant été coupée, la racine antérieure reste intacte, les mouvements volontaires persistent ; mais il ne put rien conclure de ces expériences au sujet du rôle de l'une ou l'autre racine dans l'exercice de la sensibilité (1). Il s'occupa ensuite de recherches très-intéressantes sur les fonctions des nerfs de la face, dont les uns déterminent les mouvements respiratoires, tandis que

(1) Le principal document authentique sur lequel reposent les droits incontestables de Charles Bell à la découverte de la localisation de la faculté excito-motrice dans l'une des racines des nerfs rachidiens, est l'opuscule que j'ai déjà cité comme ayant été imprimé en 1811 (a), mais n'ayant reçu aucune publicité réelle, car il n'était destiné qu'à quelques amis et son existence n'avait pas même été signalée soit dans les journaux scientifiques, soit dans les écrits de l'auteur sur un sujet analogue publiés en 1821 et 1822. On ne saurait donc, sans injustice, reprocher à Magendie de ne pas l'avoir connu lors de l'annonce de ses premières expériences sur les nerfs rachidiens. J'ajouterai que l'opuscule en question est tellement rare que peu

(a) *Idea of a new Anatomy of the Brain submitted for the Observations of his Friends*, by Ch. Bell.

les autres président à la sensibilité et aux mouvements de l'appareil masticatoire ; ses expériences à ce sujet, dont j'aurai bientôt à parler, rendirent très-probable la spécialité physiologique de toute fibre nerveuse (1). Mais Charles Bell n'ajouta rien à ses premières observations sur les fonctions des racines des nerfs rachidiens, et aucun fait connu à l'époque dont je parle ne prouvait que les faisceaux de fibres dont se compose chacune des racines antérieures ne contînt des fibres sensitives aussi bien que des fibres excito-motrices. Ni Charles Bell ni son collaborateur John Shaw ne purent rien conclure à cet égard (2) et la question en resta là jusqu'en 1822.

A cette époque, Magendie, dont l'attention avait été dirigée sur des questions de cet ordre par les expériences de Bell sur les nerfs de la face répétées sous ses yeux par Shaw, constata expérimentalement que, dans les parties du corps où les nerfs rachidiens se rendent, la sensibilité est détruite par la section des racines postérieures de ces nerfs, tandis qu'elle persiste

de personnes, même parmi celles qui en arguent, n'ont eu l'occasion de le voir ; aujourd'hui, il n'en existe, à ma connaissance, aucun exemplaire en France, et c'est seulement sur une copie manuscrite faite sur l'exemplaire déposé à la bibliothèque du Musée britannique, copie dont M. Claude Bernard a bien voulu me donner communication, que j'ai pu l'examiner. Longet s'est trompé lorsqu'il a dit que cet opuscule avait été réimprimé en entier dans l'ouvrage d'Alexandre Shaw (*a*) ; cet auteur n'en a donné que des extraits, et il est à regretter que Charles Bell lui-même, lorsqu'il a réimprimé les divers mémoires contenus dans des recueils accessibles à tout lecteur, n'ait pas reproduit ce document sur la signification duquel on a tant discuté.

(1) Bell fit voir que les deux nerfs de la face, le trijumeau et le facial ou portion dure de la septième paire, n'ont pas les mêmes fonctions, et que ce dernier est essentiellement excito-moteur ; mais les vues de ce physiologiste relativement à l'interprétation des fonctions des nerfs qu'il appelle respiratoires ne sont pas admissibles (*b*).

(2) Voyez la citation de J. Shaw, rapportée dans la note suivante, page 367.

(*a*) Longet, *Traité de Physiol.*, t. III, p. 110, 1869.
— Alex. Shaw, *Narrative of the discoveries of* Ch. Bell *on the nervous system*, 1839.

(*b*) C. Bell, *On the Nerves, giving an account of some experiments on their Structur and Functions which lead to a new Arrangement of the System* (*Philos. Trans.*, 1821, p. 398).

après la section de leurs racines antérieures. Voici comment Magendie fit cette découverte :

En opérant sur de très-jeunes chiens, il parvint à mettre à découvert toute la moitié postérieure de la moelle épinière sans léser cet organe ; il coupa alors les racines postérieures des nerfs lombaires et sacrés d'un côté, la moelle restant intacte et il réunit ensuite les bords de la plaie au moyen d'une suture. Au premier moment, le membre correspondant aux nerfs mutilés parut être complétement paralysé par l'opération ; il était devenu complétement insensible et il ne retrouva pas la sensibilité ; mais, au bout de quelques instants, il commença à se mouvoir très-distinctement. Dans une autre expérience, Magendie coupa de la même façon les racines antérieures d'un côté, sans léser les racines postérieures, et il vit que le membre rendu complétement immobile et flasque par cette opération, conservait une sensibilité exquise. Enfin, pour ne rien négliger, il coupa à la fois les racines antérieures et postérieures, opération qui détermina aussitôt la perte absolue du sentiment et du mouvement. Il en conclut que les racines postérieures étaient plus spécialement destinées à la sensibilité, les racines antérieures au mouvement.

Magendie pensa avoir fait là une double découverte ; mais à son insu, il avait été devancé en partie par Charles Bell, qui, longtemps avant, avait constaté expérimentalement que la faculté excito-motrice est localisée dans les racines antérieures. Mais les expériences de ce physiologiste perspicace n'étaient pas instituées de façon à démontrer quoi que ce soit au sujet des propriétés sensitives de l'une ou l'autre racine, et par conséquent le mérite de la découverte des fonctions spéciales des racines postérieures appartient à Magendie (1).

(1) Ch. Bell admettant théoriquement que le cerveau et le cervelet ont des propriétés physiologiques distinctes et qu'à raison de ces différences

En répétant et en variant ses premières expériences, Magendie n'obtint pas toujours des résultats aussi significatifs que ceux dont je viens de parler et il fit part de ses incertitudes au pu-

les fibres nerveuses en connexion avec l'un ou l'autre de ces centres nerveux remplissent des fonctions également différentes ; admettant aussi que les fibres constitutives des racines antérieures des nerfs rachidiens se relient au cerveau, tandis que les fibres des racines postérieures viendraient du cervelet, et voulant soumettre ces vues à l'épreuve de l'expérience, il procéda de la manière suivante : je traduis ses paroles.

« Après avoir tardé longtemps à rai» son de la nature désagréable de » l'expérience, j'ouvris le canal rachi» dien d'un Lapin et je coupai les ra» cines postérieures des nerfs des mem» bres inférieurs ; l'animal se traîna, » mais je ne répétai pas l'expérience » à cause de la cruauté prolongée de » cette dissection, je réfléchis qu'une » expérience serait satisfaisante si on » la pratiquait sur un animal récem» ment assommé et devenu insensi» ble ; qu'en opérant sur un animal » vivant, il pouvait y avoir des trem» blements ou une action excitée dans » les muscles par l'attouchement d'un » nerf sensible, et qu'il serait difficile » de distinguer ces mouvements de » ceux produits plus directement sous » l'influence des nerfs moteurs. J'as» sommai donc un lapin derrière » l'oreille de façon à le priver de sen» sibilité par l'effet du coup et je mis » ensuite à découvert la moelle épi» nière. En irritant les racines posté» rieures du nerf, je n'aperçus aucun » mouvement excité dans une partie » quelconque du système musculaire ; » mais en irritant les racines antérieu» res du nerf, je vis des contractions » se manifester dans les muscles, » chaque fois que la pince à dissec» tion touchait le nerf. Ces expérien» ces me donnent la conviction que » les différentes racines et les colon» nes dont ces racines naissent, sont » affectées à des fonctions différentes, » et que les idées déduites de l'anato» mie sont exactes (*a*). »

M. Vulpian, en discutant la question historique dont il s'agit ici, a fait remarquer, avec raison, qu'une expérience faite sur un animal rendu préalablement insensible, ne pouvait en aucune façon éclairer Ch. Bell relativement au rôle de l'une ou de l'autre racine quant à la sensibilité (*b*).

Or aucune autre expérience sur les racines des nerfs rachidiens n'est citée par Bell dans ses publications antérieures à 1822, et ce sont celles que je viens de rappeler dont son parent et élève John Shaw argua pour réclamer en son nom la priorité de la découverte des fonctions spéciales de ces racines lors de la première annonce des recherches de Magendie. Dans des publications ultérieures Bell, s'en réfère à ce sujet au manuel publié en 1821 par Shaw, livre dans lequel ses vues et ses recherches relativement aux nerfs qu'il appelle respiratoires,

(*a*) Ch. Bell, *An exposition of the national system of the nerves of the human body, with a républication of the papers delivered to the Royal Soc. on the subject of the nerves*, 1 vol. in-8°, 1824, p. 29 à 31.

(*b*) Vulpian, *Leçons sur la physiol. du système nerveux*, p. 109 et suiv.

blic ; mais les doutes ne tardèrent pas à être éclaircis par des recherches dues à d'autres physiologistes et faites principale-

ont été brièvement exposées. Mais aucun des auteurs qui ont pris part à la discussion dont il est ici question ne paraît avoir consulté cet ouvrage, car ils y auraient trouvé un passage à raison duquel les droits de Magendie à la découverte des fonctions des racines sensitives me paraissent clairement établis.

En effet, Shaw en parlant des deux racines des nerfs rachidiens dit :

« Quelques expériences curieuses » ont été faites à Windmill-street (*a*) » *sur le degré comparatif de sensibi-* » *lité des deux origines de ces nerfs*. » Les observations faites dans ces ex- » périences suffiront pour nous porter » à penser qu'il y a beaucoup de diffé- » rence entre les deux sortes de fibres, » mais les difficultés que l'on éprouve » en les faisant étaient telles que les » faits constatés ne sont pas assez dis- » tincts pour qu'il me soit permis d'en » parler ici (*b*). »

Ainsi, en 1821, Shaw et Bell cherchaient à apprécier le degré comparatif de sensibilité des racines antérieure et des racines postérieures. Ils ignoraient, par conséquent, que cette sensibilité est l'apanage exclusif des racines postérieures et que la section de ces pédoncules entraîne l'insensibilité dans les parties auxquelles se distribuent les nerfs mixtes formés par la réunion de leurs fibres avec les fibres excito-motrices. Il importe aussi de noter qu'entre la publication du Manuel que je viens de citer et la publication des recherches de Magendie, ni Bell, ni Shaw, ni, à ma connaissance, aucun autre auteur n'a publié quoi que ce soit sur d'autres expériences que l'un ou l'autre de ces physiologistes aurait faites sur les fonctions des racines des nerfs rachidiens.

Un auteur anonyme dont Ch. Bell publia l'écrit en 1830 (*c*), invoque, il est vrai, le mémoire de Shaw, sur les paralysies partielles, présenté à la Société médico-chirurgicale de Londres en 1822, quelques mois avant la publication des expériences de Magengendie ; mais dans ce mémoire il n'est question que des expériences mentionnées ci-dessus, et d'ailleurs, ce travail ne fut publié qu'en 1823 (*d*). En réalité, il est donc postérieur à la réclamation en faveur de Bell et il ne saurait être admis comme pièce du procès.

J'ajouterai que d'après Longet (*e*) une réclamation de priorité avait été élevée par Herbert Mayo (*f*); mais il en est tout autrement. Cet auteur dit formellement qu'au moment où il s'occupait d'expériences pour déterminer si la racine postérieure ne serait pas af-

(*a*) L'école médicale anatomique et physiologique de Great Windmill-street fondée par Hunter était alors dirigée par Ch. Bell.

(*b*) J. Shaw, *A Manuel for the Student of Anatomy*, p. 261 (1821).

(*c*) Voyez Ch. Bell, *The nervous system of the human Body*, 48 1830, p. 22.

(*d*) Shaw, *On partial paralysis* (*Medico-chirurgical Trans.* t. XII, p. 148, 1823).

(*e*) Longet, *Rech. sur les faisceaux de la moelle épinière et les racines des nerfs rachidiens*, p. 25 (1841).

(*f*) Herbert Mayo, *On the cerebral Nerves with reference to sensation and voluntary Motion* (*Anat. and physiol. commentaries*, n° 2, 1823, p. 10).

ment sur des animaux sur lesquels les manœuvres opératoires sont moins difficiles que sur le chien (1). Les démonstrations les plus nettes furent données, non-seulement par des expériences sur la Grenouille dues à J. Muller et à plusieurs autres

fectée à la sensibilité et la racine antérieure au mouvement, l'exactitude de ses prévisions fut confirmée par la publication des expériences de Magendie .

Les questions relatives aux droits respectifs de Charles Bell et de Magendie ont été discutées par un grand nombre de physiologistes. Mais la plupart de ces auteurs me paraissent ne pas avoir suffisamment analysé les faits et avoir été trop absolus dans leurs jugements (*a*).

Je me permettrai aussi de faire au sujet des écrits publiés à ce sujet une remarque générale.

Lorsqu'on écoute les plaidoyers des avocats ou les argumentations des polémistes il faut se tenir en garde contre l'emploi qu'ils font souvent de citations de faits ou d'opinions qui, étant vrais, peuvent en imposer à première vue, mais qui, *dans l'espèce*, ne prouvent rien, parce que, en réalité, ils ne portent pas sur le point en discussion. Ainsi, quelques-uns des auteurs qui défendent les droits de Ch. Bell à la totalité de la découverte des fonctions spéciales des racines sensibles et excito-motrices des nerfs rachidiens, citent souvent des documents où il est fait mention de travaux de ce physiologiste éminent, mais où il n'est nullement question de ces racines, ou de passages dans lesquels Ch. Bell en aurait parlé ; par exemple divers écrits de J. Shaw, que son homonyme, A. Shaw, cite à l'appui de son opinion (*b*).

(1) Dans son second mémoire sur les fonctions des racines des nerfs rachidiens, Magendie rend compte d'expériences intéressantes dans lesquelles il constata que les racines postérieures ne transmettent pas aux muscles les effets produits sur l'axe cérébro-spinal par la noix vomique, tandis que les contractions spasmodiques sont excitées comme d'ordinaire dans ces organes par le poison, lorsque ces racines ont été coupées, les racines antérieures restant intactes. Mais, dans les expériences qu'il fit avec l'électricité, ainsi que dans d'autres essais, les racines antérieures ne lui parurent

(*a*) Parmi les auteurs qui se sont prononcés en faveur de Ch. Bell, je citerai :

— Alex. Shaw, *Narrative of the discoveries of* Ch. Bell *in the nervous system*, 1839.

— Longet, *Rech. expérimentales et patholog. sur les propriétés et les fonctions des faisceaux de la moelle épinière et les racines des nerfs rachidiens, précédées d'un examen histor. et critique des expériences faites sur ces organes depuis Sir* Ch. Bell, 1841.

— Dubois (d'Amiens), *Eloge de Magendie*, p. 15 (*Mém. de l'Acad. de médecine*, 1857).

— Parmi les défenseurs des droits de Magendie, je citerai :

— Vulpian, *Op. cit.*

— A. Bernard, *Leçons sur la physiol. et la pathol. du système nerveux*, t. I, p. 11 et suiv. (1858). — *Rapport sur les progrès et la marche de la physiol. générale en France*, p. 10 et suiv., p. 154 et suiv., (1867). — *De la physiol. générale*, p. 16 et 216 (1872).

(*b*) Shaw, *On the difference of the functions in certain Nerves of the face* (*Quarterly journ. of science*, vol. 12, 1822, p. 231).

— *On the effects produced on the human countenance by Paralysis of the different Systems of facial nerves* (*Op. cit.*, 1822, t. XIII, p. 120).

physiologistes (1), mais aussi par les investigations d'une multitude d'auteurs faites sur les Animaux supérieurs, (2) par des observations pathologiques recueillies sur l'Homme et par les effets de la section de l'une ou de l'autre des racines constatées chez les Poissons. En effet, ces animaux sont particulièrement favorables pour les études de ce genre, car chez quelques-uns d'entre eux les deux racines des nerfs rachidiens, au lieu de se réunir entre elles dans l'intérieur du canal vertébral, restent

pas être dénuées de sensibilité (*a*). Je reviendrai bientôt sur ce point et nous verrons alors que les faits signalés par Magendie n'infirment en rien les conclusions essentielles tirées de ses premières expériences.

(1) Les faits annoncés par Bell et Magendie reçurent une première confirmation par les expériences de Béclard (*b*), mais furent révoqués en doute à la suite des investigations de MM. Bellingeri, de Fodera de Schops, de Rolando et de quelques autres (*c*), jusqu'à ce que J. Muller eût fait connaître les résultats fournis par ses expériences sur les nerfs de la Grenouille, animal chez lequel l'opération nécessaire pour mettre à découvert la moelle épinière ne détermine que peu de trouble dans l'organisme (*d*). Des résultats analogues furent obtenus bientôt après par plusieurs autres physiologistes (*e*).

(2) On constata aussi que la même différence entre les propriétés physiologiques de ces racines existe chez les Oiseaux (*f*).

(*a*) Magendie, *Expériences sur les fonctions des racines des nerfs qui naissent de la moelle épinière* (*Journal de physiol.*, 1822, t. II, p. 366).

(*b*) Descot, *Dissert. sur les affections locales des nerfs*, p. 11. Thèse, Paris, 1822.

— Béclard, *Élém. d'anat. générale*, p. 668.

(*c*) Bellingeri, *De Medulla spinali nervisque ex eo prodeuntibus Annot. Anat. physiologicæ* (*Mem. della R. Acad. delle science di Torino*, t. XXVIII, 1824). — *Experimenta in nervorum antagonismum* (*Op. cit.*, t. XXX, 1826).

— Fodera, *Recherches expérimentales sur le système nerveux* (*Journ. de physiol.*, 1823, t. III, p. 191).

— Schöps, *Ueber die Verrichtungen verschiedener Theile des Nervensystems* (Meckel's *Archiv, für Anat und Physiol.*, 1827, p. 368).

— Rolando, *Sperimenti sui fasciculi del* Midollo spinale *e sulle radici anteriosi e posteriori de' nervi spinale* (*Biblioth. italiana*, 1828, t. I, p. 355).

(*d*) J. Muller, *Nouvelles expériences sur les effets que produit l'irritation mécanique et galvanique sur les racines des nerfs spinaux* (*Ann. des sciences nat.*, 1re série, t. XXIII, p. 95, 1834).

(*e*) Stannius (*Froriep's Notizen*, 1833, t. XXXVI, p. 170).

— Van Deen, *Disquisitio physiologica de differentia et naxu inter nervos vitæ animalis et organicæ*, 1834.

— Valentin, *De fonctionibus nervorum cerebralium et nervi sympathici*, 1839.

— Panizza, *Ricerche speriment. sopra i nervi*, 1839.

— Longet, *Recherches expérimentales et pathol. sur la moelle épinière et les racines des nerfs rachidiens*, 1841.

(*f*) Schiff, *Lehrbuch der Physiologie*.

— Moreau, *Rech. des racines du sentiment et du mouvement chez les Oiseaux* (*Comptes rendus des séances de la soc. de Biologie*, 1859, 3e série, t. I, p. 131).

— Vulpian, *Leçons sur la physiol. du système nerveux*, p. 136.

séparées l'une de l'autre jusqu'à une certaine distance au delà des trous de conjugaison (1), et par conséquent il est facile d'en faire la section sans mutiler beaucoup l'animal. Plusieurs physiologistes ont profité de cette circonstance pour étudier les propriétés de ces racines, et ils ont obtenu ainsi des résultats très-nets (2).

Sensibilité récurrente.

§ 5. — Chez les Poissons, de même que chez les Batraciens, la spécialité physiologique des deux ordres de fibres qui relient les nerfs à la moelle épinière se révèle franchement ; mais chez certains Mammifères il n'en est pas toujours ainsi, et dans les expériences de vivisection dont je viens de parler on observe parfois des phénomènes qui auraient pu empêcher d'arriver à la connaissance de la vérité, si l'investigateur s'était contenté d'un examen superficiel des choses dont il faisait l'étude. Magendie, après avoir coupé chez un Chien les racines sensitives, constata, comme je l'ai déjà dit, que les racines antérieures ou excito-motrices des nerfs ainsi mutilés étaient complétement insensibles ; mais en expérimentant sur ces dernières racines d'une autre façon, il y aperçut des traces de sensibilité.

Fallait-il en conclure que les fibres dont elles se composent sont à la fois sensibles et motrices quoique à des degrés inégaux et ne diffèrent de celles de la racine postérieure que par une sensibilité moindre ? Non. En examinant bien le phénomène, Magendie reconnut que cette sensibilité obscure des racines excito-motrices était en quelque sorte une propriété d'emprunt, car son existence est subordonnée à l'intégrité de la racine pos-

(1) Voyez ci-dessus, p. 238.

(2) Voyez à ce sujet les expériences de Wagner, de Stannius et de M. Moreau, faites sur des Squales, des Raies et des Torpilles où la disposition susmentionnée est très-prononcée (*a*).

(*a*) Wagner, *Handwörterbuch der Physiol.*, t. III, p. 363.
— Stanning, *Das parepherische Nervensystem der Fische*, p. 114.
— A. Moreau, *Distinction anat. et physiol. des nerfs du sentiment et du mouvement chez les Poissons* (*Bull. de la Soc. de biologie*, 1860, 2e série, t. III, p. 159, et *Ann. des sciences nat.*, 4e série, t. XXIII, p. 380).

térieure ; si on coupe la racine excito-motrice sans couper cette dernière, la sensibilité ne persiste que dans le tronc inférieur ainsi séparé de l'axe cérébro-spinal et elle en disparaît dès qu'on fait la section de la racine postérieure correspondante. Magendie a appelé cette propriété des racines excito-motrice *sensibilité récurrente*, et pour l'expliquer il supposa que quelques fibres de la racine postérieure, après être parvenues dans le tronc du nerf, au lieu d'aller se terminer dans la périphérie du système, rebrousseraient chemin et remonteraient dans la racine excito-motrice vers la moelle épinière (1). En

(1) Magendie trouva que le degré de sensibilité des racines excito-motrices était très-variable, mais il acquit la conviction qu'elle est une propriété constante de ces racines (*a*). Longet qui avait assisté aux expériences de Magendie, partagea d'abord cette opinion et se regardait même comme en ayant fait la découverte (*b*). Mais de nouvelles recherches ne lui ayant donné que des résultats négatifs, il changea sa manière de voir et affirma que la sensibilité dite récurrente n'existait pas (*c*). La question resta indécise jusqu'à ce que M. Cl. Bernard s'en occupât à son tour, et alors la cause des contradictions apparentes dans les résultats observés fut mise en évidence. Lorsque le Chien soumis à l'expérience est encore sous l'impression des souffrances occasionnées par l'opération, les impressions faibles déterminées par l'excitation de la racine excito-motrice passent inaperçues de lui, mais quelques heures de repos suffisent pour lui rendre la faculté de les sentir, et alors le phénomène en question se manifeste toujours tant que la racine postérieure remplit ses fonctions, et cesse dès que l'expérimentateur coupe cette dernière partie (*d*).

La sensibilité récurrente des racines excito-motrices a été constatée par d'autres expérimentateurs (*e*) et elle a été interprétée de diverses manières (*f*), mais l'explication indiquée ci-dessus me paraît être la seule admissible.

J'ajouterai que cette interprétation est fortement corroborée par les observations histologiques de M. Schiff. En

(*a*) Magendie, *Expériences sur le système nerveux* (*Comptes rendus de l'Acad. des sciences*, 1839, t. VIII, p. 787). — *Nouvelles expériences sur les fonctions du système nerveux* (*Op. cit.*, t. VIII, p. 865). — *Note sur la sensibilité récurrente* (*Op. cit.*, 1847, t. XXIV, p. 1130).

(*b*) Longet, *Fait physiologique relatif aux racines des nerfs rachidiens* (*Comptes rendus de l'Acad. des sciences*, t. VIII, p. 881).

(*c*) Longet, *Note présentée à l'occasion de la communication de M. Magendie sur la sensibilité récurrente* (*Comptes rendus de l'Acad. des sciences*, 1847, t. XXV, p. 25).

(*d*) Bernard, *Expériences sur la sensibilité récurrente des nerfs* (*Comptes rendus de l'Acad. des sciences*, 1847, t. XX, p. 1133). — *Recherches sur les causes qui peuvent faire varier l'intensité de la sensibilité récurrente* (*Op. cit.*, 1847, t. XXV, p. 104). — *Leçons sur la physiol. et la pathol. du système nerveux*, t. I, p. 54 et suiv.).

(*e*) Notamment dans le nerf hypoglosse par MM. Philippeaux et Vulpian (*Mém. de la Soc. de biol.*, 1859, 3e série, t. I, p. 384).

(*f*) Brown-Séquard (*Comptes rendus de la Soc. de biologie*, 1850, t. II, p. 171). — Gubler (*Gazette médicale*, 1859, p. 628).

effet, c'est ainsi que les choses paraissent être disposées, mais je rappellerai que la propriété physiologique dont je viens de parler est très-variable quant à son degré de développement chez les divers individus d'une même espèce et qu'elle semble ne pas exister chez les Vertèbres inférieurs ; il est même fort probable qu'elle manque chez beaucoup de Mammifères (1), et là où elle existe dans certaines parties du système nerveux périphérique elle peut faire plus ou moins complétement défaut dans d'autres parties du même appareil, circonstances qui s'expliquent facilement par le défaut ou le nombre variable des fibres sensitives récurrentes et par la position de points où ces fibres changent de direction (2).

Fonctions des nerfs crâniens

§ 6. — Les nerfs crâniens ne sont pas, comme les nerfs rachidiens, tous des nerfs mixtes, c'est-à-dire servant à la transmission des excitations motrices aussi bien qu'à celle des im-

effet, profitant du procédé d'investigation de Waller dont j'ai fait mention précédemment (*a*), M. Schiff a constaté qu'à la suite de la section des racines postérieures d'un nerf, l'altération consécutive de la portion inférieure des fibres ainsi séparées de l'axe cérébro-spinal se manifeste non-seulement dans le tronc du faisceau mixte, constitué par leur réunion avec les fibres venant de la racine excito-motrice, mais aussi dans quelques-unes des fibres contenues dans ce pédoncule antérieur (*b*).

D'après les vues de Carus, on pouvait supposer que la sensibilité réflexe s'exerce par l'intermédiaire des ramifications terminales des nerfs dans la périphérie du système (*c*) ; mais cette voie ne peut être la seule existante, car Van Deen a montré que cette propriété persiste après la destruction des rameaux de distribution (*d*).

(1) La sensibilité récurrente est beaucoup plus développée chez le Chien que chez le Lapin ou le Cheval (*e*), et même, en général, on n'en aperçoit aucune trace chez ces Animaux (*f*).

M. Vulpian n'a trouvé aussi aucun indice de sensibilité récurrente chez les Oiseaux. Cette propriété physiologique manque également chez les atraciens et les Poissons (*g*).

(2) Ce rebroussement des fibres sensitives de la racine postérieure du nerf

(*a*) Voyez ci-dessus, page 334.

(*b*) Schiff (*Arch. de Tubingue*, 1850, p. 133 d'après Longet).

(*c*) Carus, *System der Physiologie*, t. III.

(*d*) Van Deen, *Op. cit.*, p. 171.

(*e*) Bernard, *Leçons sur le système nerveux*, t. II, p. 26.

(*f*) Chauveau, *De l'excitabilité de la moelle épinière* (*Journal de la physiol. de l'Homme et des Animaux*, 1861, p. 361).

(*g*) Vulpian, *Op. cit.*, p. 153.

pressions sensitives. Les uns sont essentiellement excito-moteurs et n'interviennent accessoirement dans la production des phénomènes de sensibilité que par suite de la présence de quelques fibres sensibles provenant d'autres nerfs et se joignant à eux pour les accompagner dans une partie de leur trajet. D'autres sont comparables aux nerfs qui naissent de la moelle épinière et sont à la fois sensibles et excito-moteurs ; enfin, parmi les nerfs qui naissent de l'encéphale, il en est aussi qui sont uniquement des conducteurs d'impressions sensitives, mais qui sont douées d'une sorte de sensibilité spéciale à raison de laquelle ils

rachidien dans la racine antérieure de celui-ci n'a pas lieu, comme le pensait Kronemberg, dans le voisinage du point de jonction de ces deux racines(*a*), mais plus loin (*b*) et probablement à des distances très-variables de ce dernier point. Ainsi les expériences de M. Schiff, sur la dégénérescence des fibres sensitives à la suite de la section des racines postérieures, dont ces fibres proviennent, conduisirent ce physiologiste à penser que certaines d'entre elles deviennent récurrentes dans les plexus brachial et lombaire. D'autres expériences dues à MM. Arloing et Tripier, ainsi que beaucoup de cas chirurgiaux observés chez l'Homme, prouvent que les nerfs de la main reçoivent des fibres sensitives des troncs voisins, et conservent ainsi après leur section un certain degré de sensibilité dans le tronçon inférieur (*c*).

Enfin de nouvelles recherches, communiquées dernièrement à l'Académie par les deux physiologistes que je viens de citer, conduisent à faire penser que c'est principalement par les anastomoses des ramuscules périphériques, que les fibres sensitives dont la direction a été d'abord centrifuge deviennent centripètes pour se rendre à la moelle épinière, mêlées aux autres fibres constitutives des racines postérieures. MM. Arloing et Tripier ont constaté que la sensibilité récurrente est beaucoup plus développée dans le voisinage du réseau terminal, que dans les gros troncs, et qu'elle diminue à mesure que l'on approche des racines rachidiennes (*d*). On en peut inférer que les fibres sensitives récurrentes, en partant du réseau terminal, s'avancent à des distances variables dans les troncs mixtes, et deviennent ainsi de moins en moins nombreuses de la périphérie vers le centre du système.

(*a*) Kronenberg, *Versuche über motorische und sensible Nervenwurzeln* (Müller's *Archiv für Anat.*, 1839, p. 360).

(*b*) Van Deen, *Op. cit.*, p. 171.

— A. Bernard, *Leçons sur la physiol. du système nerveux*, t. I, p. 28.

(*c*) Arloing et Tripier, *Rech. sur la sensibilité des téguments et des nerfs de la main* (*Arch. de physiol.*, 1869, t. II, p. 33 et 307).

— H. Tilhot, *De la sensibilité récurrente dans la main*, 1873.

(*d*) Arloing et Tripier, *Des conditions de la persistance de la sensibilité dans le bout périphérique des nerfs sensitifs* (*Mém. manuscrit présenté à l'Acad. des sciences pour le concours de Physiol. en* 1874).

sont excitables par des stimulants auxquels les nerfs mixtes sont indifférents et déterminent des sensations dont le caractère n'est pas le même que celui des sensations tactiles dues à l'activité fonctionnelle des précédents. C'est à ce dernier groupe qu'appartiennent les nerfs olfactifs, les nerfs optiques et les nerfs acoustiques ; pour le moment, nous ne nous en occuperons pas. Les nerfs essentiellement moteurs et incapables de transmettre par leur seule puissance les impressions sensitives sont les nerfs des 3e, 4e, 6e, 7e, 12e et 13e paires ; nous en étudierons les fonctions dans une autre leçon. Ici, nous n'avons à porter notre attention que sur les nerfs qui jouissent de la sensibilité ordinaire et qui sont des nerfs mixtes : savoir les nerfs trijumeaux, ou nerfs de la 5e paire (1), les nerfs glosso-pharyngiens, ou nerfs de la 9e paire (2), et les nerfs pneumogastriques ou nerfs de la 10e paire (3).

Ces trois nerfs rentrent dans la règle établie par Charles Bell au sujet des nerfs à doubles fonctions. Ce grand anatomiste posa comme un principe général que, chez les Animaux supérieurs, tout nerf ayant deux ou plusieurs propriétés physiologiques reçoit ses fibres d'autant de parties différentes de l'axe cérébro-spinal et, que ces fibres, réunies en un faisceau inextricable dans le tronc du conducteur, sont séparées à leur origine de façon à constituer des racines distinctes et composées chacune d'une seule sorte de fibres. Ces caractères existent chez le nerf trifacial, le nerf hypoglosse et le nerf pneumogastrique, de même que chez tous les nerfs rachidiens ; ils manquent aux autres nerfs et il est aussi à noter que tous ces nerfs bipédonculés offrent sur l'une de leurs racines un ganglion. On doit donc les considérer comme étant des nerfs d'une même classe.

C'est par l'anatomie que Charles Bell s'illustra. Avant lui on pensait assez généralement que la diversité des fonctions rem-

(1) Voyez ci-dessus, p. 241.

(2) Voyez ci-dessus, p. 243.

(3) Appelés aussi *nerfs vagues;* voy. ci-dessus, p. 338.

plies par les nerfs dépendait de la nature des organes auxquels ces conducteurs se distribuent et que des nerfs identiques, quant à leurs propriétés, servaient à transmettre soit les impressions sensitives, soit les excitations motrices, suivant qu'ils se trouvaient en connexion avec une partie sensible, la peau par exemple, ou avec un muscle. Mais Bell, voyant que deux nerfs très-différents, le nerf trijumeau et le nerf facial, distribuaient leurs branches dans les mêmes parties de la tête, pensa qu'ils devaient avoir des usages différents, et ce fut pour vérifier cette idée qu'il fit les expériences auxquelles sa célébrité est due (1).

Nerfs trijumeaux.

Le nerf trijumeau et le nerf facial (appelé aussi portion dure de la 7e paire) donnent l'un et l'autre des branches au système musculaire de la face, et, d'après des considérations que je viens de rappeler, Charles Bell pensait que le premier de ces nerfs présidait aux mouvements masticatoires et à la sensibilité tactile de la face, le second aux mouvements respiratoires. Il fit donc des deux côtés de la face, sur un quadrupède vivant (2), la section de l'une des principales branches du nerf trijumeau, la branche sous-orbitaire, et il s'assura ainsi : 1° que ce nerf est d'une sensibilité exquise ; 2° que la solution de continuité entre sa portion terminale et sa portion intracrânienne ne détermine aucun changement dans le mouvement des narines qui accompagne chaque inspiration, mais paralyse les muscles de la lèvre. Il opéra ensuite de la même manière sur le nerf facial d'un côté de la tête et il reconnut 1° que ce nerf est peu ou point sensible ; 2° qu'après sa division les muscles de la face cessent de prendre part aux mouvements excités dans l'appareil

(1) Ces idées, formulées dans l'opuscule de Ch. Bell dont la publication remonte à 1811, sont nettement exposées dans son premier mémoire sur les nerfs que j'ai déjà eu l'occasion de citer (*a*).

(2) Ce fut sur un Ane que Ch. Bell pratiqua cette opération.

(*a*) Ch. Bell, *On the Nerves* (*Philos. Trans.*, 1821, p. 398).

respiratoire. La différence entre les deux côtés de la face était d'autant plus manifeste, que la respiration était plus laborieuse. Charles Bell en conclut que le nerf trijumeau est un nerf de sensibilité et de mastication ; le nerf facial un nerf spécial ayant dans sa dépendance les mouvements expressifs et respiratoires de la face (1).

Des résultats d'une grande importance furent acquis par ces expériences (2), mais les conclusions que je viens de rappeler n'étaient pas à l'abri de la critique, et la démonstration des

(1) Dans un second mémoire présenté à la Société royale de Londres en 1823, Ch. Bell s'occupe du rôle des nerfs pneumogastriques et accessoires de Willis dans les mouvements respiratoires du thorax et du cou, mais il ne parle d'aucune expérience nouvelle relative à la distinction entre les nerfs moteurs et les nerfs de sensibilité (*a*).

Précédemment Bellingeri avait attribué aux nerfs trijumeaux et faciaux des usages différents ; mais il supposait que la sensibilité tactile des parties correspondantes de la tête dépendait de ce dernier nerf, et que la portion ganglionnaire du nerf trijumeau déterminait les mouvements involontaires de la face, servant à exprimer les émotions, etc. (*b*). On voit combien il était éloigné de la vérité.

(2) Magendie, que des adversaires passionnés ont accusé de vouloir détourner à son profit la propriété scientifique de son illustre contemporain, Charles Bell, s'était empressé d'appeler l'attention publique sur les découvertes dont je viens de rendre brièvement compte (*c*) et il fournit à John Shaw les moyens de répéter sur des Chevaux les expériences qu'il n'avait encore faites que sur des animaux de moindre taille (*d*). Si j'avais à défendre ici la mémoire de Magendie, il me serait facile de montrer combien sont peu fondées la plupart des attaques parfois violentes, parfois perfides dont il a été l'objet ; mais cela serait déplacé ici, et je me bornerai à dire que beaucoup des reproches que lui ont adressés les élèves de Ch. Bell proviennent de ce que ceux-ci ne comprenaient pas toujours la différence immense qui existe entre une idée, une hypothèse, et une démonstration fondée sur l'expérience. Cette remarque s'adresse particulièrement à l'auteur d'un ouvrage spécial sur l'histoire des découvertes de Ch. Bell (*e*).

(*a*) Ch. Bell, *On the Nerves which associate the Muscles of the Chest* (*Philos. Trans.*, 1822, p.

(*b*) Bellingeri, *De nervis faciei quinti et septimi paris functiones*, 1818.

(*c*) Magendie, *Sur les recherches anat. et physiol. sur le système nerveux par Ch. Bell* (*Journ. de physiol.*, 1821, t. I, p. 384).

(*d*) Shaw, *Expériences sur le système nerveux* ; extrait et traduit de l'anglais par Cairns (*Journ. de Physiol.* de Magendie, 1822, t. II, p. 84).

(*e*) Alexandre Shaw, *Narrative of the Discoveries of sir Ch. Bell in the nervous System*. 1 vol. in-8, 1838.

fonctions spéciales des différentes parties constitutives des nerfs trijumeaux n'était pas encore donnée d'une manière satisfaisante.

Bientôt après, un ami et collaborateur de Ch. Bell, son beau-frère John Shaw fit un nouveau pas vers la solution de la question à l'étude. Au lieu de se borner à couper la branche maxillaire supérieure du trijumeau à sa sortie du trou sous-orbitaire, c'est-à-dire dans sa partie subterminale, il fit la section de la branche maxillaire inférieure près de la base du crâne, et il constata que cette section paralyse les muscles élévateurs de la mâchoire en même temps qu'elle rend insensibles toutes les parties correspondantes de la face (1).

Le trijumeau est donc bien réellement un nerf à la fois sensitif et excito-moteur, comme le sont les nerfs rachidiens; mais ces deux racines se partagent-elles ces deux propriétés ? l'une est-elle uniquement excito-motrice, l'autre possède-t-elle seule la faculté de transmettre les impressions sensitives ? Des considérations fondées sur l'anatomie rendaient probable une réponse affirmative ; mais la preuve expérimentale était désirable et difficile à obtenir, en raison de la conformation des parties sur lesquelles il fallait opérer. On est parvenu cependant à résoudre le problème, sinon complétement, du moins en très-grande partie.

En 1823, Foderà, jeune médecin sicilien, qui s'occupait de physiologie expérimentale sous la direction de Magendie, fit un premier pas. Il parvint à diviser dans l'intérieur de la cavité

(1) Shaw constata aussi que l'excitation mécanique du tronçon détermine des contractions convulsives dans les muscles élévateurs de la mâchoire (*a*). Un autre physiologiste anglais, Herbert Mayo, fit en même temps des expériences analogues (*b*).

(*a*) F. Shaw, *On the nervous system* (*London med. and physical Journal*, 1822, t. XXXXVIII, p. 457, et t. XXXXIX, p. 449).

(*b*) Herbert Mayo, *Experiments to determine the Influence of the portio dura of the seventh and of the facial Branches of the fifth Pair of Nerves* (*Anat. and Physiol. Commentaries*, 1822, n° 1, p. 107).

crânienne chez un animal vivant et sans porter trop de trouble dans l'organisme, la totalité du nerf trijumeau d'un côté, et il reconnut que l'une des conséquences de cette opération était l'insensibilité de toutes les parties de la face auxquelles les branches de ce nerf se rendent : par exemple les paupières, la joue, les narines, le palais, la langue et la mâchoire inférieure; mais il ne parvint pas à expérimenter sur l'une ou l'autre racine isolément (1).

Longet fut plus habile. Il disposa son expérience de façon à pouvoir exciter galvaniquement la grosse racine du trijumeau, celle qui porte le ganglion de Gasser, sans agir sur la petite racine qui, anatomiquement, est comparable à la racine motrice des nerfs rachidiens, et il put se convaincre ainsi que les fibres dont se compose la première de ces racines sont sans action sur les mouvements. Bien que plusieurs d'entre elles se rendent à des muscles, ceux-ci ne se contractent pas sous leur influence (2).

La racine ganglifère est donc un nerf de sensibilité seulement, et, quant à la petite racine, l'anatomie nous apprend que

(1) Les parties correspondantes de l'autre côté de la tête où le nerf tritrijumeau n'avait pas été divisé, conservaient au contraire sur l'animal sujet de l'expérience leur sensibilité ordinaire.

Magendie fut le premier à pratiquer la section de la portion intra-crânienne du trijumeau, de façon à conserver l'animal en vie pendant le temps nécessaire pour bien étudier les conséquences de l'opération (a).

(1) Longet pratiqua cette expérience sur des Chevaux et sur des Chiens. Après avoir ouvert la cavité crânienne et enlevé le cerveau, il sépara le trijumeau de la protubérance annulaire, et il isola entre elles les deux racines de ce nerf, puis il galvanisa la grosse racine seulement, et cette excitation ne donna jamais lieu à des contractions appréciables dans les muscles auxquels cette racine fournit des branches. L'excitation mécanique de cette racine sur un animal dont l'encéphale n'a pas été enlevé détermine une douleur aiguë. Les fibres de la grosse racine qui se rendent aux muscles, doivent donc être considérées comme présidant à la sensibilité tac-

(a) Foderà, *Recherches expérimentales sur le système nerveux* (*Journ. de physiol.* de Magendie, 1823, t. III, p. 207).

— Magendie, *De l'influence de la cinquième paire de nerfs sur la nutrition et les fonctions de l'œil* (*Journ. de Physiol.*, 1824, t. IV, p. 176).

ses branches se distribuent toutes dans les muscles masticatoires. Or, ces muscles recevant des fibres sensitives de la grosse racine, il y a tout lieu de penser que les fibres de la petite racine sont uniquement excito-motrices. J'ajouterai que cette racine ne fournit aucun filament ni à la branche ophthalmique du trijumeau ni à la branche maxillaire supérieure ; tous s'accolent à la branche maxillaire inférieure et s'y associent en se rendant directement aux muscles. Or, une étude attentive des fonctions de ces trois divisions principales des nerfs de la 5e paire a fait voir que les branches supérieure et moyenne sont des nerfs de sensibilité, et que c'est seulement la branche inférieure qui est un nerf mixte (1). Lorsque je parle de la spécialité physiologique de ces faisceaux de fibres nerveuses dont les uns constituent des nerfs de sensibilité, les autres des nerfs excito-moteurs, je n'entends pas dire qu'ils ne puissent avoir d'autres propriétés. En effet, ils exercent une influence considérable sur le travail nutritif et sur d'autres fonctions dont les parties auxquelles ils se rendent sont le siége (2); mais je laisse de côté, pour le moment, les faits de cet ordre, car je ne veux m'occuper ici que de ce qui est nécessaire à l'histoire de la sensibilité générale.

En résumé, les nerfs de la cinquième paire, dont la racine sensitive est celle en connexion avec le ganglion de Gasser,

tile de ces organes, comme les fibres de la mince racine, qui vont aux téguments y donnent la sensibilité dont ces parties de la face jouissent (*a*)

(1) Ce point a été parfaitement élucidé par M. Claude Bernard, qui a étudié avec une précision remarquable les effets produits par la section des diverses branches du trijumeau (*b*).

(2) J'ai déjà eu l'occasion de parler de quelques-uns des phénomènes déterminés par la section des nerfs trijumeaux et j'aurai à revenir sur ce sujet, d'abord en traitant des sens spéciaux, puis en étudiant l'influence que les nerfs exercent sur la nutrition des tissus.

(*a*) Longet, *Anat. et physiol. du système nerveux*, t. II, p. 158 et suiv.

(*b*) Cl. Bernard, *Leçons sur le système nerveux*, t. II, p. 48 et suiv.

président à la sensibilité tactile non-seulement des téguments de la face, de la conjonctive et des muscles releveurs de la mâchoire inférieure, mais aussi de la membrane pituitaire et de la majeure partie de la membrane muqueuse qui revêt la langue et tapisse le palais ainsi que les gencives, les joues et l'intérieur des lèvres. Cela nous explique une multitude de phénomènes pathologiques, dont il me paraît inutile de parler ici (1) et nous fait comprendre aussi pourquoi ce nerf prend un si grand développement chez les Animaux où la peau de la face et ses appendices épidermiques deviennent des organes de toucher, particularité dont nous aurons bientôt à nous occuper.

Nerf facial.

§ 7. — Le nerf facial, considéré dans sa portion basilaire, près de son point d'émergence, est un nerf excito-moteur seulement, et par conséquent, je n'en parlerais pas davantage dans cette leçon si, dans toute son étendue, il restait complétement étranger à la manifestation des phénomènes de sensibilité, mais il n'en est pas ainsi. Effectivement, quelques-uns des filets qui s'en détachent pour aller se répandre dans la langue ou dans l'oreille donnent des signes de sensibilité (2). Au premier abord on pouvait donc croire qu'il y avait là une exception à la règle générale posée par Ch. Bell, et, pour expliquer le fait, quelques physiologistes ont supposé que le nerf facial était en réalité un nerf mixte à double racine, et que sa racine sensitive était constituée par un petit filet anastomotique provenant du nerf acoustique et présentant sur son trajet un ganglion dit

(1) Pour des détails à ce sujet, je renverrai principalement à l'ouvrage de Longet sur le système nerveux, t. II.

(2) Ces traces de sensibilité ont été constatées par plusieurs expérimentateurs (*a*).

(*a*) H. Mayo, *On the cerebral nerves, with reference to sensation and voluntary Motion* (*Anat. and Physiol. comment.*, 1823, n° 2, p. 4).
— Magendie (*Journ. de Physiol.*, t. II, p. 6?).
— Eschricht, *De functionibus septimi et quinti paris nervorum in facie propriis* (*Journ. de Magendie*, 1826, t. VI, p. 228).
— Schöps, *Op. cit.* (Meckel's *Arch. für Anat. und Physiol.*, 1827, p. 368).
— Backer, *Comment. ad question. a Facult. med. Rheno-Traject an 1828 proposit.*, (1830).
— Gœdechens, *Nervi facialis physiol. et pathol.* Diss. inaug. Heidelberg, 1832.
— Longet, *Anat. et physiol. du système nerveux*, t. II, p. 432.

géniculé (1). Ce filet, appelé *nerf intermédiaire de Wrisberg*, après avoir été d'abord accolé au nerf acoustique sans y appartenir, se réunit au nerf facial près de la base de celui-ci. Mais de nombreuses expériences physiologiques montrent que ce n'est pas un nerf de sensibilité ; il paraît appartenir au système grand sympathique, et les indices de sensibilité observés sur le trajet de certaines branches du nerf facial dépendent probablement de la présence de quelques fibres anastomotiques fournies par le nerf trijumeau et mêlées aux fibres intrinsèques du prèmier (2).

Nerfs glosso-pharyngiens.

§ 8. — Les parties de la cavité buccale dont la tunique muqueuse ne reçoit aucune des branches des nerfs de la 5e paire ainsi que les prolongements de cette membrane qui tapissent de chaque côté de tête la trompe d'Eustache, puis l'oreille moyenne, doivent la sensibilité générale dont ils jouissent aux nerfs de la 9e paire appelés nerfs glosso-pharyngiens, parce qu'ils se distribuent principalement à la langue et au pharynx. Leur section rend ces parties insensibles : leurs branches terminales sont aussi, en partie, excito-motrices ; mais doivent-elles cette propriété à leurs fibres propres, c'est-à-dire à celles qui constituent leur portion radiculaire, ou à l'adjonction de fibres

(1) Cette opinion a été soutenue par M. Bischoff et quelques autres physiologistes (*a*). Les causes d'erreur dont ils n'ont pas tenu compte ont été mises en évidence par Bérard (*b*).

(2) Voyez, à ce sujet les expériences de Magendie et de beaucoup d'autres physiologistes cités ci-dessus (*c*).

J'ajouterai que M. Claude Bernard s'est assuré expérimentalement de l'insensibilité de cette prétendue racine sensitive du nerf facial et la considère comme appartenant au système grand sympathique (*d*).

(*a*) Bischoff, *Nervi accessorii Willisii anat et physiol.*, p. 73 (1832).
— Gœdechens, *De nervi facialis physiol.* Dissert. inaug., Heidelberg, 1832.

(*b*) Ph. Bérard, *Sur les fonctions du nerf facial* (*Journal complémentaire médico-chirurg.*, t. II, p. 359).

(*c*) Magendie, *Leçons sur les fonctions et les maladies du système nerveux*, t. II, p. 161 et suiv. (1841).

(*d*) Cl. Bernard, *Système nerveux*, t. II, p. 107 et suiv.

provenant soit des nerfs faciaux, soit d'autres nerfs de mouvement ?

Les physiologistes sont partagés d'opinion à cet égard ; nous savons que des anastomoses entre les glosso-pharyngiens et les nerfs adjacents existent, et il est probable que les premiers acquièrent ainsi des fibres excito-motrices qu'ils ne possédaient pas dès leur origine, mais l'expérience n'a pas encore décidé s'ils naissent ou non des fibres de cet ordre venant directement de l'encéphale, et si, par conséquent, il faut les ranger parmi les nerfs essentiellement mixtes, ou les considérer comme des nerfs sensitifs modifiés dans une partie de leur trajet par l'adjonction de fibres étrangères à leur constitution primitive (1).

(1) Charles Bell et plusieurs autres physiologistes se prononcent nettement en faveur de la première de ces deux opinions (*a*). Longet considère les nerfs glosso-pharyngiens comme étant originairement des nerfs de sensibilité seulement et recevant par anastomose des fibres excito-motrices du nerf facial et du nerf accessoire de Willis (*b*). Enfin, d'autres physiologistes, notamment Panizza et J. Reid, pensent que les glosso-pharyngiens sont uniquement sensitifs dans toute leur longueur et sont sans influence sur les mouvements du pharynx (*c*).

Les expériences de Herbert Mayo, de Longet et de quelques autres investigateurs ne permettent pas d'adopter cette dernière opinion (*d*), et la difficulté qui se manifeste souvent dans l'acte de la déglutition à la suite de la section de ces nerfs, milite aussi en faveur des auteurs qui leur attribuent des propriétés excito-motrices. Mais, dans l'état actuel de nos connaissances, il me paraît difficile de décider sur la dualité de leurs fonctions propres. L'un des principaux arguments en faveur de l'opinion d'après laquelle leurs fibres excito-motrices seraient des adjonctions extra-crâniennes est tiré des expériences de Longet dans lesquelles la galvanisation de leur portion intra-crânienne chez des Chevaux et des Chiens dont l'encéphale avait été enlevé, ne détermina aucune contraction dans l'arrière-bouche (*e*) ; mais Debrou assure avoir observé des mouvements dans des expériences analogues (*f*).

(*a*) Mayo, *Op. cit.* (*Anat. and physiol. Comment.*, n° 1, p. 116).

(*b*) Longet, *Op. cit.*, t. II, p. 222.

(*c*) Panizza, *Riccerchi sperimentali sopra i nervi*, 1834.

(*d*) J. Reid, *An experimental Investigation into the Functions of the eighth Pair of Nerves of the glossopharyngeal of the pneumogastric and spinal Accessory* (*Edinburgh medical and surgical Journal*, 1838, t. XLIX, p. 120).

(*e*) Longet, *Op. cit.*, t. II, p. 220.

(*f*) Debrou, *Op. cit.*, p. 25.

Nerfs accessoires de Willis.

§ 9. — Cette dernière opinion est corroborée par la connaissance d'un fait très-important constaté sur les nerfs accessoires de Willis par M. Claude Bernard et très-propre à mettre en évidence l'individualité physiologique des fibres constitutives des nerfs en général. Les nerfs accessoires de Willis sont essentiellement excito-moteurs ; j'en donnerai des preuves dans une prochaine leçon, et plusieurs physiologistes ont pu constater que leur portion radiculaire est insensible, mais qu'après leur sortie du crâne ces nerfs ne sont pas privés de sensibilité. Or, cette propriété leur est communiquée par des filets venant des nerfs cervicaux adjacents. Elle est détruite par la section de ces derniers nerfs, et si elle existe dans la portion de l'accessoire de Willis située au-dessus du point où ils s'anastomosent avec ces branches rachidiennes, c'est par suite d'une disposition analogue à celle que nous avons vu communiquer aux racines excito-motrices la sensibilité dite récurrente (1). Quelques auteurs avaient pensé que la sensibilité d'emprunt dont jouit l'accessoire de Willis dépendait de la présence des fibres provenant du pneumogastrique ; mais, ainsi que nous le verrons bientôt, les anastomoses qui existent entre ces nerfs ont pour résultat seulement l'envoi de fibres excito-motrices du premier dans la portion cervicale du second (2).

Nerfs pneumogastriques.

§ 10. — Le nerf pneumogastrique a été pendant longtemps

Il sera question ultérieurement du rôle des nerfs glosso-pharyngiens dans l'exercice du sens du goût.

(1) Voyez ci-dessus, p. 370.

(2) M. Bischoff et quelques autres physiologistes ont considéré le nerf accessoire de Willis et le nerf pneumogastrique comme étant, l'un la racine excito-motrice, l'autre la racine sensitive d'un même nerf (*a*). Lorsque nous étudierons les nerfs du mouvement, je reviendrai sur cette question, et, pour le moment, je me bornerai à ajouter que Longet a attribué aux branches anastomotiques fournies par les nerfs cervicaux au nerf accessoire la sensibilité que celui-ci possède après sa sortie du crâne (*b*), mais que la démonstration expérimentale de cet emprunt est due à M. Cl. Bernard.

(*a*) Bischoff, *De nervis accessorii Willisii Anat. et Physiol.*, 1832.

(*b*) Longet, *Système nerveux*, t. II, p. 266.

considéré comme un nerf mixte possédant à la fois la propriété de déterminer des mouvements musculaires et de communiquer la sensibilité aux parties qui reçoivent ses branches terminales; mais les expériences de Longet, de M. Cl. Bernard et de quelques autres physiologistes montrent qu'il est essentiellement un nerf de sensibilité et que la puissance excito-motrice de quelques-unes de ses branches dépend de l'adjonction de fibres provenant du nerf accessoire de Willis. En effet, Longet a constaté que l'excitation galvanique de la portion radiculaire du pneumogastrique dans l'intérieur du crâne ne détermine aucune contraction musculaire (1), et depuis longtemps on sait que la section de ce nerf pratiquée près de sa sortie au-dehors détermine l'insensibilité de la membrane muqueuse du larynx, de la trachée - artère, des bronches, d'une partie du pharynx, de l'œsophage et de l'estomac. Mais le pneumogastrique présente, quant à son degré de sensibilité, des différences remarquables et dont la cause n'est pas encore bien connue. Dans sa portion pharyngienne, sa sensibilité est très-vive, mais dans sa région cervicale, au-dessus de la naissance de sa branche laryngienne supérieure, il n'est que peu sensible, et son excitabilité varie suivant les individus, peut-être aussi suivant l'état de l'organisme chez le même individu. Ainsi chez le Lapin, sa sensibilité est tellement obtuse dans cette partie de son trajet, qu'on peut le piquer ou le couper sans que l'animal donne aucun signe de douleur. Souvent il en est de même chez les Chiens, mais parfois ceux-ci éprouvent évidemment une douleur vive lorsque la portion cervicale de ce nerf est lésée, et M. Claude Bernard a cru

qui a analysé d'une manière très-remarquable les fonctions de ce cordon médullaire (*a*).

(1) Pour pratiquer cette expérience, Longet sépara le nerf pneumogastrique du bulbe rachidien, ainsi que des branches adjacentes du nerf accessoire, l'isola au moyen d'une lame de verre et fit agir sur le tronçon ainsi préparé une pile galvanique faible (*b*).

(*a*) Cl. Bernard, *Leçons sur la physiologie du système nerveux*, t. II, p. 214 et suiv.

(*b*) Longet, *Système nerveux*, t. II, p. 265.

remarquer que ces variations coïncidaient avec l'état de repos ou d'activité fonctionnelle de l'estomac (1). Quoi qu'il en soit à cet égard, la sensibilité est également très-obtuse dans toute la portion thoracique et abdominale du pneumogastrique lorsque l'organisme est dans son état normal, mais, dans l'état morbide, les organes auxquels ses branches terminales se rendent, l'estomac par exemple, peuvent devenir d'une sensibilité extrême.

§ 11. — Sous ce rapport, comme sous beaucoup d'autres, il y a une grande analogie entre la portion inférieure du nerf pneumogastrique et le système grand sympathique. Dans les expériences faites sur les principaux ganglions de cet appareil, les animaux n'ont pas toujours manifesté des signes de douleur et la sensibilité de ces organes paraît être faible dans les circonstances ordinaires (2). Mais les souffrances occasionnées par la moindre pression exercée sur les intestins, lorsque ceux-ci sont dans certains états pathologiques, prouvent que leurs nerfs sont susceptibles d'exciter des sensations. Du reste, dans l'état

(1) Claude Bernard, *Leçons sur le système nerveux*, t. II, p. 346.

(2) La sensibilité du système grand sympathique n'était pas bien démontrée par ces examens de Haller (*a*) et plusieurs physiologistes de la première partie du siècle actuel n'avaient pu constater aucun signe de cette propriété en irritant mécaniquement le ganglion semi-lunaire (*b*) ; mais Flourens en opérant de la même manière, non-seulement sur les ganglions semi-lunaires, mais aussi sur les ganglions cervicaux inférieurs, constata que chez le Lapin la lésion de ces centres nerveux produit de la douleur (*c*). Brachet a remarqué que l'impressionnabilité du ganglion cervical inférieur paraît augmenter à la suite de plusieurs excitations successives (*d*).

(*a*) Haller, *Mém. sur la matière sensible et irritable des parties du corps animal*, t. I, p. 219.

(*b*) Bichat, *Anat. générale*, t. I, p. 227.

— Wurtzer, *De corporis humani gangliorum fabrica atque usu monogr.*, p. 181 (Brera, *Nuovi comment.*, t. II, 1818).

— Lobstein, *De nervi sympathitici humani fabrica ; usu et morbis Commentatio*, p. 95, 1823.

(*c*) Flourens, *Recherches expérimentales sur les propriétés et les fonctions du système nerveux dans les Animaux vertébrés*, p. 264 (1824).

— Meyer (*Nova Acta Acad. nat. Curios.*, t. XVI, p. 11).

— J. Müller, *Physiol. du système nerveux*, t. I, p. 119.

— Longet, *Système nerveux*, t. II, p. 566.

(*d*) Brachet, *Recherches sur les fonctions du système neuro-ganglionnaire*, p. 307.

actuel de nos connaissances, on ne peut expliquer d'une manière satisfaisante ni leur peu de sensibilité dans l'état normal, ni l'exaltation de cette propriété dans l'état inflammatoire des parties où ils se rendent.

Résumé.

§ 12. — Les faits dont j'ai rendu compte au commencement de cette leçon, prouvent que les nerfs de sensibilité sont des conducteurs qui transmettent à l'axe cérébro-spinal les impressions déterminées sur les parties sensibles de l'organisme par les stimulants mécaniques et autres excitations analogues, mais qu'ils ne suffisent pas à la production d'une sensation. L'être animé n'a conscience des impressions reçues de la sorte que lorsque l'excitation nerveuse parvenue dans l'axe cérébro-spinal met en action d'autres instruments physiologiques. Il faut donc chercher maintenant où cette excitation doit arriver pour être perçue, et quelles sont les parties qui la transportent du nerf au siége de la faculté dont, en dernière analyse, la sensibilité générale dépend.

Fonctions de la moelle épinière.

Nous avons vu que les fibres sensitives ordinaires (1), qui entrent dans la composition des nerfs du système cérébro-spinal, se rendent, soit dans les faisceaux dorsaux de la moelle épinière, soit dans le prolongement céphalique de la corde rachidienne appelé la moelle allongée, et, à certains égards, toute cette portion du système nerveux peut être considérée comme une continuation des nerfs se rendant à l'encéphale.

Ainsi la section de la moelle épinière produit sur la sensibilité les mêmes effets que la section d'un nerf rachidien : toutes les parties dont les nerfs proviennent du tronçon de l'axe cérébro-spinal ainsi séparé de l'encéphale sont frappées d'insensibilité, tandis que les parties dont les nerfs naissent au-dessus de la lésion continuent à jouir de leur sensibilité ordinaire (2).

(1) C'est-à-dire qui jouissent de la sensibilité générale et non de la sensibilité spéciale qui est mise en jeu par la lumière, les vibrations sonores, les odeurs, etc.

(2) Cette expérience est très-an-

Mais lorsque, la moelle épinière et les nerfs étant restés intacts, l'encéphale a été détruit ou lésé de façon à ne plus remplir ses fonctions, la faculté de sentir se trouve anéantie. C'est donc dans l'encéphale que les impressions propres à produire des sensations doivent arriver, et les nerfs, puis la moelle épinière, sont des conducteurs chargés d'effectuer cette transmission.

Toute lésion grave de la moelle épinière affectant la totalité d'un tronçon quelconque de ce cordon, celle résultante de la compression par exemple, produit les mêmes effets ; de même que la ligature ou la section des nerfs, elle détermine l'insensibilité dans les parties dont les communications avec l'encéphale se trouvent ainsi interrompues.

Il est aussi à noter que la moelle épinière est elle-même d'une sensibilité exquise, mais que toutes ses parties ne possèdent pas au même degré cette propriété physiologique. La substance grise qui en occupe le centre est presque insensible, et l'excitation de la substance blanche dont se composent les faisceaux antérieurs et latéraux détermine des mouvements sans provoquer des signes d'une douleur vive (1), tandis que la substance blanche qui forme les bandes postérieures est d'une sensibilité plus grande encore que celle des nerfs sensitifs constitués par les fibres dont se composent les racines postérieures de ces organes conducteurs des impressions tactiles (2). Mais

cienne ; Galien la pratiqua sur de jeunes cochons (*a*).

(1) Magendie constata ces faits en 1822 ; il observa des signes de douleur bien plus grande lorsqu'il piquait les faisceaux postérieurs de la moelle épinière près du point d'insertion des racines sensitives, que lorsqu'il excitait de la même manière celles-ci. Les signes de sensibilité furent en même temps à peine visibles lorsqu'il piquait les faisceaux antérieurs de la moelle épinière (*b*). Ch. Bell avait fait précédemment des expériences sur la propriété excito-motrice de ces derniers faisceaux, mais il n'avait fait aucune expérience sur leur sensibilité ni sur celle des faisceaux postérieurs de la moelle épinière (*c*).

(2) La sensibilité des faisceaux

(*a*) Galien, *De administrationibus anatomicis*, lib. 8, cap. VI, VIII et IX.

(*b*) Magendie, *Expériences sur les racines des nerfs* (*Journal de physiol.*, 1822, t. II, p. 362).

(*c*) Ch. Bell, *Idea of a new Anat. of the Brain*.

il y a ici une distinction importante à faire entre les colonnes antérieures et les colonnes postérieures (ou dorsales) du cordon rachidien. Ces dernières sont toujours sensibles, et leur sensibilité est indépendante du fonctionnement des racines sensitives, tandis que les faisceaux antérieurs sont tantôt insensibles (1), tantôt doués d'une sensibilité obscure qu'on pourrait appeler une sensibilité d'emprunt, car elle est due à l'influence physiologique des racines postérieures. Effectivement elle disparaît lorsque ces racines sont coupées. C'est donc pour elles une propriété accessoire, analogue à la sensibilité récurrente dont les racines motrices sont douées et on peut l'attribuer à la même cause : la présence de quelques-unes des fibres sensitives de la racine postérieure qui, après être sorties du cordon rachidien dans la racine postérieure, retournent vers le centre nerveux dont ils étaient partis (2).

La sensibilité est répartie d'une manière très-inégale dans les faisceaux postérieurs de la moelle épinière ; Magendie, en pour-

postérieurs de la moelle épinière a été observée par tous les physiologistes qui ont répété les expériences de Magendie, ou qui les ont variées. Mais je citerai plus particulièrement à ce sujet les recherches de Van Deen et de Longet (*a*).

(1) Van Deen constata l'insensibilité complète des faisceaux antérieurs de la moelle épinière chez les Grenouilles (*b*).

(2) En 1837, Magendie constata un grand affaiblissement de la sensibilité dans les faisceaux antérieurs de la moelle épinière, lorsque les racines postérieures correspondantes avaient été coupées, et afin de vérifier l'hypothèse par laquelle il expliquait la sensibilité en retour s'effectuant du nerf au cordon rachidien par l'intermédiaire des racines motrices, il fit sur un autre animal la section de ces dernières racines et trouva qu'elle abolit la sensibilité dans les faisceaux antérieurs de la moelle épinière, comme l'avait fait la section des racines postérieures (*c*). Ces deux conducteurs, l'un centrifuge l'autre centripète, sont donc nécessaires pour que les impressions reçues par les faisceaux antérieurs de la moelle puis-

(*a*) Van Deen, *Over de voorste en achterste Strengen von het Ruggenmerg* (*Tijdschr. voor Natuurlijke geschiedenis*, 1838, t. IV, p. 151). — *Traités et découvertes sur la physiol. de la moelle épinière*, p. 8 et suiv., 1841.

— Longet, *Recherches expérimentales sur les propriétés et les fonctions des faisceaux de la moelle épinière*, 1841.

(*b*) Van Deen, *Op. cit.*, 1838.

(*c*) Magendie, *Quelques nouvelles expériences sur les fonctions du système nerveux* (*Comptes rendus de l'Acad. des sciences*, 1837, t. VIII, p. 865).

suivant ses expériences sur les propriétés physiologiques du cordon rachidien, remarqua que la sensibilité y est beaucoup plus vive à la surface que dans les parties sous-jacentes (1). M. Chauveau est allé beaucoup plus loin : il a trouvé qu'à la surface cette propriété y est beaucoup plus développée du côté externe, près de la ligne d'insertion des racines sensitives, que dans le voisinage du sillon médian, et que sur les parties profondes mises à découvert par une section transversale, elle ne se manifeste que là où l'instrument vulnérant rencontre des fibres appartenant aux racines postérieures des nerfs voisins (2).

La sensibilité générale est également manifeste dans le bulbe rachidien. D'ordinaire, cette propriété est même très-développée dans les corps restiformes, et l'on a pu en constater l'existence dans d'autres parties de la même région de l'axe cérébro-spinal. Elle s'étend même aux pédoncules cérébraux (3).

sent arriver aux faisceaux postérieurs, lesquels faisceaux les transmettent ensuite à l'organe percepteur.

(1) Cette inégalité dans le degré de sensibilité des parties superficielles et des parties profondes des cordons postérieurs de la moelle épinière, nettement indiquée par Magendie, a été constatée aussi par beaucoup d'autres expérimentateurs, notamment par M. Cl. Bernard (a).

(2) M. Chauveau a fait ses expériences sur divers Solipèdes, animaux qui, à raison de leur grande taille, sont très-bien appropriés à ce genre d'investigation, et il excitait mécaniquement la moelle épinière, soit en la piquant, soit en la raclant avec la pointe d'une aiguille très-fine (b). Dans une autre leçon, j'aurai à parler des observations que cet auteur a faites ainsi sur les propriétés excito-motrices de la moelle épinière.

M. Vulpian a fait remarquer, avec raison, que l'insensibilité apparente de diverses parties de la moelle considérées par M. Chauveau comme dépourvues d'excitabilité, dépendait de la faiblesse des stimulants mécaniques employés par cet expérimentateur, et qu'en faisant usage de moyens plus violents on peut obtenir des signes d'une sensibilité obscure jusque dans les parties les plus profondes de ces faisceaux (c).

(3) Voyez à ce sujet les expériences

(a) Cl. Bernard, *Leçons sur le système nerveux*, t. I, p. 329.

(b) Chauveau, *De l'excitabilité de la moelle épinière*, p. 38 et suiv. (Extrait du *Journal de physiol.* de Brown-Séquard, 1861).

(c) Vulpian, *Art.* MOELLE ÉPINIÈRE *du Dict. encyclop. des sciences méd.*, t. XIII, p. 353.

Mais, ainsi que je l'ai déjà dit, on n'en aperçoit aucun indice ni dans le cervelet, les lobes optiques et les couches optiques, ni dans les corps striés et les lobes cérébraux (1).

de Flourens et de plusieurs autres physiologistes (*a*).

(1) Les physiologistes de l'antiquité ont eu l'occasion de constater que la substance du cerveau peut être touchée sans qu'il en résulte de la douleur (*b*), et des expériences faites vers la fin du XVIe siècle par Dulaurens, puis à des époques moins éloignées par Cortisi, Lorry et Lecat firent voir que cet organe peut être stimulé mécaniquement, ainsi que chimiquement, sans que le sujet sur lequel on opère en éprouve la moindre sensation (*c*). Haller conclut de ces expériences, que les lobes cérébraux sont au contraire fort sensibles (*d*). Mais cet auteur, au lieu d'agir sur ces parties de l'encéphale, avait probablement blessé les pédoncules cérébraux, ou le bulbe rachidien. Les expériences de Flourens, de Magendie, et de tous les autres physiologistes de l'époque actuelle, ne laissent aucune incertitude quant à l'insensibilité du cerveau proprement dit, des corps striés et du cervelet (*e*). Magendie a constaté l'insensibilité des lobes cérébraux chez les Oiseaux, les Batraciens et les Poissons, aussi bien que chez divers Mammifères (*f*). Les couches optiques se montrent également indifférentes aux stimulants mécaniques (*g*), et dans les expériences où leur lésion a été suivie de signes de douleur (*h*), ce phénomène doit être attribué à des atteintes portées aux parties sous-jacentes (*i*). Lorsqu'on pique profondément les lobes optiques il en résulte de la douleur (*j*), mais elle paraît dépendre de la lésion des parties sous-jacentes de la moelle allongée (*k*).

(*a*) Flourens, *Rech. sur les propriétés et les fonctions du système nerveux*, p. 19 (1824).
— Magendie, *Leçons sur le système nerveux*, t. I, p. 284.
— Vulpian, *Leçons sur la physiol. du système nerveux*, p. 485.
(*b*) Aristote, *De partibus animalium*, lib. 2, cap. VII.
— Galien, *De causis symptomatum*, lib. 1, cap. VIII.
(*c*) Dulaurens, *Historia anatomica humani corporis*, p. 549 (1600).
— Cortisi, *In librum Hippocratis de vulneribus capitis commentarius*, p. 49 (1632).
— Lorry, *Sur les mouvements du cerveau* (*Mém. de l'Acad. des sciences sav. étr.*, 1760, t. VIII, p. 352).
— Lecat, *Traité de l'existence et des propriétés du fluide des nerfs*, p. 290 (1765).
(*d*) Haller, *Mém. sur la nature sensible et irritable des parties du corps humain*, t. I, p. 197.
(*e*) Flourens, *Op. cit.*, p. 18 et suiv. (1824).
— Magendie, *Leçons sur le système nerveux*, 1841, t. I, p. 176 et suiv.
— Bouillaud, *Rech. clinique et expériment. sur le cervelet* (*Arch. gén. de médecine*).
— Hertwig, *Experimentia quædam de effectibus lesionum in partibus encephali*, 1826.
(*f*) Magendie, *Op. cit.*, t. I, p. 189 et suiv.
(*g*) Flourens, *Op. cit.*, p. 19.
— Longet, *Traité de physiol.*, t. III, p. 151.
(*h*) Magendie, *Leçons sur le système nerveux*, t. I, p. 183.
— Luys, *Rech. sur le système nerveux*, p. 342.
(*i*) Flourens, *Op. cit.*, p. 19.
— Longet, *Anat. et physiol. du système nerveux*, t. I, p. 503.
— Vulpian, *Op. cit.*, p. 656.
(*j*) Flourens, *Op. cit.*, p. 19.
— Magendie, *Op. cit.*, t. I, p. 185.
(*k*) Vulpian, *Op. cit.*, p. 576.

§ 13. — D'après ces divers faits, on pouvait penser que la sensibilité de la moelle épinière dépendait uniquement de la présence des fibres sensitives qui constituent les racines postérieures des nerfs et qui remonteraient directement de ces racines vers l'encéphale. En effet, pendant longtemps les physiologistes considéraient ce cordon rachidien comme étant comparable à un gros nerf dont les branches se distribueraient au loin dans l'économie et dont le tronc monterait vers le cerveau. Dans cette hypothèse, on expliquait, par la continuité de chaque fibre depuis son origine dans la partie sensible jusqu'à son arrivée dans l'organe percepteur, la transmission des impressions venant de la périphérie du corps à l'encéphale. Mais une multitude d'expériences faites plus ou moins récemment, prouvent que les choses ne se passent pas de la sorte et que la transmission des excitations des nerfs rachidiens à l'encéphale par l'intermédiaire de la moelle épinière se fait d'une manière beaucoup moins simple qu'on ne le supposait (1).

Les expériences de Backer, de Longet (2) et quelques autres physiologistes, avaient fait penser que les excitations sensitives portées jusque dans la moelle épinière par les nerfs se propageaient directement vers l'encéphale en suivant les fibres longitudinales dont se composent les faisceaux postérieurs du cordon rachidien (3). Mais d'autres expériences dont ces auteurs ne

(1) Les divergences d'opinion relativement aux conséquences de ces hémisections de la moelle épinière et de quelques autres opérations analogues dépendant en partie de certaines difficultés que peut offrir l'interprétation des signes de réaction attribuées à la *douleur* et considérées par conséquent comme indicatifs de l'existence de la sensibilité. Souvent l'excitation d'un nerf de sensibilité peut être suivie d'une contraction dans des muscles de la région excitée sans qu'il y ait eu perception d'une sensation. Ces mouvements involontaires dépendent de l'action nerveuse dite *réflexe*, dont nous aurons à nous occuper dans une autre leçon.

(2) Voyez à ce sujet, le livre de Longet sur le syst. nerveux, t. I, p. 273 et suiv.

(3) Ainsi Bellingeri avait constaté des signes de sensibilité dans les membres postérieurs après la section trans-

tenaient pas compte prouvaient que la marche de ces excitations n'est pas arrêtée par la section transversale des faisceaux par lesquels on supposait qu'elles devaient nécessairement passer.

La persistance de la sensibilité dans des parties séparées de la sorte du reste de l'axe cérébro-spinal a été mise encore mieux en évidence par les recherches de M. Brown-Séquard (1). Il est donc bien démontré que les faisceaux postérieurs ne sont pas

versale complète des faisceaux postérieurs de la moelle épinière (*a*). Les expériences de Van Deen sur la Grenouille ne laissent aucun doute sur l'intervention nécessaire de la substance grise dans la transmission des excitations sensitives des nerfs périphériques vers l'organe percepteur (*b*).

(1) Ce physiologiste a observé chez les Mammifères des faits du même ordre que ceux constatés par Van Deen chez les Batraciens. Il montra que l'hémisection de la moelle épinière pratiquée de façon à diviser complétement la substance blanche dont se composent les faisceaux postérieurs, n'abolit la sensibilité ni dans le tronçon inférieur ni dans les parties dont les nerfs naissent au-dessous de la section (*c*) ; il constata qu'à la suite de cette opération, il y a même une certaine exaltation de la sensibilité dans la portion de la moelle épinière ainsi séparée de ses connexions naturelles avec l'encéphale, circonstance que Fodera avait déjà remarquée (*d*) et que je néglige pour le moment, mais sur laquelle je reviendrai ultérieurement.

La persistance de la sensibilité, malgré la section des faisceaux postérieurs de la moelle épinière, a été constatée aussi par beaucoup d'autres expérimentateurs (*e*).

Je citerai ici une autre expérience qui est très-propre à mettre en évidence la faculté conductrice des excitations sensitives que possède le myélaxe. M. Schiff, après avoir mis à découvert la moelle épinière dans une étendue considérable, enleva les faisceaux postérieurs dans une certaine longueur, puis, à 2 ou 3 centimètres au-dessous de l'extrémité inférieure de la partie mutilée de la sorte il renouvela l'opération en laissant intact le tronçon intermédiaire de ces faisceaux. Ce tronçon ne communiquait plus avec le reste de la moelle épinière que par l'intermédiaire de la substance grise sous-jacente, et cependant la sensibilité n'y fut pas abolie (*f*).

Ce physiologiste a cru pouvoir éta-

(*a*) Bellingieri, *Experimenta in nervorum antagonismum* (*Mem. della reale Acad. di Torino*, 1826, t. XXX, p. 42).

(*b*) Van Deen, *Sur la physiol. de la moelle épinière*, 1841, p. 166.

(*c*) Brown-Séquard, *Rech. sur la voie de transmission des impressions sensitives dans la moelle épinière* (*Gazette médicale de Paris*, 1855).

(*d*) Fodera, *Op. cit.* (*Journ. de Magendie*, t. III, p. 197).

(*e*) Schops, *Op. cit.* (Meckel's *Arch. für Anat. und Physiol.*, 1827, p. 393).

— Rolando, *Sperimenti sui fascicoli del midollo spinali*, 1828.

— Calmeil, *Rech. sur la structure, les fonctions et le ramollissement de la moelle épinière* (*Journ. des Progrès*, 1828, t. XI, p. 77).

(*f*) Schiff, *Sur la transmission des impressions sensitives dans la moelle épinière* (*Comptes rendus de l'Acad. des sciences*, 1854, t. XXXVIII, p. 926).

les seuls conducteurs des excitations sensitives qui se dirigent des nerfs vers l'encéphale. M. Brown-Séquard pense même qu'ils sont incapables d'en effectuer le transport, car il n'a pu constater aucun indice de sensibilité dans les parties situées au-dessous d'une section partielle de la moelle épinière qui laissait intacts ces faisceaux, tout en divisant les faisceaux latéro-antérieurs ainsi que la substance grise centrale (1). Mais ce résultat négatif n'a peut-être pas une signification aussi grande que le suppose cet expérimentateur habile et ingénieux, à cause du trouble déterminé par l'opération.

Relativement à la sensibilité, la section des faisceaux antérieurs et latéraux de la moelle épinière ne produit pas plus d'effet que la division des faisceaux postérieurs ; pourvu que la substance grise centrale soit respectée, cette propriété n'est pas abolie. Par voie d'exclusion, et en donnant à ces faits la valeur que M. Brown-Séquard leur attribue, on serait donc conduit à penser que la transmission des impressions sensitives de la racine postérieure des nerfs périphériques vers l'encé-

blir à cet égard une distinction entre le mode de transmission des excitations douloureuses et les impressions tactiles ordinaires ; il pense que ces dernières peuvent être transmises par les faisceaux postérieurs de la moelle épinière, tandis que les excitations propres à produire de la douleur ne le seraient pas; mais ni les expériences de M. Brown-Séquard, ni celles de MM. Vulpian et Philippeaux ne sont favorables à cette manière de voir (a).

J'ajouterai que beaucoup de faits pathologiques observés chez l'Homme tendent également à prouver que les faisceaux postérieurs de la moelle épinière ne sont pas nécessaires pour la transmission des excitations sensitives vers l'encéphale. En effet, dans certaines maladies de la moelle épinière, ces faisceaux sont atrophiés sans qu'il y ait insensibilité dans les parties correspondantes de l'organisme.

(1) M. Brown-Séquard n'est pas le seul physiologiste qui ait observé l'abolition (au moins apparente) de toute sensibilité par suite de la section transversale de toutes les parties constitutives de la moelle épinière, à l'exception des faisceaux postérieurs restés intacts. MM. Philippeaux et Vulpian ont trouvé que les Animaux auxquels cette opération avait été pratiquée se montraient insensibles non-seulement à la douleur, mais aussi aux impressions produites par la chaleur ou par le froid.

(a) Vulpian, *Leçons sur la physiol. du système nerveux*, p. 374.

phale, ne peut s'effectuer que par l'intermédiaire de la substance grise qui occupe le centre de la moelle épinière et qui est elle-même insensible aux stimulants mécaniques ou physiques. Mais, pour prouver que le myélaxe remplit ce rôle si différent de celui attribué jusqu'alors à la substance grise il fallait des preuves directes, et pour les obtenir, M. Brown-Sequard pratiqua l'expérience suivante : A l'aide d'un stylet très-fin, il parvint à détruire dans une certaine étendue, la substance grise centrale de la moelle épinière sans endommager les fibres blanches dont elle est entourée. Or cette opération entraîna immédiatement la perte de la sensibilité dans les membres postérieurs de l'animal, tandis que dans une autre expérience cette propriété y avait persisté après la section de toutes les fibres sensibles des faisceaux blancs dont l'axe de la substance grise est entourée (1).

Des expériences analogues ont été variées de diverses manières et mettent hors de doute l'aptitude du myélaxe à conduire vers l'encéphale les excitations sensitives que le cordon rachidien reçoit des nerfs périphériques.

Il faut en conclure que les cellules nerveuses de la substance grise, auxquelles nous avons vu se rendre les fibres radiculaires des nerfs rachidiens, sont en quelque sorte des postes de relais où les excitations sensitives doivent se rendre et y changer de conducteur pour avancer davantage vers l'organe percepteur situé dans la cavité crânienne.

(1) L'aptitude de la substance grise à transmettre vers l'encéphale les excitations sensitives a été affirmée par Bellingeri, par Fodera, par Calmeil et par Van Deen (*a*). Mais ce sont les expériences de M. Brown-Séquard qui ont contribué le plus à la démonstration du rôle rempli par le myélaxe dans la production des sensations (*b*).

(*a*) Brown-Séquard, *Recherches sur la voie de transmission des impressions sensitives dans la moelle épinière* (*Comptes rendus de l'Acad. des sciences*, 1855, t. XLI, p. 347). — *Gazette médicale de Paris*, 1855.

(*b*) Bellingeri, *Op. cit.*

— Fodera, *Op. cit.* (*Journ. de physiol.* de Magendie, 1823, t. III, p. 191,

— Calmeil, *Op. cit.* (*Journal des Progrès*, 1828, t. XI).

— Kürschner, *Ueber die Function der hinteren und vorderen Stränge des Rückenmarks*, 1841.

— Stilling, *Untersuchungen über die Functionen des Rückenmarks und die Nerven*, 1842.

Les faits que nous venons d'enregistrer sont d'une grande importance, non-seulement pour la solution de la question dont nous nous occupons en ce moment, mais aussi pour l'analyse des phénomènes dépendant de l'action du système nerveux. Ils nous apprennent que l'impressionnabilité ou l'excitabilité sensitive mise en jeu par les stimulants extérieurs et la faculté conductrice de l'excitation physiologique développée de la sorte sont deux propriétés distinctes l'une de l'autre. En effet, les fibres qui constituent les racines postérieures des nerfs rachidiens sont à la fois impressionnables et conductrices des excitations sensitives ; tandis que la substance grise du myélaxe est conductrice de ces excitations, mais non excitable directement par les stimulants qui déterminent les impressions sensitives dans les parties appelées sensibles (1).

§ 14. — Ayant constaté que le myélaxe intervient d'une manière nécessaire dans la transmission ultérieure des excitations sensitives apportées à la moelle épinière par les racines postérieures des nerfs rachidiens, il faut chercher quelle est la partie de cette colonne centrale de substance grise qui reçoit d'abord ces excitations et qui les dirige ensuite vers l'organe percepteur.

Si l'on pratique sur la ligne médiane une incision longitudinale de manière à diviser la portion lombaire de la moelle épinière d'un Chien en deux parties latérales, on détruit presque complétement la sensibilité dans la partie postérieure du corps (2), et si, chez un autre Animal, on pratique une hémisection de

(1) M. Schiff, à qui l'on doit beaucoup d'expériences intéressantes sur ce sujet, propose de désigner sous le nom de *fibres esthésodiques* les fibres de la substance grise qui sont à la fois insensibles et conductrices des excitations sensitives (a).

(2) Fodera observa ce fait en 1823, mais l'expérience qu'il fit à ce sujet ne donna pas des résultats assez nets pour pouvoir se passer de confirmation (b).

M. Brown-Séquard considère l'abolition de la sensibilité des deux côtés

(a) Schiff, *Sur la transmission des impressions sensitives dans la moelle épinière* (*Comptes rendus de l'Acad. des sciences*, 1854, t. XXXVIII, p. 930).

(b) Fodera, *Op. cit.* (*Journ. de physiol.* de Magendie, 1823, t. III, p. 200).

façon à diviser transversalement l'une des moitiés latérales de ce cordon en laissant intacte l'autre moitié, on voit que la sensibilité s'éteint ou s'affaiblit beaucoup du côté opposé à celui sur lequel on a opéré et persiste du côté où la lésion a été produite (1). On en doit conclure qu'il y a entrecroisement dans les voies suivies par les excitations sensitives, que ces excitations, lorsqu'elles arrivent à la moelle épinière par les nerfs du côté droit, vont en totalité ou en majeure partie dans la portion gauche du myélaxe pour y gagner le chemin conduisant à l'encéphale, et que celles venant de gauche passent de la même façon à droite. Les expériences de M. Brown-Séquard montrent que les choses ont lieu de la sorte, et la direction des fibres radiculaires que l'anatomie nous a révélée plus récemment dans les parties commissurales du myélaxe, nous donne une explication satisfaisante de cet entrecroisement (2).

Le passage des excitations sensitives de droite à gauche et de

comme étant complète, mais M. Oré a vu qu'il en restait des traces (*a*).

J'ajouterai que la division longitudinale de la moelle épinière en deux moitiés latérales, n'a pas les mêmes effets chez les Grenouilles que chez le Chien (*b*) ; chez ces Batraciens, la sensibilité persiste dans les membres postérieurs, lors même que la section s'étend dans toute la longueur de la moelle épinière (*c*).

(1) Des faits du même ordre avaient été remarqués par Fodera dans ses expériences sur l'hémisection latérale de la moelle épinière dans la région cervicale ; mais en opérant de la même façon sur la région lombaire, cet auteur observa des effets inverses (*d*). Dans une des expériences de Van Deen et Stilling, les effets croisés avaient été également constatés. Les expériences de M. Brown Séquard furent plus probantes (*e*), et, à cet égard, s'accordèrent avec celles faites plus récemment par d'autres physiologistes (*f*).

(2) Voyez, ci-dessus page 274.

(*a*) Oré, *Recherches expérimentales sur l'influence que la moelle épinière et le bulbe rachidien exercent sur la sensibilité et la motilité* (*Comptes rendus de l'Acad. des sciences*, 1854, t. XXXVIII, p. 930).

(*b*) Stilling, *Untersuchungen über die Functionen des Rückenmarks und die Nerven*, 1842.

(*c*) Schiff, *Op. cit.* (*Comptes rendus*, t. XXXVIII, p. 928).

(*d*) Fodera, *Op. cit.* (*Journ. de Magendie*, t. III, p. 201).

(*e*) Brown-Séquard, *Rech. expér. sur la transmission croisée des impressions sensitives dans la moelle épinière* (*Gazette hebdom. de méd.*, 1854, t. I).

(*f*) L. Türck, *Ergebnisse physiol. Untersuchung. über die einzelnen Sträge des Rückenmarkes* (*Sitzungsber. Wiener Acad.*, 1851, t. VI, p. 427).

— Vulpian, *Op. cit. Diction. encyclopéd.*, 2e série, t. VIII, p. 387.

gauche à droite dans l'intérieur de la moelle épinière a évidemment lieu chez tous les Vertébrés, mais chez la plupart de ces animaux la transmission peut avoir lieu également d'une manière directe par la moitié du cordon rachidien à laquelle se rend le nerf excité. Cela est démontré par les expériences sur les Grenouilles, et sur d'autres animaux chez lesquels l'hémisection de la moelle épinière dans la région dorsale ne détruit la sensibilité dans les membres postérieurs ni du côté opéré, ni du côté opposé ; car, dans ce cas, les excitations déterminées dans les membres de ce dernier côté n'ont pu arriver à l'encéphale qu'en passant dans la moitié de la moelle épinière située du côté opposé, et celles déterminées dans le membre du côté où la moelle épinière est intacte ont dû passer directement par la partie correspondante de l'axe cérébro-spinal (1). Il y a donc deux voies praticables pour les excitations sensitives qui s'avancent dans l'intérieur de la moelle épinière de la racine postérieure du nerf vers l'encéphale : la route directe et le chemin de traverse au moyen duquel les excitations venant du côté droit passent à gauche et *vice versa*, et chez les Mammifères, de même que chez les Vertébrés inférieurs, la transmission est possible par ces deux voies, seulement elle paraît être beaucoup plus facile par la seconde que par la première, tandis que chez les Oiseaux ce serait l'inverse qui aurait lieu (2).

Diverses expériences nous apprennent aussi que, chez les

(1) M. Oré a constaté aussi que l'effet croisé a lieu, mais qu'il n'est pas complet ; il a toujours observé dans les membres du côté opéré une certaine sensibilité qui est due aux fibres directes (*a*).

(2) Dans ses expériences sur les Pigeons, M. Chauveau a constaté que du côté où l'hémisection latérale avait été pratiquée, la sensibilité a paru être abolie, tandis que du côté opposé elle semblait ne pas avoir été modifiée (*b*)

Il est aussi à noter que chez les diverses espèces de Mammifères, et peut-être aussi chez les indivi-

(*a*) Oré, *Op. cit.*

(*b*) Chauveau, *Rech. expérimentales sur la moelle épinière* (*Comptes rendus de l'Acad. des sciences*, 1857, t. XLV, p. 346).

Vertébrés supérieurs, la transmission des excitations sensitives des racines postérieures à la substance grise du myélaxe n'est pas circonscrite dans le voisinage immédiat du point d'immersion de ces racines. Les fibres sensitives de chacune d'elles se disséminent dans une étendue plus ou moins grande du cordon rachidien, et tandis que quelques-unes de ces fibres vont directement à destination, d'autres se dirigent d'abord longitudinalement ou obliquement dans l'épaisseur de la couche superficielle de substance blanche pour pénétrer dans la substance grise de l'axe de l'espèce de gerbe ainsi constituée. Les unes remontent assez loin vers la tête avant de gagner le myélaxe et d'autres suivent une marche récurrente, c'est-à-dire, se dirigent vers

dus d'une même espèce, des variations considérables ont été constatées dans la part que ces deux voies de communication prennent au transport des excitations sensitives. Ainsi, nous avons vu que dans les expériences de M. Brown-Séquard, faites sur des Chiens, la transmission croisée jouait le principal rôle, et que la transmission directe pouvait même cesser de produire des effets appréciables. Mais M. Vulpian a vu que chez le Cochon d'Inde la sensibilité du côté opposé, quoique très-affaiblie par l'opération, n'est pas abolie, et que chez le Lapin la différence entre le degré de sensibilité des deux membres est encore moins marquée (*a*).

Pour montrer la variabilité des effets produits par l'hémisection latérale de la moelle épinière, je citerai aussi les expériences comparatives faites par M. Schiff sur un nombre considérable de Chiens, de Chats et de Lapins. Cet auteur divisa transversalement la moelle épinière en ne laissant intact que le faisceau latéral d'un côté et la portion de substance grise adhérente à celui-ci.

Il en résulta :

Chez les lapins insensibilité des deux membres postérieurs des deux côtés dans 3 cas.

Insensibilité du côté opposé seulement dans 5 cas.

Pas d'exemple de sensibilité du côté non opéré.

Chez les chats (sur 19 individus)
Insensibilité incomplète des deux côtés dans. . . . . . 4 cas
Sensibilité du côté opposé dans 13
Sensibilité du côté opéré . . 1
Sensibilité des deux côtés. .

Chez des chiens (114 individus.)
Insensibilité complète des deux côtés dans. . . . . 9 cas
Sensibilité assez marquée des des deux côtés dans. . . . 31
Insensibilité du côté opposé. 29
Insensibilité du côté opéré. . 3
Hyperesthésie . . . . 42 (*b*).

(*a*) Vulpian, *Op. cit.* (*Dictionn. encyclopédique*, t. VIII, p. 381).
(*b*) Schiff, *voyez* Vulpian, *loc. cit.*, p. 387.

l'extrémité caudale du système cérébro-spinal. Cela est rendu manifeste par les phénomènes que l'on observe dans l'une des expériences dont je viens de parler. Nous avons vu que la section transversale de la totalité de la moelle épinière, sauf les faisceaux postérieurs, pratiquée dans la région dorsale, abolit la sensibilité dans les membres postérieurs; l'excitation mécanique des nerfs lombaires ou des parties auxquelles ces nerfs se distribuent ne donne lieu à aucun signe de douleur, mais il n'en est pas de même pour les nerfs qui naissent immédiatement au-dessous de la solution de continuité; ceux-ci conservent une sensibilité plus ou moins grande, et cela s'explique facilement, puisqu'une partie de leurs fibres sensibles remontent par les faisceaux postérieurs restés intacts, et parviennent ainsi à la substance grise au-dessus de la solution de continuité à raison de laquelle la communication se trouve interrompue entre l'encéphale et les nerfs dont les racines sont situées plus en arrière (1).

Nous ne savons que peu de choses relativement à la manière

(1) Pour plus de détails à ce sujet, je renverrai aux observations de M. Vulpian (*a*). Mais je ferai remarquer que ce fait rend insignifiantes les expériences à l'aide desquelles plusieurs physiologistes ont cru pouvoir démontrer dans les faisceaux postérieurs de la moelle épinière des fibres sensibles qui ne proviendraient pas directement des racines postérieures des nerfs rachidiens. Les uns ont argué des signes de douleur qui se manifestent lorsqu'on pique les faisceaux dans l'intervalle compris entre les points d'immersion de deux paires de nerfs contingués ; d'autres se sont appuyés sur les résultats donnés par une des expériences de M. Schiff. Ce physiologiste, après avoir divisé transversalement les faisceaux postérieurs de la moelle épinière sur un Lapin vivant, les détacha de la substance grise adjacente ainsi que des autres parties du cordon rachidien dans une longueur de plusieurs centimètres, et constata ensuite que le lambeau de substance blanche ainsi préparé, lambeau qui ne communiquait plus avec le centre de l'axe cérébro-spinal que par son extrémité supérieure, continuait à être sensible aux excitations mécaniques à son extrémité inférieure (*b*). Si toutes les fibres radiculaires des nerfs appartenant à

(*a*) Vulpian, art. MOELLE ÉPINIÈRE (*Dictionn. encyclopédique*, p. 369).
(*b*) Schiff, *Op. cit.* (*Comptes rendus*, t. XXXVIII, p. 926).

Rôle des diverses parties de l'encéphale.

dont les excitations sensitives parvenues dans le myélaxe progressent vers l'encéphale. Divers faits semblent établir que les voies de communication y sont multiples (1). Effectivement, dans les expériences d'hémisection transversale, on voit la sensibilité persister au-dessous de la solution de continuité pourvu qu'une bandelette quelconque du myélaxe reste intacte; lorsqu'on en divise la portion antérieure sans entamer la portion postérieure, ou lorsque, dans la région dorsale par exemple, on coupe la portion postérieure en respectant la portion antérieure, on n'abolit la sensibilité dans aucune partie du train de derrière. Il semble même résulter des effets produits par les visections, qu'une excitation sensitive parvenue dans un point quelconque du myélaxe peut être communiquée au loin dans toutes les directions, et que les fibres commissurales, ou con-

ce lambeau et aux nerfs suivants, avaient été séparées ainsi de la substance grise centrale, il aurait fallu conclure de ce fait que les faisceaux postérieurs possèdent en propre des fibres similaires indépendantes de celles provenant des racines postérieures; mais en présence des résultats indiqués ci-dessus, on ne saurait admettre que quelques-unes des fibres appartenant aux nerfs situés au-dessous de la section transversale et logées dans la portion du lambeau où l'excitation était appliquée n'aient pu s'avancer dans l'épaisseur de celui-ci jusqu'au delà de son point de jonction avec le myélaxe et se rendre ultérieurement dans cette partie centrale de la moelle épinière de façon à y transmettre les impressions sensitives.

(1) Van Deen a vu que chez la Grenouille la sensibilité persiste dans les pattes postérieures après une double hémisection latérale de la moelle épinière pratiquée d'un côté au niveau de la première vertèbre et de l'autre côté dans le voisinage de la quatrième vertèbre (*a*). Cela suppose, entre les deux moitiés du myélaxe, des voies de transmission multiples pour le passage d'une excitation sensitive de chacun de ces membres vers l'encéphale. Le même résultat a été obtenu, non-seulement chez d'autres Batraciens, mais aussi chez les Oiseaux et chez de jeunes Mammifères (*b*).

Il est également à noter que les effets de l'hémisection latérale sur la transmission des excitations sensitives sont d'autant moins marqués que la solution de continuité est plus éloignée du point d'immergence du nerf excité.

(*a*) Van Denn, *Op. cit.*, p. 100.

(*b*) Schiff, *Op. cit.* (*Comptes rendus*, t. XXXVIII, p. 928).
— Vulpian, *Op. cit.*, p. 386 et 396.

nectives de la substance grise, sont toutes aptes à en opérer le transport quelle qu'en soit la provenance (1).

Mais cette question ne pourra être discutée que lorsque nous aurons étudié les phénomènes excito-moteurs.

Pour compléter, autant que nous le pouvons dans l'état actuel de nos connaissances, ce coup d'œil sur la sensibilité générale chez les Animaux vertébrés, il faudrait chercher maintenant à déterminer le lieu où l'excitation sensitive doit arriver pour donner naissance à une sensation, c'est-à-dire pour que l'être vivant en ait conscience. J'ai déjà dit que le siége de la perception était dans l'encéphale; mais est-ce dans le cerveau proprement dit, dans les couches optiques, ou dans toute autre partie de la région céphalique de l'axe cérébro-spinal que cette opération physiologique s'accomplit?

Pour discuter cette question, il serait nécessaire de prendre en considération beaucoup de faits dont l'étude nous occupera dans les prochaines leçons; par conséquent, afin d'éviter les redites, il me paraît préférable de la réserver pour un autre moment.

De la sensibilité générale chez les Invertébrés.

Chez les Animaux invertébrés la sensibilité générale est moins développée que chez les Animaux supérieurs; ainsi tous les entomologistes savent que le corps d'un Insecte peut être traversé de part en part par une épingle sans que l'individu embroché de la sorte donne des signes d'une douleur bien vive; souvent on le voit continuer à marcher tranquillement, voler, manger et même s'accoupler, tout en traînant avec

(1) Je citerai à l'appui de cette opinion une expérience de M. Volkmann. Ayant divisé longitudinalement la moelle épinière d'une Grenouille en deux moitiés latérales, en ne laissant intacte qu'une petite bride transversale de substance blanche, il constata que les excitations déterminées dans l'un ou l'autre des membres postérieurs pouvaient continuer à parvenir à l'encéphale et provoquer des mouvements dans les membres antérieurs (a). Le même fait a été observé par M. Valentin.

(a) Volkmann, *Ueber Reflexbewegungen* (Müller's *Archiv*, 1838, p. 21).

lui l'instrument vulnérant dont son thorax est transpercé (1).

La division du travail physiologique qui a été si bien constatée entre les fibres constitutives des racines tergales et des racines ventrales des nerfs rachidiens chez les Vertébrés, n'a pu être démontrée dans aucune partie du système nerveux des Invertébrés; chez ces Animaux, tous les nerfs, à l'exception de ceux qui sont doués d'une sensibilité spéciale, notamment les nerfs optiques, sont à la fois des conducteurs des impressions sensitives et des excitations motrices. Ce sont par conséquent des nerfs mixtes, et si les fibres dont ils se composent jouissent de propriétés différentes et ne sont pas tout à la fois sensibles et motrices, du moins elles sont partout réunies en faisceaux à fonctions doubles. En effet, leur section, sur un point quelconque de leur trajet, entraîne la perte de la sensibilité, ainsi que la cessation des mouvements volontaires dans les parties placées sous la dépendance du nerf coupé (2).

Chez les Animaux annelés de même que chez les Vertébrés, les nerfs ne sont donc que des conducteurs des impressions

(1) La faculté d'éprouver de la douleur a même été révoquée en doute chez les Insectes (*a*); mais, tout en étant peu développée, elle se manifeste dans une foule de circonstances,

(2) Cette double paralysie a été constatée dans les pattes à la suite de la section de leurs nerfs chez les Crustacés (*b*) et les Insectes (*c*).

Dans une expérience faite sur une Langouste, Longet a cru apercevoir une différence entre les propriétés des trois nerfs qui naissent d'un même ganglion dans chaque anneau du corps; l'excitation de l'une de ces branches ne donna lieu à aucun signe de sensibilité, tandis que l'excitation des autres branches parut déterminer de la douleur; mais ce physiologiste laisse clairement entendre que le résultat annoncé n'était pas nettement établi (*d*), et d'ailleurs, les recherches faites plus récemment sur ce sujet par M. Vulpian montrent qu'il n'existe entre les fonctions de ces nerfs aucune différence appréciable (*e*).

(*a*) Badham, *The question concerning the sensibility, intelligence and instinctive actions of Insects*, 8 Paris, 1837.

(*b*) Milne Edwards, *Hist. nat. des Crustacés*, t. I, p. 149 (1849).

(*c*) Yersin, *Rech. sur les fonctions du système nerveux dans les Animaux articulés* (*Bull. de la soc. Vaudoise des sciences nat.*, t. V (1857).

(*d*) Longet, *Anat. et physiol. du système nerveux*, t. II, p. 662.

(*e*) Vulpian, *Leçons sur le système nerveux*, p. 44.

sensitives, et la perception des sensations a lieu dans la partie centrale du système nerveux qui, chez ces Invertébrés est constituée par la chaîne ganglionnaire. Mais chez quelques-uns des Animaux les plus inférieurs de ce groupe, cette dernière faculté n'est pas localisée dans la région antérieure de l'axe nerveux, comme elle l'est chez les Vertébrés, et elle paraît être disséminée dans une multitude de centres constitués par ces divers ganglions. Ainsi lorsqu'un Naïs a été coupé transversalement en deux ou en plusieurs fragments, chacun des tronçons continue à donner des signes de sensibilité (1). Des phénomènes analogues ont été observés chez des Annélides plus élevés en organisation (2), et il est à noter que chez quelques Animaux de la même classe la chaîne ganglionnaire est elle-même peu sensible aux excitations mécaniques, bien que la sensibilité soit très-vive dans les parties périphériques du corps (3).

La faculté de percevoir des sensations paraît être aussi plus ou moins diffuse dans les diverses parties de la chaîne ganglionnaire chez certains Crustacés. Ainsi, une Squille, dont le système nerveux a été divisé en deux parties, par la section du collier œsophagien, continue à donner des signes de sensibilité lorsqu'on pince, soit les membres abdominaux, soit les appendices de la région frontale (4). Mais chez les Crustacés décapodes, la perception des impressions tend à se localiser dans les ganglions de la région céphalo-thoracique, et l'on n'en aperçoit

(1) Voyez à ce sujet les expériences de Bonnet, dont j'ai déjà eu l'occasion de parler en traitant de la scissiparité (*a*).

(2) Notamment chez les Eunicieus (*b*).

(3) Cette remarque a été faite sur la Sangsue médicinale, par Thomas et par Moquin-Tandon (*c*).

(4) Cette opération affaiblit beaucoup l'animal ; mais elle ne rend insensible aucune des parties du corps (*d*).

(*a*) Bonnet, *Traité d'Insectologie*, t. II.

(*b*) Quatrefages, *Hist. nat. des Annelés*, t. I, pl. 87.

(*c*) Thomas, *Mém. pour servir à l'hist. nat. des Sangsues*, p. 87 (1806). — Moquin-Tandon, *Monogr. des Hirudinées*. p. 74.

(*d*) Milne Edwards, *Hist. nat. des Crustacés*, t. I, p. 149.

que des traces fort obscures dans la portion abdominale du système nerveux, lorsque celle-ci cesse d'être en connexion avec le reste de l'appareil sensitif (1).

On sait depuis fort longtemps que chez les Insectes, l'intégrité du système nerveux central n'est pas nécessaire à la perception des sensations (2), et que beaucoup de ces animaux, après avoir été décapités, continuent à donner des signes de sensibilité. Les Mouches et les Guêpes sont dans ce cas (3) ; mais le degré de localisation de la faculté de percevoir les impressions paraît varier chez les Animaux de cette classe et chez quelques-uns d'entre eux, où la prédominance des ganglions

(1) Chez le Homard, la section des connectifs, qui unissent les ganglions cérébroïdes aux ganglions post-œsophagiens, affaiblit beaucoup la sensibilité dans toute la portion thoraco-abdominale du corps, mais n'y anéantit pas cette faculté (*a*). Récemment, M. Vulpian a constaté aussi chez l'Écrevisse la persistance de la sensibilité en arrière aussi bien qu'en avant de la section qui divise en deux tronçons la chaîne ganglionnaire (*b*).

(2) Aristote parle de la persistance de la vie dans les tronçons du corps des Insectes coupés en deux, et il cite à ce sujet les Guêpes (*c*).

(3) Je citerai à ce sujet une observation de Walckenaer sur un *Cerceris*, et des expériences faites par Dujardin sur des Diptères. Ce dernier naturaliste conserva vivant pendant huit jours un *Eristalis tenax*, dont il avait enlevé la totalité de la tête, et il vit l'insecte se mouvoir chaque fois qu'on lui touchait le métathorax. Dujardin constata des faits analogues chez une petite *Anthomya* (*d*). Quelques faits du même genre avaient été observés précédemment par Treviranus (*e*). Enfin, M. Yersin a constaté aussi que chez les Grillons ni la décapitation, ni la section complète du collier œsophagien qui relie les ganglions cérébroïdes au reste du système nerveux, ne détruisent la sensibilité, soit dans la région frontale, dont les nerfs proviennent du tronçon antérieur de la chaîne ganglionnaire isolée de la sorte, soit dans la région subbuccale, le thorax et l'abdomen, dont les nerfs ont cessé d'être en connexion avec le cerveau (*f*). Le même naturaliste a obtenu des résultats analogues par la section des connectifs qui unissent entre eux les ganglions mésotho-

(*a*) Milne Edwards, *Op. cit.*, t. I, p. 149.
(*b*) Vulpian, *Leçons sur la physiol. du système nerveux*, p. 784.
(*c*) Aristote, *Hist. des Animaux, trad. de* Camus, t. I, p. 205.
(*d*) Walckenaer, *Mém. sur l'hist. nat. des Abeilles solitaires*, p. 39 (1817).
— Dujardin, *Mém. sur le système nerveux des Insectes* (*Ann. des sciences nat.*, 1850, 3e série, t. XXIV, p. 196).
(*e*) Treviranus, *Die organischen Leben*, t. II, p. 192.
(*f*) Yersin, *Rech. sur les fonctions du système nerveux dans les Animaux articulés*, p. 3, (*Extr. du bull. de la soc. Vaudoise des sciences nat.*, n° 41, p. 185).

thoraciques est très-marquée, et la concentration de ces foyers d'innervation est poussée très-loin, la faculté de percevoir les impressions paraît avoir principalement, ou même exclusivement, son siége dans cette portion du système nerveux. On en a la preuve par des observations très-curieuses et des expériences précises, faites par M. Fabre. Cet entomologiste, étudiant attentivement les mœurs des certains Hyménoptères du genre *Cerceris*, reconnut que les Insectes dont ils approvisionnent leurs nids, afin de pourvoir à l'alimentation de leur progéniture, ne sont pas des cadavres comme on le supposait, mais des Animaux vivants, plongés dans un état d'anesthésie complète, et que l'insensibilité ainsi que la cessation de tout mouvement volontaire, qui caractérisent cet état, sont une conséquence de la piqûre du foyer nerveux thoracique, par l'aiguillon du *Cerceris* (1). M. Fabre détermine à volonté le même phénomène en désorganisant cette portion du système nerveux

raciques et métathoraciques, ainsi que par la division des connectifs, situés entre ces derniers ganglions et les ganglions abdominaux. Dans tous les cas, la sensibilité n'était abolie ni en avant ni en arrière de la section (*a*). Je dois ajouter que les effets de ces vivisections ne sont pas toujours les mêmes ; ainsi, dans des expériences faites sur des Chenilles par Rengger, l'ablation de la portion céphalique du système nerveux fut suivie de la paralysie générale (*b*). Les expériences faites sur les Dytisques, par M. Burmeister avaient principalement pour objet l'étude des fonctions excito-motrices (*c*).

(1) Ce sont des Charançons, dont les *Cerceris* s'emparent de la sorte, pour les amonceler dans le nid où ils pondent leurs œufs, et pour constituer ainsi la provision d'aliments nécessaires aux larves qui doivent naître de ces œufs, le *Cerceris* se saisit de sa proie avec ses mandibules et ses pattes, puis perce avec son aiguillon la portion de la peau flexible qui est comprise entre l'abdomen et le métathorax, et introduit par cette voie jusque dans le foyer nerveux formé par la coalescence des ganglions thoraciques une gouttelette de venin. La blessure pratiquée de la sorte a pour conséquence immédiate la paralysie générale du Charançon (*d*).

(*a*) Yersin, *Premier mém.* (*loc. cit.* n° 39, 1856).
(*b*) Rengger, *Physiologische Untersuchungen*, p. 41.
(*c*) Burmeister, *Handb. der Entomologie*, t. I, p. 274.
(*d*) Fabre, *Observations sur les mœurs des* Cerceris (*Ann. des sciences nat.*, 1855, 4e série, t. IV, p. 179).

au moyen d'une gouttelette d'ammoniaque introduite dans sa substance à l'aide d'une aiguille ou d'un tube de verre effilé; l'insensibilité s'étend à la totalité de la tête et de l'abdomen, aussi bien qu'aux pattes dont les nerfs naissent des ganglions lésés; elle n'entraîne pas tout de suite la perte de l'excitabilité musculaire, ainsi qu'on peut s'en assurer par la galvanisation, et elle peut persister pendant plusieurs semaines sans que l'Animal cesse de vivre (1).

Dugès a constaté que chez les Mantes et les Criquets, la section de la chaîne ganglionnaire entre le prothorax et le mésothorax ne détermine la paralysie ni dans la portion postérieure ni dans la portion antérieure du corps, et que la sensibilité persiste même dans les pattes antérieures lorsque l'anneau prothoracique, auquel ces membres sont insérés, a été séparé de la tête aussi bien que du reste du corps. Par conséquent, chez ces Insectes, les ganglions prothoraciques suffisent à la perception des impressions sensitives transmises des parties correspondantes de l'organisme (2).

Enfin, dans d'autres cas, les ganglions cérébroïdes peuvent suffire à la perception des impressions sensitives transmises par les nerfs qui en naissent (3).

(1) En agissant de la même manière sur des Scarabéides dont le système nerveux est constitué d'une manière analogue, M. Fabre a déterminé aussi l'anesthésie générale, mais la paralysie ne persistait pas aussi longtemps que chez les Charançons, et lorsque l'action du caustique n'était pas assez intense pour tuer promptement l'animal, celui-ci sortait de son engourdissement au bout d'un temps plus ou moins long. Mais lorsque le sujet de l'expérience était un Insecte dont les ganglions sont uniformément développés dans toute la série des anneaux, l'action de l'ammoniaque sur la portion thoracique de la chaîne nerveuse ne produisait pas l'insensibilité générale (*a*).

(2) Le segment prothoracique, isolé de la sorte, continua à vivre pendant plus d'une heure, et ne paraissait avoir perdu aucune des facultés dont il jouit lorsque l'anneau est dans son état normal (*b*).

(3) Ainsi M. Faivre a constaté que

(*a*) Fabre, *Loc. cit.*, p. 145.
(*b*) Dugès, *Traité de physiol. comparée*, t. I, p. 337 (1858).

Guidés par des considérations fondées sur le mode de structure de la chaîne ganglionnaire des Animaux articulés, Newport et quelques autres anatomistes ont cru trouver dans les faisceaux dorsaux de cette chaîne les représentants des racines antérieures des nerfs rachidiens, et dans les faisceaux inférieurs ou sternaux de la même chaîne, les analogues des racines postérieures ou sensitives (1) ; mais les expériences physiologiques, faites sur divers grands Crustacés, notamment sur des Langoustes et des Écrevisses, ne sont pas favorables à cette hypothèse, et je ne connais aucun fait qui soit de nature à nous faire penser que chez ces Animaux la transmission des impressions sensitives soit localisée dans une portion déterminée du système nerveux central (2).

Mais peut-être en est-il autrement chez les Insectes, car M. Faivre n'a vu ces animaux manifester aucun signe de douleur, lorsqu'il piquait la surface dorsale du ganglion prothoracique des Dytisques, et il a constaté que la destruction de cette partie n'altérait pas la sensibilité tout en déterminant la paralysie des muscles correspondants, tandis que les excitations portées sur

chez les Dytisques, l'ablation des ganglions céphaliques post-œsophagiens ne détermine pas d'une manière permanente l'insensibilité des antennes; or cette opération sépare les ganglions cérébroïdes du reste du système nerveux central (a).

(1) Voyez ci-dessus, page 363.

(2) Longet, qui était favorable à l'hypothèse de Newport, ne cite à l'appui de son opinion, qu'une seule expérience, dans laquelle, ayant divisé la chaîne ganglionnaire chez une Langouste, il provoqua quelques légères contractions en excitant la surface supérieure du tronçon caudal de cette chaîne, tandis que l'excitation de la face inférieure de la même partie ne fut suivie d'aucun effet visible (b). M. Vulpian a multiplié beaucoup ses expériences sur les propriétés physiologiques de la chaîne ganglionnaire de l'Écrevisse, et il n'a pu apercevoir aucune différence entre le degré de sensibilité des parties supérieures et inférieures de cet appareil (c).

(a) Faivre, *Études sur la physiol. des nerfs crâniens chez le Dytisque* (*Ann. des sciences nat.*, 1858, 4e série, t. IX, p. 49).

(b) Longet, *Op. cit.*, t. II, p. 663.

(c) Vulpian, *Op. cit.*, p. 144.

la surface inférieure du même ganglion donnent lieu à des phénomènes de sensibilité (1).

Pour bien apprécier les conséquences à déduire des faits que nous venons de passer en revue, il est nécessaire de tenir compte des phénomènes d'un autre ordre, notamment des actions excito-motrices réflexes. Il en est de même pour la discussion des résultats fournis par les expériences pratiquées en vue de déterminer le siége de la perception des impressions sensitives chez les Animaux vertébrés; je n'aborderai donc pas ce sujet en ce moment, et j'y reviendrai dans une des leçons suivantes.

(1) M. Faivre a observé les mêmes différences en agissant sur les deux faces des ganglions mésothoraciques et métathoraciques. Enfin, il a trouvé que la sensibilité était presque nulle dans les ganglions cérébroïdes, tant en dessous qu'en dessus (a).

(a) Faivre, *Rech. expér. sur la sensibilité et de l'excitabilité dans les différentes parties du système nerveux du Dytisque* (*Comptes rendus de l'Acad. des sciences*, 1863, t. LVI, p. 472).

CENT SIXIÈME LEÇON.

Des divers genres de sensibilité. — Sens spéciaux. — Sens du toucher; ses organes chez l'Homme et les autres Mammifères; chez les Oiseaux; chez les Reptiles et les Batraciens; chez les Poissons; chez les Mollusques et les Vers; chez les Animaux articulés, etc.

Sensibilité spéciale.

§. 1 — Jusqu'ici nous n'avons pris en considération que la sensibilité générale ou vague qui, excitée à un certain degré, produit la douleur et qui, chez les Animaux vertébrés, est l'apanage des nerfs rachidiens et de certains nerfs crâniens. Mais ce genre de sensibilité n'est pas le seul qui existe dans l'organisme animal. L'excitation mécanique qui en détermine la manifestation produit des phénomènes analogues, quoique d'un caractère différent lorsqu'elle porte sur d'autres parties du système nerveux où elle ne cause pas de douleur, mais fait naître des sensations spéciales que les nerfs rachidiens sont inaptes à provoquer.

Ainsi, lorsque la portion terminale des nerfs de la deuxième paire appelée la rétine est pressée brusquement, ébranlée par une commotion ou même piquée, il n'en résulte aucune douleur ni autre sensation de l'ordre de celles déterminées par l'excitation des nerfs rachidiens, mais il y a production de la sensation particulière que l'action de la lumière sur le même organe fait naître (1). La même cause produit donc des effets

(1) Le fait de la sensation d'étincelles lumineuses déterminée par une commotion reçue sur l'œil est bien connu du vulgaire, et les chirurgiens en pratiquant l'opération de la cataracte ont souvent eu l'occasion de constater que la piqûre de la rétine ne cause pas de douleur, mais produit la même sensation que celle résultant de l'action de la lumière sur cette expansion nerveuse. Charles Bell a argué de cette observation pour établir que les propriétés physiologiques des nerfs dépendent de la partie de l'encéphale dont ces conducteurs proviennent (*a*), et Magendie a publié sur les effets de l'excitation mécanique de la rétine des observations intéressantes (*b*).

(*a*) Th. Bell, *Idea of a new Anatomy of the Brain*, 1811.

(*b*) Magendie, *Expériences sur les fonctions de la cinquième paire de nerfs* (*Journ. de physiol.* 1824, t. IV, p. 311).

très-différents suivant les parties du système nerveux qui sont soumises à son action, et le même effet peut être produit par des causes différentes lorsque celles-ci agissent sur le même nerf; enfin, les agents qui sont aptes à exciter certains nerfs sont sans influence appréciable sur d'autres nerfs.

Il y a donc divers genres de sensibilité, caractérisés à la fois par la nature des sensations que l'excitation nerveuse détermine, et par la nature des stimulants sous l'influence desquels cette excitation se manifeste. L'aptitude à être impressionné par un agent dont l'action ne détermine aucune sensation lorsqu'il se porte sur d'autres parties sensibles du système nerveux constitue un sens spécial, et, comme chacun le sait, la plupart des Animaux possèdent cinq de ces facultés, le sens de la vue, le sens de l'ouïe, le sens du toucher, le sens de l'odorat et le sens du goût. Le sens du toucher se confond jusqu'à un certain point avec la sensibilité vague et générale dont l'étude vient de nous occuper, et elle s'exerce à l'aide des mêmes instruments.

Mais il en est autrement pour la vue, l'ouïe, l'odorat et le goût; chez les Animaux les plus inférieurs où ces différents sens n'existent tout au plus qu'à un degré presque insignifiant, ils ne paraissent pas être localisés, mais chez tous les Êtres où ils acquièrent quelque puissance ils deviennent chacun l'apanage de nerfs spéciaux appelés, à raison de leurs fonctions, les nerfs optiques, les nerfs auditifs, les nerfs olfactifs et les nerfs du goût.

Du reste, ces nerfs sont des instruments physiologiques du même ordre que les nerfs de sensibilité générale. Ce sont des organes impressionnables et conducteurs des excitations déterminées par ces impressions, mais incapables de les sentir; ces excitations, pour être perçues, doivent arriver à certaines parties de l'encéphale, ou à un ganglion qui en tient lieu sous le rapport physiologique, et la section du nerf chargé d'effectuer ce transport abolit la sensibilité spéciale de la partie d'où ce conducteur provient, de même que la destruction du centre nerveux auquel il se rend empêche son action de produire un effet appréciable.

Nous avons vu, dans une leçon précédente, que chez les Animaux vertébrés tous ces nerfs de sensibilité spéciale se rendent à la partie basilaire de l'encéphale (1).

Ainsi que je l'ai déjà dit en parlant de la sensibilité générale, il serait prématuré de chercher ici quelle est la partie de l'encéphale où la perception de ces excitations s'effectue. Nous examinerons cette question dans une autre leçon ; je renverrai aussi pour un autre moment l'examen des conditions qui influent sur l'excitabilité du système nerveux, sur l'aptitude de l'Être vivant à avoir conscience des impressions qu'il reçoit, et sur le travail intellectuel auquel les sensations peuvent donner lieu et dont dépend la signification que l'Être animé y attribue (2). Avant d'aborder ces sujets, il nous faut approfondir davantage l'étude des divers modes de sensibilité dont je viens de faire mention, et cette étude sera longue à raison de la complexité des instruments à l'aide desquels les principaux sens s'exercent, et de la variété des phénomènes que nous aurons à passer en revue.

§ 2. — En premier lieu, nous nous occuperons du *sens du toucher*. Sens du toucher.

Dans le langage ordinaire les mots *tact* et *toucher* sont synonymes, mais les physiologistes y donnent des acceptions un peu différentes. Pour eux, le tact est la faculté d'avoir con-

(1) Voyez ci-dessus, p. 240.

(2) Dans l'étude physiologique des sens, on néglige souvent de distinguer assez nettement les phénomènes qui dépendent directement de ces facultés et les conséquences que l'intelligence en tire. Ainsi, la plupart des phénomènes appelés communément *illusions des sens* sont des erreurs dans le raisonnement auquel les sensations donnent lieu, et non des vices dans la faculté de sentir. La même remarque s'applique à ce que l'on appelle *l'éducation des sens*.

science des impressions produites sur une partie de l'organisme vivant par le contact d'un corps plus ou moins résistant; le toucher est un tact perfectionné qui permet à l'Être animé d'apprécier diverses propriétés mécaniques de l'objet sur lequel ce sens s'exerce, par exemple, son degré de dureté, le poli ou la rugosité de sa surface, son volume et jusqu'à un certain point sa forme.

Quelques auteurs considèrent la sensibilité tactile ou *esthésie* comme étant une propriété distincte de l'*algesthésie* ou aptitude à éprouver des impressions dolorifères, faculté dont l'étude a fait principalement le sujet de la dernière leçon (1) ; ils supposent même qu'elle appartient à des fibres nerveuses différentes de celles qui conduisent à l'encéphale ces dernières excitations, et ils se fondent sur ce que le développement de l'un de ces genres de sensibilité n'est pas toujours proportionné à celui de l'autre. Mais cette division du travail physiologique ne me paraît pas exister; aucun fait anatomique ne nous autorise à penser que dans une partie douée de la sensibilité tactile et apte à éprouver

(1) Depuis fort longtemps, quelques physiologistes ont cru devoir établir certaines distinctions entre les facultés confondues d'ordinaire sous le nom de sensibilité générale ou de sensibilité tactile. Ainsi, dans le XVIe siècle, un médecin italien, Jérôme Cardan, admit dans le toucher quatre sens différents : Le premier pour l'appréciation de la chaleur, du froid, de l'humide et du sec; le second pour la douleur et le plaisir ; le troisième pour la volupté génitale, et le quatrième pour les sensations de pesanteur (*a*).

De nos jours, des classifications plus ou moins analogues ont été proposées par plusieurs auteurs (*b*), on a poussé même les distinctions plus loin et admis l'existence d'un *sens musculaire*, qui serait mis en jeu par l'effort nécessaire pour exercer une certaine pression ou (ce qui revient au même) pour soutenir un certain poids. Une sensibilité particulière pour les perceptions des effets du chatouil-

(*a*) Cardan, *De subtilitate*, lib. XIII, p. 384.

(*b*) Belfield-Lefèvre, *Rech. sur la nature, la distribution et l'organe du sens tactile*, 1837. — Gerdy, *Mem. sur le tact et les sensations cutanées*. (*L'Espérance* 1842, t. IX et X). — *Physiol. philosophique des sensations*, 1846.
— Landry, *Traité des paralysies*, t. I, p. 176 et suiv., 1859.

des impressions douloureuses, il y ait deux sortes de fibres nerveuses spéciales à l'une et à l'autre de ces fonctions, et j'incline à croire que les différences fonctionnelles dont je viens de parler dépendent, soit d'une sorte de paresse de l'organe percepteur qui reste inattentif aux excitations faibles et ne perçoit que celles dont l'intensité est suffisante pour causer de la douleur, soit de l'aptitude de cet organe à supporter des excitations très-intenses, sans en être affecté douloureusement (1).

D'ordinaire, les parties douées de la sensibilité tactile sont impressionnables par la chaleur ou le froid, et sont par conséquent aptes à fournir à l'Être animé des notions sur la température des objets environnants aussi bien que sur leurs propriétés mécaniques. Mais diverses observations pathologiques tendent à prouver que la *thermesthésie* ou sensibilité thermométrique est une faculté indépendante de la sensibilité tactile (2). Ainsi, les médecins ont vu parfois des paralytiques qui restaient sensibles à l'action de la chaleur, tout en ayant perdu la faculté de sentir le contact des corps étrangers ou *vice versa* (3). Faut-il en conclure, comme le pensent quelques auteurs, que chacune

lement et un sens également distinct pour l'excitation galvanique.

(1) Divers cas pathologiques et les effets produits par les anesthésiques, prouvent que le sentiment du tact peut être distinct de l'aptitude à éprouver de la douleur (*a*).

(2) Erasme Darwin rapporte un cas de ce genre (*b*). Landry et M. Brown-Séquard en citent également (*c*).

(3) La distinction entre la sensibilité tactile et la sensibilité thermique est fort ancienne. Elle a été nettement indiquée vers la fin du XVIIe siècle par un médecin hollandais (Péchlin); et Erasme Darwin attribua ces deux facultés à des nerfs distincts, opinion qui a été professée plus récemment

(*a*) Beau, *Rech. cliniques sur l'anesthésie, suivies de quelques considérations physiol. sur la sensibilité* (*Arch. gén. de médecine*, 1848, t. XVI, p. 1).

(*b*) Darwin, *Zoonomia*, t. I, p. 205.

(*c*) Landry, *Note sur quelques désordres remarquables de la sensibilité* (*Moniteur des Hôpitaux*, 1853).

— Brown Séquard, *Rech. sur la transmission des impressions du tact, du chatouillement, de la température et de la contraction musculaire (sens musculaire) dans la moelle épinière* (*Journal de Physiol.* 1863, t. VI).

de ces espèces d'excitations sensitives a ses conducteurs spéciaux, et que les fibres nerveuses affectées au service de la sensibilité tactile sont distinctes des fibres nerveuses thermesthésiques, ainsi que des fibres dont la sensibilité est mise en jeu par la contraction musculaire (1)? ; ou bien faut-il chercher l'explication de ces faits, soit dans l'action exercée par l'excitation d'un même conducteur nerveux sur des cellules ou tout autre organe percepteur dont les aptitudes seraient différentes, soit dans la faculté d'un même instrument à recevoir des impressions différentes suivant la nature de l'agent excitateur? Il me paraît probable que chez les Animaux supérieurs la division du travail physiologique existe à cet égard, non dans les conducteurs, mais dans les parties centrales du système nerveux qui servent d'intermédiaire entre les nerfs et les organes sensoriaux où réside la faculté de percevoir les impressions et d'en avoir conscience. Néanmoins, dans l'état actuel de nos connaissances, il ne me paraît pas possible de trancher la question.

Organes tactiles

§ 3. — La sensibilité tactile existe dans les membranes muqueuses aussi bien que dans la peau, mais c'est surtout

par Gratiolet (a). Parmi les auteurs qui ont considéré la thermesthésie comme étant un sens spécial, je citerai aussi Landry (b).

(1) Cette opinion est professée par plusieurs physiologistes modernes. Il est certain que la contraction d'un muscle peut donner lieu à une sensation particulière, et que l'intelligence n'apprécie pas seulement le degré de l'effort exercé; mais je ne pense pas qu'il y ait un *sens musculaire* spécial, et les phénomènes locaux dont il est question ici me paraissent dépendre de la sensibilité tactile du muscle impressionné à divers degrés par la pression latérale que détermine la contraction des fibres charnues, pression qui agit sur les nerfs sensitifs interfibrillaires circumvoisins. Quant à la faculté que nous possédons de régler à priori la dépense de la force excito-motrice que l'on se propose de mettre en jeu, c'est un phénomène intellectuel qui est complétement distinct de la sensation musculaire.

(a) Pechlin, *Observationum physico-medicarum*, lib. VII.
— E. Darwin, *Zoonomia*, t. I, p. 203.
— Gratiolet et Leuret, *Anat. comparée des systèmes nerveux*, t. II, p. 331.
(b) Landry, *Traité complet des paralysies*, t. I, p. 186.

dans cette dernière partie de l'économie animale qu'elle se développe le plus et qu'elle constitue le sens du toucher.

Cet appareil tégumentaire, ainsi que nous l'avons vu précédemment (1), se compose de deux parties dont l'une est sensible, tandis que l'autre ne l'est pas. La partie insensible, qui est constituée par l'épiderme et ses dépendances, recouvre partout la partie sensible qui est formée par le chorion ou derme, et les prolongements papilliformes ou autres qui s'en élèvent. L'épiderme est donc interposé entre la surface tactile et les objets avec lesquels cette surface est appelée à se mettre en rapport. Il constitue par conséquent un obstacle à l'action de ces stimulants et, toutes choses égales d'ailleurs, plus il est épais et résistant, moins la sensibilité tactile est grande. Aussi, chez les Animaux articulés, chez les Mollusques conchifères et chez les Vertébrés à peau écailleuse, dont l'épiderme constitue une sorte d'armure rigide, les surfaces protégées de la sorte ne sont-elles qu'à peine impressionnables par le contact de corps étrangers et le revêtement composé de plumes ou de poils dont la plupart des Vertébrés à sang chaud sont pourvus, est-il d'ordinaire incompatible avec un grand développement de la sensibilité dans les parties sous-jacentes.

Ainsi que nous le verrons bientôt, les poils rigides peuvent cependant, dans certains cas, servir comme intermédiaire pour transmettre aux parties du chorion sur lesquels ils reposent la pression déterminée par le contact des corps étrangers, et parfois aussi des dépendances de l'appareil nerveux de cette membrane s'avancent jusque dans l'épaisseur de la couche muqueuse de l'épiderme; mais dans la plupart des cas, les premières conditions de perfectionnement de la peau comme instrument du toucher sont sa nudité, c'est-à-dire l'absence de tout appendice tégumentaire et la délicatesse de son revêtement épidermique.

(1) Voyez tome X, p. 3.

Le degré de développement de la sensibilité dans une partie du système cutané est également subordonné à l'abondance des filets que les nerfs sensitifs y distribuent, à la manière dont les fibres terminales de ces nerfs s'y comportent, et aux conditions physiologiques dans lesquelles ces organes sont placés.

Ainsi, une même partie peut avoir une sensibilité exquise, ou une sensibilité obscure ; elle peut même devenir complétement insensible, suivant la manière dont le travail nutritif s'y accomplit. Souvent, lorsque le sang y arrive en plus grande abondance que d'ordinaire par suite de la dilatation de ses vaisseaux capillaires ou par toute autre cause, la sensibilité s'y exalte beaucoup et l'influence du froid, comme chacun le sait, produit un effet contraire. L'*anesthésie* locale ou perte partielle de la sensibilité peut y être déterminée par divers agents tels que le chloroforme (1), et les sensations résultant d'une même excitation peuvent être plus ou moins intenses, suivant l'état physiologique de l'organe auquel les impressions sont transmises par les nerfs pour y être perçues. On comprend donc que l'aptitude de la machine vivante ou de ses diverses parties à exercer le sens du toucher, doit varier beaucoup suivant les espèces.

Mais ce n'est pas seulement le degré d'excitabilité de cette propriété vitale qui influe sur le perfectionnement des résultats physiologiques obtenus par l'exercice du toucher. Le développement de ce sens dépend aussi en grande partie du degré d'indépendance ou d'individualisation des surfaces tactiles que j'appellerai les *champs sensitifs*, c'est-à-dire des points qui sont aptes à transmettre à l'organe percepteur des impressions distinctes de celles reçues par les parties circumvoisines.

Chacun sait, par sa propre expérience, que les impressions

(1) Probablement en y arrêtant les phénomènes de combustion physiologique, qui sont nécessaires à la manifestation de la propriété sensitive.

tactiles reçues dans les diverses régions du corps ne se confondent pas; elles conservent leur individualité et l'intelligence les distingue d'après leur provenance. Cela s'explique par l'indépendance des fibres nerveuses qui appartiennent à ces différentes parties de l'économie et qui conduisent ces impressions du point excité à l'organe percepteur et, soit par les effets de l'habitude, soit par suite de relations matérielles que l'anatomie ne nous fait pas connaître, nous attribuons à la partie périphérique où chacun de ces conducteurs va se rendre, les excitations qui arrivent à l'encéphale par leur intermédiaire (1).

Chacune des fibres nerveuses élémentaires qui relient ainsi le système tégumentaire au système nerveux central, dessert donc la portion de la surface tactile où elle se répand ; chacune d'elles a son champ d'action, et par conséquent plus le nombre de ces champs particuliers sera considérable dans un espace déterminé, plus cette partie sera apte à transmettre à l'intelligence des impressions distinctes pour les divers points excités ; et, ainsi que je l'ai déjà dit, la faculté de distinguer entre elles les excitations d'après leur origine est une des principales conditions de la finesse du toucher.

Cette faculté de discerner les impressions n'est également développée, ni chez tous les Animaux, ni dans toutes les parties de la peau d'un même Animal. Nous ne pouvons la mesurer avec précision que sur nous-mêmes ; mais là une expérience des plus simples nous permet d'en juger. Effectivement, si l'on applique sur la surface de la peau les deux pointes d'un compas, on distingue les sensations produites par les deux branches de cet instrument, pourvu que celui-ci soit suffisamment ouvert; mais si l'on rapproche de plus en plus les pointes, il arrive un moment où les excitations produites par

(1) C'est de la sorte que les personnes dont un membre a été amputé, continuent parfois à attribuer à la partie perdue les sensations déterminées par l'excitation du tronçon du nerf appartenant à celle-ci.

les deux contacts se confondent et ne donnent naissance qu'à une sensation unique. Or, la distance nécessaire pour qu'il y ait perception distincte de chaque excitation, donne la mesure de l'étendue du champ sensitif propre à chacun des conducteurs nerveux individuels.

Ce moyen d'investigation employé d'abord par Weber, puis par beaucoup d'autres physiologistes, a permis de constater de très-grandes différences dans la finesse du toucher chez le même individu, suivant les régions du corps sur lesquelles on opère; sur quelques points, les deux excitations se confondent à moins d'être produites sur des points situés à plus de 50 ou 60 millimètres l'un de l'autre, tandis qu'ailleurs elles produisent des sensations distinctes bien que n'étant séparées l'une de l'autre que par un peu moins de 2 millimètres (1).

D'autres expériences du même genre montrent qu'il existe à cet égard des variations très-considérables d'individu à individu (2); mais on peut poser en règle générale que la faculté

(1) Dans les expériences que Weber fit sur lui-même, l'écartement nécessaire pour l'obtention de deux sensations distinctes a été d'environ :

1/2 ligne à la pointe de la langue;

1 ligne à la pulpe des doigts;

2 lignes à la face palmaire de la seconde phalange;

3 lignes à la face dorsale de la troisième phalange et au bout du nez;

4 lignes au métacarpe du pouce, etc.;

5 lignes à la face palmaire de la main, etc.;

6 lignes à la face palmaire du métatarsien interne, à la face dorsale de la première phalange des doigts, etc.;

10 lignes à la partie inférieure du front, etc.;

14 lignes au dos de la main;

16 lignes à l'avant-bras, etc.;

20 lignes au sternum;

24 lignes au rachis, à la région lombaire, etc.;

30 lignes au milieu du dos, au bras et à la cuisse.

Il y a aussi quelques différences suivant la direction de la ligne passant par les deux points excités (a).

Des expériences analogues faites par M. Valentin donnent des différences plus grandes; en représentant par 1 la distance entre les deux points dont l'excitation est discernable à l'extrémité de la langue, il évalue à 50 la distance correspondante vers le milieu des vertèbres dorsales.

(2) Ainsi, M. Valentin a trouvé que dans la même partie du corps, la dif-

(a) E. H. Weber, *De pulsu, resorptione, auditu et tactu annotat. Anat. et Physiol.*, 1834.

de discerner les impressions tactiles augmente à mesure que l'on s'éloigne de l'axe du corps ; qu'elle est moindre dans les téguments du tronc que dans la peau de la face et des membres ; enfin qu'elle s'accroît dans le voisinage de la bouche ainsi que vers le bout des doigts (1).

Le caractère des sensations tactiles varie suivant le degré de pression déterminé par l'objet en contact avec la surface sensible, et l'aptitude plus ou moins grande de la peau à éprouver des impressions de cet ordre coïncide, en général, avec le développement de la faculté de distinguer les points excités. Mais le sentiment de la résistance et les inductions que nous en tirons relativement aux poids des corps, ne dépendent pas seulement de ces impressions ; elles résultent en partie de l'appréciation de l'effort musculaire développé pour faire équilibre à la pression, phénomène qui est accompagné d'une sensation particulière (2).

J'ajouterai que les impressions dues à la résistance sont susceptibles de varier non-seulement avec le degré de pression que l'organe tactile éprouve, mais aussi à raison de la direction suivant laquelle cette pression s'exerce, et c'est principalement par la combinaison des diverses sensations développées de la sorte, lorsque les rapports entre la surface sensitive et l'objet touché viennent à changer, que nous jugeons de la dureté ou de la mollesse des corps, du poli ou de la rudesse de leur surface, de leur volume, de leur forme et de leurs mouvements. Le sens du toucher, au lieu de s'exercer d'une manière passive

férence pouvait être du simple au double suivant les individus (a).

(1) M. Belfield-Lefèvre a publié de bonnes observations à ce sujet (b).

(2) Ainsi que je l'ai dit précédemment, quelques physiologistes désignent sous le nom de *sens musculaire* la sensibilité intérieure qui est mise en jeu par la contraction d'un muscle.

(a) Valentin, *De fonctionibus nervorum cerebralium et nervi sympathici*, 1839, p. 118.

(b) Belfield-Lefèvre, *Rech. sur la nature, la distribution et l'organe du sens tactile. Thèse*, Paris, 1837.

comme dans les cas ordinaires, devient alors actif, et ses organes en se perfectionnant deviennent de plus en plus propres à se mouler en quelque sorte sur l'objet à palper.

Mode de terminaison des nerfs tactiles.

§ 4. — Le toucher passif peut siéger dans toutes les parties qui sont douées de la sensibilité tactile, mais le toucher actif qui est mis en jeu par la volonté de l'Être animé doit donc s'exercer à l'aide d'organes spéciaux, et ces instruments physiologiques, lorsqu'ils arrivent à un certain degré de perfection, sont toujours caractérisés par la présence de nerfs terminés en forme de bouton, ou constituant, soit des bulbes intrapapillaires ou corpuscules de Krause, soit les organites dont il a été question dans une leçon précédente sous le nom de corpuscules de Pacini ou corpuscules tactiles (1).

Les premiers, que l'on peut désigner sous le nom de *boutons de Langerhans*, sont enfoncés plus ou moins profondément dans la couche muqueuse de l'épiderme, et leur nature nerveuse n'est bien démontrée que chez les Poissons et d'autres Animaux inférieurs (2). Les bulbes nerveux intrapapillaires et les corpuscules tactiles se trouvent à la surface du chorion.

Les organes spéciaux du toucher ainsi constitués peuvent être rangés en trois catégories principales :

(1) Voyez tome X, page 10. Depuis la publication du volume que je viens de citer, M. Jobert a fait paraître un travail considérable sur la structure intime de la partie terminale des nerfs tactiles ; à propos de ce même sujet, je renverrai aussi au manuel de M. Stiecker (*a*).

(2) M. Langerhans, ainsi que d'autres micrographes, ont trouvé récemment à la base des papilles et en rapport avec le réseau vasculaire, un plexus de fibres nerveuses dont partent des filaments isolés qui s'enfoncent dans la couche muqueuse de l'épiderme et paraissent s'y terminer, soit par des renflements en forme de boutons, soit par des corpuscules radiés (*b*).

(*a*) Jobert, *Étude d'anat. comparée sur les organes du toucher chez les Mammifères, Oiseaux, Poissons et Insectes* (*Ann. des sciences nat.*, 1872, t. XVI, art. n° 5).
— Biesiadecki, Striecker's *Handbuch der Lehre von den Geweben der Menschen und der Thiere*, t. I, p. 592 et suiv.

(*b*) Langerhans, *Ueber die Nerven der menschlichen Haut* (*Archiv für pathol. Anat.*, 1868, t. XXXXIV, p. 325). — *Ueber Tastkörperchen* (*Arch. für mikrosk. Anat.*, 1873, t. IX, p. 730).
— Podcopaëu, *über die Endigung der Nerven in der epithelialen Schucht der Haut* (*Archiv für mikrosk. Anat.*, 1869, t. V, p. 506).
— C. J. Eberth, *Die Endigung der Hautnerven* (*Arch. für mikrosk. Anat.*, 1870, t. VI, p. 225, pl. 14).

Les uns sont des leviers tactiles reposant sur une partie sensible et servant à transmettre la pression déterminée par le contact d'un corps étranger; les autres sont des instruments palpeurs qui, à leur tour, se distinguent entre eux suivant qu'ils sont ou non préhenseurs.

Les plus parfaits sont les organes du toucher aptes à saisir les objets. Ils sont formés d'ordinaire par la partie terminale des membres disposée de manière à constituer une *main*, c'est-à-dire une sorte de pince à deux ou à plusieurs branches (1).

Organes spéciaux du toucher. Mammifères.

Plusieurs Mammifères sont pourvus de mains, mais d'ordinaire ces organes servent à la locomotion aussi bien qu'au toucher et à la préhension des aliments ou autres objets, et par

Des apparences analogues ont été observées dans diverses membranes muqueuses (*a*) ainsi que dans la cornée et autres tissus analogues (*b*). Mais les histologistes ne sont pas d'accord au sujet de la nature de ces corpuscules. M. Jobert en a fait récemment une étude approfondie chez divers Mammifères. Mais c'est surtout chez les Poissons que les connexions de ces boutons interépithéliaux avec les nerfs de la peau sont manifestes. M. Leydig, qui les signala il y a plus de dix ans chez divers Poissons d'eau douce, les considère comme étant des organes tactiles. J'y reviendrai bientôt lorsque je traiterai du toucher chez les Poissons.

(1) Voyez ci-dessus, page 66.

(*a*) Boldyrew, *Beiträge zur Kenntniss der Nerven, Blut- und Lymphgefässe der Kehlkopfsschleimhaut* (*Arch. für mikrosk. Anat.*, 1871, t. VII, p. 167).

— Elin, *Zur Kenntniss der feinern Nerven der Mundhöhlenschleimhaut* (*Arch. für mikrosk. Anat.*, 1871, t. VII, p. 382).

— W. Krause, *Ueber die Nervenendigung in der Conjunctiva tarci* (*Arch. für Ophthalmologie*, 1866, t. XII, p. 296).

— W. H. Lightbody, *Obser. on the Comparative Microscopical Anat. of the Cornea of Vertebrates* (*Journal of Anat. and Physiol.*, n° 1 p. 5, pl. 1 à 6).

— W. Krause, *On the Termin. of the Nerves in the Conjunctiva* (*Journal of Anat. and Physiol.*, 1867, n° 2, p. 346).

— T. Manchle, *Die Nervenendigung in der Conjunct.* (*Arch. für pathol. Anat. und Physiol.* (1867, t. XXXXI, p. 148).

— W. Krause, *Ueber die Nervenend. in der Clitoris*, (*Götting. Nachr.*, 1866, n° 12). — *Ueber die Nervenendigung in den Geschlechtsorganen* (*Zeitsch. für rat. Med.* t. XXVIII, p. 86).

— Chrischtschonovitsch, *Beitr. zur Kenntniss der feinern Nerven der Vaginalschleimhaut* (*Sitzungsber. der Wiener Akad.*, 1871, t. XXXXIII, zweite Abt. p. 301).

— M. Lavdovsky, *Ueber die Endigung der Nerven in der Harnblase des Frosches* (*Med. Centralbl.*, 1871, n° 3).

(*b*) J. Pohnenheim, *Ueber die Endigung der sensibeln Nerven in der Hornhaut der Säugthiere* (*Med. Centralbl. et Arch. f. path. Anat. u. Physiol.*, t. XXXVIII, p. 243).

— H. Hoyer, *Ueber den Austritt von Nervenfasern in das Epithel. der Hornhaut* (*Arch. für Anat.*, 1866, p. 180). — *Ueber die Nerven der Hornhaut* (*Arch. für mikrosk. Anat.*, 1873, t. IX, p. 220).

— A. Kölliker, *Ueber die Nervenendigungen in der Hornhaut* (*Würzb. Naturwissensch. Zeitschr.* t. VI). — *Élém. d'histologie*, p. 843.

conséquent, certaines dispositions qui leur seraient utiles pour l'exercice de ces dernières fonctions, mais qui nuiraient à leur action comme agents moteurs ne sont pas réalisées. L'Homme est le seul Mammifère chez lequel la division du travail physiologique soit complète entre les membres thoraciques et les membres abdominaux (1); ses mains sont affectées uniquement à la préhension et au toucher, et leur mode d'organisation est admirablement bien approprié à cet usage (2).

En effet, nous avons vu précédemment que la sensibilité tactile est plus exquise dans la peau de l'extrémité palmaire des doigts que dans aucune autre partie de la surface extérieure du corps; les papilles du derme dont beaucoup logent des bulbes terminaux des nerfs sensitifs ou des corpuscules tactiles, y sont plus nombreuses que partout ailleurs, et leur arrangement en lignes parallèles est très-favorable à l'appréciation du degré de poli des surfaces sur lesquelles on les fait glisser; la membrane tactile ainsi constituée repose sur une espèce de coussin très-élastique qui lui permet de se mouler en quelque sorte sur les objets sous-jacents; enfin la longueur et la flexibilité des doigts, la grande liberté des mouvements dont ils jouissent, et l'aptitude du pouce à se renverser de façon à opposer sa face palmaire à la pulpe de l'index et du médius, et à constituer avec ces appendices une pince sensitive sont autant de conditions des plus favorables à l'exercice du toucher, car elles nous permettent d'apprécier l'épaisseur des corps que nous palpons, aussi bien que les inégalités de leur surface et leur forme générale.

Les pieds préhensiles des Singes, des Lémuriens et de quelques autres Mammifères constituent aussi des mains très-bien

(1) Ce caractère a beaucoup d'importance zoologique (*a*).

(2) Ch. Bell a écrit un traité spécial sur la main et en a fait ressortir toutes les perfections comme instrument de toucher (*b*).

(*a*) Alph. Milne Edwards, *Sur la classification des Mammifères* (*Revue scientifique*, 1872, t. II, p. 1245).

(*b*) Ch. Bell, *The Hand; its Mecanism and Vital Endowments*, 1832.

appropriées à l'exercice du toucher, mais moins parfaites que celles de l'Homme, car l'épiderme y est moins délicat (1). Du reste, les doigts y sont garnis de lignes papillaires à peu près comme chez nous, et, en général, les nerfs du derme y sont aussi en connexion avec des corpuscules de Pacini.

Chez quelques autres Mammifères, le Chat et le Raton laveur par exemple, les pattes antérieures, sans être aussi bien disposées pour agir comme organes palpeurs, sont susceptibles de servir à l'exercice du sens du toucher ; en effet la peau qui recouvre en dessous la partie terminale des doigts jouit d'une grande sensibilité, et présente dans sa structure des particularités analogues à celles que l'on observe aux mains (2).

La queue préhensile de la plupart des Singes américains (3) et la trompe de l'Éléphant (4) sont aussi des organes tactiles. Il en est de même de l'extrémité du museau chez la Taupe et

(1) Les Makis ont des mains palpeuses comme les Singes, et les doigts y sont pourvus de lignes papillaires très-développées (*a*) ; mais ils paraissent être dépourvus de corpuscules tactiles ou autres bulbes terminaux des nerfs sensitifs (*b*).

(2) L'existence de corpuscules de Pacini dans la peau des doigts a été constatée chez le Chat (*c*) et chez le Raton laveur (*d*).

(3) Chez beaucoup de Singes à queue prenante, la surface inférieure de cet organe est nue et douée d'une grande sensibilité. On y observe de nombreuses papilles disposées en lignes obliques et parallèles emboîtées en forme de V (*e*), et beaucoup de ces petites éminences offrent près de leur sommet un corpuscule ovoïde contenant le bulbe terminal d'un filet nerveux analogue à ceux de la peau de la main chez ces animaux ainsi que chez l'Homme (*f*).

(4) La trompe de l'Éléphant est à la fois un organe préhenseur et palpeur très-parfait. Ainsi que cela a été constaté par les naturalistes de l'antiquité, elle est constituée par le nez, développé de façon à former un long appen-

(*a*) Alix, *Rech. sur la disposition des lignes papillaires de la main et du pied* (*Ann. des sciences nat.*, 1868, 5e série, t. IX, p. 35).

(*b*) Jobert, *Études sur les organes du toucher* (*Ann. des sciences nat.*, 1871, 5e série, t. XXVI, art. 5, p. 6).

(*c*) Grandry, *Rech. sur la terminaison des nerfs cutanés* (*Journal de l'Anat.*, 1869, t. VI, pl. 15, fig. 3).

(*d*) Jobert, *Contribution à l'étude du système nerveux sensitif* (*Journal de l'Anat. de l'homme et des animaux*, 1870, t. VII, p. 611, pl. 18).

(*e*) Alix, *Loc. cit.*, p. 32.

(*f*) Jobert, *Loc. cit.*, p. 8, pl. 3, fig. 8-11.

chez plusieurs autres Mammifères qui, tout en étant dépourvus d'organes préhenseurs, possèdent des instruments spéciaux pour l'exercice du toucher (1).

Poils tactiles. § 6. — Enfin, on rencontre aussi dans la classe des Mammifères des exemples de l'adaptation de poils à des usages ana-

dice cylindro-conique, susceptible de se diriger dans tous les sens, de s'enrouler autour des objets d'un certain volume, et de saisir les corps de petites dimensions entre les bords de son extrémité libre où sont percées les narines et se trouve un prolongement qui ressemble à un doigt. Elle est creusée dans toute sa longueur par deux canaux parallèles qui font suite aux narines, et sont séparés entre eux par une cloison médiane, formée principalement d'un tissu graisseux. A sa partie supérieure, ces canau se recourbent en demi-cercle vers le haut, et avant de déboucher dans les fosses nasales proprement dites, ils se rétrécissent brusquement de façon à mettre obstacle au passage des liquides, à moins que l'animal ne dilate volontairement le détroit ainsi constitué, disposition qui, mal interprétée, a fait croire à l'existence de valvules. Les parois de la trompe sont constituées essentiellement par une multitude de faisceaux musculaires, dont les uns sont longitudinaux, les autres transversaux ou rayonnants; Cuvier en estime le nombre à 30 000. La membrane muqueuse qui tapisse l'intérieur de l'organe est finement plissée en losanges et diffère beaucoup par son aspect de la membrane pituitaire, dont les fosses nasales proprement dites sont revêtues. Les nerfs de la 5e paire y envoient des branches extrêmement grosses.

Les premières notions relatives au mode d'organisation de la trompe de l'Eléphant sont dues à Aristote et à Galien (*a*); Perrault en a fait une étude plus approfondie, mais la description qu'il en donne est entachée de plusieurs erreurs graves (*b*); Camper en a traité brièvement, enfin Cuvier en a fait connaître les principaux caractères, et, en commun avec Laurillard, il a donné de très-belles figures des muscles de cet organe (*c*).

(1) Des prolongements nerveux interépithéliaux semblables à ceux qui existent dans les papilles caliciformes de la langue et de quelques autres parties de l'organisme, se trouvent en abondance dans la peau nue dont l'extrémité du museau est garnie chez la Taupe (*d*). On y voit aussi des réseaux composés de fibres nerveuses pâles (*e*).

Chez d'autres Insectivores fouis-

(*a*) Aristote, *Hist. des Animaux*, trad. de Camus, t. I, p. 53.
— Galien, *De usu partium*, lib. XLII.
(*b*) Perrault, *Mém. pour servir à l'hist. nat. des Animaux*, 3e partie, p. 139 et suiv.
(*c*) Camper, *Descript. anat. d'un éléphant mâle*, p. 8.
— Cuvier, *Leçons d'anat. comp.*, t. III, p. 706 et suiv.
— Cuvier et Laurillard, *Anat. comp.; planches de Myologie*, pl. 277, 278, 279 et 280.
(*d*) Eimer, *Die Schnauze des Maulwurfs als Tastwerkzeug* (*Arch. für mikrosk. Anat.*, 1871, t. VII, p. 181, pl. 17).
(*e*) Jobert, *Op. cit.* (*Ann. des sciences nat.*, 1871, t. XV, art. 5, p. 20).

logues, non pas que ces appendices deviennent aptes à recevoir des impressions au contact des corps étrangers, mais parce qu'ils remplissent le rôle d'intermédiaire entre ceux-ci et le nerf sensitif sur lequel ces leviers tactiles sont posés. Les moustaches rigides qui garnissent le museau de divers Carnassiers sont dans ce cas (1), et il y a lieu de croire que les poils dont la surface inférieure des palmures de l'aile des Chauves-souris est garnie, contribuent de la même façon à donner à ces animaux la faculté d'éviter les obstacles sans être guidés par la vue. On sait qu'au milieu de l'obscurité la plus profonde et même après avoir perdu le sens de la vue, ces singuliers Mammifères

seurs de la même famille qui constituent le genre Condylure, le museau est garni d'une couronne de prolongements coniques très-remarquables (*a*) dont la sensibilité tactile paraît être fort développée, mais dont la structure intime n'est pas bien connue.

Des corpuscules nerveux analogues à ceux du museau de la Taupe sont placés de la même manière chez le Hérisson, le Tatou et plusieurs autres Mammifères (*b*).

(1) Chez le Chat, par exemple, les moustaches sont évidemment d'une grande utilité comme instruments de toucher. Ainsi Broughton a constaté qu'un jeune animal de cette espèce, placé à dessein dans une sorte de labyrinthe, et ayant les yeux bandés, trouvait très-bien son chemin pour sortir de l'enclos quand il se servait de ces appendices, mais il ne le pouvait plus et se heurtait à tous les obstacles qu'il rencontrait dès qu'on lui avait coupé ses moustaches (*c*).

L'appareil tactile constitué par les poils roides dont se composent les moustaches est particulièrement développé chez les Phoques, où le follicule situé à la base de chacun de ces appendices épidermiques reçoit une branche du nerf trijumeau (*d*). Le mode de terminaison des filets nerveux dans ces organes a été étudié chez divers Mammifères par plusieurs micrographes (*e*).

Le groin du Porc est garni de poils tactiles très-courts logés entre les

(*a*) Voyez l'*Atlas du règne Animal*, *Mammif.*, pl. 29, fig. 3, 3 *a* et 3 *b*.

(*b*) Jobert, *Op. cit.*, p. 20 et suivantes (*Ann. des sciences nat.*, 1871).

(*c*) Broughton (*London Med. and Physical Journal*, 1823).

(*d*) Vrolik, *Specimen anatomico-zoologicum de Phocis*, pl. 2, fig. 1 (1822).

— Andral, *Note sur les nerfs qui se rendent aux moustaches des Phoques* (*Journ. de physiol. de* Magendie, 1823, t. I, p. 73).

— Rapp, *Die Verrichtungen des fünften Hirnnervenpaars*, pl. 1 et 2 (1832).

(*e*) Gegenbauer, *Untersuch. über die Tasthaare einiger Säugethiere* (*Zeitsch. f. wissentl. Zool.* 1851, t. III, p. 13).

— Leydig, *Ueber die äusseren Bedeckungen der Säugethiere* (*Arch. für Anat. und Physiol.*, 1859, p. 713 et suivantes).

— Odenius, *Beitrag zur Kenntniss des anat. Baues der Tasthaare* (*Arch. f. mikrosk. Anat.*, 1866, t. II, p. 436).

volent avec une grande adresse sans jamais se heurter contre les obstacles placés sur leur chemin (1) ; quelques naturalistes ont pensé que pour se comporter de la sorte, ils devaient être doués d'un sens spécial que nous ne possédons pas ; mais une pareille hypothèse n'est pas nécessaire pour l'explication du phénomène ; en effet, la résistance de l'air n'est pas la même quand l'aile, en le refoulant, disperse ce fluide au loin ou l'envoie frapper contre un obstacle situé à courte distance et y détermine ainsi un remous. Or, les poils tactiles de la membrane alaire doivent être poussés dans des directions différentes, lorsque le courant aérien déterminé par les mouvements de cette rame locomotrice suit son cours primitif ou se renverse en arrière, et l'on conçoit que si les organites tactiles situés à la base des petits leviers anémométriques constitués par ces leviers épidermiques, sont doués d'une grande sensibilité, les impressions produites de la sorte puissent être distinguées entre elles par l'Animal. Il y aurait là quelque chose d'analogue à ce que l'on observe chez le Chat lorsque, après lui avoir caressé le dos de la manière ordinaire, on répète le mouvement en sens contraire, c'est-à-dire à rebrousse-poil. Or la disposition anatomique des nerfs de la

papilles du derme et insérés dans des follicules très-vasculaires où un filet nerveux vient embrasser leur base (a).

(1) L'illustre physiologiste italien dont le nom revient souvent dans ces livres, Spallanzani, fit vers la fin du siècle dernier des expériences très-intéressantes sur le vol des Chauves-souris. On savait que, dans les cavernes où ces animaux vivent au milieu d'une obscurité profonde, ils volent dans tous les sens sans jamais se heurter contre les parois, et il constata qu'ils s'y dirigeaient avec non moins d'adresse lorsqu'il les avait privés de la vue, soit en leur recouvrant les yeux, soit en leur cautérisant ces organes ou en les extirpant. Pour expliquer ces faits, Spallanzani supposa que les Chauves-souris possèdent un sixième sens à l'aide duquel ils jugeraient de l'existence des corps circonvoisins comme nous le faisons au moyen de la vue (b). Jurine varia ces expériences et obtint des résultats analogues, mais il crut pouvoir les expliquer par une grande finesse dans le sens de l'ouïe, car il remarqua que le vol devenait incertain lorsque les oreil-

(a) Jobert, *Op. cit.*, p. 115 (*Ann. des sciences nat.*, 1871, t. XVI).

(b) Spallanzani, *Lettere sopra un sospetto di un nuovo sensu nei Pipistrelli*, 1794 (*Journ. de Physique*, t. XXXXIV, p. 318).

peau de l'aile des Chauves-souris indique l'existence d'une sensibilité tactile très-grande dans cette membrane, et vient par conséquent à l'appui des vues que je viens d'exposer. J'ajouterai que des expériences physiologiques faites récemment par M. Jobert sont également favorables à cette interprétation des faits, car ce naturaliste a constaté que le vol devient irrégulier et indécis lorsque la sensibilité des ailes a été affaiblie par la section d'un certain nombre de branches cutanées des nerfs brachiaux. Il est d'ailleurs probable que la sensibilité tactile du pavillon de l'oreille, organe qui prend chez beaucoup de ces Animaux un développement énorme, est également mise à contribution pour l'appréciation des différences dans la résistance de l'air suivant que ce fluide, mis en mouvement par l'action des ailes, se meut librement dans l'espace ou rencontre à courte distance un obstacle (1).

les étaient bouchées (*a*). Cuvier vérifia les faits annoncés par ces naturalistes ; il combattit l'hypothèse d'un sens spécial et attribua la faculté en question à une grande sensibilité tactile dans la peau des ailes, dont les nerfs sont très-nombreux (*b*).

Dans ces dernières années, le mode de terminaison des nerfs cutanés de l'aile des Chauves-souris a été l'objet de plusieurs travaux histologiques; M. Jobert l'a fait connaître particulièrement bien et a donné une description des poils tactiles et de leurs relations avec un bulbe nerveux qui les embrasse en manière d'anneau.

(1) Le mode de terminaison des nerfs cutanés dans les téguments de l'oreille des Chauves-souris est analogue à celui observé dans la peau des ailes, et il est à noter que chez le Rat, la Souris et plusieurs autres Mammifères il existe dans cette partie des poils tactiles bien caractérisés (*c*).

(*a*) Jurine, *Experiments on Bats deprived of sight* (*Phil. Mag.*, 1798, t. I, p. 136).
— Peschier, *Expér. sur les Chauves-souris* (*Journ. de Physique*, 1798, t. XXXXVI, p. 145.
(*b*) Cuvier, *Conject. sur le sixième sens des Chauves-souris* (*Mag. Encycloped.*, 1795, p. 297).
— Schöbel, *Die Flughaut der Fledermäuse, namentlich die Endigung ihrer Nerven* (*Arch. für mikrosk. Anat.*, p. 1, pl. 2 et 5).
— Jobert, *Contributions à l'histoire nat. des Chéiroptères* (*Comptes rendus de l'Acad. des sciences*, 1871, t. LXXIII, p. 388).
— Studa, *Die angeblichen Terminalkörperchen an den Haaren einiger Säugethiere* (*Arch. f. mikrosk. Anat.*, 1872, p. 274).
— Schöbel, *Nochmals über die angeblichen Terminalkörperchen* (*Arch. für mikrosk. Anat.*, 1872, t. VIII, p. 654). — *Ueber die Nervenend. an den Tasthaaren der Säugethiere* (*Op. cit.*, 1873, t. IX, p. 197).
— Jobert, *Sur les organes tactiles*, p. 130 (*Ann. des sciences nat.*, 1872, t. XVI).
(*c*) Schöbel, *Das äussere Ohr der Mäuse als Tastorgan* (*Arch. für mikrosk. Anat.*, 1871, t. VII, p. 260, pl. 21 à 24).
— Jobert, *Op. cit.*, p. 133.

Oiseaux. § 7. — Le sens du toucher ne peut être que peu développé chez les Oiseaux; cependant, les nerfs qui se rendent à la peau du bec de plusieurs de ces Animaux, s'y terminent par des bulbes analogues aux corpuscules de Pacini (1).

Reptiles. Chez les Reptiles, le revêtement écailleux de la peau doit rendre la sensibilité tactile très-obtuse; mais chez les Batraciens où la peau est nue, cette propriété est plus développée, sans offrir cependant aucune particularité intéressante à noter ici (2).

(1) L'existence de ces bulbes nerveux a été constatée dans le bec des Perroquets, des Canards, des Pigeons, des Bécasses, des Flamans et de plusieurs autres Oiseaux. Des corpuscules tactiles se trouvent aussi dans la membrane muqueuse de la langue et dans la peau des doigts chez le Perroquet. Pour plus de détails à ce sujet et sur la mode de distribution des nerfs du bec, je renverrai aux publications spéciales indiquées ci-dessous (*a*).

(2) M. Leydig a signalé l'existence de corpuscules tactiles dans la pelote glandulaire qui garnit le pouce des Grenouilles mâles et qui leur sert à saisir les flancs de la femelle pendant l'accouplement (*b*).

Il est aussi à noter que chez les Batraciens pérennibranches il existe dans la peau de la tête et des flancs, le long d'une ligne qui correspond au nerf latéral (*c*), une multitude de petits organes qui paraissent être de nature nerveuse, et qui consistent en un faisceau de cellules, garnies chacune d'un prolongement en forme de bâtonnets (*d*). Ces organes ont beaucoup d'analogie avec les boutons gustatifs dont il sera question dans la prochaine leçon, et avec l'appareil nerveux en connexion avec les glandules mucipales de la ligne latérale des Poissons (*e*); mais on ne sait rien relativement à leurs usages. Des organites analogues se trouvent chez les Salamandres à l'état de larve (*f*).

(*a*) Bamberg, *De avium nervis rostri atque Linguæ*, 1842.
— Ritzel, *Comment. de nervo trigemino et glosopharyngeo avium*, 1843.
— Leydig, *Ueber die Vater-Pacinischen Körperchen der Taube* (*Zeitschr. f. wissensch Zool.*, 1854, t. V, p. 79, pl. 4. — *Ueber den Bau insbesondere die vaterschen Körper des Schnabels der Schnepfe* (*Arch. für mikrosk. Anat.*, 1868, t. IV, p. 195, pl. 15). — *Élém. d'histol.* p. 223.
— Grandry, *Op. cit.* (*Journ. de l'Anat.*, 1869).
— Goujon, *Sur un appareil de corpuscules tactiles situé dans le bec des Perroquets* (*Journ. de l'Anat.*, 1869, p. 449, pl. 12).
— Ihlder, *Die Nerven-Endigung in der Vogelzunge* (*Arch. f. Anat. und Physiol*, 1870, p. 238).
— Jobert, *Op. cit.*, p. 10 (*Ann. des sciences nat.*, 1871, t. XVI).
(*b*) Leydig, *Ueber Tastkörperchen* (Müller's *Arch. f. Anat.*, 1856, p. 150, pl. 53). — *Traité d'histologie*, p. 85, fig. 43.
(*c*) Voyez ci-dessus, p. 340.
(*d*) Bugnion, *Rech. sur les organes sensitifs qui se trouvent dans l'épiderme du Protée et de l'Axolotl* (*Bull. de la Soc. Vaudoise des sciences nat*, 1873, t. XII, p. 259; pl. 11 à 16).
(*e*) Voyez t. X, p. 81.
(*f*) Langerhans, *Ueber die Haut der Larve von Salamandra maculosa* (*Arch. für mikrosk. Anat.*, 1873, t. IX, p. 745, pl. 31).

§ 8. — Chez les Poissons, la sensibilité tactile est souvent très-développée dans certaines parties du système tégumentaire, et elle s'exerce parfois à l'aide d'instruments qui sont appropriés d'une manière spéciale à cet usage. En général, ce sont les lèvres (1) ou des appendices cutanés situés dans le voisinage de la bouche et appelés barbillons qui constituent les organes du toucher (2), mais quelquefois certaines parties Poissons.

(1) Les lèvres des Poissons dont j'ai indiqué précédemment la disposition générale (*a*) sont souvent très-épaisses, molles et garnies de nombreuses papilles dermiques, où les filets terminaux des nerfs trifaciaux se distribuent et se relient à des corpuscules ovoïdes interépithéliaux analogues aux corpuscules de Langerhans. Ce mode d'organisation est très-développé chez les Labres, les Cyprins, les Limandes, les Turbots, les Soles, etc. Chez les Uranoscopes les papilles labiales ont l'apparence de petites arborisations hautes d'environ 2 millimètres.

Les replis labiaux, ou lèvres accessoires situées en dedans des lèvres proprement dites, sont également appropriés à l'exercice du toucher (*b*).

(2) Les appendices cutanés que Cuvier désigne sous le nom de barbillons et de tentacules, suivant qu'ils naissent sur le pourtour de la bouche ou sur d'autres parties de la tête (*c*), varient en nombre et en structure. Sous ce dernier rapport on peut les ranger en deux catégories principales : les barbillons mous et les barbillons rigides.

Les barbillons mous sont constitués principalement par un prolongement de la peau et sont très-développés chez les Cyprinoïdes. M. Jobert en a étudié la structure avec beaucoup de soin chez le Barbeau. Chacun de ces appendices présente une cavité centrale de structure caverneuse qui est gorgée de sang, et il reçoit deux nerfs venant du trijumeau, dont l'un est central, l'autre superficiel (*d*).

Les barbillons rigides sont, de mêm que les précédents, mous à leur extrémité, mais dans leur portion basilaire ils sont soutenus à l'intérieur par une charpente solide. Leur mode de conformation varie beaucoup. Un des barbillons les plus simples est celui qui se trouve sous la mâchoire inférieure de la plupart des Gadoïdes, la Morue par exemple; son axe est occupé par un petit os qui naît de la symphyse des deux os dentaires (*e*) et se porte un peu en avant quand les muscles abaisseurs de la mâchoire se contractent. Deux grosses branches du trijumeau s'y rendent, et la peau qui le recouvre est pourvue d'un riche plexus nerveux, de nombreuses papilles et de corpuscules ovoïdes intra-épithéliaux, comme la peau des lèvres (*f*).

Chez le *Mullus barbatus* et l'*Upneus*,

(*a*) Voyez, t. VI, p. 13.
(*b*) Jobert, *Op. cit.*, p. 45 et suiv. (*Ann. des sciences nat.*, 1871, t. XVI, n° 5).
(*c*) Cuvier, *Anat. comp.*, t. III, p. 636.
(*d*) Jobert, *Op. cit.*
(*e*) Owen, *Anatomy of Vertebrates*, t. I, p. 123).
(*f*) Bonsdorff, *Disquis. Anat. Nervi trigemini Gadi Lotæ*, 1848, p. 45, fig. 2.

de l'appareil locomoteur présentent dans leur structure des dispositions qui les rendent particulièrement aptes à palper les corps avec lesquels ils se trouvent en contact. Ainsi chez les Trigles, trois des rayons de la nageoire pectorale devenus libres et digitiformes constituent des appendices qui servent au toucher aussi bien qu'à la progression (1) ; et chez les Lépidosirens ces nageoires ne sont représentées que par une seule paire d'appendices styliformes analogues à ces rayons digitiformes (2).

Les nageoires ventrales sont parfois transformées de la même manière en instruments tactiles (3). Enfin, il faut ranger aussi parmi les organes tactiles empruntés au système locomoteur les appendices céphaliques de la Baudroie appelés filets pêcheurs (4).

où les barbillons tactiles présentent une structure plus complexe et sont soutenus par une portion de l'appareil hyoïdien, leurs nerfs proviennent d'un tronc considéré comme étant l'analogue du nerf facial. Ils paraissent être constitués aux dépens du système des rayons branchiostéges (*a*).

Chez les Silures, les barbillons sont nombreux et très-développés ; parfois leur longueur égale celle du corps et leur structure est plus complexe que chez la plupart des autres Poissons (*b*). Pour plus de détails à ce sujet je renverrai au travail de M. Jobert.

(1) Les appendices digitiformes des Trigles (*c*), dont la structure a été étudiée par plusieurs anatomistes (*d*), sont pourvus de muscles spéciaux et de nerfs d'une grosseur remarquable. La peau qui recouvre ces organes est garnie de papilles très-petites qui reçoivent chacune un filet nerveux dont l'extrémité est en relation avec un corpuscule de Langerhaus (*e*).

(2) Voyez tome X, page 437.

(3) Par exemple chez les Phycis et l'*Ophidium barbatum*.

(4) Ainsi que j'ai eu l'occasion de le dire dans une précédente leçon, ces appendices sont constitués par des rayons isolés de la nageoire dorsale, qui sont reportés en avant au-dessus de la tête (*f*). Le premier de ces filets porte à son extrémité libre un repli de la peau en forme de drapeau auquel se rend une grosse branche du rameau ascendant des nerfs rachidiens de la première paire (*g*).

(*a*) Jobert, *Op. cit.*, p. 59.

(*b*) Jobert, *Op. cit.*, p. 59 et suiv., pl. 6.

— Carus et Dalton, *Tab. anat. comp. illustr.*, pars IX, tab. 2, fig. 10.

(*c*) Voyez, t. X, p. 436.

(*d*) Tiedemann, *Von dem Hirn und den fingerformigen Fortsätzen der Triglen* (Meckel's *Deutsches Archiv für die Physiologie*, 1816, t. II, p. 103, pl. 2, fig. 5 et 6).

— Eudes-Deslongchamps, *Rech. pour servir à l'hist. Anat. et Physiol. des Trigles* (*Mém. de la Soc. Linn. de Normandie*, 1843, t. VII).

(*e*) Jobert, *Op. cit.*, p. 90.

(*f*) Voyez, t. X, p. 425.

(*g*) Jobert *Op. cit.*, p. 101.

Nous avons vu dans une leçon précédente (1) que les glandules de la ligne latérale des Poissons sont en rapport avec des organites qui ressemblent beaucoup aux corpuscules tactiles et aux boutons de Langerhans (2). La plupart des histologistes les considèrent comme étant des instruments de sensibilité, mais je ne connais à ce sujet aucun fait probant (3).

§ 9. — Chez les Mollusques, toutes les parties de la surface du corps qui ne sont pas recouvertes par une coquille sont douées d'une sensibilité tactile bien manifeste. Cette propriété est très-développée dans les appendices mous qui garnissent la région frontale des Gastéropodes, et qui sont désignés par les zoologistes sous le nom de *tentacules;* mais rien dans les allures de ces Animaux n'indique que ceux-ci s'en servent pour palper, et l'on ne peut former que des conjectures vagues au sujet de la nature des sensations perçues par l'intermédiaire de ces organes, dont la structure est souvent très-complexe, chez le Colimaçon par exemple (4). Mollusques.

(1) Voyez tome X, page 81.

(2) Voyez ci-dessus, page 420.

(3) Les canaux muqueux des Poissons logent dans leur intérieur une multitude d'organites en forme de boutons, dans chacun desquels se termine un petit tronc nerveux (*a*) et dans la couche du tissu épithélique de nature particulière qui revêt ces renflements, Max Schultze a trouvé des filaments nerveux très-fins (*b*), qui sont comparables aux bâtonnets des organes dits sensitifs des Batraciens pérennibranches dont il a été question ci-dessus (page 428. note II). Ces boutons (appelés *boutons de Leydig*) sont remarquablement gros dans les canaux muqueux de la tête chez les *Lepidoliprus*, les *Umbrina* et les *Corvina*. Ils sont moins développés dans les canaux de la ligne latérale, et chez les Plagiostomes ils sont confluents de façon à constituer une série linéaire continue (*c*).

(4) Les tentacules (ou cornes) des Escargots et autres Gastéropodes terrestres de la même famille sont généralement au nombre de quatre (*d*), ceux de la paire supérieure sont toujours les plus grands, et ceux de la paire inférieure sont parfois rudimentaires (*e*) ou peuvent manquer com-

(*a*) Par exemple chez la *Perche à boules*, voyez Leydig *Traité d'histol.*, p. 229, fig. 107.

(*b*) Schultze, *Op. cit.* (*Arch. für Anat.*, 1861, p. 159. — *Op. cit.* (*Arch. f. mikrosk. Anat.*, 1870, t. VI, p. 62).

(*c*) Par exemple chez l'*Hexanthus griseus ;* voyez Leydig, *Op. cit.*, p. 230, fig. 109.

(*d*) Voyez, l'*Atlas du règne Animal de* Cuvier, MOLLUSQUES, pl. 21, fig. 1.

(*e*) Chez les Héliciens du genre *Vertigo ;* voyez Moquin-Tandon, *Mollusques,* t. II, p. 397, pl. 28.

Les bords de l'orifice buccal paraissent être employés parfois

plétement (*a*). Ce sont des prolongements à peu près cylindriques de la peau du front, qui sont susceptibles de rentrer en eux-mêmes comme un doigt de gant et même de se retirer complétement dans l'intérieur de la tête, ou de se dérouler au-dessous. L'œil est situé près de l'extrémité des tentacules supérieurs, et ces appendices se terminent par un petit renflement. Leur axe est occupé par une cavité en continuité avec le grand réservoir sanguin constitué par la chambre viscérale (*b*), et leur protraction est déterminée principalement par l'afflux du fluide nourricier dans leur intérieur, ainsi qu'il est facile de s'en assurer expérimentalement au moyen d'injections. Leur rétraction est produite par la contraction des fibres musculaires longitudinales (*c*). Un gros nerf qui naît du ganglion cérébroïde, et qui est d'abord accolé au nerf optique (*d*), se rend à leur extrémité et y constitue un renflement gangliforme dont naissent un grand nombre de petites branches (*e*). Ces nerfs terminaux se rendent dans une papille qui occupe le sommet du tentacule et qui contient des cellules d'apparence nerveuse.

C'est à tort que quelques naturalistes ont considéré les cornes des Limaçons comme étant employées par ces animaux pour tâter le terrain sur lequel ils marchent. On ne voit jamais ces Animaux s'en servir pour palper les objets qu'ils rencontrent, mais au moindre contact d'un corps résistant ils les font rentrer. Ces appendices paraissent être aussi très-sensibles à la chaleur, à la sécheresse de l'air et à l'agitation de ce fluide (*f*). Cependant leur ablation ne produit aucun changement notable dans les allures de l'animal. Ainsi que nous le verrons bientôt, quelques auteurs pensent que le bouton terminal des tentacules est un organe olfactif.

A ce sujet j'ajouterai que les tentacules des Colimaçons après avoir été coupés peuvent se régénérer (*g*).

Chez les Gastéropodes pulmonés terrestres qui sont pourvus d'un opercule (*h*), et chez les espèces aquatiques, il n'y a qu'une seule paire de tentacules (*i*), et ces appendices ne sont en général ni rétractiles ni pourvus d'une papille terminale, mais le nerf qui s'y rend présente parfois un ganglion subterminal dont partent beaucoup de ramuscules, ainsi que M. Blanchard l'a constaté chez les Eolidiens du genre *Janus* (*j*).

Chez les Physes, les Planorbes et les Lymnées, il existe sur une partie

(*a*) Voyez, t. III, p. 146.

(*b*) Cuvier, *Mém. sur la Limace et le Colimaçon*, p. 14 (*Ann. du Mém.*, t. VII).

(*c*) Swammerdam a figuré ces deux nerfs, mais il a pris l'un d'eux pour un muscle rétracteur, *Biblia naturæ*, pl. 6, fig. 2.

(*d*) Moquin-Tandon, *Op. cit.*, pl. 1, fig. 10.

(*e*) Leydig, *Traité d'Histologie*, p. 239.

— Flemming, *Untersuchungen über Sinnesepithelien der Mollusken* (*Arch. f. mikrosk. Anat.*, 1870, t. VI, p. 439, pl 25).

(*f*) Gaspard, *Mém. physiol. sur le Colimaçon* (*Journal de Magendie*, 1822, t. II, p. 340).

(*g*) Voyez, t. VIII, p. 303.

(*h*) Par exemple les *Cyclostomes* ; voyez Moquin-Tandon *Op. cit.*, pl. 37, fig. 3, 4, etc.

(*i*) Exemples : les *Planorbes* ; voyez l'*Atlas du règne Animal*, MOLLUSQUES, pl. 26, fig. 4 *b*.

(*j*) Blanchard, *Rech. sur l'organis. des Mollusques gastéropodes de l'ordre des Opistobranches* (*Ann. des sciences nat.*, 1849, 3e série, t. XI, p. 79, pl 4, fig. 1).

d'une manière active pour l'exercice du toucher (1). Enfin, les prolongements cutanés, qui garnissent le pourtour du manteau chez quelques Gastéropodes, et chez beaucoup d'Acéphales, servent probablement à ces Animaux pour les avertir de la présence de corps solides dans l'eau d'alentour (2). Mais je ne connais aucune observation précise au sujet des fonctions ou de la structure intime de ces appendices (3).

Annélides.

§ 10. — Chez la plupart des Annélides le système cutané fournit aussi des appendices coniques ou filiformes qui paraissent être des organes tactiles; on les désigne sous le nom de *cirrhes*, de *tentacules* et d'*antennes*, suivant qu'ils s'insèrent à la base des pieds, sur les côtés du segment qui porte la tête ou sur le front (4).

Animaux articulés.

Chez les Animaux articulés il n'en est pas de même; le sens du toucher s'exerce principalement à l'aide de poils tactiles, c'est-à-dire de poils mobiles dont la base repose sur le bouton ter-

très-limitée des tentacules une gouttière ou un espace blanchâtre où le nerf de ces appendices se ramifie beaucoup et se termine dans des tubercules, mais on ne sait rien au sujet des fonctions de ces parties.

M. Leuckart a observé aussi des éléments cellulaires dans le nerf tentaculaire des Firoles (*a*).

Le grand voile cutané qui s'étend au devant de la région frontale chez les Théthys (*b*) et qui est pourvu d'une multitude de petits ganglions accessoires (*c*), présente aussi dans le mode de terminaison des branches nerveuses des particularités du même ordre (*d*).

(1) Ainsi, lors des approches sexuelles, on voit les Colimaçons exercer des attouchements avec la bouche (*e*).

(2) Voyez tome II, p. 42.

(3) La conformation extérieure de ces appendices chez divers Acéphales a été très-bien représentée par M. Deshayes (*f*).

(4) La conformation de ces appendices a été étudiée et figurée avec beaucoup de soin par Savigny et par

(*a*) Leuckart, *Zoologische Untersuchungen*, t. II, p. 25.

(*b*) Lacaze-Duthiers, *Système nerveux des Gastéropodes* (*Arch. de zool. expériment.*, 1872, t. I, p. 456, pl. 18, fig. 8 ; pl. 14, fig. 1.

(*c*) Voyez t. XI, p. 223.

(*d*) Lacaze-Duthiers, *Multiplic. et terminaison des nerfs dans les Mollusques* (*Comptes rendus de l'Acad. des sciences*, 1865, t. LXI, p. 906).

(*e*) Moquin-Tandon, *Op. cit.*, t. I p. 124.

(*f*) Par exemple chez les *Avicules;* voyez Deshayes, *Exploration scientifique de l'Algérie ;* MOLLUSQUES, pl. 89, fig. 5.

— *Les Limes*, *Op. cit.*, pl. 142, fig. 1 et 2.

minal d'un nerf sensitif (1), et, en général, les parties qui portent ces poils sont disposées de façon à permettre les attouchements variés qui caractérisent l'action de palper. Le plus ordinairement, ces organes de toucher sont des dépendances de l'appareil buccal et sont formés par la portion terminale des appendices dont l'article basilaire remplit les fonctions de mâchoire ; on les désigne sous les noms de palpes mandibulaires, de palpes maxillaires et de palpes labiaux suivant les appendices auxquels ils appartiennent. Nous avons déjà eu l'occasion d'examiner la conformation générale de ces instruments (2), et ici je me bornerai à ajouter que lorsqu'ils sont le mieux organisés pour tâter les objets dont l'Animal va se repaître, ils se terminent par un article tronqué au bout, et sur la surface ainsi disposée, la peau, au lieu d'être recouverte comme d'ordinaire par une lame épidermique rigide, est plus ou moins molle (3).

Chez divers Insectes suceurs, les Mouches par exemple, la portion terminale et élargie de la trompe (4) est un organe explorateur dont la structure est particulièrement bien appropriée à l'exercice du toucher. Parfois les antennes sont employées d'une manière analogue (5), et l'on trouve chez quelques

la plupart des zoologistes qui ont étudié plus récemment les Annélides (*a*).

(1) M. Leydig a fait très-bien connaître les relations des poils tactiles avec les bulbes terminaux des nerfs sous-cutanés, d'abord chez les Crustacés branchiopodes et chez les larves d'un insecte diptère de la famille des Tipuliens appelé la *Corethra plumicornis;* puis chez beaucoup d'autres animaux articulés (*b*).

(2) Voyez tome V, p. 511.

(3) Récemment M. Grimm a publié un travail spécial sur la structure de ces appendices (*c*).

(4) Voyez tome V, p. 528.

(5) M. Jobert a fait récemment une étude spéciale de la trompe des Di-

(*a*) Savigny, *Système des Annélides* (dans le grand ouvrage sur l'Egypte, *Hist. nat.*, t. I).
— Audouin et Milne Edwards, *Annélides des côtes de la France* (*Ann. des sciences nat.*, 1832, etc.).
— Quatrefages, Claparède et autres.

(*b*) Leydig, *Ueber* Artemia salina *und* Branchipus stagnalis (*Zeitschr. für wissensch. Zool.*, 1851, t. III, p. 291, pl. 7). — *Anat. und Histolog. über die Larve von* Corethra plumicornis (*Op. cit.*, t. III, p. 440, pl. 16, fig. 1 ; *Traité d'hist.*, p. 239, fig. 115). — *Zur Anat. der Insekten* (*Arch. für Anat. und Physiol.*, 1859, p. 153, pl. 4, fig. 35 et 36). — *Ueber Geruchs- und Gehörorgane der Krebse und Insekten* (*Arch. f. Anat.*, 1860, p. 265).

(*c*) Grimm, *Zur Anat. der Fuhler der Insekten* (*Mémoire de l'Acad. de Saint-Pétersbourg*, 1869).

Insectes des petits poils disposés à peu près de même que les poils tactiles dont je viens de parler; mais dans la plupart des cas, ces appendices céphaliques paraissent être plus propres à être impressionnés par les trépidations de l'air, et à jouer le rôle d'organes auditifs, qu'à intervenir d'une manière active dans l'exercice du sens du toucher (1).

Enfin les pieds servent aussi aux mêmes usages, non-seulement chez les divers Insectes, mais aussi chez les Arachnides où ceux de la première paire sont parfois conformés de manière à constituer des palpes plutôt que des leviers ambulatoires (2).

§ 11.—Je n'ai que peu de choses à dire relativement au sens du toucher chez les Zoophytes. La manière brusque dont la plupart de ces animaux se contractent lorsque leurs parties molles sont excitées par le contact d'un corps étranger prouve qu'ils jouissent d'une grande sensibilité et il est facile de voir que cette faculté est particulièrement développée dans les tentacules circumbuccaux (3). Il est probable que les cirrhes et Zoophytes.

ptères considérée comme organe du toucher (*a*).

(1) Ainsi, chez les Fourmis, les antennes sont non-seulement d'une grande sensibilité, mais ces insectes s'en servent pour communiquer entre eux. Huber fils a fait des observations très-intéressantes sur les usages de ces organes (*b*).

(2) Pour plus de détails sur les relations des filaments terminaux des nerfs avec les poils dont les organes appendiculaires des Insectes sont garnis, je renverrai aux traités d'entomologie et publications cités ci-dessous (*c*).

(3) Ainsi, les Actinies, les Madréporaires et les Sertulariens déploient leurs tentacules circumbuccaux lorsque l'eau d'alentour est calme et qu'aucun corps solide ne vient les heurter ; mais, au moindre contact d'un objet résistant, ils font rentrer ces appendices et se contractent avec force. Du reste, ces phénomènes se

(*a*) Jobert, *Op. cit.*, p. 141, pl. 10, fig. 97 (*Ann. des sciences nat.*, 1867, t. XVI).
— Lowne, *Anat. and Physiol. of the Blow Fly*, 1869.

(*b*) P. Huber, *Rech. sur les mœurs des fourmis indigènes*, 1810, p. 176.

(*c*) Hickes, *On a new Structure in the antennæ of Insectes* (*Trans. of the Linn. Soc.*, 1859, t. XXII, p. 147). — *Further Remarks on the Organs found in the Halteries and Wings of Insects* (*loc. cit.*, p. 141).
— Claparède, *Sur les prétendus organes auditifs des antennes chez les Coléoptères lamellicornes et autres Insectes* (*Ann. des sciences nat.*, 1858, 4e série, t. X, page 256, pl. 21).
— Landois, *Das Gehörorgan des Hirschkäfers* (*Arch. für mikrosk. Anat.*, 1868, t. VI, p. 68, pl. 6).

autres appendices qui garnissent le bord de l'ombrelle natatoire des Acalèphes, et qui flottent librement dans l'eau au sein de laquelle ces Zoophytes vivent, servent à avertir ceux-ci de la présence d'objets résistants. Mais les signes de sensibilité qu'ils donnent sont obscurs, et l'on n'aperçoit dans leur structure rien qui puisse nous éclairer sur la manière dont cette faculté s'y exerce (1). Enfin je rappellerai que chez la plupart de ces Animaux inférieurs, la sensibilité n'est placée sous la dépendance d'aucun organe spécial et persiste dans les parties séparées du reste de l'individu tant que ces parties continuent à vivre.

lient à la préhension des aliments bien plus qu'à l'exercice d'un toucher actif.

(1) La plupart des Acalèphes paraissent être très-sensibles à l'agitation du liquide ambiant ; les Hydrostatiques, par exemple, nagent près de la surface de l'eau quand la mer est parfaitement calme, mais s'enfoncent profondément et disparaissent dès que des vagues ou même de petites rides s'y forment. Sur les côtes de la Sicile j'ai eu souvent l'occasion de constater ce fait.

CENT SEPTIÈME LEÇON

Du sens du goût.

§ 1. — Nous avons vu dans la dernière leçon que la langue est douée d'une sensibilité tactile exquise, et que les lèvres, ainsi que d'autres parties de la cavité buccale, possèdent à un haut degré la même propriété physiologique. Chacun sait aussi que certains corps appliqués sur ces parties provoquent seulement des sensations de l'ordre de celles qu'ils feraient naître s'ils étaient mis en contact avec la peau, tandis que d'autres substances y déterminent des impressions très-différentes de celles produites par leur action sur les organes tactiles, impressions dont résulte la sensation d'une *saveur*. Les premiers sont appelés *corps insipides*, les seconds sont des *corps sapides*, et la faculté de sentir les saveurs, faculté qui appartient en propre à certains nerfs spéciaux, constitue le *sens du goût*. Sens du goût.

La sapidité est en général une propriété organoleptique propre aux corps dont la présence dans la bouche met en action le sens du goût ; mais les sensations déterminées de la sorte peuvent être aussi la conséquence des changements produits dans la constitution chimique de la salive ou des autres matières en contact avec la surface gustative et donnant naissance à des matières sapides (1). Corps sapides.

Il est aussi à noter que très-souvent on confond avec les

(1) M. Chevreul, en appelant l'attention des physiologistes sur les phénomènes de cet ordre, cite comme exemple la saveur dite urineuse qui se développe quand des bases alcalines fixes sont introduites dans la bouche, et qui n'appartient pas à ces substances mais à l'ammoniaque dont elles déterminent le dégagement en agissant sur les sels ammoniacaux contenus dans la salive (*a*).

(*a*) Chevreul, *Des différentes manières dont les corps agissent sur l'organe du goût* (*Journ. de physiol. de Magendie*, 1824, t. IV, p. 131).

impressions gustatives celles qui résultent de l'odeur des corps placés dans la bouche et qui cessent de se mêler aux saveurs lorsque le passage de l'air est interrompu entre cette cavité et les fosses nasales (1).

La sapidité des corps est subordonnée à leur état de division. Peu de substances solides et insolubles dans les liquides qu'elles rencontrent dans la cavité buccale possèdent cette propriété organoleptique, et il en est qui, tout en étant peu sapides dans les circonstances ordinaires, acquièrent une saveur intense dès qu'elles ont été mêlées à un liquide susceptible de les dissoudre.

Les substances sapides ne sont pas les seuls agents aptes à produire sur les organes du goût les impressions dont résulte la sensation des saveurs. Lorsque les parties douées de cette sensibilité spéciale sont excitées par d'autres agents, l'électricité par exemple, il en résulte une sensation du même ordre (2). Par conséquent le caractère particulier de ces sensations semble dépendre des propriétés physiologiques des nerfs gustatifs plutôt que de la nature des corps sapides.

(1) Le chimiste éminent que je viens de citer a beaucoup insisté sur cette circonstance, et il a fait voir qu'en laissant de côté les substances caustiques qui altèrent les organes, les corps envisagés sous le rapport des sensations qu'ils excitent en nous lorsqu'on les met dans la bouche, doivent être rangés en quatre classes, savoir : 1° les corps qui n'agissent que sur le tact de la langue (exemple : le cristal de roche) ; 2° les corps qui agissent à la fois sur le tact de la langue et sur l'odorat (exemple : l'étain) ; 3° les corps qui agissent sur le tact de la langue et sur le goût (exemple : le sucre candi et le chlorure de sodium pur) ; 4° les corps qui agissent à la fois sur le tact de la langue, sur le goût et sur l'odorat ; exemple : les huiles essentielles (*a*).

Des expériences faites par Vernière tendent à établir aussi que beaucoup d'impressions réputées sapides sont uniquement tactiles, par exemple : les sensations d'âcreté et d'astringence (*b*).

(2) Plusieurs années avant que Galvani eût étudié les phénomènes électriques entrevus précédemment par Swammerdam, Sulzer avait remarqué qu'en appliquant sur la langue une pièce d'argent et un morceau de plomb il éprouvait une sensation particulière dès que les deux métaux se touchaient (*c*)

(*a*) Chevreul, *Op. cit.* (*Journ. de Magendie*, t. IV, p. 127).
(*b*) Vernière, *Sur le sens du goût* (*Journ. des progrès des sciences méd.*, 1827, t. IV, p. 222).
(*c*) Sulzer, *Nouvelle théorie du plaisir*, 1767.

On a observé même que certains corps sapides changent de goût suivant les parties de l'appareil gustatif sur lesquelles ils sont appliqués ; plusieurs sels produisent des impressions très-différentes lorsqu'ils touchent la partie antérieure de la langue seulement et qu'ils arrivent ensuite dans l'arrière-bouche (1).

Les saveurs, comme chacun le sait, peuvent être agréables ou desagréables ; mais cette différence dans leur mode d'action dépend de l'état de l'organisme plus que de la nature de l'impression produite. Les substances dont la saveur plaît à certains Animaux sont repoussées par d'autres, lors même que l'odorat n'intervient pas dans ce choix. Des différences analogues dans les goûts s'observent chez les divers individus d'une même espèce, et à cet égard on voit souvent des changements considérables se manifester chez le même individu à mesure qu'il avance en âge, et l'habitude entre pour beaucoup dans ce genre d'appréciation (2); enfin l'état des voies digestives exerce une influence encore plus grande sur les impressions qu'une même substance peut produire sur la sensibilité gustative; les malades prennent souvent en dégoût les aliments qu'ils aimaient le plus quand ils étaient dans leur état normal, et les antipathies nées de la sorte persistent parfois pendant très-longtemps après le retour à la santé. Les faits de cet ordre sont trop vulgaires pour qu'il me paraisse nécessaire de m'y arrêter ici (3), mais j'ai

(1) Divers faits de cet ordre ont été constatés expérimentalement par Horn ainsi que par J. Guyot et Admyrault (*a*).

(2) Chez les Animaux aussi bien que chez l'Homme, l'habitude exerce une influence très-grande sur les impressions agréables ou désagréables produites par un aliment. F. Cuvier cite à ce sujet des faits très-remarquables observés chez les Phoques, qui parfois se laissent mourir de faim plutôt que de manger des poissons différents de ceux qu'on leur donnait d'ordinaire (*b*).

(3) Pour plus de détails sur les

(*a*) Horn, *Ueber den Geschmacksinn des Menschen*. Heidelberg, 1825.
— Admyrault, *Mém. sur le siége du sens du goût*, 1830.
— J. Guyot, *Nouvelles expériences sur le sens du goût* (*Arch. gén. de méd.*, 1837, 2e série, t. XIII, p. 51).

(*b*) F. Cuvier, *Observ. sur les facultés des Phoques* (*Ann. du Muséum*, 1811, t. XVII, p. 389).

dû les rappeler pour montrer que l'impression gustative dépend de l'état physiologique de l'être qui sent, non moins que des propriétés organoleptiques du corps excitateur.

Siége de la sensibilité gustative.

§ 2. — L'existence du sens du goût est facile à constater chez beaucoup d'Animaux, mais c'est sur nous-même seulement que nous pouvons bien étudier cette faculté, car dans la plupart des cas nous n'avons aucun moyen de juger des impressions produites par les saveurs sur les Animaux, à moins que ces impressions ne soient d'une intensité exceptionnelle.

Chez l'Homme la sensibilité gustative a pour siége principal la portion de la membrane muqueuse buccale qui revêt la langue et le pharynx. Des expériences dans lesquelles l'action du corps sapide a été circonscrite dans des limites très-étroites montrent que la surface interne des lèvres, tout en possédant une sensibilité tactile exquise, n'est pas impressionnable par les saveurs ; que les gencives et la plus grande partie du palais sont dans le même cas, mais qu'il en est tout autrement pour la portion antérieure du plancher de la bouche, la langue, le voile du palais et le pharynx (1). On a constaté aussi que sur les côtés de la langue

idiosyncrasies de ce genre, je renverrai aux ouvrages de médecine et aux traités spéciaux de physiologie humaine.

(1) On sait depuis longtemps que le sens du goût peut exister chez des personnes dépourvues de langue (a) et l'on attribue communément au palais un rôle important dans l'exercice de la gustation ; mais l'opinion vulgaire à cet égard est très-exagérée, ainsi que l'ont constaté divers expérimentateurs. Afin de bien circonscrire l'action des corps sapides employés pour l'exploration des surfaces douées du sens du goût, Vernière fit usage d'une petite éponge attachée à l'extrémité d'une mince tige de baleine et imbibée de la matière choisie comme réactif. Il conclut de ses expériences que la membrane muqueuse qui revêt la portion osseuse de la voûte palatine, les gencives, les joues, les lèvres, la région moyenne et dorsale de la langue, n'est pas impressionnable par les saveurs, tandis qu'au contraire la sensibilité gustative existe dans la portion de cette membrane qui recouvre les glandes sublinguales, le dessous, la pointe, les bords et la base de la langue,

(a) De Jussieu, *Sur la manière dont une fille sans langue s'acquitte des fonctions qui dépendent de cet organe* (*Mém. de l'Acad. des sciences*, 1718, p. 6).
— Roland de Bellebat, *Aglossotomographie*, 1667.

le sens du goût est plus développé que partout ailleurs, mais que le degré relatif d'impressionnabilité des diverses parties de l'appareil gustatif varie suivant la nature des corps sapides employés. Ainsi les matières sucrées produisent plus d'effet sur la partie antérieure et inférieure de la langue et sur les piliers du voile du palais que sur la muqueuse de l'arrière-bouche, tandis que la gomme-gutte n'agit que peu avant d'être arrivée dans le pharynx (1).

La langue de l'Homme et des autres Mammifères est, comme nous l'avons vu précédemment, un organe essentiellement musculaire (2) et la membrane muqueuse qui la recouvre est garnie d'une multitude de papilles dont les formes sont très-variées (3). Lorsque ces appendices sont revêtus d'une couche épidermique épaisse et rigide, de façon à constituer des odontoïdes (4), ils ne sont que peu sensibles et ne remplissent que des fonctions mécaniques, mais les papilles molles et surtout

les deux faces du voile du palais, les piliers, les amygdales et le pharynx (*a*). Dans d'autres expériences analogues faites par J. Guyot et Admyrault, la partie antérieure de la langue fut isolée en l'engageant dans un sac mince et flexible, mais imperméable, et alors l'existence de la sensibilité gustative ne put être constatée que dans cet organe et sur une petite surface du voile du palais située vers le milieu de la face antérieure de cette cloison mobile (*b*). Longet est arrivé à des résultats un peu différents en opérant sur lui-même et dans d'autres expériences faites sur des Chiens, des Lapins et des Moutons, la coloquinte n'a produit d'effet appréciable que lorsqu'il la mettait en contact avec la langue ou l'arrière-bouche (*c*).

(1) Les différences de ce genre qui ont été signalées par quelques physiologistes dépendent en partie des impressions olfactives produites par la voie des arrière-narines ; mais dans d'autres cas elles ne peuvent être expliquées de la sorte, car elles ont été souvent observées quand les substances employées étaient inodores. Ainsi divers sels minéraux ont des saveurs différentes lorsqu'ils agissent d'une part sur la pointe de la langue, d'autre part sur le pharynx (*d*).

(2) Voyez tome VI, p. 83 et suiv.

(3) Voyez tome VI, p. 103.

(4) Voyez tome VI, p. 104.

(*a*) Vernière, *Sur le sens du goût* (*Journ. des progrès*, 1827, t. III, p. 208 ; t. IV, p. 219).

(*b*) Admyrault, *Mém. sur le siége du goût chez l'Homme*.
— J. Guyot, *Op. cit.* (*Arch. gén. de médecine*, 1837).

(*c*) Longet, *Traité de physiologie*, t. III, p. 57.

(*d*) Horn, *Ueber den Geschmacksinn des Menschen*, 1825.

les papilles caliciformes et fongiformes sont au contraire d'une sensibilité exquise et jouent un rôle important dans la gustation.

Quatre paires de nerfs crâniens fournissent des branches à la langue. Ce sont : 1° les *nerfs linguaux* constitués par la réunion de fibres venant en partie du trijumeau, en partie de la corde du tympan (1) ; 2° les nerfs glosso-pharyngiens (2); 3° les nerfs hypoglosses (3), et 4° les nerfs faciaux (4). Ces derniers, ainsi que les nerfs hypoglosses, se distribuent aux muscles seulement et ne jouent aucun rôle direct dans la gustation. C'est aux nerfs linguaux et aux nerfs glosso-pharyngiens que la langue et les autres parties de l'appareil du goût doivent la sensibilité spéciale ainsi que la sensibilité tactile dont elles jouissent (5).

Nerfs gustatifs. § 3. En effet la section du nerf lingual détruit à la fois la sen-

(1) Le nerf lingual, ou *nerf petit hypoglosse*, est constitué principalement par l'une des deux divisions terminales de la branche maxillaire inférieure du trijumeau (*a*). De même que le nerf dentaire inférieur, constitué par l'autre division terminale du maxillaire inférieur, il descend de la base du crâne, entre les muscles pérygoïdiens et à très-peu de distance de son point d'origine. Il s'unit à la corde du tympan (*b*) dont les fibres constitutives se mêlent aux siennes de la manière la plus intime. Parvenu entre la branche de la mâchoire et la muqueuse pharyngienne, il se recourbe en avant, et après avoir fourni aux parties voisines divers ramuscules, il se divise en un grand nombre de branches qui s'engagent dans l'épaisseur de la langue et qui vont pour la plupart se terminer dans la membrane muqueuse de cet organe.

L'un des filets fournis par le nerf lingual s'anastomose avec le nerf de la 12° paire ou nerf grand hypoglosse, et contribue probablement à donner à celui-ci ses propriétés spéciales. D'autres filets se rendent au ganglion sous-maxillaire (*c*) et, par l'intermédiaire de cet organe, se relient aux glandes sous-maillaires; comme nous l'avons vu précédemment elles exercent sur les fonctions de cet organe une influence remarquable (*d*).

(2) Voyez ci-dessus, page 243.

(3) Voyez ci-dessus, page 244.

(4) Voyez ci-dessus, page 242.

(5) Les anciens physiologistes attribuaient la sensibilité gustative au nerf lingual seulement, et cette opinion a été partagée par des expérimentateurs modernes (*e*).

(*a*) Voyez ci-dessus, page 241.
(*b*) Voyez ci-dessus, page 243.
(*c*) Voyez ci-dessus, page 341.
(*d*) Voyez tome VI, page 250.
(*e*) Magendie, *Leçons sur le système nerveux*, t. II, p. 295.

sibilité tactile et la sensibilité gustative dans la portion antérieure de la langue du côté sur lequel l'opération a été pratiquée (1), tout en laissant ces deux sens intacts, non-seulement du côté opposé, mais aussi à la base de la langue et dans les parties adjacentes de l'arrière-bouche. La section du nerf glosso-pharyngien produit le même effet dans la portion profonde de la cavité buccale, mais n'a pas d'influence sur les fonctions de la portion antérieure de la langue (2). Ces deux nerfs sont par conséquent

(1) La perte de la sensibilité gustative dans la partie antérieure de la langue, à la suite de la section du nerf lingual, a été mise en évidence par les expériences de MM. Biffi et Morganti, ainsi que par celles de plusieurs autres physiologistes. Elle a pu être particulièrement bien constatée chez l'Homme par M. Inzani à la suite d'une opération chirurgicale pratiquée dans l'espoir de faire cesser des douleurs névralgiques (*a*).

(2) Panizza a constaté expérimentalement que la section des nerfs glosso-pharyngiens entraîne la perte du goût dans les parties de la membrane muqueuse buccale auxquelles leurs filets se distribuent, mais il crut à tort que la sensibilité gustative appartenait exclusivement à ces nerfs (*b*). En effet les résultats obtenus par ce physiologiste ne s'accordèrent pas avec les observations de quelques autres expérimentateurs, et il est aujourd'hui bien démontré que les saveurs peuvent être perçues après que les nerfs glosso-pharyngiens ont été détruits (*c*). En ce qui est relatif à la possession de la sensibilité gustative par les glosso-pharyngiens, les conclusions de Panizza ont été confirmées non-seulement par les expériences faites avec beaucoup de soin par divers auteurs (*d*), mais aussi par des faits pathologiques très-significatifs constatés chez l'Homme.

Ainsi que Longet le fait remarquer, il est fort probable que dans quelques-unes des expériences où le sens du goût n'a pas été altéré par l'opération qui avait pour objet la section des nerfs glosso-pharyngiens, ces organes n'avaient pas été divisés, et que l'on avait coupé seulement les rameaux pharyngiens du nerf spinal (*e*). Il est également à noter que les phénomènes

(*a*) Biffi et Morganti, *Sul nervi della lingua, ricerche anat. fisiol.* (*Annali universali di med.*, 1846, t. CXIX).

— Inzani et Lussana, *Sul nervi del gusto* (*Ann. univ.*, 1862, t. CLXXXI, p. 282).

(*b*) Panizza, *Ricerche sperimentali sopra i nervi*. Pavie, 1834.

(*c*) Alcock, *On the question which are the nerves of taste* (*Dublin Journal of med. sciences*, 1836, n° 29).

— J. Reid, *An experimental investigation into the functions of the 8th Pair of Nerves, of the glosso-pharyngious*, etc., (*Edinburgh med. and surg. Journal*, 1838, t. XLIX, p. 129).

— Magendie, *Fonctions du système nerveux*, t. II, p. 293 (1839).

(*d*) Valentin, *De fonctionibus nervorum cerebralium*, 1839, p. 41.

— Morganti et Biffi, *loc. cit.*

— Longet, *Traité de physiol.*, t. III, p. 505.

— Lussana, *Rech. expérimentales et observations pathologiques sur les nerfs du goût* (*Arch. de physiol.*, 1869, t. II, p. 24).

(*e*) Longet, *Traité de physiol.*, t. III, p. 504 (1869).

l'un et l'autre des nerfs gustatifs, et les différences que je viens d'indiquer dans les conséquences de leur division s'expliquent facilement par leur mode de distribution, car les filets terminaux des nerfs linguaux se rendent presque tous dans la membrane muqueuse qui revêt les deux tiers antérieurs de la langue, tandis que les nerfs glosso-pharyngiens se distribuent à la base de cet organe et dans la tunique muqueuse de l'arrière-bouche.

Le nerf lingual considéré dans son ensemble est donc tout à la fois un instrument de sensibilité tactile et de sensibilité gustative ; mais la division du travail physiologique est en réalité portée beaucoup plus loin que ne l'indiqueraient les faits dont je viens de parler. Tout tronc nerveux, comme nous l'avons vu précédemment, est un faisceau de fibres indépendantes les unes des autres et pouvant être similaires ou différentes sous le rapport de leurs fonctions. Il en résulte que deux propriétés appartenant à un même nerf peuvent être aussi complétement indépendantes entre elles, et que la perte de l'une ne doit pas entraîner nécessairement l'abolition de l'autre. Le nerf lingual nous offre un exemple de cette indépendance fonctionnelle(1), car dans certains cas la sensibilité tactile a été complétement perdue dans la partie antérieure de la langue, bien que la sensibilité

attribués par quelques physiologistes à la persistance du sens du goût dans l'arrière-bouche chez des Animaux dont les nerfs glosso-pharyngiens avaient été coupés, peuvent être expliqués par la conservation de la sensibilité tactile seulement ; par exemple les mouvements de nausées provoqués par l'application de substances excitantes sur la muqueuse de cette région, car on sait que des mouvements de ce genre sont déterminés par la titillation du voile du palais ou du pharynx indépendamment de toute impression gustative.

(1) Des cas de ce genre observés chez l'Homme ont été depuis longtemps enregistrés par plusieurs auteurs (*a*), mais n'avaient pas été examinés avec assez d'attention pour per-

(*a*) Romberg, *Anesthesie im Gebiete des Quintus* (Müller's *Archiv*, 1838, p. 305).
— Vogt, *Ueber die Function des* Nervus lingualis *und* glossopharyngius (Müller's *Archiv*, 1840, p. 72).
— Noble, *In London med. Gazette*, oct. 1834.
— Bérard, *Fracture du crâne par armes à feu, etc.* (*Gaz. méd.*, 1840, t. VIII, p. 490).
— James, *Observ. sur la paralysie complète de la cinquième paire*. Thèse, 1740, n° 370, p. 16).

gustative y eût persisté, et diverses expériences physiologiques éclairées par l'anatomie montrent non-seulement que cela dépend de la présence de deux sortes de fibres dans le nerf lingual, mais que ces fibres proviennent de deux sources différentes. J'ai rappelé il y a quelques instants que le nerf lingual est constitué principalement par une branche du rameau maxillaire inférieur du trijumeau et par la corde du tympan. Or, ce sont les fibres provenant de cette dernière source qui jouissent de la sensibilité gustative, et les fibres fournies par le trijumeau qui possèdent la sensibilité tactile. On s'en est assuré en analysant les phénomènes qui résultent de la division du nerf au-dessous du point de jonction de ces deux sortes de fibres et de la destruction de l'une de ses racines, l'autre restant intacte (1).

La corde du tympan, ainsi que je l'ai dit précédemment, est une branche du nerf facial ou nerf de la septième paire, et celui-ci, comme nous le verrons bientôt, préside aux mouvements des

mettre aux physiologistes d'en conclure que la persistance de la sensibilité gustative après la perte de la sensibilité tactile ne dépendait pas seulement de la conservation du nerf glosso-pharyngien après la destruction du nerf lingual. Un malade observé par le Dr Rienzi et par M. Lussana a fourni la solution de cette question. Les expériences récentes faites sur les Animaux par plusieurs physiologistes mettent aussi en évidence l'indépendence de ces deux genres de sensibilité dans la portion de la langue qui reçoit les branches du nerf lingual et qui n'en reçoit pas du nerf glosso-pharyngien.

(1) Bellingieri remarqua, il y a plus d'un demi-siècle, que la corde du tympan exerce une influence spéciale sur le sens du goût (*a*), mais c'est dans ces dernières années seulement que le rôle de ce nerf dans la gustation a été bien démontré, d'abord chez l'Homme, puis sur le Chien. Un des faits les plus importants à ce sujet fut fourni par un malade dont la corde du tympan avait été coupée accidentellement, et dont la langue était devenue insensible aux saveurs dans les deux tiers antérieurs du côté lésé sans que la sensibilité tactile y fût abolie. M. Lussana, en divisant le même nerf des deux côtés sur un Chien constata le même résultat (*b*), et j'ajouterai que M. Claude Bernard a observé aussi la perte de la sensibilité gustative dans la partie antérieure de la langue à la

(*a*) Bellingieri, *De nervis facici*, 1818.
(*b*) Inzanni et Lussana, *Observ. et expér. sur les nerfs du goût* (*Gaz. méd.*, 1864, p. 403). — Lussana, *Op. cit.* (*Arch. de physiol.*, 1869, t. II, p. 28).

muscles sous-cutanés de la face, mais les fibres dont se compose le tronc du nerf facial en amont du point de départ de la corde du tympan ne proviennent pas toutes de la même source. Dans l'intérieur du crâne le nerf facial naît de l'encéphale par deux racines ; une racine principale qui ne présente pas de ganglion, et une racine accessoire et ganglifère que les anatomistes ont appelées *nerf intermédiaire de Wrisberg ;* il est aussi en connexion indirecte avec le trifacial au moyen du nerf vidien qui vient du ganglion sphéno-palatin et du petit nerf pétreux superficiel qui vient du ganglion otique (1).

On devait donc se demander si la sensibilité spéciale de la corde du tympan appartient à des fibres venant des racines du nerf facial, notamment du nerf intermédiaire de Wrisberg, ou des fibres venant du nerf trijumeau par l'intermédiaire, soit du ganglion sphéno-palatin, soit du ganglion otique. M. Schiff leur attribue cette dernière origine tandis que M. Lussana les considère comme provenant du nerf intermédiaire. Cette dernière opinion me paraît devoir prévaloir, car plusieurs expérimentateurs ont constaté qu'après l'extirpation du ganglion

suite de la division du nerf facial dans l'intérieur du crâne (*a*).

D'autre part M. Schiff a vu que la section des fibres du trijumeau qui vont se joindre à la corde du tympan pour constituer le nerf lingual n'entraîne pas la perte de la sensibilité gustative dans la région correspondante de la langue.

La corde du tympan, ainsi que nous l'avons vu précédemment (*b*) remplit ussi d'autres fonctions ; elle donne aux glandes salivaires des fibres vaso-motrices et met ainsi ces organes en harmonie d'actions avec l'appareil gustatif, et tous les physiologistes n'admettent pas que le nerf lingual y puise la sensibilité gustative dont il est doué. Ainsi M. Vulpian se prononce négativement à ce sujet et se fonde principalement sur l'intégrité des fibres constitutives des branches terminales du nerf lingual après la destruction de la corde du tympan (*c*), mais cet argument ne me parut pas concluant en présence des résultats positifs obtenus par M. Lussana.

(1) Voyez ci-dessus, page 346.

(*a*) Bernard, *Leçons sur la physiol. et la pathol. du système nerveux*, 1867, t. II, p. 143.

(*b*) Voyez tome VI, p. 250.

(*c*) Vulpian, *Remarques sur la distribution anatomique de la corde du tympan* (*Arch. de physiol.*, 1869, t. II, p. 209).

sphéno-palatin la sensibilité gustative persistait dans la portion correspondante de la langue (1). Je ne connais aucun fait qui puisse trancher d'une manière directe la question relative au rôle du petit nerf pétreux superficiel, mais la ténuité de ce filet est telle qu'il serait difficile, ce me semble, d'admettre qu'il renferme toutes les fibres gustatives du nerf lingual. Par conséquent M. Lussana, me paraît être fondé à considérer la petite racine du nerf facial comme étant la voie par laquelle ces fibres émergent de l'encéphale pour se rendre aux organes du goût après s'être accolées aux autres fibres constitutives de la corde du tympan (2).

Papilles gustatives.

§ 4. — C'est principalement dans les papilles molles de la langue que les nerfs gustatifs se rendent, et, depuis quelques années, la structure intime de ces prolongements de la tunique muqueuse buccale ainsi que le mode de terminaison des fibres nerveuses dans leur intérieur ont été l'objet de beaucoup de recherches intéressantes, faites en partie sur des Batraciens (3),

(1) Des expériences ont été faites récemment par M. J.-L. Prévost sur les effets de l'extirpation du ganglion sphéno-palatin, et me paraissent ne pouvoir laisser subsister aucun doute relativement à la conservation du sens du goût dans la partie antérieure de la langue après l'opération sus-mentionnée (*a*). Des résultats analogues avaient été obtenus précédemment par M. Alcock, et les faits négatifs dont argue M. Schiff ne me paraissent pas être concluants (*b*).

(2) Pour plus de détails à ce sujet je renverrai au travail de cet auteur cité précédemment.

(3) Waller, qui fut le premier à étudier attentivement la structure intime de la langue des Batraciens, trouva que les nerfs gustatifs se rendent aux papilles fongiformes situées sur la face dorsale de cet organe chez la Grenouille, et que leurs fibres élémentaires s'y terminent dans un espace où le revêtement épithélique est plus délicat que sur les parties circonvoisines. Cet espace, qu'il appela l'aire gustative, est situé tout au sommet de la papille,

(*a*) J. L. Prevost, *Rech. relatives aux fonctions gustatives du nerf lingual* (*Gaz. méd.*, 1869).

(*b*) Alcock, *Op. cit.* (*Dublin Journ. of med. sciences*, 1836).

— Cl. Bernard, *Leçons sur la physiol. du système nerveux*, 1858, t. II, p. 94.

— Schiff, *Neue Untersuch. über die Geschmacksnerven des vordern Theils der Zunge* (Moleschott's *Untersuch. zur Naturlehre*, 1867, t. X, p. 406).

— Vizioli, *Il movimento medico-chirurgico de Napoli*, 1869.

— Lussana, *Sur les nerfs du goût, observations et expériences nouvelles* (*Arch. de physiol.* 1871, t. IV, p. 150).

en partie sur des Mammifères. La couche épithélique qui occupe le sommet de ces papilles est dépourvue de cils vibratiles et d'une grande délicatesse; les fibres terminales des nerfs gustatifs, après avoir constitué des plexus plus ou moins riches et être devenues très-pâles, s'y mettent en relation avec des cellules de forme particulière, et dont le sommet porte deux ou plusieurs prolongements filiformes d'une ténuité extrême. Chez

sur le côté de ce prolongement (a). M. Leydig constata ensuite que l'épithélium vibratile dont la muqueuse linguale est généralement garnie manque sur ces espaces (b), et M. Billroth fut conduit à penser que les filets terminaux des nerfs y sont en connexion avec certaines cellules épithéliales (c). En 1861, M. Axel-Key alla plus loin et distingua parmi les cellules épithéliales ordinaires de ces parties, des cellules particulières qui paraissent être unies par un pédoncule filiforme à des fibres nerveuses sous-jacentes, et qui ont été désignées sous le nom de *cellules gustatives* (d). L'existence de ces connexions des fibres nerveuses avec des cellules superficielles des papilles fongiformes fut révoquée en doute par quelques observateurs (e), mais confirmées par les recherches d'autres micrographes, bien que l'un de ceux-ci (Beale) ne pense pas que ces cellules soient des éléments épithéliaux (f). M. Engelmann représente les fibres terminales de ces nerfs comme formant un réseau, dont partent des filaments qui pénètrent dans l'épiderme et y constituent chacun une cellule fusiforme, dont l'extrémité supérieure se divise en branches très-fines pour s'ouvrir vers l'extérieur (g). Chez les Crapauds, les papilles son moins développées que chez la Grenouilles (h) ; chez les Salamandres terrestres, elles sont représentées par des plis seulement, et chez les Protées elles manquent (i).

(a) Waller, *Minute Structure of the Papillæ and Nerves of the Frog and Tood* (*Philos. Trans.*, 1849, p. 139).

(b) Leydig, *Traité d'histologie*, p. 324.

(c) Billroth, *Ueber die Epithelienzellen der Froschzunge* (Müller's *Archiv für Anat.*, 1858, p. 159).

(d) Axel Key, *Ueber die Endigungsweise der Geschmacksnerven in der Zunge des Frosches* (Müller's *Archiv*, 1861, p. 329, pl. 8).

(e) Hoyer, *Mikrosk. Untersuch. über die Zunge des Frosches* (Müller's *Archiv*, 1859, p. 481).

— Hartmann, *Ueber die Endigungsweise der Nerven in den* Papillæ fungiformis *der Froschzunge* (*Arch. für Anat.*, 1863, p. 634).

(f) Fixsen, *De linguæ Ranæ Textura*. Dorpat, 1857.

— Beale, *New Observ. on the Minute Anat. of the Papillæ of the Frog's Tongue* (*Philos. Trans.*, 1865, p. 453, pl. 21).

— Maddox, *A Contribution to the Minute Anat. of the fungiform Papillæ, etc.* (*Monthly Journ. of microsc. Science*, 1869, vol. 1, p. 1, pl. 1).

(g) Engelmann, *Ueber die Endigungen der Geschmacknerven in der Zunge des Frosches* (*Zeitschr. für wissensch. Zool.*, 1868. t. XVIII, p. 141, pl. 9). — *Die Geschmacksorgane* (Stricker's *Handbuch*, t. II, p. 832).

(h) Waller, *Op. cit.* (*Philos. Trans.*, 1849, p. 147).

(i) Leydig, *Histologie*, p. 340.

quelques Mammifères, on a aperçu des dispositions analogues, mais les micrographes sont loin d'être fixés sur la nature des corpuscules appelés *cellules gustatives*, avec lesquels les filaments nerveux paraissent être en relation (1). Il est aussi à noter que l'on trouve également dans les papilles dont nous nous occupons ici des corpuscules de Krause (2). Mais ces organites existent aussi dans des parties de la membrane muqueuse buccale qui ne sont pas douées de la sensibilité gustative, et il est probable qu'ils sont affectés au service de la sensibilité tactile. L'existence de ganglions microscopiques a été signalée aussi sur quelques divisions subterminales des nerfs linguaux et des nerfs hypoglosses, mais ces petits centres nerveux ne sont pas limités aux parties de la langue qui sont douées de la sensibilité gustative (3).

Du goût chez les Animaux.

(1) Les recherches publiées récemment sur ce sujet par plusieurs micrographes habiles tendent à établir que certaines cellules fusiformes, logées dans la couche épithélique, se relient aux fibres terminales des nerfs gustatifs, et diffèrent essentiellement des cellules épithéliques adjacentes (*a*); mais je dois ajouter que d'après M. Kölliker il est peu probable que ces corpuscules dits gustatifs soient de nature nerveuse (*b*), et dans l'état actuel de nos connaissances, il me paraîtrait inutile d'entrer dans plus de détails à ce sujet.

(2) Voyez tome X, page 11.

(3) Ces ganglions accessoires, ont été observés par M. Remak et par quelques autres anatomistes (*c*). On avait d'abord pensé qu'ils servaient à établir entre l'appareil gustatif et les glandes salivaires des relations analogues à celles dont dépendent les actions réflexes, dont il a été question précédemment (*d*); mais, ainsi que l'a montré M. Schiff, cette opinion n'est

(*a*) Szabadfoldy, *Beitr. zur Histologie der Zungenschliemhaut* (*Archiv für pathol. Anat.*, (*Archiv für pathol. Anat.*, t. XXXVIII, p. 177).
— Schwalbe, *Ueber das Epithel der* Papillæ vellatæ (*Arch. für mikrosk. Anat.*, 1867, t. III, p. 504). — *Ueber die Geschmacksorgane der Säugethiere und der Menschen* (*Op. cit.*, 1868, t. IV, p. 154, pl. 12 et 13).
— Loven (Chr.), *Beitr. zur Kentniss vom Bau des Geschmackswarzchen der Zunge* (*Archiv für mikrosk. Anat.*, 1868, t. IV, p. 96, pl. 7).
— Letzerich, *Ueber den Endapparat der Geschmacksnerven* (Virchow's *Archiv*, t. XLV, p. 9, pl. 1).
— Engelmann, *Op. cit.* (Stricker's *Handbuch*).
— Hönigschmied, *Zur mikrosk. Anat. des Geschmacksorgane der Säugethiere* (*Zeitschr. für wissensch. Zoologie*, 1873, t. XXIII, p. 414).
(*b*) Remak, *Ueber die Ganglien der Zunge* (Müller's *Archiv*, 1852, p. 58).
(*c*) Kölliker, *Éléments d'histologie*, p. 458.
(*d*) Voyez tome VI, p. 249 et suiv.

Mammifères. § 5. — Le sens du goût est très-développé chez la plupart des Mammifères. On peut s'en convaincre par le plaisir que beaucoup de ces Animaux (particulièrement les herbivores) manifestent quand ils mangent du sucre ou qu'ils lèchent un bloc de sel marin, ainsi que par la répugnance qu'ils témoignent pour certains aliments, lors même que ceux-ci n'ont aucune odeur (1). Il en est de même pour les Insectes et pour beaucoup d'autres Animaux ; mais ce qui guide d'ordinaire ces êtres dans le choix de leurs aliments, c'est l'odeur plutôt que la saveur de ces substances, car c'est sans les goûter qu'ils refusent le plus souvent celles qui ne leur conviennent pas. Il me paraît même très-probable que beaucoup de substances qui sont inodores pour nous ne le sont pas pour certains Animaux. Chez les Mammifères qui vivent dans l'eau, l'appareil gustatif est peu développé, et chez plusieurs de ces Animaux les papilles de la langue sont même tout à fait rudimentaires (2).

Oiseaux. Chez la plupart des Oiseaux les aliments ne séjournent pas dans la bouche, et le revêtement épithélial qui recouvre la langue ainsi que les autres parties des parois de cette cavité est trop corné et trop épais pour que le sens du goût puisse être bien développé ; mais chez quelques Animaux de cette classe où la langue est charnue, les Perroquets notamment, la déglutition ne

guère admissible (*a*) et dans l'état actuel de nos connaissances on ne peut former aucune conjecture plausible au sujet des fonctions de ces centres nerveux microscopiques.

(1) Cuvier pensait que la faculté de distinguer les plantes vénéneuses des plantes alimentaires pouvait dépendre du ganglion sphéno-palatin qui est très-développé chez les Mammifères herbivores et fort petit chez les carnassiers et les omnivores (*b*), mais je ne connais aucun fait physiologique qui soit de nature à confirmer cette opinion.

(2) Blainville a insisté sur ce fait ; chez les Dauphins et les Lamentins, la langue est lisse, et chez les Phoques les papilles sont peu développées (*c*).

(*a*) Schiff, *Ueber den Einfluss der Nerven auf die Gefässe der Zunge* (*Archiv für physiolog. Heilkunde*, 1853, t. XII, p. 377).

(*b*) G. Cuvier, *Rapport sur un mém. de M. Jacobson* (*Arch. du Muséum*, 1811, t. XVIII, p. 423).

(*c*) Blainville, *De l'organisation des Animaux*, t. I, p. 258.

se fait pas avec la même rapidité, et il semble y avoir une sorte de dégustation.

Sous ce rapport les Reptiles et les Batraciens paraissent être moins bien doués que ne le sont les Oiseaux. Du reste le sens du goût n'a été que peu étudié chez ces Animaux (1). Il est aussi très-peu développé chez les Poissons. Ceux-ci avalent gloutonnement leurs aliments et leur langue ne reçoit que peu de filets nerveux Si la sensibilité gustative existe chez ces Animaux, elle réside probablement dans la portion membraneuse du pharynx où se distribuent quelques branches des nerfs hypoglosses (2). Reptiles Batraciens et Poissons.

Il est au contraire évident que chez certains Invertébrés, particulièrement les Animaux suceurs et lécheurs, le goût est très-développé. Pour s'en convaincre il suffit d'observer l'avidité avec laquelle les Abeilles et les Mouches recherchent les matières sucrées, lors même que celles-ci sont complétement inodores. Les Sangsues donnent aussi des signes évidents d'une sensibilité gustative, car lorsqu'elles appliquent leur ventouse orale sur une partie de la peau qui a été préalablement lubrifiée Invertébrés.

(1) Les Serpents, tout en étant fort délicats sur le choix de leur nourriture, ne paraissent pas avoir le sens du goût très-développé, car lorsque ces Reptiles ont commencé à ingurgiter leur proie on peut leur faire avaler d'autres aliments sans qu'ils s'aperçoivent du changement; il suffit d'attacher ces corps entre les pattes postérieures de l'Animal qu'ils sont en train d'avaler; c'est une opération que l'on pratique souvent dans les ménageries erpétologiques par un motif d'économie.

On peut cependant se demander si la langue d'une mobilité extrême que la plupart des Reptiles projetent si souvent au dehors et agitent dans l'air comme s'ils voulaient goûter ce fluide, ne leur sert pas à y reconnaître la présence des corpuscules de diverses natures qui s'y trouvent en suspension. Cela mériterait d'être examiné.

(2) Chez les Carpes le palais est garnie d'une substance charnue, épaisse, molle et très-irritable que quelques auteurs considèrent comme étant un organe du goût (*a*); mais les nerfs nombreux qui s'y répandent proviennent des pneumogastriques, et rien ne confirme l'hypothèse que je viens de rappeler (*b*).

(*a*) Weber, *Ueber das Geschmacksorgan der Karpfen* (Meckel's *Archiv für Anat.*, 1827, p. 309). — Van Beneden, *Sur le siége du goût dans la Carpe* (*Bull. de l'Acad. de Belgique*, 1833, t. II, p. 103).

(*b*) Cuvier, *Hist. des Poissons*, t. I, p. 477.

avec du sang ou du lait, elles y mordent volontiers, tandis qu'il en est tout autrement si la surface est enduite de sueur ou de pus (1). Il est probable que le sens du goût ne fait pas défaut chez les Mollusques, mais on ne sait que peu de chose à ce sujet (2). Enfin chez les Zoophytes ce sens ne me paraît pas exister.

En étudiant le système tégumentaire des Poissons, nous avons vu, que chez beaucoup de ces Animaux il existe, soit dans des canaux sous-cutanés, soit dans des cavités cyathiformes de la peau, des organes très-singuliers qui, à raison de leur structure et de leur connexion avec le système nerveux, paraissent devoir être des instruments sensitifs (3). Quelques auteurs supposent qu'ils sont le siége d'un sixième sens; mais, si effectivement ils jouissent d'une sensibilité spéciale, j'inclinerais à croire qu'ils fonctionnent à la manière d'un appareil gustatif, et permettent ainsi à ces Animaux aquatiques de juger des qualités de l'eau dans laquelle ils se trouvent. Du reste des conjectures de cet ordre n'ont pas assez de valeur scientifique pour que je m'y arrête ici.

(1) Il paraît cependant que la présence de la coloquinte dans le lait n'empêche pas les Sangsues de sucer ce liquide (*a*). Les vers de terre donnent aussi des signes de dégustation (*b*), et M. de Quatrefages a constaté que chez certains Annélides errants les parois de l'arrière-bouche sont remarquablement riches en nerfs (*c*).

(2) Les Limaçons et d'autres Mollusques nous montrent de la préférence pour certains aliments, et l'on argue souvent de ces faits pour leur attribuer le sens du goût (*d*), mais l'odorat pourrait les guider de la même manière dans le choix de leur nourriture.

(3) Voyez tome X, page 80 et suiv

(*a*) Derheins, *Hist. naturelle des Sangsues*, 1825.
(*b*) Morren, *De Lumbrici terrestris Hist. nat.*, p. 125.
(*c*) Quatrefages, *Hist. nat. des Annélides*, t. I, p. 90.
(*d*) Moquin-Tandon, *Hist. nat. des Mollusques terrestres et fluviatiles*, t. I, p. 123.

CENT-HUITIÈME LEÇON.

Du sens de l'odorat.

Sens de l'odorat.

§ 1. — Le Sens de l'odorat nous révèle l'existence de certaines propriétés organoleptiques qui échappent à la sensibilité tactile et à la sensibilité gustative, et qui excitent en nous des sensations d'un ordre particulier. Tous les corps de la nature n'ont pas le pouvoir d'agir ainsi sur l'économie animale ; beaucoup d'entre eux sont inodores et les corps odorants, pour mettre en jeu la sensibilité olfactive, doivent arriver en contact direct avec la surface qui est douée de cette sensibilité spéciale, et qui chez l'Homme, ainsi que chez les autres Vertébrés à respiration aérienne, occupe les parois de la portion vestibulaire des voies aériennes constituée par les fosses nasales.

Substances odorantes.

Les substances odorantes par elles-mêmes sont en général des gaz ou des vapeurs, et quand elles ne se présentent pas sous la forme d'un fluide élastique, elles ne manifestent cette propriété que lorsqu'elles sont dans un état de division extrême. L'odeur n'est pas une conséquence de la diffusibilité, car il y a beaucoup de gaz et de vapeurs inodores, mais la diffusibilité est une des conditions nécessaires à la manifestation de cette propriété, et tout ce qui tend à augmenter la tension du fluide odorant et sa dispersion au loin, tend aussi à augmenter son action sur l'appareil olfactif. Ainsi l'arsenic est solide et inodore à la température ordinaire, mais chauffé à environ 300 degrés, ce métalloïde se transforme en vapeur, et alors il possède une odeur particulière très-intense.

C'est surtout à la chimie qu'appartient l'étude des principes odorants ; par conséquent, je ne m'y arrêterai que peu ; mais il me paraît nécessaire de prémunir le physiologiste contre des causes de confusion et même d'erreur, que la plupart des auteurs n'ont pas écartées d'une manière suffisamment nette.

Lorsque la substance odorante est un corps simple, comme l'arsenic dont je viens de parler, ou un composé bien défini et à l'état de pureté, de l'acide sulfhydrique par exemple, on peut facilement constater que son odeur lui appartient en propre, qu'elle est une conséquence de sa nature chimique et de son état physique, et qu'elle se manifeste par suite de l'action directe de cette matière sur la surface olfactive. Mais la plupart des corps odorants sont des mélanges plus ou moins complexes de substances diverses, et leur odeur se répand au loin, en sorte qu'on les sent à distance, bien qu'on n'aperçoive au premier abord aucune diminution dans leur masse. Dans ce cas l'odeur appartient à une seul ou à un petit nombre de ces matières qui sont volatiles, ou qui sont susceptibles de donner naissance au principe odorant, et c'est la diffusion de ces substances en quantité d'ordinaire fort minime, qui est la cause du phénomène. Ainsi une fleur qui parfume l'air ambiant, une rose par exemple, est constituée en majeure partie par des tissus dont la substance est inodore, mais elle produit dans quelques-unes de ses cellules sécrétantes une essence, une huile volatile dont l'odeur est intense, et c'est à ce principe que son arome est dû ; on peut s'en assurer en extrayant cette huile volatile, soit par distillation, soit par l'action dissolvante de certains réactifs, tels que le sulfure de carbone.

D'autres fois, le principe odorant ne préexiste pas dans le corps qui émet l'odeur ; il y naît peu à peu et résulte de certains changements chimiques éprouvés par une ou plusieurs des matières constitutives de ce corps. Ainsi l'odeur du beurre rance est due au développement d'un acide gras volatil, appelé *acide butyrique*, qui se forme dans cette substance. Enfin il y a d'autres corps dont le principe odorant résulte de la combinaison d'une matière peu ou point odorante avec de l'ammoniaque, et se développe à mesure que cette dernière substance est formée, soit par la fermentation putride, soit autrement (1).

Il me paraît probable que c'est aussi par l'effet de quelques changements chimiques déterminés dans la constitution de certains corps par l'électricité, que ceux-ci deviennent odorants sous l'influence de cet agent (2).

Il importe également de noter que les substances odorantes répandues dans l'atmosphère, peuvent être absorbées et même retenues pendant un temps plus ou moins long par divers corps spongieux, probablement à raison de quelque action de l'affinité capillaire analogue à celle qui détermine l'adhérence entre les liquides et les surfaces solides susceptibles d'être mouillées par ces fluides. Il en résulte que des corps inodores par eux-mêmes, peuvent devenir odorants par suite de leur contact avec des matières étrangères (3), et nous verrons bientôt que ce phénomène nous permet de comprendre comment cer-

(1) Ainsi M. Chevreul a observé que l'odeur très-forte de poisson, qui est répandue par le liquide huileux intervertébral des Squales plus ou moins altéré, n'existe pas primitivement dans cette matière, et ne s'y développe que quand il se produit de l'ammoniaque, substance qui agit sur l'huile et donne ainsi naissance à une combinaison volatile et odorante (*a*). D'autres faits très-intéressants, relatifs à l'influence de l'ammoniaque sur le développement du principe odorant du musc, ont été constatés par Robiquet (*b*).

(2) Ainsi on sait aujourd'hui par les expériences de Schönbein et de quelques autres chimistes, que l'odeur développée dans l'oxygène par le passage des étincelles électriques, dépend d'une production d'ozone.

(3) Des observations intéressantes relatives à l'influence de la couleur des étoffes sur la propriété que celles-ci possèdent de fixer ainsi temporairement les effluves odorants, ont été faites par un médecin d'Edimbourg, nommé Stark, et par A. Duméril. Des étoffes de laine de couleur noire ou bleue absorbent et retiennent pendant plus longtemps les odeurs que ne le font les étoffes de même nature dont la couleur est rouge ou jaune ; enfin les tissus blancs sont les moins aptes à s'imprégner de la sorte (*c*).

(*a*) Chevreul, *Sur le liquide contenu dans les cavités intervertébrales du* Squalus maximus (*Ann. du Muséum*, 1811, t. XVIII, p. 145).

(*b*) Robiquet, *Considérations sur l'arome* (*Ann. de chimie et de physique*, 1820, t. XV, p. 27).

(*c*) Aug. Dumeril, *Des Odeurs*, thèse, Fac. des sciences de Paris, 1843, p. 26.

tains Mammifères, dont l'odorat est très-fin, peuvent suivre à la la piste les animaux qu'ils cherchent à atteindre.

Quant aux caractères organoleptiques des substances odorantes, chacun sait qu'ils peuvent être rapportés à un certain nombre de types principaux; les odeurs aromatiques, les odeurs vireuses, les odeurs fétides, etc. Mais les classifications de ce genre n'offrent que peu d'intérêt, car nous ne savons rien sur les causes des différences de cet ordre (1). Du reste, il est probable que beaucoup de corps inodores pour nous, sont odorants pour des Animaux chez lesquels le sens de l'odorat est plus développé.

La quantité de matière odorante qui peut suffire pour impressionner l'appareil olfactif dépasse en petitesse tout ce que nous pouvons imaginer. On a souvent constaté que certains corps, le musc par exemple, parfument pendant des années l'air d'une salle ouverte à tous les vents, sans diminuer notablement de poids, et chacun sait que certains Mammifères, le Chien par exemple, peut non-seulement sentir les odeurs laissées sur le sol par les pieds des Animaux qui fuient devant lui de toute leur vitesse, mais aussi distinguer ces odeurs entre elles, de façon à reconnaître la piste de l'individu qu'il veut suivre. Les faits de cet ordre sont trop vulgaires pour qu'il me paraisse nécessaire d'en citer ici(2), et chacun peut se convaincre que sous le rapport de la finesse de l'odorat l'Homme est moins bien partagé que ne le sont beaucoup de Quadrupèdes. Les inégalités

(1) Haller s'est contenté de classer les odeurs en trois groupes, suivant qu'elles sont pour nous agréables, désagréables ou mixtes, c'est-à-dire indifférentes (*a*). Linné, Lorry et Fourcroy ont adopté des groupements différents, dont l'utilité ne me semble pas assez grande pour que j'e parle ici plus longuement (*b*).

(2) On peut consulter à ce sujet l'ouvrage de H. Cloquet, intitulé *Osphrésiologie*, 1821.

(*a*) Haller, *Elémenta physiol.*, t. V, p. 162.

(*b*) Linné, *Odores medicamentorum* (*Amœnitates Academicæ*, 1756, t. III, p. 183).

— Lorry, *Obs. sur les parties volatiles et odorantes des médicaments* (*Mém. de la Soc. royale de médecine*, 1785, p. 306).

— Fourcroy, *Sur l'esprit recteur de Boerhaave, etc.* (*Ann. de chimie*, 1798, t. XXVI, p. 232).

que l'on observe dans la délicatesse de ce sens dépendent en majeure partie du degré de perfection de l'organe qui en est le siége ; mais la faculté de distinguer entre elles les impressions reçues par cette voie et d'en conserver le souvenir est subordonnée aussi à la manière dont l'attention se fixe habituellement sur ces impressions. Ce que l'on appelle communément l'éducation d'un sens ne résulte que rarement d'une amélioration de cette faculté elle-même, mais dépend principalement de la manière dont l'intelligence s'accoutume à scruter les sensations, et en à tirer des conséquences. L'étude des phénomènes dus à l'olfaction nous en fournit des preuves. En effet, dans les circonstances ordinaires, notre attention, distraite sans cesse par les opérations de la pensée ainsi que par les sensations que nous procurent la vue, l'ouïe, le toucher, ne se fixe que peu sur les impressions déterminées par les odeurs et s'accoutume si bien à les négliger qu'elles passent inaperçues, à moins d'avoir une certaine intensité ; mais lorsque l'attention de l'Homme se concentre tout entière sur des impressions de cet ordre, son odorat peut acquérir une finesse extrême, sans que rien ait été changé à la constitution de son appareil olfactif. Nous en avons la preuve par une observation recueillie par un oculiste célèbre de Londres, Wardrop. Ce savant eut l'occasion d'examiner un Homme qui, depuis sa naissance, était aveugle, sourd et muet, mais qui en flairant les personnes dont il s'approchait les distinguait entre elles (1).

(1) Cet aveugle, nommé J. Mitchel, flairait attentivement le bras ou quelque autre partie du corps des personnes dont il était entouré ; il distinguait ainsi immédiatement un étranger, et suivant l'impression produite par celui-ci sur son odorat, il témoignait pour lui de l'aversion ou de la sympathie. A sa seconde visite chez Wardrop, il reconnut ainsi ce chirurgien, car, après l'avoir flairé, il fit signe que celui-ci lui avait touché les yeux. Il ne portait jamais un aliment à sa bouche sans l'avoir flairé préalablement.

Humboldt assure que les Indiens du Pérou ont l'odorat si fin, que de très-loin et au milieu de la nuit ils reconnaissent l'approche d'un étranger et savent distinguer si celui-ci est

En résumé, les odeurs sont dues à des particules odorantes, qui sous la forme de gaz, de vapeurs, ou de tout autre effluve, se répandent dans le milieu ambiant et arrivent en contact avec l'appareil olfactif. Tout obstacle mécanique qui s'oppose à leur passage empêche leur action sur cet instrument physiologique, et pour les Animaux qui vivent dans l'air c'est en se mêlant à ce fluide qu'ils y arrivent. On comprend donc qu'une des dispositions les plus favorables à l'exercice de l'odorat est l'existence de ce sens sur un point où les courants atmosphériques passent le plus fréquemment et le plus régulièrement; condition qui se trouve réalisée dans la partie des voies respiratoires des Vertébrés pulmonés, constituée par les fosses nasales.

Organes olfactifs.

§ 2. — Nous avons vu, dans une des premières leçons de ce cours, que chez tous les Vertébrés dont la respiration s'effectue à l'aide de poumons (et ce sont les seuls dont je m'occuperai pour le moment), ces fosses communiquent d'une part au dehors, à l'aide des narines, et d'autre part avec la bouche ou le pharynx, au moyen des arrière-narines; que d'ordinaire l'air inspiré les traverse pour arriver à la glotte, et que leurs parois sont tapissées par une tunique muqueuse, dont la surface est lubrifiée par un liquide visqueux (1). Cette tunique est appelée la *membrane pituitaire* ou *membrane schneïdérienne* (2); elle est le siége du sens de l'odorat, et son étendue est une des principales causes qui régissent le degré de perfectionnement de cette faculté.

L'appareil olfactif fournit à l'appareil de la respiration une de ses voies de communication avec l'atmosphère, et c'est ce dernier appareil, à son tour, qui fournit au sens de l'odorat les agents

un de leurs compatriotes, un Européen ou un nègre (*a*).

(1) Voyez tome II, p. 265 et suiv.

(2) Ainsi nommée en l'honneur de l'auteur d'un ouvrage sur l'appareil olfactif (*b*).

(*a*) Carpenter, ART. SMELL (Todd's *Cyclopaedia of Anat. and Physiol.*, t. IV, p. 702).

(*a*) Schneider, *Liber de osse cribriformi et sensu ac organo odoratus*, 1653.

moteurs à l'aide desquels les particules odorantes sont amenées en contact avec la membrane pituitaire. Lorsque ce sens s'exerce d'une manière passive, les mouvements ordinaires d'inspiration et d'expiration suffisent pour renouveler dans les fosses nasales l'air chargé de ces matières stimulantes; mais lorsque l'animal veut augmenter sa puissance olfactive, il exécute des mouvements d'inspiration brusques et pricipités; il *flaire* et de la sorte il détermine jusque dans les parties les plus reculées des cavités olfactives le renouvellement de l'air, qui est le véhicule des odeurs.

C'est dans la classe des Mammifères que l'apparail olfactif est le plus développé et le mieux constitué. Chez les Reptiles et les Batraciens il est fort réduit. Sous ce rapport, les Oiseaux ressemblent aux Reptiles plus qu'aux Mammifères (1). Du reste, chez tous ces Animaux, il présente les mêmes caractères essentiels. Il est divisé en deux chambres paires par une cloison verticale (2), et les nerfs cérébraux de la première paire y pénètrent par deux ou plusieurs ouvertures, situées à sa partie

(1) La plupart des ornithologistes attribuent aux Vautours et aux autres oiseaux de proie une grande puissance olfactive, et ils pensent que c'est l'odorat qui les guide lorsqu'on les voit arriver de très-loin, pour se jeter sur un cadavre et le dévorer; mais diverses expériences faites par Audubon montrent que ce sens ne leur sert que peu à découvrir leur proie, et que c'est principalement, peut-être même uniquement la vue qui les dirige (*a*). D'autres expériences plus anciennes et dues à Scarpa prouvent que les Passereaux sont rebutés par de certaines odeurs, tandis que les Gallinacés ne paraissent y être que peu sensibles; ce sont les Palmipèdes et surtout les Echassiers qui lui ont paru avoir l'odorat le plus développé (*b*).

(2) La cloison médiane des fosses nasales est constituée en partie par la lame descendante de l'ethmoïde et par l'os vomer, en partie par un cartilage (*c*). Elle est d'ordinaire complète, mais chez quelques Oiseaux elle est perforée; ainsi chez les Hirondelles de murs, les deux fosses nasales communiquent entre elles par un pertuis situé entre les narines; chez les Cygnes il existe un pertuis analogue très-près de cet orifice extérieur, et

(*a*) Audubon, *Ornithological biography*, t. II, p. 34 et suiv.

(*b*) Scarpa, *Anatomicæ disquisitiones de auditu et olfactu*, p. 83 et suiv. (1789).

(*c*) Par exemple *chez l'Homme;* voyez Sappey, *Traité d'anatomie descriptive*, t. III, p. 332, fig. 620.

supérieure, et creusées dans l'os ethmoïde ; c'est même à la multiplicité de ces pertuis chez l'Homme et la plupart des autres Mammifères que cet os crânien doit son nom (1).

La paroi antérieure (ou antéro-supérieure) des fosses nasales constitue le nez proprement dit, et forme parfois une saillie considérable en avant de la mâchoire supérieure, ainsi que cela se voit chez l'Homme et quelques Singes. Leur charpente osseuse est composée principalement des os propres du nez et des branches montantes des os maxillaires en avant et en haut, de l'ethmoïde en dessus, de la portion palatine et jugale des os maxillaires et des os palatins, en bas, enfin du vomer au milieu (2) ; mais elle est complétée en avant par diverses pièces cartilagineuses qui d'ordinaire entourent les narines (3).

chez les Toucans, une ouverture semblable est placée plus loin en arrière (a).

(1) *Os cribriforme* ou ethmoïde de ἠθμός criblé et εἶδος ressemblance. On donne plus particulièrement le nom de *lame cribleuse* de l'ethmoïde à la portion crânienne et horizontale de cet os qui est perforée pour livrer passage aux nerfs olfactifs, et c'est dans la classe des Mammifères seulement qu'elle mérite ce nom, à raison du grand nombre de ces trous (c). Chez le Tapir d'Amérique, les parties de la lame criblée sont remplacées par de grandes lacunes, dont les bords spongiformes dépendent des lames verticales de la portion labyrinthique de l'ethmoïde (b).

Chez l'Ornithorhynque (c) ainsi que chez la plupart des Oiseaux (d), les Reptiles et les Batraciens, le nerf olfactif sort du crâne par un orifice unique.

(2) Voyez tome X, page 330.

(3) Chez l'Homme les deux pièces cartilagineuses principales, appelées *cartilages latéraux du nez*, font suite aux os propres du nez et descendent vers les narines en s'appuyant sur le bord antérieur du cartilage de la cloison, mais elles n'atteignent pas la partie terminale du nez où se trouve une autre paire de pièces analogues dites *cartilages de l'aile du nez* (e). En-

(a) Owen, *Observ. on the Anat. of the Toucan* (in Gould's, *Monograph of the Rhamphastidæ* 1854, pl. (sans numéro), fig. 3. — *Anat. of the Vertebrates*, t. II, p. 131, fig. 53.

(b) E. Deslongchamps, *Recherches anatomiques sur le Tapir d'Amérique* (*Mém. de la Soc. linnéenne de Normandie*, t. VII, pl. 2, fig. 6 et 7).

(c) Meckel, *Ornithorhynchi paradoxi descriptio anatomica*, pl. 7, fig. 11.

(d) L'*Apteryx* et les *Dinornis* font exception à cette règle ; voyez Owen, *Anat. of the Vertebrates*, t. II, p. 130.

(e) Voyez Sappey, *Op. cit.*, t. III, p. 634, fig. 621 et 622.

La structure de ces orifices est très-simple chez la plupart des Vertébrés ovipares. Chez les Batraciens et les Reptiles, ils sont petits, et souvent leurs bords sont susceptibles de se dilater par suite de la contraction de quelques fibres musculaires sous-cutanées (1) ; quelquefois même ils sont entourés d'une sorte d'excroissance très-remarquable, ainsi que cela se voit chez les Gavials mâles (2). Chez les Oiseaux, les narines affectent en général la forme de fentes pratiquées vers la base de la mandibule supérieure et nues ou en partie recouvertes, soit par des plumes roides (3) soit par une écaille bombée (4), et, chez certains Palmipèdes pélagiens, elles se prolongent antérieurement en manière de tubes adhérents au bec (5). Quelquefois elles sont extrêmement réduites ou même oblitérées (6). Dans

fin ces dernières se relient latéralement à une série de petites pièces accessoires, qui vont rejoindre la partie inférieure du bord antérieur de la branche montante de l'os maxillaire supérieur (*a*).

(1) Cette disposition est facile à constater chez la Grenouille et les autres Batraciens anoures, où le bord inférieur des narines s'avance en manière d'opercule.

(2) Chez les Crocodiles, les narines ont la forme d'une fente semi-lunaire dont le bord convexe (situé postérieurement) fait office de valvule.

Chez les Gavials, les narines sont portées sur une tubérosité érectile, et ont une structure très-complexe, particulièrement chez le mâle (*a*).

(3) Chez les Oiseaux de proie, les narines sont ouvertes dans une partie membraneuse de la base du bec, appelée *cirre* (*b*); chez la plupart des Passereaux, elles sont pratiquées dans la portion cornée de la mandibule, e souvent elles sont complétement à découvert. D'autres fois elles sont cachées sous des plaques roides; par exemple chez le Corbeau.

(4) Chez les Gallinacés, les narines sont percées dans la portion membraneuse de la base du bec, et recouvertes d'une écaille cartilagineuse (*c*). Chez les Pigeons cette partie forme une petite voûte très-bombée (*d*).

(5) Ce mode de conformation est très-remarquable chez les Pétrels (*e*), et se retrouve à un moindre degré chez quelques autres Palmipèdes.

(6) Ainsi chez le Héron, les narines

(*a*) Geoffroy St-Hilaire, *Rech. sur l'organisation des Gavials* (*Mém. du Muséum*, 1825, t. XII, p. 105, pl. 5, fig. 1-4.

(*b*) Par exemple chez le Faucon ; voyez l'*Atlas du Règne animal* de Cuvier, OISEAUX, pl. VI. fig. 1.

(*c*) Voyez l'*Atlas du Règne animal* de Cuvier, OISEAUX, pl. 6, fig. 4 *a*.

(*d*) Voyez l'*Atlas du Règne animal* de Cuvier, OISEAUX, pl. 91.

(*e*) Voyez l'*Atlas du Règne animal*, OISEAUX, pl. 73, fig. 2.

la classe des Mammifères au contraire, leur structure se complique beaucoup. Nous n'avons pas à nous occuper ici des particularités de structure au moyen desquelles la portion antérieure du nez devient chez quelques-uns de ces Animaux un organe de préhension (1) ou un instrument propre à fouir le sol (2) ; je m'abstiendrai également de parler des dispositions qui favorisent l'exercice de la sensibilité tactile dans cette partie de la face (3) ; mais il me paraît nécessaire de dire quelques mots du mécanisme au moyen duquel beaucoup de Mammifères peuvent à volonté dilater l'entrée des fosses nasales, et faciliter ainsi l'introduction de l'air chargé de particules odorantes, jusque dans le fond de l'appareil olfactif. Les mouve-

sont extrêmement épaisses (*a*), et chez les Fous (*b*) ainsi que chez les Pélicans elles manquent, en sorte que les effluves odorants ne peuvent arriver à la membrane pituitaire, que par la voie des arrière-narines.

(1) Notamment la trompe de l'Eléphant, dont la structure a été indiquée dans une leçon précédente (*c*). Cet organe est une portion vestibulaire de l'appareil olfactif, et le siége de l'odorat paraît être relégué dans la portion intra-maxillaire des fosses nasales, où la membrane pituitaire présente des caractères très-différents de ceux de la muqueuse proboscidienne. Ces fosses sont d'ailleurs peu développées, mais elles sont en communication avec un vaste système de sinus frontaux (*d*). Le nez proboscidiforme des Tapirs ressemble un peu à une trompe d'Éléphant qui serait très-courte, mais sa structure est différente ; la cloison cartilagineuse médiane des fosses nasales se prolonge dans son intérieur, et il n'a pas de muscles allant de la tunique pituitaire à la peau (*e*). Chez le Phoque à capuchon (*Stemmatophorus cristatus* ou *Cystiphora borealis*) l'entrée des fosses nasales est dilatée de façon à constituer immédiatement derrière les narines une grande poche musculo-membraneuse (*f*).

(2) Par exemple le boutoir du Cochon.

(3) Par exemple le développement des replis cutanés que l'on remarque autour du nez chez beaucoup de Chauves-Souris.

(*a*) Cuvier, *Leçons d'anat. comp.*, t. III, p. 713.
(*b*) Owen, *Anat. of the Mammalia*, t. II, p. 130).
(*c*) Voyez ci-dessus page 423.
(*d*) Cuvier, *Ossements fossiles*, t. I, ÉLÉPHANTS, pl. 4, fig. 5, t. III, p. 210. — Owen, *Anat. of Vertebrates*, fig. 154.
(*e*) E. Deslongchamps, *Op. cit.* (*Mém. de la Soc. linnéenne de Normandie*, t. VII, p. 25, pl. 1, fig. 8).
(*f*) Rapp, *Ueber den ausdehnbaren Anhang des Klappmützen-Seehundes* (Meckel's *Archiv für Anat.*, 1829, p. 236, pl. 7).

ments de ce genre sont très-apparents chez l'Homme, mais ils sont plus puissants chez divers Quadrupèdes, le Cheval par exemple. Ils résultent du jeu de diverses pièces cartilagineuses qui garnissent la partie terminale du nez, et qui sont mises en action par des faisceaux musculaires sous-cutanés (1).

Chez quelques Vertébrés des plus inférieurs, les fosses nasales sont des cavités simples et de faible capacité. Mais d'ordinaire elles sont subdivisées en deux ou plusieurs couloirs longitudinaux par des lames saillantes, qui naissent de l'une de leurs parois et s'avancent vers la paroi opposée. Ces cloisons incomplètes servent à augmenter l'étendue de la surface odorante ; on les désigne sous le nom de *cornets du nez*, parce que d'ordinaire elles sont plus ou moins enroulées sur elles-mêmes, et les principales gouttières qu'elles laissent entre elles sont appelées les *méats du nez*. C'est chez les Mammifères, particulièrement chez les Carnassiers et les Ruminants, que ces cornets sont le plus développés. Lorsque leur complication n'est pas portée très-loin, ils sont au nombre de trois de chaque côté de l'appareil olfactif et nettement séparés entre eux ; d'après leur position on les distingue alors en *cornets inférieurs*, *cornets moyens* et *cornets supérieurs* (2) ; mais lorsqu'ils se compliquent beaucoup, les cornets moyens et supérieurs se

(1) Chez le Cheval, ainsi que chez quelques autres Mammifères, l'entrée de la narine est divisée en deux portions, dont l'une, située près de la commissure supérieure des nasaux, est un cul-de-sac formé par un repli de la peau, et dont l'autre, placée plus bas, donne accès aux fosses nasales. Les cartilages de l'aile du nez donnent naissance à une branche interne très-forte, qui de leur angle antéro-inférieur se recourbe en avant et en arrière, de façon à encadrer en dessous la narine correspondante (a). Tous les muscles de l'aile du nez sont dilatateurs des nasaux ; ce sont les muscles transversaux du nez et le muscle pyramidal.

Chez la Chèvre, la charpente cartilagineuse des narines, est constituée non par des pièces distinctes, mais par des prolongements de la cloison médiane et des cornets.

(2) Par exemple chez l'Homme, où

(a) Voyez Chauveau, *Traité d'Anat. comp. des Animaux domest.*, p. 407, fig. 128.

confondent souvent, et sont représentés par une multitude de lames, qui laissent entre elles, non des méats simples, mais des cellules ou des anfractuosités de formes très-variées. Le cornet inférieur est constitué par une pièce osseuse particulière, ou par un cartillage, les autres cornets sont des dépendances de l'ethmoïde (1). D'ordinaire toutes ces lames naissent de la paroi extérieure des fosses nasales, et la cloison qui sépare entre

les cornets ne commencent qu'à une distance assez grande de la paroi antérieure des fosses nasales, ne s'enroulent que fort peu, et sont superposés d'une manière assez régulière, enfin diminuent successivement de grandeur de façon que les méats sont tous les trois simples, et que le méat supérieure est très-court (*a*). Chez la plupart des Singes de l'ancien continent, les cornets du nez sont simples comme chez l'Homme; mais chez les Singes d'Amérique, ils commencent à se compliquer davantage.

(1) Les principales différences qui se font remarquer dans la conformation de cette partie de l'appareil olfactif chez les divers Mammifères, dépendent les unes de la complication plus ou moins grande des lames cloisonnaires dépendantes du cornet inférieur, les autres de la disposition des cornets ethmoïdaux. Lorsque le cornet inférieur est très-développé, ainsi que cela se voit chez le Chien (*b*) et chez quelques autres Carnassiers (*c*), il occupe la presque totalité de la portion antérieure des fosses nasales, et en se subdivisant, donne naissance à une série de lames longitudinales superposées, plus ou moins enroulées et circonscrivant un nombre considérable de gouttières ou canaux incomplets, qui tiennent lieu du méat inférieur et de la portion inférieure du méat moyen de l'Homme (*d*). Les cornets ethmoïdaux sont refoulés presque en totalité dans la portion postérieure des fosses nasales, et y circonscrivent une multitude d'anfractuosités, dont la complication est parfois extrême (*e*) et dont la forme varie beaucoup suivant les espèces. Souvent le cornet supérieur acquiert des dimensions très-considérables, et s'avance en manière d'auvent audessus du cornet inférieur, tandis que les autres lames ethmoïdales constituent en arrière de celle ci une sorte de labyrinthe, ainsi que cela se voit chez le Cheval (*f*). Chez les Hippopotames, le cornet supérieur est énorme et les anfractuosités labyrinthiques qui représentent le méat moyen sont bien développées, mais le méat inférieur est à peine marqué (*g*).

(*a*) Voyez Bourgery, *Traité de l'anat. de l'Homme*, t. III, pl. 85, fig. 1-4.

(*b*) Voyez l'*Atlas du Règne animal* de Cuvier, MAMMIF., pl. 4, fig. 4.

(*c*) Par exemple chez la Martre; voyez Carus et Dalton, *Tab. anat. comp. illustr.*, pars. IX, tab. VI, fig. 3.

— Le Phoque; voyez Vrolik, *Op. cit.*, pl. 2, fig. 3.

(*d*) Voyez l'*Atlas du Règne animal* (*loc. cit.*, fig. 4 *a*).

(*e*) Notamment chez le Chien; voyez l'*Atlas du Règne animal*, MAMMIF., pl. 4, fig. 4 *b*).

(*f*) Voyez Gurlt, *Die Anat. des Pferdes*, pl. 61, fig. 2.

(*g*) Alph. Milne Edwards, *Rech. pour servir à l'hist. nat. des Mammifères*, pl. 4, fig. 1 et 2.

elles les deux cavités olfactives ne présente aucun prolongement analogue, ni connexion avec les cornets. Souvent chez les Vertébrés Ovipares, ceux-ci sont dépourvus de charpente osseuse, et le repli de la membrane pituitaire qui les constitue n'est soutenu que par un cartilage ou par des expansions fibreuses. Chez les Oiseaux ces expansions présentent une disposition qui est souvent fort complexe et elles naissent en partie de la cloison médiane des fosses nasales (1).

La grandeur des fosses nasales dépend en partie de la distance comprise entre les narines extérieures et les arrière-narines, distance qui est très-faible chez les Batraciens et la plupart des Reptiles, mais devient considérable chez les Crocodiles, les Oiseaux (2), et surtout chez les Mammifères. Chez ces derniers Animaux la capacité de ces fosses est encore accrue

(1) Scarpa a fait voir qu'il existe chez les Oiseaux, trois cornets plus ou moins distincts entre eux (*a*). Le cornet antérieur ou inférieur est peu développé, et ne consiste qu'en une expansion lamelliforme qui est placée près de la narine, et s'étend de l'aile du nez à la partie inférieure de la cloison médiane. Le cornet supérieur ou postérieur occupe la partie la plus reculée des fosses nasales et affecte ordinairement la forme d'une cloche. Enfin le cornet moyen qui est en général beaucoup plus grand que les autres, présente aussi une structure beaucoup plus complexe. Il est constitué par une lame repliée plusieurs fois sur elle-même, et il adhère à la cloison médiane ; Scarpa le compare à une curcurbite lorsqu'il est très-développé, ainsi que cela à lieu chez les Palmipèdes (*b*). Chez les Échassiers il s'allonge, mais se rétrécit beaucoup (*c*). Chez les Casoars, les cornets sont représentés par un nombre considérable de plis longitudinaux et sinueux de la membrane pituitaire, mais chez les Autruches, où les expansions lamelliformes sont également dépourvues d'une charpente osseuse ou cartilagineuse, il n'en existe que trois, dont une supérieure et postérieure, une moyenne, et une inférieure disposée en manière de valvule, près de la narine (*d*).

(2) Chez la plupart des Oiseaux les deux arrière-narines s'ouvrent séparément dans la bouche, mais quelquefois elles se confondent ; ainsi chez le Cormoran et chez le Fou elles ne sont représentées que par un orifice unique.

(*a*) Par exemple chez l'Oie ; voyez Scarpa, *Op. cit.*, pl. 3, fig. 1-3.
(*b*) Le Cygne ; voyez Carus et Dalton, *Op. cit.*, pl. 5, fig. 17.
(*c*) Exemple : la Cigogne ; voyez Scarpa, *Op. cit.*, pl. 3, fig. 6.
(*d*) Cuvier, *Leçons d'anat. comp.*, t. III, p. 689.

par des cavités accessoires qui y débouchent, et qui sont creusées dans l'épaisseur des os adjacents. J'ai déjà eu l'occasion de signaler l'existence de ces cavernes (1) qui manquent chez les Oiseaux, ainsi que chez les Reptiles et les Batraciens et qui, d'après leur position, sont appelées *sinus maxillaires* (2), *sinus frontaux* (3) et *sinus sphénoïdaux* (4) ; du reste elles ne paraissent servir que peu à l'olfaction. Chez quelques Mammifères, il existe aussi une autre cavité annexée aux fosses nasales, et disposée de façon a y verser les liquides sécrétés dans son intérieur ; les anatomistes la désignent sous le nom d'*organe de Jacobson* (5).

La tunique muqueuse des fosses nasales est constamment lubréfiée par des liquides provenant en partie d'une multitude

(1) Voyez tome X, p. 303.

(2) Les sinus maxillaires ou *antres de Higmore*, sont en général creusés dans le corps des os maxillaires supérieurs, mais quelquefois ils sont pratiqués dans les os malaires, ainsi que cela se voit chez les Cochons. Chez les Ruminants, ils sont très-grands ; chez les Chevaux, ils sont divisés en deux loges ; chez les Eléphants, ils sont constitués par une multitude de grandes cellules ; enfin chez les Carnassiers et la plupart des Rongeurs, où l'os maxillaire ne forme pas un plancher sous l'orbite, ils sont réduits presque à rien.

Chez les Oiseaux, les os du bec sont parfois creusés d'une multitude de cellules (*a*) ; mais ces cavités ne paraissent pas être tapissées par des prolongements de la membrane pituitaire comme chez les Mammifères.

Les sinus maxillaires manquent aussi chez les Reptiles et chez les Batraciens.

(3) Les sinus frontaux manquent chez les Échidnés. Ils sont au contraire extrêmement vastes chez quelques Mammifères, tels que les Éléphants et la plupart des Ruminants (*b*). Chez beaucoup de ces divers Animaux, ils communiquent avec de grandes cellules creusées dans l'axe osseux des cornes, et lorsque la direction de ces prolongements frontaux est telle que l'air puisse facilement arriver dans leur intérieur, ainsi que cela a lieu chez le Buffle (*c*) ; quelques auteurs les considèrent comme servant à l'odorat, mais cela me paraît peu probable, à raison du mode de distribution du nerf olfactif.

(4) Les sinus sphénoïdaux sont peu développés et manquent chez beaucoup de Mammifères (*d*).

(5) Cet organe, dont la découverte

(*a*) Voyez tome X, p. 378.

(*b*) Voyez tome X, p. 331.

(*c*) Bailly, *Mém. sur les usages des cornes dans quelques Animaux et particulièrement dans le Buffle* (*Ann. des sciences nat.*, 1824, 1re série, t. II, p. 369).

(*d*) Voyez Cuvier, *Anat. comp.*, t. III, p. 680.

de glandules, logées dans son épaisseur(1), en partie de l'appareil lacrymal dont le canal terminal vient déboucher dans le méat inférieur (2). L'épithélium qui la recouvre est garni de cils vibra-

est due à Jacobson (*a*), consiste en une poche formée par un tissu glandulaire et logée dans une gaîne cartilagineuse, longue et étroite, qui est couchée sur le plancher des fosses nasales près de la cloison médiane, dans une gouttière osseuse; par son extrémité antérieure il débouche dans un canal qui occupe le trou incisif, traverse le palais et fait communiquer les fosses nasales avec la cavité de la bouche. Cet organe est très-remarquable chez les Ruminants, et il est bien développé chez le Cheval; mais il est moins grand chez les Carnassiers; chez les Singes, il est très-réduit. On n'en trouve que des vestiges chez l'Homme, et il paraît manquer complétement chez les Cétacés. Lorsqu'il est bien constitué, il reçoit des branches des nerfs olfactifs et des filets d'un petit centre nerveux particulier, appelé *ganglion naso-palatin*, lequel est à son tour relié au ganglion sphéno-palatin (*b*).

(1) Chez les Mammifères, ces organes sécréteurs sont de deux sortes : ceux qui occupent la plus grande partie de la membrane pituitaire sont des glandes en grappes, qui ont été très-bien décrites et figurées chez l'Homme par M. Sappey et qui sont très-nombreuses ; sur quelques points on en compte jusqu'à cent cinquante dans l'espace d'un centimètre carré (*c*) ; les autres, dont l'existence n'a pu être bien démontrée chez l'Homme, sont plus simples et tubuleuses, ou en forme de sac (*d*), ainsi que cela se voit chez la Grenouille (*e*). On les désigne sous le nom de *glandes de Bowman*.

(2) Nous reviendrons sur cet appareil en parlant de la vision ; mais je dois ajouter ici que chez les Oiseaux, la membrane pituitaire est lubréfiée aussi par des glandes frontales ou sus-oculaires, dont la disposition est fort semblable à celle des glandes lacrymales, si ce n'est que leur canal excréteur ne débouche pas à la surface de l'œil, et se rend directement dans les fosses nasales (*f*).

(*a*) Cuvier, *Rapport sur un mémoire de M. Jacobson intitulé :* Description anatomique d'un organe observé dans les Mammifères (*Ann. du Muséum*, 1811, t. XVIII, p. 412).
— Coloman Balog, *Ueber das Jacobsons'che Organ des Schafes* (*Sitzungsber. der Wiener Akad.*, 1860, t. XLII, p. 280).

(*b*) H. Cloquet, *Mém. sur les ganglions nerveux des fosses nasales* (*Journal de médecine*, 1818, t. II, p. 211).

(*c*) Sappey, *Rech. sur les glandes des paupières et de la pituitaire* (*Mém. de la Soc. de biologie*, 1854, t. V, p. 29). — *Traité d'anat.*, t. III, p. 656, fig. 631.

(*d*) Bowman and Todd, *the Physiological anatomy and physiol. of Man*, t. II, p. 6.
— Hoyer, *Ueber die mikrosk. Verhältnisse der Nasenschleimhaut* (Müller's *Arch.* 1860, p. 60, pl. 1, fig. 1.

(*e*) Leydig, *Traité d'histologie*, p 245, fig. 119.

(*f*) Cuvier, *Anat. comp.*, t. III, p. 459.
— Tiedemann, *Zoologie*, t. III, p. 88.
— Jacobson, *Sur une glande conglomérée appartenant aux fosses nasales* (*Bull. de la Soc. philomathique*, 1813, p. 267).
— Nitsch, *Ueber die Nasendriese der Vögel* (Meckel's *Deutsches Archiv*, 1838, t. VI, p. 244).
— Jobert, *Recherches anatomiques sur les glandes nasales des Oiseaux* (*Ann. des sciences nat.*, 5ᵉ série, t. XI, p. 349, pl. 8 et 9).

tiles dans toute la portion inférieure des fosses nasales, mais d'ordinaire il ne présente pas les mêmes caractères dans la portion supérieure de ces cavités ; là ce revêtement est plus épais, plus mou, et n'est pas vibratile (1) ; mais parmi les cellules qui entrent dans sa composition, il en est qui offrent un mode de conformation très-particulier ; elles donnent naissance à deux filaments très-grêles et très-allongés qui se dirigent en sens opposés, de façon à les rendre bipolaires, et l'un de ces prolongements atteint la surface libre de l'épithélium, tandis que l'autre, tantôt simple, tantôt variqueux, s'enfonce profondément dans le tissu sous-jacent. On désigne ces organites sous le nom de *cellules olfactives* (2).

(1) D'après les observations de quelques autres micrographes, l'Homme ferait parfois exception à cette règle, car, en examinant des suppliciés presque aussitôt après la mort, ils ont aperçu des cils vibratiles sur toutes les parties de la membrane pituitaire (*a*); mais cette disposition ne paraît pas être constante.

(2) Chez les Batraciens, l'extrémité libre de chaque cellule olfactive est garnie de deux sortes de prolongements filiformes ou *cils*, dont l'un, plus long que les autres, ressemble à une soie rigide, et dont les derniers, en général multiples, jouissent de mouvements propres. Une disposition analogue se voit chez les Oiseaux, mais chez les Mammifères et les Poissons ces cils olfactifs font défaut, et les prolongements filiformes ou bâtonnets qui ont été décrits par quelques auteurs, comme terminant l'extrémité libre des cellules olfactives, sont produits par l'action des réactifs (tels que l'acide chromique) employés pour la préparation des pièces histologiques.

Pour plus de détails à ce sujet, je renverrai aux observations de M. Bowman, d'Eckardt, d'Ecker et de quelques autres micrographes, mais plus particulièrement à un travail très-approfondi de M. Schultze (*b*).

(*a*) Gegenbauer, Leydig et H. Müller (*Würtzburg. Verhandl.*)

(*b*) Bowman and Todd, *Op. cit.*, t. II, p. 4, fig. 103 et 104.

— Kölliker, *Eléments d'histol.*, p. 954, fig. 521.

— Eckhardt, *Beiträge zur Anat. und Physiol.*, 1855.

— Ecker, *Ueber die Geruchsschleimhaut des Menschen* (*Zeitschr. für wissench. Zool.*, 1857, t. VIII, p. 303, pl. 13).

— Schultze, *Untersuch. über den Bau der Nesselschleimhaut, namentlich die Structur und Endigungsweise der Geruchsnerven bei dem Menschen und den Wirbelthieren* (*Abhandl. der naturforschenden Gesellschaft zu Halle*, 1862, t. VII).

— Hoffmann, *Onderzockingen over den anatomischen Bou van de membrana olfactoria het peripherische intende van den N. olfactorius.* Dissert. inaug. Amsterdam, 1866.

— Babuchin, *Das Geruchsorgan* (Stricker's *Handbuch der Lehre von den Geweben des Menschen und der Thiere*, t. II, p. 964).

§ 3. — Les nerfs qui se distribuent dans la membrane pituitaire sont de deux sortes : les uns sont des branches du trijumeau (1), les autres constituent la partie terminale des nerfs crâniens de la première paire, qui portent à juste titre le nom de *nerfs olfactifs*. En effet, les nerfs trijumeaux sont des organes de la sensibilité tactile, et c'est aux nerfs de la première paire qu'appartient la sensibilité spéciale, à l'aide de laquelle les odeurs proprement dites sont perçues (2). La membrane pituitaire est très-impression-

(1) Le nerf trijumeau envoie des branches dans toutes les parties de la membrane pituitaire; on a pu en suivre les filets jusque dans les sinus et dans les cellules ethmoïdales. Ils sont fournis : 1° par le *nerf nasal* qui naît du nerf ophthalmique (*a*) dans le sinus caverneux, et se divise en deux branches, dont l'une, superficielle, se rend dans la peau du nez, et l'autre, interne (ou *nerf ethmoïdal*), gagne la partie supérieure des fosses nasales et se répand dans toute la portion antérieure de ces cavités; 2° par le nerf maxillaire supérieur, dont certaines fibres, après avoir pénétré dans le ganglion sphéno-palatin (*b*), se rendent à la membrane pituitaire, soit directement, soit après avoir contribué à la formation du rameau appelé nerf palatin moyen (*c*).

(2) Les anciens avaient des idées fort bizarres au sujet du siége de l'odorat et de la nature des organes auxquels on donne aujourd'hui le nom de nerfs olfactifs. Ils supposaient que les matières odorantes passaient des fosses nasales dans les ventricules du cerveau, en traversant les pertuis de la lame criblée de l'ethmoïde, et que ces orifices, ainsi que les nerfs dont je viens de parler, étaient des émonctoires servant à verser au dehors les humeurs sécrétées dans l'intérieur de la cavité crânienne (*d*); de là les expressions populaires de *rhume de cerveau*, *fonte du cerveau*, etc., appliquées au coryza, indisposition dans laquelle la production des liquides sécrétés par la membrane pituitaire augmente beaucoup. Un moine du VIIIe siècle, nommé Protospatharios, paraît avoir été le premier a reconnaître la véritable nature des nerfs olfactifs, mais leur passage a travers la lame criblée et la distribution de leur filets dans la membrane pituitaire ne furent démontrés que beaucoup plus tard, par un anatomiste italien (*e*), N. Massa, et un des compatriotes de cet auteur, le célèbre Scarpa, fut le premier à en donner une bonne description (*f*).

(*a*) Voyez ci-dessus, page 241.
(*b*) Voyez ci-dessus, page 346.
(*c*) Voyez Sappey, *Op. cit.*, t. III, fig. 507.
(*d*) Galien, *De usu partium*, lib. VIII. — *De instrumento oodratus*.
(*e*) Protospatharios, *De corporis humani fabrica*. lib. IV (Fabricius *Bibl. græcæ*, 1740, t. XII, p. 805).
(*f*) N. Massa, *Indrod. anat.*, cap. XXXIX, p. 87 (1536).
— Scarpa, *Anatomicarum annotationum de organo olfactus*, lib. II (1785).

nable par la titilation et par le contact des substances irritantes, telles que l'acide sulfureux ou l'ammoniaque, et les excitations déterminées de la sorte, arrivent à l'encéphale par l'intermédiaire des nerfs trijumeaux; par conséquent, elles ne sont pas interrompues par la section ou la désorganisation des nerfs olfactifs. L'influence exercée par les trijumeaux sur la nutrition et la sécrétion de la membrane pituitaire paraît être nécessaire à la conservation des propriétés que celle-ci doit réunir pour être apte à sentir d'une manière quelconque, mais il est aujourd'hui bien démontré que la perception des odeurs est subordonnée à l'action des nerfs de la première paire, car le sens de l'odorat est détruit par le seul fait de leur désorganisation (1). Cela résulte d'un nombre considérable de cas pathologigues (2)

(1) Dans les expériences faites sur les Animaux, il est très-difficile de distinguer les effets dus à l'olfaction de ceux produits par l'excitation de la sensibilité tactile de la membrane pituitaire, et c'est faute d'avoir établi d'une manière assez nette cette distinction, que Magendie a été conduit à considérer les nerfs trijumeaux comme étant des nerfs de l'odorat. Après avoir détruit ces nerfs dans l'intérieur du crâne chez des Chiens et des Canards, il constata que la membrane pituitaire de ces Animaux était sensible à l'action des vapeurs d'ammoniaque, d'acide acétique et d'essence de térébenthine, ainsi qu'à l'excitation mécanique, et il en conclut que le sens de l'odorat, au lieu de dépendre de ces nerfs, comme on l'admettait généralement, s'exerçait par l'intermédiaire des branches nasales du nerf trijumeau. Mais dans une autre expérience analogue, il crut reconnaître qu'un Chien mutilé de la sorte ne reconnaissait plus l'odeur de la viande (*a*).

(2) Longet a rassemblé un certain nombre de cas pathologiques, dans lesquels la perte de l'odorat coïncidait avec un état morbide des lobes olfactifs, et il s'est appliqué à montrer que les faits, à raison desquels Magendie avait attribué la sensibilité olfactive aux nerfs trijumeaux, s'expliquent par la sensibilité tactile dont jouissent les parties auxquelles ces nerfs se distribuent (*b*). M. J.-L. Prevost a publié récemment des observations sur les relations qui, chez les vieillards, existent entre l'atrophie plus ou moins complète des nerfs olfactifs et l'affaiblissement ou la perte du sens de l'odorat (*c*).

(*a*) Magendie, *Le nerf olfactif est-il l'organe de l'Odorat? Expériences sur cette question* (*Journal de physiol.*, 1824, t. IV, p. 169).

(*a*) Longet, *Anat. et physiol. du système nerveux*, t. II, p. 36 et suiv.

(*c*) J.-L. Prévost, *Atrophie des nerfs olfactifs fréquente chez les Vieillards et correspondant avec la diminution ou la perte du sens de l'odorat* (*Mém. de la Soc. de biologie*, 1866, 4e série, t. III, p. 69).

observés chez l'Homme, et d'expériences très-probantes faites sur les Chiens par M. Prevost (1).

Les nerfs olfactifs, ainsi que nous l'avons vus dans une leçon précédente (2), naissent des lobes antérieurs de l'encéphale ou lobes olfactifs. Chez l'Homme, ils sont au nombre de 15 à 18 de chaque côté, et s'engagent immédiatement dans les pertuis de la lame criblée de l'ethmoïde, pour aller gagner les fosses nasales où ils se partagent en deux groupes, dont l'un se répand en manière d'éventail sur la cloison médiane, tandis que l'autre constitue du côté externe de ces cavités un plexus à mailles serrées. Leurs branches se répandent dans la membrane pituitaire, mais elles n'en occupent que la portion supérieure ou subfrontale (3). Elles s'y ramifient beaucoup et il résulte des observations récentes de quelques histologistes, que leurs filets terminaux pénètrent dans la couche épithélique, où ceux-ci se joindraient

(1) Quelques expériences faites par M. Gianuzzi, sur les effets de la section des nerfs olfactifs, ont donné des résultats qui paraissent favorables à l'opinion de Magendie relativement à la persistance de la sensibilité olfactive, après la destruction de ces organes (*a*); mais les recherches plus approfondies de M. Prevost sur le même sujet me paraissent décisives. Ce physiologiste a constaté que, dans les cas où l'opération pratiquée dans le but de diviser les nerfs olfactifs des Chiens n'avait pas determiné la perte du sens de l'odorat, une partie des fibres constitutives de ces nerfs avaient échappé à la section, et que tout indice de sensibilité olfactive disparaissait après la division complète de ces organes (*b*); je citerai aussi les expériences dans lesquelles M. Schiff constata des faits du même ordre. Ainsi les Chiens à la mamelle sur lesquelles il détruisit les lobes olfactifs ne purent plus retrouver les tétines de leur mère (*c*).

(2) Voyez ci-dessus, page 323.

(3) Les branches des nerfs olfactifs se composent de fibres pâles et se répandent sur le cornet supérieur, sur le cornet moyen et sur la partie supérieure de la cloison médiane, mais elles ne dépassent pas le bord inférieur du cornet moyen, et ne pénètrent ni dans les méats ni dans les sinus (*d*).

(*a*) Gianuzzi, *Recherches physiologiques sur les nerfs de l'olfaction* (*Comptes rendus des séances de la Soc. de biologie*, 1863, 3e série, t. V, p. 97).

(*b*) J.-L. Prévost, *Note relative aux fonctions des nerfs de la première paire* (*Archives des sciences physiques et naturelles de Genève*, 1869, t. XXXIV, p. 209).

(*c*) Schiff, *Die erste Hirnnerv ist die Geruchsnerve* (Moleschott's *Untersuchungen zur Naturlehre*, 1851, t. VI, p. 254).

(*d*) Voyez Sappey, *Traité d'anat. descriptive*, t. III, p. 247, fig. 491 et 492.

aux cellules dites olfactives; mais il reste encore beaucoup d'incertitude à cet égard (1).

Appareil olfactif des Poissons.

§ 4. — L'air atmosphérique est le véhicule par lequel les particules odorantes arrivent en contact avec notre membrane pituitaire, et quelques naturalistes ont pensé que l'intervention de ce fluide était toujours une condition nécessaire à l'exercice de l'olfaction. Ils en ont conclu que ce sens n'existait pas chez les Poissons (2); mais cette opinion ne repose sur aucune base solide; souvent on a vu des Requins arriver de loin pour dévorer un cadavre jeté à la mer, et d'autres Animaux de la même classe manifester de la répugnance pour des aliments odo-

(1) Dans cette région essentiellement olfactive, la couche épithélique de la membrane pituitaire est en général colorée d'une manière particulière, et, ainsi que je l'ai déjà dit, elle présente, intercalées parmi les cellules ordinaires, des cellules fusiformes dont les deux extrémités sont très-atténuées. M. Schultze les considère comme étant les terminaisons des filets du nerf olfactif, et M. Kolliker partage son opinion à cet égard (*a*); mais les observations de quelques autres micrographes ne sont pas favorables à cette interprétation des faits, et pour plus de détails à ce sujet, ainsi que sur la structure des nerfs olfactifs, je renverrai aux publications indiquées ci-dessous (*b*).

(2) Hunter pensait que, chez les Poissons, l'odorat s'exerce, comme la respiration, au moyen de l'air dissous dans l'eau (*c*). Treviranus et E. Geoffroy Saint-Hilaire, ont soutenu une hypothèse analogue (*d*). Enfin C. Duméril a cherché à établir que les Poissons, par cela seul qu'ils sont plongés dans l'eau, doivent être privés du sens de l'odorat, et ne peuvent éprouver, sous l'influence de matières en dissolution dans ce liquide, que des sensations gustatives (*e*).

(*a*) Kölliker, *Éléments d'histologie*, p. 959.

(*b*) Seeberg, *Dissert. mikrosk. de textura membraneæ pituitaris nasi*. Dorpat, 1856.

— Hoyer, *Op. cit.* (Müller's *Arch.*, 1860 p. 50).

— Lockhart-Clarke, *Ueber den Bau des* Bulbus olfactorius *und der Geruchsscheimhaut nach der Englisch. Zeitschr. für wissensch. Zool.*, 1862, t. XI, p. 31.

— Erichsen, *De textura nervi olfactori*. Dorpat, 1857.

— Gastaldi, *Nuovi ricerche sopra la terminazione del Nervo olfattorio* (*Mem. dell Accad. di Torino*, 1858, t. XVII, p. 372).

— Balog, *Op. cit.* (*Sitzungsbericht der Wiener Akad.*, 1860, t. XXII, p. 280).

— Walter, *Ueber den feinern Bau des* Bulb. olfactorius (*Archiv für pathol. Anat.*, 1861, t. XXII, p. 241).

(*c*) *Catalogue of the physiol. Series of comp. anat. in the Museum of the College of surgeons*, t. III, 1re partie, p. 88.

(*d*) Treviranus, *Biologie*.

— Geoffroy St-Hilaire, *Structure et usages de l'appareil olfactif des Poissons* (*Ann. des sciences nat.*, 1825, t. VI, p. 332).

(*e*) Duméril, *Mém. sur l'odorat des Poissons* (*Magasin encyclopédique*, 1807, t. V).

rants (1). On sait aussi qu'ils possèdent tous un appareil fort semblable à celui au moyen duquel l'odorat s'exerce chez les Vertébrés à respiration aérienne, et qu'ils sont pourvus de nerfs analogues aux nerfs olfactifs de ces derniers. Cet appareil consiste d'ordinaire en une paire de fosses nasales (2), situées comme chez les autres Vertébrés à la partie antérieure de la tête, ouvertes au dehors, et tapissées par une membrane pituitaire; la seule particularité importante que l'on y remarque, c'est l'absence de toute connexité fonctionnelle avec les voies respiratoires (3). Presque toujours les fosses nasales n'ont aucune communication avec la bouche, et consistent en une paire de sacs membraneux qui s'ouvrent au dehors seulement. Mais, sous ce rapport comme sous beaucoup d'autres, il y a parfois des modes d'organisation qui sont intermédiaires entre le type essentiellement ichthyologique et le type réalisé par les Batraciens ordinaires. Ainsi chez presque tous les Poissons, chaque fosse nasale est pourvue de deux orifices situés l'un au devant de l'autre (4), et la narine postérieure, de même que la narine antérieure, débouche au dehors à la surface extérieure de la tête; mais chez quelques Animaux

(1) Des faits de cet ordre étaient déjà très-bien connus du temps d'Aristote (*a*) et ont été enrégistrés en beaucoup plus grand nombre par divers auteurs modernes (*b*); mais quelques naturalistes ont singulièrement exagéré la finesse de l'odorat des Poissons (*c*).

(2) Les Cyclostomes font exception à cette règle; ils ne sont pourvus que d'une seule cavité olfactive.

(3) Excepté peut-être chez les Lépidosirens du genre Protoptères (voyez ci-après p. 474).

Je crois devoir rappeler ici que les *évents*, au moyen desquels l'arrière-bouche des Raies et des Squales communique au dehors, n'ont aucune relation avec les fosses nasales (*d*).

(4) Quelques Poissons n'ont de chaque côté de la tête qu'une seule narine, par exemple les Plagiostomes, les Chromies et les Labroïdes.

(*a*) Aristote, *Hist. des Animaux* (trad. de Camus), t. I, p. 214 et suiv.

(*b*) H. Cloquet, *Osphresiologie*, p. 15. — Art. POISSONS du *Dict. des sciences nat.*, t. XLII, p. 209

(*c*) Lacépède, *Hist. nat. des Poissons*, t. I, p. 67.

de cette classe, la première de ces ouvertures est pratiquée sous le bord de la lèvre supérieure, de façon à ressembler beaucoup à l'arrière-narine de la Sirène lacertine (1), et chez d'autres elle est située à la partie postérieure de la voûte palatine. La première de ces dispositions a été signalée chez quelques Congres exotiques (2), ainsi que chez les Lepidosirens(3); la seconde, qui est beaucoup plus singulière, nous est offerte par les Cyclostomes du genre Myxine (4).

(1) Chez ce Batracien perennibranche, les narines extérieures sont placées comme d'ordinaire sur les côtés du museau, et les narines postérieures ou internes entre la lèvre supérieure et le palais (*a*).

(2) Cuvier signale ce fait, mais il n'indique pas les espèces chez lesquelles il l'a observé (*Hist. nat. des Poissons*, t. I, page 472).

(3) C'est principalement sur l'existence ou l'absence de communications entre les fosses nasales et la bouche, que M. Owen, dans son intéressant Mémoire sur le *Lépidosiren annectens*, insiste pour établir la ligne de démarcation entre la classe des Poissons et la classe des Batraciens, et pour ranger cet Animal dans le premier de ces groupes (*b*); mais si ce caractère avait en réalité la valeur que cet habile investigateur lui attribue, on pourrait en arguer pour ranger le Lépidosiren parmi les Batraciens, car chez le *L. paradoxa*, les narines postérieures s'ouvrent dans le bord des lèvres, près de leur commissure, et se trouvent par conséquent dans la bouche, à peu près comme celles de la Sirène (*c*).

M. Peters a constaté, que chez le Lépidosiren auquel il a donné le nom de *Protopterus anguilliformis*, mais que la plupart des ichthyologistes considèrent comme ne différant pas spécifiquement du *L. annectens*, les arrière-narines sont pratiquées dans la voûte palatine (*d*). Enfin, d'après les observations de M. M'Donnell, il paraît probable que pendant la saison sèche, lorsque ces Animaux sont hors de l'eau et enfoncés dans la vase, la respiration pulmonaire s'effectue par l'intermédiaire des fosses nasales (*e*).

(4) Chez les Cyclostomes, les fosses

(*a*) Cuvier, *Ossements fossiles*, t. V, 2e partie, p. 420.
— Vaillant, *Mém. pour servir à l'hist. anat. de la Sirène lacertine* (*Ann. des sciences nat.*, 1863, 4e série, t. XIX, p. 322).

(*b*) Owen, *Description of the Lepidosiren annectens* (*Trans. of the Linn. Soc.*, t. XVIII, p. 352).

(*c*) Bischoff, *Descript. anat. du Lepidosiren paradoxa* (*Ann. des sciences nat.*, 1840, 2e série, t. XV, p. 134).
— Milne Edwards, *Remarques sur le Lépidosiren* (*Ann. des sciences nat.*, 2e série, t. XV, p. 160).

(*d*) Peters, *Ueber einen dem* Lepidosiren annectens *verwandten Fische von Quelimants* (*Müller's Arch.*, 1845, p. 1. pl. 3, fig. 1 et 2).

(*e*) Mac Donnell, *Observ. on the habits and anat. of the* Lepidosiren annectens (*Dublin Roy. Soc. Journ.*, 1859, t. II, p. 388).

Le sac constitué par la membrane pituitaire est logé dans une capsule qui est tantôt fibreuse seulement, tantôt cartilagineuse ou même osseuse, et qui est comparable au cornet du nez chez les Vertébrés supérieurs (1). La forme de ce sac est tantôt ronde, tantôt ovalaire, et l'étendue de sa surface libre est rendue très-considérable par l'existence d'une multitude de petits plis qui rayonnent d'un point central, ou groupés autour d'un raphé médian et qui correspondent à la partie terminale du nerf olfactif (2). L'eau y est renouvelée par l'action de cils vibratiles, et la

nasales sont représentées par une cavité unique et médiane, qui s'ouvre au dehors au-dessus du museau, et qui se prolonge postérieurement en forme de tube sous la base du crâne. Là ce canal se termine en cul-de-sac chez les Lamproies, mais chez les Myxines, où il est garni d'anneaux cartilagineux, de façon à ressembler à une trachée artère, la capsule dans laquelle il se termine s'ouvre dans la bouche par un orifice bivalve pratiqué à la voûte palatine (*a*).

(1) Chez les Plagiostomes, les Chimères et les Esturgeons, la charpente cartilagineuse des fosses nasales est confondue avec le cartilage crânien. Chez le Lépidosiren, cette capsule est à claire-voie, et ressemble à la visière d'un casque (*b*).

(2) Les plis rayonnants de la membrane pituitaire sont en général simples (*c*), mais parfois ils deviennent branchus en s'éloignant de leur foyer, comme par exemple chez les Esturgeons (*d*), ou se garnissent latéralement de plis secondaires (*e*). Leur nombre et leur grandeur varient beaucoup suivant les espèces; ainsi chez le Lump ils sont à peine marqués, et chez la Perche on n'en compte que seize dans chaque fosse (*f*), tandis que chez les Congres et les Anguilles ils sont presque innombrables. La disposition de cette partie de l'appareil olfactif est encore plus compliquée chez le Polyptère, où la muqueuse donne naissance à cinq canaux labyrinthiformes, contenant des replis foliacés (*g*).

Il est aussi à noter que, chez quelques Poissons osseux, les poches olfactives se prolongent postérieurement en un cul-de-sac à parois lisses,

(*a*) J. Müller, *Vergl. Anat. der Myxinoiden*, erster Theil, p. 22, pl. 2-6 (*Extr. du mém. de l'Acad. de Berlin*, 1834).

(*b*) Bischoff, *Op. cit.* (*Ann. des sciences nat.*, 2e série, t. XIV, pl. 7, fig. 1 et pl. 9, fig. 1).

(*c*) Exemple : les Raies, voyez Scarpa, *De auditu et olfactu*, pl. 1, fig. 2.

— Les Squales; voyez Scarpa, *Op. cit.*, pl. 2, fig. 7.

— La Carpe; voyez Scarpa, *Op. cit.*, pl. 2, fig. 5.

(*d*) Klein, *Miscell. hist. nat. piscium promovendæ*, t. I, pl. 2, fig. 3, 1740.

(*e*) Cuvier, *Leçons d'anat. comp.*, t. III, p. 691.

(*f*) Cuvier, *Hist. nat. des Poissons*, t. I, pl. 7, fig. 2.

(*g*) Müller, *Ueber den Bau und die Grenzen der Ganoiden* (*Mém. de l'Acad. de Berlin pour* 1844, p. 150, pl. 2, fig. 8 et 9. — *Mém. sur les Ganoïdes*, trad. par Ch. Vogt (*Ann. des sciences nat.*, 1845, 3e série, t. IV, p. 35); par une faute d'impression le nombre des canaux est indiqué comme étant de 3 au lieu de 5).

principale ouverture qui livre passage à ce liquide est souvent contractile; parfois ses bords s'allongent en forme de tube (1), et, chez quelques Plagiostomes, ils sont pourvus d'un appareil valvulaire dont la structure est assez compliquée (2).

Chez le représentant le plus dégradé du type zoologique commun aux Vertébrés, l'Amphioxus, il y a aussi, à la partie antérieure de la région céphalique, une cavité qui paraît devoir être un organe olfactif. De même que chez les Cyclostomes elle est unique, mais elle est très-simple et ne consiste qu'en une petite cupule garnie de cils vibratiles (3).

Olfaction chez les Invertébrés.

§ 5. — On a des preuves nombreuses de l'existence de

qui va s'appliquer contre la voûte palatine, et rappelle le canal post-nasal des Cyclostomes. Cette disposition existe chez le Maquereau et le Loup de mer.

(1) Souvent ce prolongement tubulaire de la narine antérieure est constitué seulement par un repli très-mince de la peau; et disparaît presque complétement quand on retire l'animal de l'eau (*a*), par exemple chez la Carpe (*b*); mais quelquefois l'un de ses bords se prolonge en forme de tentacule, ainsi que cela se voit chez les Lottes et les Silures (*c*).

Chez la Baudroie, la disposition des narines est très-singulière ; elles sont situées au sommet d'un tubercule pédonculé, en forme de champignon, qui renferme la poche pituitaire(*d*).

(2) Chez les Squales, où le bord antérieur de la narine constitue un repli valvulaire très-remarquable, cet organe est soutenu par un cartilage particulier, qui est comparable au cartilage de l'aile du nez chez les Mammifères, et qui donne insertion à des muscles propres (*e*). La forme de cette valvule varie suivant les espèces (*f*).

Il est aussi à noter que chez les Raies et les Chimères, la narine postérieure semble être représentée par un sillon, qui s'étend du bord inféro-externe de l'ouverture de la fosse nasale vers la bouche.

(3) Cette cupule est située au-dessus et un peu en arrière des yeux ; elle repose sur la portion céréboïde de l'axe cérébro-spinal, et paraît être logée dans une grande cellule remplie d'eau (*g*).

(*a*) Carus, *Tab. anat. comp. illustr.*, pars IX, tab. 2, fig. 10.
(*b*) Scarpa, *Op. cit.*, pl. 4, fig. 1 et 3.
(*c*) Carus, *Op. cit.*, pl. 2, fig. 21.
(*d*) J. Müller, *Vergl. Anat. der Myxinoiden*, fasc. 1, p. 235.
(*e*) Duméril, *Hist. nat. des Poissons*, t. I, pl. 10-12.
(*f*) Kölliker, *Ueber das Geruchsorgan von Amphioxus* (Müller's *Arch. für Anat. und Physiol.*, 1843, p. 32, pl. 2, fig. 5 *a*).
(*g*) Quatrefages, *Mém. sur l'Amphioxus* (*Ann. des sciences nat.*, 1845, 3e série, t. IV, p. 226, pl. 11 *q* et pl. 13, fig. 6).

l'odorat chez les Animaux Invertébrés supérieurs. Mais nous ne savons que peu de choses sur les organes à l'aide desquels ce sens s'exerce, et dans la plupart des cas on ne peut former que des conjectures relativement à son siége. Ainsi les observations faites par les pêcheurs et par quelques naturalistes montrent que les Mollusques céphalés sont guidés dans la recherche de leur nourriture par des impressions produites à distance, et n'ayant aucune relation avec la vue, ni avec l'audition (1). Sous ce rapport, les espèces qui vivent dans l'eau ne paraissent pas différer des espèces terrestres, et pour celles-ci on a des preuves expérimentales de l'existence de l'olfaction. Chez les Limaces et les Colimaçons cette faculté est même très-développée (2), et il y a lieu de penser qu'elle ne l'est pas moins chez les Céphalopodes, mais jusque dans ces derniers temps on ne savait rien concernant les organes olfactifs de ces Animaux. Chez le Nautile ils paraissent consister en une paire de petites cavités, situées sur les côtés de la tête au-devant des yeux, et aujourd'hui les naturalistes s'accordent pour attribuer les mêmes fonctions à des fosses analogues, qui occupent à peu près la même position chez les Poulpes, et qui reçoivent du cerveau un nerf spécial (3). Cette opinion me paraît bien fondée, mais je ne connais aucun fait physiologique qui puisse être cité en sa faveur.

(1) M. L. Vaillant a très-bien constaté l'existence de l'odorat chez les Nasses (*a*).

(2) Swammerdam parle de l'odorat des Colimaçons comme d'une chose bien prouvée (*b*), et Cuvier ajoute, que lorsqu'on répand autour d'eux des herbes odorantes dont ils sont friands, on les voit sortir promptement de leur coquille (*c*); enfin, on doit à Moquin-Tandon des expériences intéressantes relatives à l'emploi que les Limaces font de ce sens dans la recherche de leur nourriture (*d*).

(3) M. Owen, en étudiant vers 1832 l'anatomie du Nautile, n'avait pas aperçu ces fosses, et avait pensé que l'olfaction s'exerçait à l'aide d'une portion plissée de la membrane mu-

(*a*) Vaillant, *Sur le siége de l'odorat chez la* Nassa reticulata (*Bull. de la Soc. philomat.*, 1873, p. 89).

(*b*) Swammerdam, *Biblia naturæ*, t. I, p. 110.

(*c*) Cuvier, *Mém. sur la Limace et le Colimaçon*, p. 36 (*Mém. sur les* MOLLUSQUES *et Ann. du Museum*, t. VII, 1806).

(*d*) Moquin-Tandon, *Mém. sur l'organe de l'Odorat chez les Gastéropodes terrestres et fluviatiles* (*Ann. des sciences nat.* 1851, 3e série, t. XV, p. 151).

Pour les Gastéropodes terrestres, nous sommes beaucoup plus avancés. Des expériences faites sur les Arions, par Moquin-Tandon, prouvent clairement, que chez ces Mollusques le sens de l'odorat réside dans le bouton rétractile qui termine les tentacules frontaux oculifères, et qui loge un ganglion nerveux, recouvert par une expansion cutanée fort mince, et mis en connexion avec les ganglions cérébroïdes au moyen d'un nerf particulier. En effet, Moquin-Tandon a constaté que l'ablation de ces organes entraîne d'une manière permanente la perte de l'odorat (1).

queuse circumbuccale (*a*). En 1841, Valenciennes découvrit à la base du système tentaculaire un tubercule renfermant une cavité à parois plissées, et communiquant au dehors par un orifice arrondi. D'après la structure de cet organe, il n'hésita pas à le considérer comme un appareil olfactif (*b*), et son opinion à cet égard fut corroborée par les observations faites par M. Kölliker sur les Céphalopodes dibranchiaux (*c*). On connaissait déjà l'existence d'une paire de fossettes creusées dans les téguments de la tête du Poulpe, en arrière des yeux, et près du point d'insertion du bord du manteau (*d*), mais on n'avait aucune idée relative à leurs fonctions jusqu'à ce que M. Kölliker eût constaté qu'un nerf spécial, émanant du cerveau à côté du nerf optique, va se terminer dans chacune de ces cavités au fond desquelles il se ramifie en rayonnant. Chez les Seiches et les Calmars, l'entrée de ces cavités est garnie d'un bord renflé (*e*), et leurs nerfs naissent d'un lobule particulier (*f*). Je renverrai au Mémoire de M. Chéron pour plus de détails sur ces nerfs dits olfactifs et leur ganglion terminal (*g*)

(1) Dans l'état normal les Arions se dirigent sans hésitation vers leurs aliments lorsque ceux-ci sont placés à proximité, bien qu'ils puissent être cachés par un écran; mais il n'en est plus de même après l'ablation des tentacules supérieurs. Ayant enlevé ces appendices et obtenu la cicatrisation de la plaie, Moquin-Tandon vit que les Limaces mutilées de la sorte, ne fai-

(*a*) Owen, *Mem. on the pearly Nautilus*, p. 41 (*Ann. des sciences nat.*, 1833, t. XXVIII, p. 141, pl. 2, fig. 1, pl. 3, fig. 4 et 6).

(*b*) Valenciennes, *Nouvelles rech. sur le Nautile flambé* (*Arch. du Muséum*, 1841, t. II, p. 290, pl. 9, fig. 1-3).

(*c*) Kölliker, *Entwickelungsgeschichte der Cephalopoden*, 1841, p. 107.

(*d*) Ropp, *Ueber die* Argonauta argo. (*Würtenberg. Abhandlung*, 1826, t. I, p. 69).

— Delle Chiage, *Descrizione e anatomia degli animali invertebrati della Sicilia citeriore*, t. I, p. 73, pl. 6, fig. 1, pl. 18, fig. 1, 1841).

(*e*) Férussac et d'Orbigny, *Hist. nat. des Céphalopodes* : g. SEPIOLA, pl. 3, fig. 5, etc. ; — g. SEPIA, pl. 17, fig. 2 ; pl. 18, fig. 3 ; pl. 27, fig. 1 et 2 ; — g. SEPIOTEUTHES, pl. 6, fig. 2 ; — g. LOLIGO, pl. 20, fig. 7, etc.

(*f*) Van Beneden, *Exercices zootomiques*, p. 13, pl. 1, fig. 5 et 6.

(*g*) Chéron, *Rech. pour servir à l'hist. du système nerveux des Céphalopodes dibranchiaux* (*Ann. des sciences nat.*, 1866, 5e série, t. V, p. 21, etc. ; pl. 1, fig. 1 et fig. 6, etc.).

Chez les Gastéropodes pulmonés qui vivent dans l'eau, l'organe olfactif paraît être situé près de la base des mêmes tentacules, dans une portion du système tégumentaire garnie de cils vibratiles, et offrant un aspect particulier (1). Sa disposition varie. Ainsi chez les Planorbes et les Physes il consiste en une fossette en forme de gouttière, située au côté externe de l'élargissement basilaire des tentacules (2), tandis que chez les Lim-

saient aucun mouvement lorsqu'on plaçait à peu de distance de leur tête les matières nutritives odorantes, dont d'habitude elles se montraient avides, mais les dévoraient dès qu'elles étaient mises en contact avec leur bouche (*a*)

L'anatomie de ces organes a été étudiée attentivement par Lespès. Le ganglion obové ou pyriforme qui termine le nerf olfactif donne naissance à une houppe nerveuse qui traversent une couche de tissu granuleux pour se rendre dans la portion adjacente de la peau. Chez les Cyclostomes, dans la portion terminale des tentacules où se trouve ce ganglion, les téguments présentent une structure particulière (*b*). Plus récemment le mode de terminaison des nerfs tentaculaires de divers Pulmonés terrestres a été étudié par plusieurs histologistes (*c*).

M. Leydig a pensé que l'organe de l'odorat était une petite cavité creusée dans les téguments de l'extrémité du pied près de la tête (*d*); mais Moquin-Tandon a constaté que la cautérisation de cette partie ne change en rien les allures de ces Animaux, lorsqu'ils vont à la recherche de leur nourriture (*e*).

(1) L'existence de courants dus à ces cils a été constatée d'abord chez les Valvées (*f*) et chez les Planorbes (*g*), puis chez l'Ancyle fluviatile (*h*), et d'autres Animaux de la même classe.

(2) M. Lacaze-Duthiers, qui a fait connaître cette disposition, a constaté

(*a*) Moquin-Tandon, *Op. cit.* (*Ann. des sciences nat.*, 1851, 3e série, t. XV, p. 156).

(*b*) Lespès, *Note sur la terminaison du nerf olfactif chez les Gastéropodes terrestres* (*Journ de Conchyologie*, t. III, p. 299, 1852).

(*c*) Keferstein, *Nachrichten der Gesellsch. der Wissensch. in Göttingen*, 1864, nº 11, p. 239.

(*d*) Laidy, *On the situation of the olfactory sense in the terrestrial tribe of gasteropodous* Mollusca (*Proceed. of the Acad. of Nat. Science of Philadelphia*, 1847, t. III, p. 137).

(*e*) Moquin-Tandon, *Op. cit.* (*Ann. des sciences nat.*, 3e série, t. XV, p. 155).

— Leydig, *Traité d'histologie*, p. 248.

— Boll, *Beiträge zur vergleichenden Histologie des Molluskentypus* (*Archiv für mikrosk. Anat.*, 1869, t. V, Supplément).

— Flemming, *Die haaretragenden Sinneszellen in der Oberhaut der Mollusken* (*Archiv für mikrosk. Anat*, 1869, t. V, p. 415). — *Ueber Sinnesepithelien der Mollusken* (*Archiv für mikrosk. Anat.*, t. VI, p. 439).

— Jobert, *Contribution à l'étude du système nerveux sensitif* (*Journal d'anat.* de Robin, 1870, t. VII, p. 618, pl. 19).

(*f*) Gruithuisen, *Die Branchierschnecke* (*Nova acta Acad. nat. cur.*, 1821, t. X, p. 437.

(*g*) Jacquemin, *Sur le développement des Mollusques* (*Ann. des sciences nat.*, 1836, 2e série, t. V, p. 120).

(*h*) Lespès, voyez Moquin-Tandon (*Hist. nat. des Mollusques terrestres et fluviat.*, t. I, p. 12).

nées où cette dépression n'existe pas, il est représenté par un espace blanchâtre de forme triangulaire (1).

Chez les Doris et la plupart des autres Nudibranches, la conformation des tentacules frontaux paraît être particulièrement favorable à l'action de ces appendices comme organes olfactifs, car la peau très-délicate qui les revêt présente une multitude de replis qui en augmentent beaucoup la surface, et les nerfs qui s'y rendent sont très-développés (2).

On ne sait rien de positif concernant l'olfaction chez les Mollusques Acéphales (3) et les Molluscoïdes; mais, par analogie, je suis disposé à croire que chez les Biphores ce sens réside

qu'un nerf particulier naissant comme le nerf optique et le nerf acoustique de la portion des ganglions cérébroïdes à laquelle ce naturaliste a donné le nom de *lobule de la sensibilité spéciale*, envoie au fond de ce sillon une branche dont le mode de terminaison est fort remarquable. Les filets terminaux y présentent des renflements tuberculiformes, qui y produisent des ponctuations blanchâtres (*a*).

(1) Cette surface, probablement olfactive est difficile à voir, à moins que l'Animal ne soit mort et arrivé à un certain degré de décomposition (*b*).

(2) On doit à Hancock et Embleton des observations intéressantes sur la structure et les fonctions olfactives probables de ces appendices (*c*). Chez les Eolides, ils sont entourés d'une sorte de collerette basilaire (*d*), et chez quelques espèces de ce genre, ainsi que chez les Doris, ils sont garnis de replis parallèles sur l'une de leurs faces.

Chez les Bullides, où les tentacules sont remplacés par un lobe frontal, celui-ci présente de chaque côté à sa face inférieure une disposition particulière qui paraît être aussi en rapport avec ses fonctions comme instrument d'olfaction; le nerf tentaculaire est très-gros, et s'y termine en une sorte de plaque. Chez la *Bulla hydatis*, au lieu d'être une plaque à peine saillante, cet organe est pédonculé et est garni de lamelles latéralement (*e*).

(3) Treviranus pense que les palpes labiaux remplissent les fonctions d'organes olfactifs chez les Mollusques acéphales.

(*a*) Lacaze-Duthiers, *Du système nerveux des Mollusques gastéropodes pulmonés aquatiques et d'un nouvel organe d'innervation* (*Arch. de zool. expér.*, 1872, t. I, p. 448, pl. 19, fig. 1 et pl. 20, fig. 1 et 2).

(*b*) Lacaze-Duthiers, *Loc. cit.*, p. 449, pl. 18, fig. 1.

(*c*) Hancock et Embleton, *On the Anat. of the Eolis* (*Ann. of Nat. Hist.*, 2e série, 1849, III, p. 193, pl. 6 fig. 7-11).

(*d*) Exemple, le *Doris tuberculata*; voyez Alder et Hancock, *A monogr. of the British nudibranchiate mollusca* t. I, pl. 3, fig. 4.

(*e*) Hancock, *Obs. on the olfactory apparatus in the Bullidæ* (*Ann. of Nat. Hist.*, 1852, série, t. IX, p. 188).

dans une fossette bordée de cils vibratiles qui est située dans la région frontale en avant de la branchie (1).

Odorat chez les Animaux articulés.

§ 6. — L'odorat est non moins manifeste chez les Animaux articulés; mais on a des incertitudes bien plus grandes au sujet des organes affectés à l'exercice de ce sens. Ainsi les Insectes sont évidemment guidés par l'odorat dans la recherche de leurs aliments et des substances où ils doivent déposer leurs œufs. Ceux qui doivent pondre sur des matières animales en putréfaction, afin que leurs larves puissent trouver à proximité les aliments dont ils auront besoin, les Mouches à viande et les Coléoptères du genre Nécrophore par exemple, arrivent de toutes parts sur ces corps, lors même que ceux-ci sont complétement cachés à la vue (2), et parfois aussi, trompés par l'odeur fétide que répandent certaines plantes, ces Insectes y vont déposer leurs œufs, quoique les larves qui y naîtront dussent y mourir de faim (3). Souvent les entomologistes ont vu aussi des Lépidoptères nocturnes mâles arriver de fort loin auprès d'une femelle de leur espèce, qui capturée à la campagne et renfermée dans une boîte avait été transportée dans une ville où ces Animaux n'habitent jamais.

(1) J'appelle région frontale du *Salpa* la portion antérieure du corps qui se trouve entre le point oculiforme et la fente buccale. La fossette en question est placée immédiatement en avant du ganglion cérébroïde qui porte cet organe (*a*).

(2) Des expériences faites il y a deux siècles par Redi prouvent que c'est l'odorat et non la vue qui guide les Mouches dans la recherche des matières animales en putréfaction (*b*).

(3). C. Duméril a publié des observations intéressantes sur ce sujet. Diverses fleurs, celles de la Serpentaire (*Arum Dracunculus*) et de la Stapélia par exemple, exhalent lors de leur épanouissement une odeur putride, et souvent les Sylphes, les Mouches à viande et d'autres insectes qui d'habitude déposent leurs œufs sur les cadavres vont pondre sur ces fleurs (*c*). Zincken a vu la Mouche domestique commettre une erreur analogue : trompée par l'odeur qu'exhalait une tabatière, elle alla pondre dans l'intérieur de cette boîte (*d*).

(*a*) Milne Edwards, *Atlas du Règne Animal de* Cuvier, MOLLUSQUES, pl. 120, fig. 1*b*.

(*b*) Redi, *Experimenti circa generationem Insectorum*, t. I, p. 40 (édit. de 1729).

(*c*) Duméril, *Dissert. sur l'organe de l'Odorat et sur son existence dans les Insectes* (*Magazin encyclopédique* an V).

(*d*) Zincken, *Correspond.* (*German's Magazin der Entomologie*, t. I, pl. 2, p. 189, 1815).

On connaît une foule d'autres faits qui prouvent la finesse de l'odorat chez les Insectes (1), mais on n'est pas encore parvenu à bien constater le siége de ce sens (2). Des expériences faites sur des Abeilles par Huber, avaient conduit cet habile observateur à penser que cette faculté réside dans la cavité de la bouche (3). D'autres expériences semblent indiquer que les

(1) Ainsi, pour empêcher les Teignes et les Dermestes d'attaquer les pelleteries et les collections zoologiques, on emploie souvent avec avantage des matières odorantes, telles que le camphre ou l'essence de serpolet, qui en éloignent ces Insectes. Les agriculteurs ont remarqué aussi que diverses plantes aromatiques placées dans les greniers à blé empêchent souvent les Charançons de s'y établir.

(2) Parmi les hypothèses hasardées à ce sujet, on cite souvent celle de Rosenthal et celle de Kerby et Spence ; mais ni l'une ni l'autre n'est soutenable. Rosenthal plaçait le siége de l'odorat dans une vésicule exertile, située entre la base des antennes chez les Mouches (*a*). Kirby et Spence, assignaient à ce sens une fossette située chez quelques insectes, tels que le Hanneton, dans l'intérieur de la bouche sous l'épistome, et désignée par ces entomologistes sous le nom de *rhinarum* (*b*). Mais aucun fait probant ne peut être invoqué en faveur de ces opinions.

(3) Les Abeilles sont attirées par certaines odeurs, particulièrement par celle du miel, ainsi que Hubert s'en est assuré expérimentalement (*c*). D'autres odeurs leur sont fort désagréables : l'essence de térébenthine par exemple, et lorsqu'un pinceau imbibé de ce liquide fut approché de la bouche d'un de ces insectes pendant qu'il était occupé à manger, celui-ci recula aussitôt et donna des signes d'agitation, tandis qu'il resta impassible lorsqu'on approchait le même pinceau de ses stigmates ou des autres parties de son corps. Dans d'autres expériences, Hubert recouvrit la bouche d'une Abeille avec de la colle de farine, et constata qu'alors l'animal ne donnait aucun signe de sensibilité lorsqu'on l'exposait à l'action des effluves de l'essence de térébenthine ou d'autres matières odorantes. Cette expérience lui parut concluante, mais on peut se demander si l'indifférence apparente de l'Abeille ne dépendait pas de ce que la gêne occasionnée par l'oblitération de sa bouche absorbait toute son attention. Il est d'ailleurs à noter que les Abeilles ne sont pas repoussées par la plupart des substances les plus odorantes, qui se trouvent mêlées au miel, le camphre et l'asa fœtida par exemple.

Plusieurs entomologistes considèrent les palpes comme étant les

(*a*) Rosenthal, *Ueber den Geruchssinn der Insekten* (*Reil's Arch. für die Physiol.*, t. X, p. 427, 1811).
— Robineau Desvoidy, *Essai sur les Myodaires*, p. 10.

(*b*) Kirby et Spence, *Introd. to Entomology*, t. I, p. 250 ; t. III, p. 454 et t. IV, p. 263.

(*c*) Huber, *Nouvelles observ. sur les Abeilles*, t. II, p. 376 et suiv., 1814.

organes d'olfaction sont les parties vestibulaires du système trachéen (1). Enfin diverses observations sur la manière dont les Insectes emploient leurs antennes comme organes explorateurs, et même quelques expériences directes, ont conduit plusieurs entomologistes à penser que le sens de l'odorat réside principalement, sinon exclusivement, dans ces appendices. La structure des antennes semble être en général peu favorable à l'exercice de cette faculté (2); mais les faits constatés par Lefebvre et par M. Perris donnent à l'opinion des naturalistes dont je viens de parler un grand degré de probabilité (3). Il est également présumable, comme

organes d'olfaction (*a*); mais ils n'en fournissent aucune preuve concluante.

(1) Lehmann, en opérant sur des Nécrophores et des Sylphes, Coléoptères dont l'odorat est très-subtil, engagea la tête de l'Insecte dans un trou pratiqué au milieu d'un obturateur en papier, qu'il appliquait ensuite sur le goulot d'un flacon, dans lequel se trouvaient des vapeurs âcres ou irritantes, et il ne vit se manifester aucun indice de sensibilité olfactive, tandis qu'en exposant la portion post-céphalique du corps à l'action des mêmes agents, il provoqua des mouvements violents (*b*).

Lehmann, Cuvier, Duméril, Straus et M. Burmeister, admettent aussi, que l'odorat a lieu soit par les trachées, soit par les bords des stigmates (*c*).

(2) Les antennes sont des appendices frontaux, composées d'un nombre plus ou moins considérable d'articles placés bout à bout et mobiles les uns sur les autres; en général, elles sont filiformes et s'atténuent progressivement de la base à leur extrémité libre, mais parfois elles se renflent vers le haut, et dans quelques cas leurs derniers articles, en s'élargissant d'un côté et en devenant lamelleux, s'empilent les uns sur les autres de façon à constituer un agrégat foliacé. Les Insectes et les Myriapodes sont pourvus d'une paires d'antennes; les Crustacés en ont presque toujours deux paires. Chez les Arachnides, il n'y a pas d'antennes proprement dites; mais ces appendices sont remplacés par les chelicères qui sont les organes préhenseurs.

(3) Comparetti pensait que l'olfaction a son siége dans les antennes des

(*a*) Bronsdorff, *De fabrica et usu palparum in Insectis*, 1792.
— Marcel de Serres, *De l'odorat et des organes qui paraissent en être le siége chez les Orthoptères* (*Ann. du Muséum*, t. XVII, p. 426, 1811).
(*b*) Lehmann, *De usu antennarum*, p. 35.
(*c*) Lehmann, *De usu antennarum*, p. 27.
— Cuvier, *Leçons d'anat. comp.*
— Duméril, *Considérations générales sur les Insectes*, p. 25.
— Straus-Durkheim, *Consid. générales sur l'anat. des Animaux articulés*, p. 422.
— Burmeister, *Handbuch der Entomologie*, t. I.

nous le verrons dans la prochaine leçon, que ces organes sont aussi des instruments d'audition, et nous savons déjà qu'ils peuvent être employés très-utilement au toucher; mais ni l'une ni l'autre de ces fonctions n'est incompatible avec l'existence de la sensibilité olfactive, et dans beaucoup de circonstances la manière dont les Insectes se comportent serait difficile à expliquer, si ce n'était pas à l'aide de leurs antennes que ces Animaux flairent les corps étrangers et en distinguent les odeurs. Ainsi c'est en appliquant leurs antennes sur la surface des végétaux infestés de larves vivantes mais immobiles dans la profondeur des tissus de ces corps, que certains Hyménoptères reconnaissent les points où ils doivent pratiquer des piqûres pour déposer leurs œufs dans l'intérieur de ces larves aux dépens

Coléoptères, et s'exercerait à l'aide de cellules frontales particulières chez les Névroptères et les Orthoptères (*a*); mais son opinion ne reposait sur aucun fait probant. Ce furent des considérations théoriques, tirées principalement de la position des nerfs antennaires, qui conduisirent Blainville et Robineau-Desvoidy a attribuer à ces appendices, le sens de l'odorat (*b*), et leur argumentation à ce sujet n'était nullement convaincante; mais les expériences faites plus récemment par Alex. Lefebvre avaient plus de portée. En voici une. Une Abeille étant occupée à se repaître avidement de sucre, Lefebvre en approcha une aiguille dont la pointe venait d'être trempée dans de l'éther; aussitôt l'Insecte dirigea vers l'aiguille ses antennes, les agita, et donna des signes d'une vive inquiétude; quand la position de l'aiguille variait, la direction des antennes changeait d'une manière correspondante, tandis que l'approche d'une aiguille inodore ne provoquait dans ces organes aucun mouvement. Enfin l'aiguille trempée dans l'éther ne produisit aucun effet lorsque l'expérimentateur l'approcha doucement de l'extrémité anale de l'Abeille ou des stigmates situés sur les côtés de l'abdomen. L'Insecte resta également immobile, lorsque l'aiguille mouillée d'éther fut insinuée sous l'abdomen, mais les antennes s'agitèrent vivement dès que la pointe de l'instrument arrivait dans le voisinage de la tête (*c*).

(*a*) Comparetti, *Dinamica animale degli Insetti*, p. 475 et suiv. (1800).
— Schelver, *Versuch einer Naturgeschichte der Sinneswerkzeuge bei den Insekten*, Göttingen, 1798.
— Treviranus ; voyez Carus, *Anat. comp.*, t. I, p. 426.
(*b*) Blainville, *Principes d'anat. comp.*, t. I, p. 339.
— Robineau-Desvoidy, *Rech. sur l'organisation vertébrale des Crustacés et des Insectes*.
(*c*) Alex. Lefèbvre, *Note sur le sentiment olfactif des antennes* (*Ann. de la soc. entomologique de France*, 1838 t. VII, p. 395).

desquels leur progéniture se nourrira (1). J'ajouterai qu'après l'ablation des antennes certains Insectes dont l'odorat est très-fin se montrent insensibles à des odeurs qui d'ordinaire leur sont évidemment fort désagréables (2).

Divers faits prouvent que les Crustacés sont également sensibles aux odeurs, mais on ne peut former que des conjectures relativement au siége de ce sens (3).

Je ne puis rien dire relativement à l'olfaction chez les Annélides ; mais il me semble probable (4) que les fossettes ciliées

(1) M. Perris a publié des observations très-intéressantes sur des faits de cet ordre, offert par des *Cynips*, et on lui doit aussi des expériences sur la manière dont certains Hyménoptères fouisseurs, du genre *Dinetus*, font usage de leurs antennes, pour retrouver l'endroit où ces Insectes ont enfoui leurs œufs (*a*).

(2) Lefebvre a constaté ce fait sur des Guêpes (*b*), et Dugès a fait des expériences analogues sur la Mouche à viande (*c*).

(3) La manière dont les Homards se laissent attirer dans les piéges par des appâts qu'ils ne peuvent voir indique l'existence de l'odorat chez ces Animaux, et des faits du même ordre tendent à établir que ce sens est également bien développé chez divers Crustacés inférieurs : les Talitres par exemple (*d*). D'après Rosenthal, ce sens aurait pour siége une cavité située dans la portion basilaire des antennes de la première paire, chez les Décapodes, et communiquant au dehors par un orifice étroit (*e*); mais, ainsi que je l'ai fait remarquer dans un autre ouvrage, la structure des parois de cette loge paraît être peu appropriée à des fonctions de cet ordre, et nous verrons, dans la prochaine leçon, qu'aujourd'hui la plupart des naturalistes la considèrent comme étant un organe auditif. Je pensais jadis que l'odorat pouvait peut-être s'exercer au moyen d'une paire de poches à parois molles qui débouchent au dehors, soit dans le voisinage, soit au milieu du tubercule considéré par Scarpa comme étant un organe auditif (*f*); mais jusqu'ici rien n'est venu confirmer cette hypothèse, que je ne rappelle ici qu'avec beaucoup de réserve.

Nous ne savons rien de positif, concernant le siége de l'odorat chez les Myriapodes et les Arachnides.

(4) M. de Quatrefages a pu constater que chez quelques Animaux de ce groupe, notamment le *Polia bombyx* et le *P. humilis*, un gros nerf prove-

(*a*) Perris, *Mém. sur le siége de l'odorat dans les Articulés* (*Ann. des sciences nat.*, 1850, 2e série, t. XIV, p. 168).

(*b*) Lefebre, *Loc. cit.*

(*c*) Dugès, *Traité de Physiol.*, t. I, p. 161.

(*d*) Milne Edwards, *Hist. nat. des Crustacés*, t. I, p. 113.

(*e*) Dugès, *Op. cit.*, t. I, p. 113.

(*f*) Scarpa, *De auditu et olfactu*, p. 2.

qui occupent les côtés de la tête chez les Némertes sont le siége de ce sens.

Les mêmes motifs me portent à penser que la fossette polaire, au milieu de laquelle se trouve le point centrifuge des Béroïdiens, pourrait être aussi un organe olfactif (1), mais on ne peut former que des conjectures vagues à ce sujet.

nant de la partie antérieure des ganglions cérébroïdes va se terminer dans l'épaisseur des téguments qui occupent le fond des fossettes céphaliques (*a*). Chez quelques Némertiens, ces cavités ne sont représentées que par des espaces, où les cils vibratiles sont plus développés que sur le reste de la surface du corps; mais chez d'autres espèces, telles que la *Borlasia riparia*, elles sont remplacées par des sacs à orifice étroit (*b*). L'hypothèse que je hasarde ici a été indiquée aussi par M. Gegenbauer (*c*).

(1) A raison du mode de locomotion de ces Acalèphes, l'extrémité du corps occupée par cette fosse contractile est toujours dirigée en avant lorsqu'ils nagent. Chez les Beroés les bords en sont frangés (*d*).

(*a*) Quatrefages, *Mém. sur la famille des Némertiens* (*Ann. des sciences nat.*, 1846, 3e série, t. VI, p. 283, pl. 14, fig. 4 et 7).

(*b*) Carmichiel Mac Intosh, *On the Structure of the British Nemerteans* (*Trans. of the Roy Soc. of Edinburgh*, 1869, t. XXV, pl. 10, fig. 1 *m*).

(*c*) Gegenbauer, *Minnit. d'anat. comp.*, p. 101.

(*d*) Milne Edwards, *Obs. sur quelques zoophytes* (*Ann. des sciences nat.*, 1841, 2e série, t. XVI, p. 120, pl. 5, fig. 1-4).

FIN DU TOME XI.

TABLE SOMMAIRE DES MATIÈRES

DU TOME ONZIÈME.

QUATRE-VINGT-QUINZIÈME LEÇON.

QUATRE-VINGT-SEIZIÈME LEÇON.

QUATRE-VINGT-DIX-SEPTIÈME LEÇON

QUATRE-VINGT-DIX-HUITIÈME LEÇON.

QUATRE-VINGT-DIX-NEUVIÈME LEÇON.

CENTIÈME LEÇON.

CENT UNIÈME LEÇON.

CENT DEUXIÈME LEÇON.

CENT TROISIÈME LEÇON.

CENT QUATRIÈME LEÇON.

CENT CINQUIÈME LEÇON.

CENT SIXIÈME LEÇON.

CENT SEPTIÈME LEÇON.

CENT HUITIÈME LEÇON.

FIN DE LA TABLE DES MATIÈRES.

ERRATUM

Page 137, note marginale : Puissance musculaire de *rotation; lisez* Puissance musculaire de *traction*.

PARIS. — IMPRIMERIE DE E. MARTINET, RUE MIGNON, 2

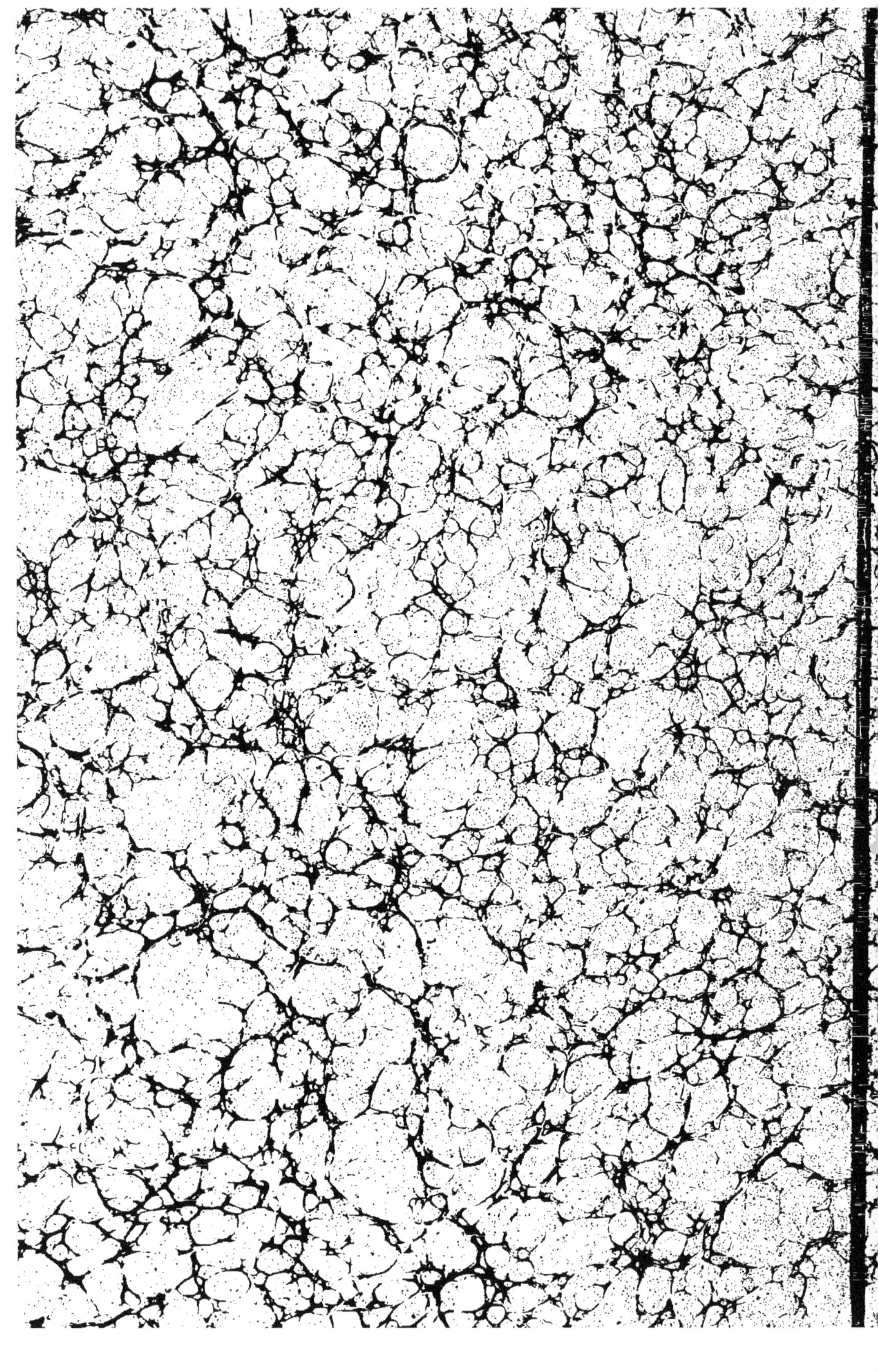

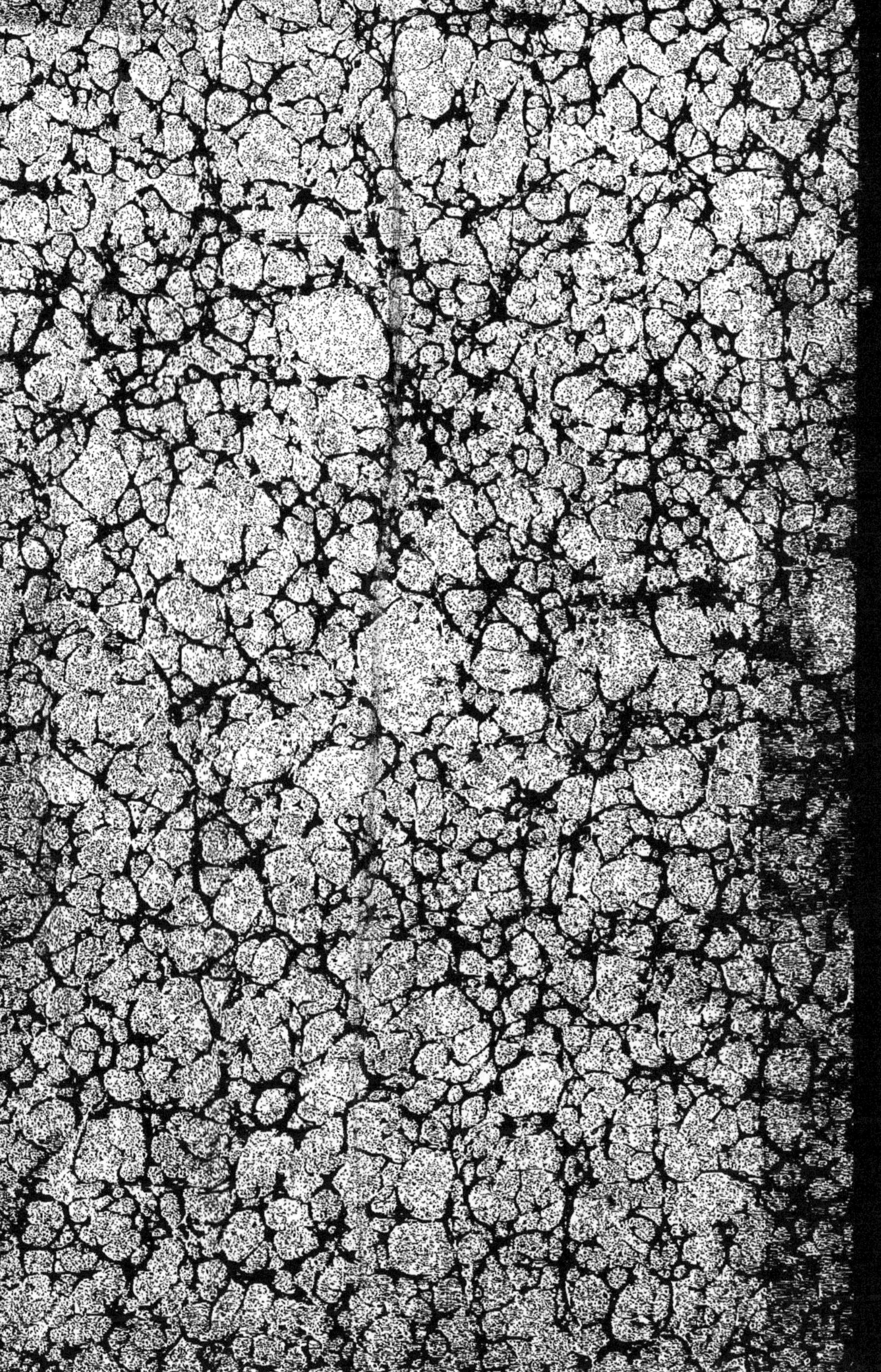

www.ingramcontent.com/pod-product-compliance
Ingram Content Group UK Ltd.
Pitfield, Milton Keynes, MK11 3LW, UK
UKHW020256230726
13925UKWH00001B/74

9 782013 490177